国家卫生和计划生育委员会"十三五"规划教材

全国高等中医药院校研究生教材

供中医药、中西医临床医学等专业用

中医基础理论专论

第2版

主　编　郭霞珍　王　键

副 主 编（按姓氏笔画排序）

　　　　纪立金　张光霁　孟静岩　曹继刚

主　审　刘燕池　李德新

编　委（按姓氏笔画为序）

　　　　王　键（安徽中医药大学）　　　陈　曦（中国中医科学院中医

　　　　王志红（云南中医学院）　　　　　　　基础理论研究所）

　　　　古继红（广州中医药大学）　　　陈震霖（陕西中医药大学）

　　　　师建梅（山西中医药大学）　　　罗尧岳（湖南中医药大学）

　　　　朱爱松（辽宁中医药大学）　　　孟静岩（天津中医药大学）

　　　　朱蔓佳（成都中医药大学）　　　赵　博（贵阳中医学院）

　　　　刘晓艳（长春中医药大学）　　　胡建鹏（安徽中医药大学）

　　　　刘晓燕（北京中医药大学）　　　战丽彬（南京中医药大学）

　　　　孙喜灵（滨州医学院）　　　　　倪红梅（上海中医药大学）

　　　　纪立金（福建中医药大学）　　　郭霞珍（北京中医药大学）

　　　　李冬华（首都医科大学）　　　　黄学宽（重庆医科大学）

　　　　李晓君（北京中医药大学）　　　曹继刚（湖北中医药大学）

　　　　吴灏昕（南京中医药大学）　　　崔姗姗（河南中医药大学）

　　　　张光霁（浙江中医药大学）　　　梁永林（甘肃中医药大学）

　　　　张庆祥（山东中医药大学）　　　董尚朴（河北中医学院）

　　　　张星平（新疆医科大学）　　　　谢　宁（黑龙江中医药大学）

　　　　张敬文（江西中医药大学）

学术秘书　刘晓燕（兼）

人民卫生出版社

图书在版编目（CIP）数据

中医基础理论专论 / 郭霞珍,王键主编. —2版. —北京:
人民卫生出版社,2017

ISBN 978-7-117-25492-2

Ⅰ.①中… Ⅱ.①郭… ②王… Ⅲ.①中医医学基础-
医学院校-教材 Ⅳ.①R22

中国版本图书馆CIP数据核字（2017）第294762号

| 人卫智网 www.ipmph.com | 医学教育、学术、考试、健康,
购书智慧智能综合服务平台 |
| 人卫官网 www.pmph.com | 人卫官方资讯发布平台 |

中医基础理论专论
第 2 版

主　　编:郭霞珍　王　键
出版发行:人民卫生出版社（中继线 010-59780011）
地　　址:北京市朝阳区潘家园南里 19 号
邮　　编:100021
E - mail: pmph @ pmph.com
购书热线:010-59787592　010-59787584　010-65264830
印　　刷:北京人卫印刷厂
经　　销:新华书店
开　　本:787×1092　1/16　印张:21
字　　数:511 千字
版　　次:2009 年 7 月第 1 版　　2018 年 1 月第 2 版
　　　　　2018 年 1 月第 2 版第 1 次印刷（总第 3 次印刷）
标准书号:ISBN 978-7-117-25492-2/R・25493
定　　价:60.00 元

出版说明

为了更好地贯彻落实《国家中长期教育改革和发展规划纲要(2010—2020年)》和《医药卫生中长期人才发展规划(2011—2020年)》,进一步适应新时期中医药研究生教育和教学的需要,推动中医药研究生教育事业的发展,经人民卫生出版社研究决定,在总结汲取首版教材成功经验的基础上,开展全国高等中医药院校研究生教材(第二轮)的编写工作。

全套教材围绕教育部的培养目标,国家卫生和计划生育委员会、国家中医药管理局的行业要求与用人需求,整体设计,科学规划,合理优化构建教材编写体系,加快教材内容改革,注重各学科之间的衔接,形成科学的教材课程体系。本套教材将以加强中医药类研究生临床能力(临床思维、临床技能)和科研能力(科研思维、科研方法)的培养、突出传承,坚持创新,着眼学生进一步获取知识、挖掘知识、提出问题、分析问题、解决问题能力的培养,正确引导研究生形成严谨的科研思维方式和严肃认真的求学态度为宗旨,同时强调实用性(临床实践、临床科研中用得上)和思想性(启发学生批判性思维、创新性思维),从内容、结构、形式等各个环节精益求精,力求使整套教材成为中医药研究生教育的精品教材。

本轮教材共规划、确定了基础、经典、临床、中药学、中西医结合5大系列55种。教材主编、副主编和编委的遴选按照公开、公平、公正的原则,在全国40余所高等院校1200余位专家和学者申报的基础上,1000余位申报者经全国高等中医药院校研究生教育国家卫生和计划生育委员会"十三五"规划教材建设指导委员会批准,聘任为主编、主审、副主编和编委。

本套教材主要特色是:

1. 坚持创新,彰显特色　教材编写思路、框架设计、内容取舍等与本科教材有明显区别,具有前瞻性、启发性。强调知识的交叉性与综合性,教材框架设计注意引进创新的理念和教改成果,彰显特色,提高研究生学习的主动性。

2. 重难热疑,四点突出　教材编写紧跟时代发展,反映最新学术、临床进展,围绕本学科的重点、难点、热点、疑点,构建教材核心内容,引导研究生深入开展关于"四点"的理论探讨和实践研究。

3. 培养能力,授人以渔　研究生的培养要体现思维方式的训练,教材编写力求有利于培养研究生获取新知识的能力、分析问题和解决问题的能力,更注重培养研究生的思维方法。注重理论联系实际,加强案例分析、现代研究进展,使研究生学以致用。

4. 注重传承,不离根本　本套研究生教材是培养中医药类研究生的重要工具,使浸含在中医中的传统文化得到大力弘扬,在讲述现代医学知识的同时,中医的辨证论治特色也在教材中得以充分反映。学生通过本套教材的学习,将进一步坚定信念,成为我国伟大的中医药事业的接班人。

5. 认真规划,详略得当 编写团队在开展工作之前,进行了认真的顶层设计,确定教材编写内容,严格界定本科与研究生的知识差异,教材编写既不沿袭本科教材的框架,也不是本科教材内容的扩充。编写团队认真总结、详细讨论了现阶段研究生必备的学科知识,并使其在教材中得以凸显。

6. 纸质数字,相得益彰 本轮教材的编写同时鼓励各学科配备相应的数字教材,此为中医出版界引领风气之先的重要举措,图文并茂、人机互动,提高研究生学以致用的效率和学习的积极性。利用网络等开放课程及时补充或更新知识,保持研究生教材内容的先进性、弥补教材易滞后的局限性。

7. 面向实际,拓宽效用 本套教材在编写过程中应充分考虑硕士层次知识结构及实际需要,并适当兼顾初级博士层次研究生教学需要,在学术过渡、引导等方面予以考量。本套教材还与住院医师规范化培训要求相对接,在规培教学方面起到实际的引领作用。同时,本套教材亦可作为专科医生、在职医疗人员重要的参考用书,促进其学术精进。

本轮教材的修订编写,教育部、国家卫生和计划生育委员会、国家中医药管理局有关领导和相关专家给予了大力支持和指导,得到了全国40余所院校和医院、科研机构领导、专家和教师的积极支持和参与,在此,对有关单位和个人致以衷心的感谢! 希望各院校在教学使用中以及在探索课程体系、课程标准和教材建设与改革的进程中,及时提出宝贵意见或建议,以便不断修订和完善,为下一轮教材修订工作奠定坚实的基础。

人民卫生出版社有限公司

2016 年 6 月

国家卫生和计划生育委员会"十三五"规划教材
全国高等中医药院校研究生教材目录

一、基础系列

1	自然辩证法概论（第2版）	主编	崔瑞兰	
2	医学统计学	主编	王泓午	
3	科研思路与方法（第2版）	主编	季　光	赵宗江
4	医学文献检索（第2版）	主编	高巧林	章新友
5	循证中医药临床研究方法（第2版）	主编	刘建平	
6	中医基础理论专论（第2版）	主编	郭霞珍	王　键
7	方剂学专论	主编	李　冀	谢　鸣
8	中药学专论	主编	钟赣生	杨柏灿
9	中医诊断学专论	主编	黄惠勇	李灿东
10	神经解剖学	主编	孙红梅	申国明
11	中医文献学	主编	严季澜	陈仁寿
12	中医药发展史专论	主编	程　伟	朱建平
13	医学英语	主编	姚　欣	桑　珍

二、经典系列

14	黄帝内经理论与实践（第2版）	主编	王　平	贺　娟
15	伤寒论理论与实践（第2版）	主编	李赛美	李宇航
16	金匮要略理论与实践（第2版）	主编	姜德友	贾春华
17	温病学理论与实践（第2版）	主编	谷晓红	杨　宇
18	难经理论与实践（第2版）	主编	翟双庆	

三、临床系列

19	中医内科学临床研究（第2版）	主编	薛博瑜	吴　伟
20	中医外科学临床研究（第2版）	主编	陈红风	
21	中医妇科学临床研究（第2版）	主编	罗颂平	刘雁峰
22	中医儿科学临床研究（第2版）	主编	马　融	
23	中医骨伤科学临床研究（第2版）	主编	王拥军	冷向阳

四、中药学系列

五、中西医结合系列

前　言

本教材是全国高等中医药院校研究生教育暨国家卫生和计划生育委员会"十三五"规划教材，可供高等中医药院校、中西医研究机构、医院的中医、中西医结合硕士研究生使用，也可以作为从事中医药研究人员和临床医务工作者继续教育的高层次教材使用。

《中医基础理论专论》是一门研究中医基础理论的硕士研究生提高课程。本教材主要针对中医理论体系研究的某些关键问题和薄弱环节，进行深入论述，目的在于充实和完善硕士研究生对中医理论体系的高层次理解和掌握；开拓研究思路，训练其系统整理和研究中医基础理论的能力，提高知识层次及研究专业理论的能力和水平，以适应时代的需要。

本教材分为上篇、下篇和附篇。上篇为中医基础理论系统研究(中医哲学基础、中医藏象理论、中医气血理论、病因理论、病机理论、治未病与治则治法理论专论6个部分)，主要依照中医基础理论系统教育教学设立研究专题；下篇为中医基础理论现代研究(中医基础理论现代研究基本特点、研究进展)主要依据现代多学科中医基础理论的研究设立专题；附篇，作为拓展和思考篇(26个研究专题和五运六气学说2个部分)。为把课堂教学和自学研究结合，本次编写也可以分为课堂学习篇和课外阅读篇两大部分。课堂学习篇，即《中医基础理论专论》的文字版；课外阅读篇，即《中医基础理论专论》的数字版。在数字版中，除对课堂学习篇的注释加以图片、视频等多媒体内容之外，还将加入中医基础理论研究相关的古代医论；中医学理论体系形成与发展的研究；有关中医学理论体系框架的研究；中医基础理论现代研究成果，即国家科技部"973"项目中有关中医基础理论脏腑研究专项中的有关科学假说，以及成果的相关评述作辑录整理等内容，以供研究生阅读。为提高研究生中医素质的深度，更好地启发他们的研究兴趣和潜能发挥作用。

在文字版的撰写中，评述结合，以评为主，突出理论对临床和实验研究的指导，启发和指导学生运用中医学自身的思维模式、理论知识去设计临床和实验研究方案的能力，提高对中医学原创性理论研究的科学水平。撰写坚持四个结合，一是专论和系统相结合，即问题的专论和理论的系统性相结合。以现行的中医基础理论课程为依据，以便学生在提高的同时总结以往而有所发现。二是点和面相结合，即论述的重点、难点、疑点和基础理论的面上教育相结合。以系统研究为依据，选择重点、难点、疑点和研究热点进行专论。以便学生回顾以往的学习和研究，解决未通、未懂之处，发现新的研究课题。三是继承与创新相结合，即学术的继承与理论的创新相结合。依据中医基础理论在系统阐述专题的基础上，设立现代理论研究专章，并选择了26个研究专题，从研究基础、进展、科学意义、临床价值和探讨及展望5个方面撰写，以启发和提高学生运用现代科学技术和方法对中医学原创性理论的挖掘与研究的能力。四是研究和应用相结合,即科学的研究和实际的应用相结合。以突出理论对临床和实验研究的指导,启发和指导学生运用中医学自身的思维模式、理论知识去设计临床和实验研究方案的能力,提高对中医学原创性理论研究的科学水平。

在编写过程中,我们得到了主审刘燕池教授和李德新教授的关注,两位专家对本教材编写大纲的确立及内容的选择作了具体的指导,体现了中医前辈对中医基础理论研究的关心和激励;同时还得到了人民卫生出版社相关领导和责任编辑的通力合作;另外,还有各个参编院校的大力支持,在此一并表示诚挚的感谢。

编委会本着对高等中医药教育事业高度负责的精神,通力合作,精心编撰。尽管如此,在编写过程中,仍会有疏漏不妥之处,恳请专家、同道和使用本教材的师生,提出宝贵意见,以便今后修订提高。

编委会
2017年8月

目　录

上篇　中医基础理论系统研究

下篇　中医基础理论现代研究

附　篇

上篇　中医基础理论系统研究

第一章　绪　论

　　中医药学是中国人民长期同疾病做斗争的极为丰富的经验总结,是中国科学技术领域的一个重要组成部分。在长期的医疗实践中,它逐步形成并发展成为独特的医学理论体系,为中国人民的卫生保健事业和中华民族的繁荣昌盛做出了巨大的贡献。

　　中医药学是世界医学科学的一个组成部分,与西方医学一样,同属于现代生命科学的范畴,同样承担着促进生命科学不断前进和创新的使命。中医药学独特的医学理论模式和临床诊疗特色,所形成的医学理论体系,将为世界医学的发展和全人类的健康事业贡献自己的力量。

一、中医学的基本概念和学科属性

(一)中医学的概念和学科属性

　　中医学是研究人体生理、病理,以及疾病的诊断预防和治疗为主的一门学科,它具有自己完整的理论体系。在漫长的历史发展进程中,其丰富的理、法、方、药理论知识和临床经验,在常见病和疑难病的诊治中,所形成的医学理论知识,从古至今一直有效地指导着临床实践,在疾病的预防和人类卫生保健事业中,发挥了不可忽视的作用。中医学在研究人类生命现象和疾病变化的自然规律的同时,特别重视人的社会属性,结合中国人文社会科学的某些学术思想和人体自身的思维、意识、精神情绪,阐述关于生命、健康、疾病等一系列的医学问题,形成了中医学独特的医学理论和医学理论体系。

　　科学是关于自然、社会和思维的知识体系,是社会实践经验的总结,并能在社会实践中得到检验和发展。医学科学是研究人类生命过程及其同疾病作斗争的一门科学体系,属于自然科学范畴。它的主要研究对象是人类自身生命的生存、繁衍和运动变化。它的任务是,从人的整体性及其同外界环境的辩证关系出发,用实验研究、现场调查、临床观察等方法,不断总结经验,研究人类生命活动和外界环境的相互关系;研究人类疾病的发生、发展及其防治消灭的规律,以及增进健康,延长寿命和提高劳动能力的有效措施。中医学是经过千百年临床应用发展起来的,强调临床实践为主,以研究人体生理、病理、疾病诊断、防治,以及养生康复等理论的知识体系,具有明确的医学科学的特性,所以属于自然科学的范畴。

（二）"致中和"是中医学术之本

健康与疾病是医学科学面对的主要研究领域,中医学是把人体功能协调、平衡、和谐作为健康之基础;功能失调、失衡、紊乱作为发病之基础的基本医学理念上发展起来的医学体系。从文献资料上看西汉开始就有"中医"的称谓,当时的"中"不是指中国。在以《黄帝内经》成书为标志的中医理论体系形成的历史时期,在中国认识事物的思想基础,直接受到《易经》的影响,将世界一切事物均纳入阴阳的轨道,认为阴阳交感氤氲,消长平衡,万物生机旺盛,故治求中和。因此,中国传统文化的基本精神之一,就是认为"和"是万物产生并正常生存的条件,也称"中和"。受其影响中国古代的医学理论也认为,人体的阴阳保持中和才会取得平衡不会生病。守中而而常有天命。"和"是生命活动的关键要素,人体各部皆"和"才能健康;若阴阳失衡,则疾病必来,致中和则病体康复。因而中医临床有"持中守一而医百病"的说法,意即身体若无阳燥,又不阴虚,一直保持中和之气,会百病全无。当时"尚中"和"中和"是中医之"中"的真正含意。如《中庸》所言:"中庸者,天下之大本也;和者,天下之达道也。致中和,天地位焉,万物育焉。"这是说"中和"是世界万物存在的理想状态。通过各种方法达到这一理想状态就是致中和,由此天地就各得其所,万物便生长发育。所以中医学强调"阴阳和合""阴平阳秘"的生理机制;"节阴阳而调刚柔"节宣得宜为法,贵于中和的养生原则;提倡"寒者热之,热者寒之","虚者补之,实者泻之","无失天信,无逆气宜,无翼其胜,无赞其复,是谓至治","适事为故,以平为期","因而和之,是谓圣度"的治疗原则。以使偏倾者平,盈亏者匀,相举者和,逆乱者顺,皆为致中和之举。以和为重,这就是中医学的一种最高境界并成为一种基本的医学理念贯穿在整个医学体系之中。如《汉书·艺文志·医经》所言"调百药齐和之所宜";《汉书·艺文志·经方》中说:"经方者,本草石之寒温,量疾病之浅深,假药味之滋,因气感之宜,辨五苦六辛,致水火之齐,以通闭解结,反之于平。及失其宜者,以热益热,以寒增寒,精气内伤,不见于外,是所独失也。"故谚曰:"有病不治,常得中医"。在《汉书·艺文志·养生》中说:"乐而有节,则和平寿考。及迷者弗顾,以生疾而殒性命。"诸如此类的论述多有记载,可见中医学理论体系在形成的过程中,汲取了当时探讨和认识世界的最基本的思想原则和方法。因此,"致中和"这一思想是中医学术之本,它渗透于中医理论体系的各个层面,值得进行深入的探讨和研究。

"中医"的"中"完全作为中国的"中"字解释是在鸦片战争前后。当时东印度公司的医学人士为区别中国医学和西方医学给中国医学起名中医,这个时候的中医其名称仅作为和西医做一个对比而已。为了区别于西方医学和中国医学的不同,当时社会上先后还有"汉医""传统医""国医"等称谓的出现。到了1936年,当时民国政府制定了《中医条例》正式法定了"中医"两个字,作为本国医学的称谓,随后一直沿用至今。

二、中医学理论体系的主要研究方法

"科学"一词大约是1898年戊戌变法之后才传入中国的,科学本身特别注重其方法、思维模式和判断知识可信度的标准与规范。因此方法是学科体系最深层的最本质的内容,它决定着学科的众多特点和特色。研究中医学首先要了解中医学理论体系在认识人类生命现象、疾病变化规律时采用的方法是十分重要的。在研究中了解、认识和掌握这些研究方法,对于正确领会中医学理论的内涵和外延,进而深入研究其实质和规律,正确运用现代科技手段和方法,发展中医学无疑具有十分重要的意义。

（一）揆度奇恒

揆度奇恒，出于《素问·玉版论要》，如说："揆度者，度病之浅深也；奇恒者，言奇病也"，"五色脉变，揆度奇恒"。所谓"揆度"，即是衡量。"奇恒"，即是特殊与一般，或异常和正常。故"揆度奇恒"，就是用比较的方法对事物进行鉴别，从一般与特殊的比较中，找出其不同之点或相同之处，从而发现其规律。因此，比较是对客观世界进行认识活动的基础，是运用逻辑规律和各种科学方法对客体进行认识的前提。可以说没有比较，就不可能有对客观世界的认识和探索。通过比较进行鉴别认识，也是中医学分析人体生命活动、病理变化常用的方法。在中医学的临床实践中的应用尤为普遍。如《素问·平人气象论》所说："人一呼脉再动，一吸脉亦再动，呼吸定息，脉五动，闰以太息，命曰平人。平人者，不病也。常以不病调病人，医不病，故为病人平息以调之为法。"又说："人一呼脉一动，一吸脉一动，曰少气。人一呼脉三动，一吸脉三动而躁，尺热，曰病温。人一呼脉四动以上曰死。"这即是通过对脉率的比较，以区分和鉴别平脉、病脉和危重病脉的方法。又如《素问·玉机真脏论》说："脉盛、皮热、腹胀、前后不通、闷瞀，此为五实；脉细、皮寒、气少、泄利前后、饮食不入，此为五虚。"此为临床采用比较法鉴别病人虚实的实例，虽然临床所见之虚实表现不限于此，但"五实""五虚"之病症，成为后世鉴别虚证、实证之要点。"水精四布，五经并行，合于四时五脏阴阳，揆度以为常也。"这是《素问·经脉别论》在讨论气血阴阳经脉运行时，提出结合四时寒暑变易与五脏阴阳变化，揆测运行规律是否正常的原则与方法。再如从健康和疾病来比较，则健康为恒，疾病为奇；从疾病症状而言，则一般疾病中常见症状为恒，特异症状为奇。再如考察人体内脏，会发现有些内脏以贮存人体的精血为主，如肝藏血、肾藏精，它们将精血贮藏于内而不无故外泄，以充分发挥精和血的生理功能；有些内脏则以受纳、消化饮食物，并吸收其水谷精微为主，如胃、小肠、大肠等，这些内脏将饮食物消化、吸收后，则按时排空，以利于下一次饮食物的受纳、消化和吸收。因此，根据前一类内脏活动着重贮藏，后一类内脏活动则即时排空而不久藏等生理特点，《素问·五脏别论》将其归纳为"藏精气而不泻"和"传化物而不藏"，从而将前一类内脏命名为"五脏"，后一类内脏命名为"六腑"。此外，尚有一类似脏似腑的脏器，经过比较分析，称为"奇恒之腑"。此即是中医学脏腑共性和分类之由来。中医学不仅对大量的人体生理病理现象进行比较，而且还结合自然现象进行比较，在聚类分析的基础上，找出其共同之处和不同之点，区分不同的脏腑及其功能。采用比较，进行归纳和区分，以认识人体生理病理机制，是中医学理论系统化、科学化的基础。

（二）以表知里

以表知里，中医学又称其为"司外揣内"。是指通过观察事物的外在表象，以揣测、分析和判断事物内在状况和变化的一种认知与研究的方法。如《素问·阴阳应象大论》说："以我知彼，以表知里，以观过与不及之理，见微得过，用之不殆。"《灵枢·外揣》说："五音不彰，五色不明，五脏波荡，若是则内外相袭，若鼓之应桴，响之应声，影之似形。故远者，司外揣内；近者，司内揣外。"

以表知里的认知和研究方法，是各门学科在研究中广泛应用的方法。如《管子·地数》说："上有丹砂者，下有黄金；上有慈石者，下有铜金；上有陵石者，下有铅锡赤铜；上有赭者，下有铁。此山之见荣者也。"此即是以表知里方法在古代地质学中的应用，说明了地表征象和地下情况之间的某些内在联系。同样，机体的外部表象与内在变化之间亦必然存在着某些特定的相应关系，即"有诸内，必形诸外"（《孟子·告子章句下》）。古代医家充分运用以表知里、司外揣内的方法,通过观察机体的生理、病理表象,来认识其内在生理功能和病理变化。可以说,中医学有关生理和病理的许多知识和规律,都是源于此方法的广泛应用而认知,分析中医藏象学说中的主要观点的形成可见一斑。比如,对脏腑的认识,源于"藏象"。张介宾在《类经》中就指出:"象,形象也。藏居于内,形见于外,故曰藏象。"《黄帝内经》所言"藏",即指藏于体内的内脏;所言"象",则指表现于外的生理和病理征象。可见,中医对脏腑的认识正是借助于对外在的信息和生理、病理现象的观察分析,来推知其内在脏腑的功能特点和生理活动规律。例如肺,是藏于体内的内脏;呼吸,则是肺表现于外的生理功能;咳嗽、气喘、咯血等,则是肺病表现于外的病理征象。而通过对上述功能和症状的观察分析,即可以了解肺主气、司呼吸,以及主宣发、肃降功能异常的表现。同样,通过对脉象、舌象、面色及心胸部位症状等外在征象和症状的分析,可以了解心主血脉功能的状态,以及心开窍于舌、心其华在面等生理联系的变化。并由此进行临床诊断,以决定治疗。

以表知里(即司外揣内)的认知和研究方法认为,外在之"象"可以"动态、客观、真实地"折射内部功能的状态,对于内部有着复杂联系而又不便于打开分解逐项分析,或打开后有可能干扰或破坏原有状态的研究对象,尤其是对于生命活体变化过程的认识更为适宜。中医学采用依据表现于外的现象去观察和分析机体内在变化的方法。《素问·六节藏象论》就是采用"司外揣内"的观察方法,通过机体和自然之象的比较认识脏腑功能特点的典范,所以它将脏腑称之为"藏象"。由于此方法没有肢解研究对象,干扰或破坏被观察对象,认识的是研究对象所固有的各种联系,及其特性和变化规律,并摸索出了临床上用之有效的脏腑功能概念,如"肾主骨""肾开窍于耳""肺主皮毛""肺主治节"等。在实证性分析与研究中,从钙代谢、内耳与肾单位的微观同构关系,以及机体系统演化等角度,结合大量临床实践为证实和阐明肾主骨、开窍于耳和肺主皮毛理论提供了实验依据。这些能包括许多超结构联系的学术观点和理论知识的形成,来源于以表知里,司外揣内的研究方法。从而说明把"象"作为研究"要素",从生命的运动变化规律所建立的中医"藏象"学说的理论构架,具有医学科学理论的实质基础。

(三)演绎推理

演绎推理,即是根据已知的某些事物的属性,推演与此事物相关的其他事物属性的方法,是从一般到个别的思维和认知方法。如自然界的五化、五色、五臭、五谷以及人体的五脏(六腑)、五体、五官、五志等的五行属性,每以此法推演而定。以自然界的五气配五行为例:春季属木,风为春之主气,故风亦属木;秋季属金,燥为秋之主气,故燥亦属金;长夏属土,湿为长夏主气,故湿亦属土。其余类推。在中医学中,演绎推理也是阐释机体生命活动规律,诊断疾病和确定治疗所采用的一种方法。如对肝脏生理活动的认识,肝在五行属木,树木有向上生长使枝条舒展、畅达的特性,于是肝脏就具有主升发和喜条达的生理特点。根据推理分析,中医学认为肝气主升,能使人体气机向上升散和发泄,若肝气太旺,升发之力过强,就会导致血随气逆,人体气血上壅,则可出现面红目赤,头胀头痛等病变。临床治疗,则当平肝降逆,使肝气得以平复,故常用"平肝""泻肝"之中药,或以针灸等疗法泻肝或平肝,则多能收到良好疗效。肝属木,胆之腑、筋之体、怒之志、目之窍、泪之液、爪之华等均与肝有密切生理联系,故随之尽属木。余脏类推。

再则,中医学根据肝主疏泄的原理演绎推理,便得出肝气具有使人体气的运动疏通畅达而不停滞、发散于内外而不郁结等功能。肝疏泄正常,则全身气血流通,情志舒畅;若肝气疏泄功能障碍,则人体气血运行不畅,可发生气郁、气滞或气结等病变,此时亦应以疏肝解郁为法,选用疏肝理气的药物,或用针灸、推拿疏肝理气,亦多能收到良好的效果。

又如对水肿的治疗,按照五行的"相克"关系,土能克水,人体五脏之中脾属土,脾能运化水液,健脾则能治水,从而使水肿得以消除。故临床所见,凡遇水肿病变,对于辨证为脾虚致肿者,常用健脾利水的方药,多能收到良效。

一般来说,人们往往以归纳所得到的一般的共性结论为依据,去研究个别的、尚未深入研究和新出现的事物,再进一步推求出新的结论,如此推理下去,又可以得出许多新的结果。这种演绎推理方法在各门学科的研究过程中,是常用的方法,在中医学中用得相当普遍。所不同的是中医学在演绎推理时,除临床实践经验的积淀外还常采用阴阳学说、五行学说、精气学说等哲学理论作为推理依据,用以说明人体的生理功能活动和病理变化,或用以指导具体的养生康复和疾病的治疗,因而演绎推理法应用于中医学理论体系,在理论阐释和临床辨治过程中,发挥着重要的指导作用。

(四)援物比类

援物比类,出于《素问·示从容论》:"援物比类,化之冥冥","不引比类,是知不明也"。"援物比类",又称取象比类,主要是运用形象思维,从事物的象(性质、作用、形态等)中撷取能反映其本质的某些特有征象。根据被研究对象与已知对象在某些方面的相似或类同(即援物或取象),通过对两者的比较和推论,认为在其他方面也有可能相似或类同(即比类),据此推导出被研究对象某些性状特点的逻辑方法,属于共同特征的个体集合归类法。

由此可见,援物比类法与现代科学研究中采用的"类比"方法有相似之处。"类比"法是科学认识过程中获得新知识的一种重要手段,历来被学者们所重视。同样,"援物比类"的"类比"方法亦被历代中医学家所使用。例如从整体观念出发,常以自然界和社会的事物来和人体内的生理或病理等现象进行类比,从而推导出相关的结论和见解。如自然界天气寒冷则河水凝结成冰而不流通,植物的营养多藏于根部,小动物藏于地下而冬眠;天暖则河水流畅,动植物皆繁荣表现于外,人与之相应。故《素问·八正神明论》说:"天温日明,则人血淖液而卫气浮,故血易泻,气易行;天寒日阴,则人血凝泣而卫气沉。"人体的主要成分为体液,血液也是液态物质,在脉管中循行,同样受到四时气候变化之影响。对于人体的生理功能在不同外界条件影响下所发生的细微变化,已得到了现代生物学研究成果的认可。

德国近代哲学家康德指出:"每当理智缺乏可靠论证的思路时,类比这个方法往往能指引我的前进。"事实上,中医学理论体系中的很多基本知识,大多是借助于此方法而产生。以方位配五行为例:旭日东升,有似木性升发,故东方属木;南方炎热,有似火性炎上,故南方属火;西方肃杀,有似金性从革,故西方属金;北方寒冷,有似水性润下,故北方属水;中央管辖四方,有似"土辖四行",故中央属土。又如五脏配五行,肝主升发疏泄故属木,心主行血暖身故属火,脾主运化精微故属土,肺主清肃之性故属金,肾主闭藏精气故属水。

中医学也常用"类比"法来探究病因病机。关于"内风"的认识,在自然界,风动则树木动摇,微风则枝叶颤动,风稍大则树枝摇动,风过于暴烈则整棵树可被倾倒,只有风动平息,则树木方能恢复正常之平静。根据"援物比类"方法,中医学认为凡人体四肢和头部不自主的振颤、摇动或抽搐,严重时则人突然仆倒,半身瘫痪等病症,皆因风邪所起。在汉、唐时期依据风自外来的看法,但用祛风药治疗,效果不佳。自宋至清,古代医家才逐渐认识到,此风是由于人体内在阳气异常变动所致,此风称为"内风"。清代医家叶天士在《临证指南医案·中风》中说:"内风,乃身中阳气之变动。"内风无法祛除,只能平息,故临床多用平肝息风方药,常可收到一定效果。

此外,在疾病的临床治疗中,中医学经常运用类比推理,进而发现新的治疗方法。如治疗内热亢盛,上部热象比较明显的病变,临床症见咽喉红肿疼痛,舌赤碎痛,口内生疮,大便干结等。由于日常生活所见,炉火旺盛,源于柴薪充足,而抽掉柴薪则火势自灭,受此启示,类比推论,因而创造"釜底抽薪"法,对此病症多采用寒凉攻下方药,大便一通,腑气下行,火热之势下降,上部热象顿消。又中医在治疗阴虚津亏、肠液干枯所致之大便闭结病变,受水能载舟、行舟之启示,故临床多采用滋阴养液润便方药治疗,使阴津得复,肠液增多,大便自然滋润而畅通。故清代医家吴鞠通为此创制增液承气汤,并命名此治法为"增水行舟"法。

(五)试探和反证

试探,是指对复杂的对象先作一番考查,尝试性地提出初步设想,并采取一些措施,然后根据实践结果,再做出适当调整,完善或修订原有设想,以决定下一步措施的一种逐步深入、接近实质的认知方法。反证,是指从结果来追溯或推测原因并加以证实的一种逆向的认知方法。此两种方法都是从结果来反推其原因,此为其同;试探则需要事先采取一定的措施,以引起反应,反证则无此环节,此为两者之异。试探与反证的认知方法,在中医学理论的形成和发展中,有不可忽视的作用和地位,这与现代科学研究的实验预测和实验验证相近。

试探和反证在中医临床实践中应用非常普遍,古代医家常借助试探来审视病因,进行辨证,故又称其为"审病法""消息法",类似于当代的"诊断性治疗"或"假设性诊断"方法。如张仲景在《伤寒论》中指出:"若不大便六七日,恐有燥屎。欲知之法,少与小承气汤,汤入腹中,转矢气者,此有燥屎也,乃可攻之;若不转矢气者,此但初头硬,后必溏,不可攻之,攻之必胀满,不能食也。"此先稍用小承气汤,进行试验性治疗,便是试探法之应用。在错综复杂的病证或疑似难辨病证的认识和治疗中,此种试探方法仍在目前临证中应用。张介宾《景岳全书·传忠录》中曾指出:"若疑其为虚,意欲用补而未决,则以轻浅消导之剂,纯用数味,先以探之,消而不投,即知为真虚矣。疑其为实,意欲用攻而未决,则以甘温纯补之剂,轻用数味,先以探之,补而觉滞,既知有实邪也。假寒者,略温之必见烦躁;假热者,略寒之必加呕恶;探得其情,意自定矣。"此是就寒热虚实进行试探而言。关于阴证、阳证的试探用药,如《伤寒纲目》所说:"凡遇阴证似阳者,先以冷水与之,得水反剧者,阴证也。后以热汤与之,得汤稍解,次以姜汤与之,势又稍缓,然后以理中、四逆、桂枝、麻黄、附子、干姜等投之,何至有九窍流血之祸乎?遇阳证似阴者,先以热汤与之,得汤反躁者,阳证也。后以冷水与之,得水稍解,次以芩、连与之,势又稍缓,然后以大黄、芒硝、承气等投之,何至有滑脱不禁之惨乎?"这些见解,不仅体现了临床应用"试探"一法的重要性,同时体现中医学反复试验验证的严谨科学态度。

可以这样认为,在中医学中几乎所有学说的提出、创立和发展,都是不断地反复运用试探方法进行深入研究验证的结果。如对于"卒中"病证的认识,汉唐医家曾试探性地提出"卒中外风"说,认为是突然感受外界暴戾风邪所致。根据此一假说,其治疗即应以祛风药为主,但其效果并不理想。至宋代,则某些医家尝试性地把部分卒中患者的病因归之于恼怒太过,以致气血逆乱而"气中";有的则归之于"将息失宜";有的归之于体虚气弱。至明代,则有人做了进一步的修正,提出了"类风""非风""内虚暗风"等说法。直至清代叶桂才发展形成"肝阳化风"说,确立了以内在脏腑功能紊乱为主的"卒中"病因病机理论。通过试探,人们的认识不断深化和提高,从而不断地逼近真理。发展至今,中医临床根据"肝阳化风"说来预防治疗"卒中",则能获得比较满意的疗效。

中医学认识病因的"审证求因",可以说是典型的反证法,它通过对症状和体征的认真分析和辨别,从结果出发去追索和反推病因,中医病因学中的"六淫"学说,大多即是这样形成的。应当指出,在疾病过程中,症状和体征是病因病机的表现与结果,两者之间存在着因果的联系,故分析症状与体征,便可以在一定程度上把握病机,推导出病因。以外感病的辨证分析为例,如患者表现有重浊黏滞、气机阻滞之纳呆困倦,舌胖苔厚等症状或体征者,再结合其发病时令和患者的居住环境,即可反推出系"湿邪"为病,并可以根据运用祛湿疗法或祛湿方药的效果,来反证或修正原先的推论。反证法除用于认识病因外,其在基础理论的形成和发展,以及指导临床处方用药等方面仍起着积极的作用,特别是在认识复杂的事物或现象时,仍具有一定的意义。

(六)内景返观

内景返观,又称为内视法、内照法。这是中国在认识事物规律中一种特殊的方法。它认为机体在某种特殊状态下(通常是气功的激发状态),人的自我感知能力可在一定的程度内,体察或感知机体自身的内在景观(通常指内部的功能状态),甚至能做出某些适度调控的一种特殊方法。这是中医学所特有的认知方法,也是争议非常大的一种方法。

晋代医家和道家葛洪《抱朴子·内篇》中曾说:"反(即返)听而后所闻彻,内视而后见无朕"。明代医家李时珍在其《奇经八脉考》中也指出:"内景隧道,唯返观者能照查之。"意思是说,脏腑内景和经络隧道,只有某些经过特殊修炼,能内视返观的人方能体察而感知。综观历代医家文献和气功资料,记载"内视"的实例很多。如某些气功家练功时常能清晰的体察到自己"内气"的运行情况,若能使之沿任脉、督脉环行,则成"小周天"功法;若能使之沿十二经脉环行,则成"大周天"功法;若能加以引导调控,则还能起到某些治疗作用,获得某种特殊功效。可见所谓大、小周天功法实际上就是一种内景图像导引功法,而气功则是一种内在自我调控的方法。

有学者的研究认为:中国人之所以能发现经络现象,并升华为经络学说,就是得益于导引(即古代气功)后所产生的内景返观。此外,诸如命门学说、纳气归元(肾)说和太极图说等,都可以借助这一方法获得某些现象学的依据,从"内景返观"中找到实践的根源。这一特殊的认知方法为中医学增加了许多独特的学术内容,其重要性是不应被忽视的。

应当指出,医学研究的对象是活着的机体的动态表现。在某种特定的状态下,人既是被认识的客体,同时又是认识的主体。当借助于导引、吐纳等身心修炼方法,促使形神功能高度协调与和谐的同时,常能诱使机体进入易于出现"内景返观"体验的气功激发状态。当此之时,则认知中的主客体接近于统一,并与形体和精神的统一相结合,便有可能产生独特的"内景返观"现象。近年来,国内外学者对气功状态下的体内理化状态进行了不少研究,结果初步表明:气功可以使人的精神系统、内分泌系统和理化方面的功能活动进入一个十分有利于生命活动的高度有序状态。这可能就是气功激发状态时,人之所以能够发挥诸如"内景返观"等特殊功能的理化基础。

心理学实验研究表明,持续较久的时间处于被动入静状态(即阻断外界各种信息刺激)的实验者,可逐渐听到身体多处发出的(由自身功能活动所产生的)声响,可以感受到一些平时根本无法体察的生命信息。有鉴于此,人们猜测人类本身具有潜力巨大的感知能力,平时由于各种刺激,抑制了这种能力的释放。气功入静(气功是主动入静)之后则解除了这种抑制,从而使这种感知潜能得以发挥作用,因而有"内景返观"现象的出现。总之,这是需要我们进一步去探索的方法。

此外,除上述方法外,诸如强调注重整体直观而疏略还原分析;强调事物间的相互联系而疏略具体形质的研讨;侧重于动态的观察而疏略静态的细究等,亦是中医学认知过程中的方法论特点,亦应有所认识。

主要参考文献

1. 杨信彰. 话语中的识解因素与语境外语教学研究[J]. 外语教学与研究(外国语文双月刊),2003,35(2):97.

2. 张建丽,孙启耀. 框架理论说略[J]. 广州大学学报(社会科学版). 2011,10(10):70-71.

3. 张洪钟. 大众传播学的议程设置理论与框架理论关系探讨[J]. 西南民族学院学报. 2001,22(10):88-91.

4. 潘桂娟. 中医理论体系框架结构之研讨[J]. 中国中医基础医学杂志,2005,11(7):481-482.

5. 陈曦,张宇鹏,于智敏,潘桂娟. 关于中医理论体系框架研究的若干思考[J]. 中国中医基础医学杂志,2013,19(1):3-5,14.

6. 李德新,刘燕池. 中医基础理论[M]. 北京:人民卫生出版社,2001.

7. 潘桂娟,杨威,张宇鹏,等. 关于中医学理论体系研究的若干思考[J]. 中华中医药杂志,2005,20(8):453-455.

第二章　中医哲学基础专论

英国伟大哲人罗素在《西方哲学史》中说过："要了解一个时代或一个民族,我们必须了解它的哲学。"哲学是人们对于自然界、社会和思维的根本观点的体系,是对自然和社会知识的概括和总结,包括对世界万物运动变化的一般规律的理性认识。在人类文明的初启时代,哲学就蕴含着各种学科发生发展的萌芽和基因。中国古代哲学是当时中国哲学家对宇宙的起源、发展和演变的本质和运动规律的高度抽象和概括,是中国人的世界观和方法论形成的基础;同样也影响着中华科技文明的形成与发展。它在中医学理论体系的形成和发展过程中不仅具有指导作用,有的已直接融入其中,成为发展的基石。因此,要研究中医基础理论就必须要了解中国古代主要的哲学思想,以及这些思想与中医基础理论的相互关系。

第一节　精气学说的研究

一、精气基本含义的研究

(一)气的基本含义

气,是中国古代哲学研究的重大命题之一。《说文解字》云:"气,雲气也。象形。"段玉裁注:"象雲起之貌。""气"是象形模拟字,最初的含义是指空中飘动的云彩、大气的流动。《说文例说》上说:"气之形较云尚微,然野马流水、随人指目,故三之以象重叠,曲之以象其流动也";郑玄注:"气谓嘘吸出入者也。"在甲骨文中,气写作三条曲线(☰),表示水平方向移动和上下运动,可见"气"是先民对自然云烟等现象直观观察的记录和描述,加之对自身嘘吸的直接体验,产生了"气"最原始的基本内涵,是象形的直觉思维。在中国哲学中,"气"观念一直沿着物质和功能两个方向发展,从世界万物本原、本体意义上使用"气"范畴,与西方哲学的物质概念基本相同或相容;从人性、道德意义上使用"气"范畴,与西方哲学的精神本体相似或相同。目前研究气的内涵大致可从4个方面去理解,一指客观存在的质料或元素;二指功能活动与作用过程的客观存在;三是指人的生命;四指人的精神道德境界,成为涵盖自然、社会、人文精神不同层面的范畴。因此,无论是具体物质形态,还是一般的物质概念;不管是物质现象,还是精神现象,都可以用"气"来加以描述、说明和概括。在中国思想史的发展进程中,哲学、社会和自然科学都大量引入了"气"这个概念。

（二）精的基本含义

精，是中国古代哲学的概念之一。据《老子·二十一章》就有关于"精"的记载，即"道之为物，惟恍惟惚。惚兮恍兮，其中有象，恍兮惚兮，其中有物。窈兮冥兮，其中有精。其精甚真，其中有信。"此对"精"的内涵表述并不明确，只是说"精"是自然存在物和道的派生物。"精"字的本义是细米，引申为一切细微、精粹的东西。《内业》篇中有云："精也者，气之精者也。"可见精是气中精华、精粹和细微的部分。由于《管子》以"气"解"精"之后，人们便把"精"与"气"合称为"精气"。所以在古代哲学或医学著作中，有时"气"也被称为"精气"。"精气"概念的产生可追溯到《管子》。《淮南子·精神训》说："烦气为虫，精气为人。"这是说气分混浊之气和精粹之气，混浊之气化生了动物，精粹之气形成了人类，这是对"气"概念内涵的细分、发展和完善。显然，"精气"是在"气"概念的外延之内，"气"与"精气"之间是概念上的种属关系，"气"是属概念（上位概念），"精气"是种概念（下位概念），"气"概念的外延远远大于"精气"概念的外延，然两者的内涵一致，所以"精气"并称是符合逻辑思维发展的。

（三）元气的基本含义

"元气"概念的产生和演化，反映着古代中国思想家对宇宙本原和生命本质认识的深化。"元"字的出现应在《易传》和《吕氏春秋》中，当时尚未见"元气"的概念，此时可谓元气理念孕育阶段。王念孙据《太平御览》考校，认为"元气"一词最早见于西汉刘安的《淮南子》。从现存文献资料来看，"元气"一词似应首见于董仲舒的《春秋繁露·王道》，"王者，人之始也，王正则元气和顺，风雨时，景星见，黄龙下；王不止，则上变天，贼气并见。"《春秋繁露·重政》云："元，犹原也，其义以随天地始终也……故元者，为万物之本。而人之元安在乎？乃在乎天地之前。"《春秋说》徐彦注："元者，端也，气泉。元为气之始，如水之有泉。泉流之源，无形以起，有形以分，窥之不见，听之不闻。""元"字的本义是指事物的开端、初始，和事物形成的始基。《公羊传·隐公元年》注："元者，气也。无形以起，有形以分，造起天地，天地之始也。"可见当时明确指出"元"就是"气"，元气就是构成天地的本原，为自然之气，这为西汉末年元气论思想的发展奠定了基础。《太平御览·礼统》云："天地者，元气之所生，万物之所出焉。"《春秋纬·说题辞》云："元气，清以为天，浑沌无形体。"混沌无形之元气，分为轻清与重浊之气，其中轻清之气上升为天，重浊之气下降为地，天地相合，生出万物。因此，"元气"成为人们探索宇宙的新概念。

在中国古代哲学史中，气、精气、元气概念的产生、发展和演变，从未离开过气是万物的本原这一基本点。它们之间有相互包含、相互交叉、相互重叠等多层关系，很难截然区分。最后"气一元论"成为东方传统文化中占主导地位的自然观，也深深地影响着中医学对人体生命健康与疾病的认识。

二、精气学说发展源流的研究

古代思想家在探索宇宙的起源的过程中，把有形之物以外不可控制的无形之物还原为现实的自然界，从而逐渐形成了"气"的观念。在"气"观念的形成和发展过程中，不同时期和不同的哲学家又赋予它不同的内涵和外延，使气学理论丰富而复杂。

（一）殷周时期

殷周时期，"气"已经作为哲学概念被用于自然、社会、人文等领域。西周末年，伯阳父以天地之气的相互作用去解释地震的发生原理。《国语·周语》记载："夫天地之气，不失其序；如过其序，民乱之气。阳伏而不能出，阴迫而不能蒸，于是有地震。"可见，当时已认识到气与天地的结构、运动、变化等直接相联。《左传·昭公元年》医和提出："天有六气，降生五味，发为五色，征为五音，淫生六疾。六气曰：阴、阳、风、雨、晦、明也。分为四时，序为五节，过则为灾。阴淫寒疾，阳淫热疾，风淫末疾，雨淫腹疾，晦淫惑疾，明淫心疾。"从自然的四时更替、气候变迁、五味五色、五音五声，到人体的生理功能、病理变化，均由气决定。《左传·昭公元年》云："君子有四时，朝以所至，昼以访问，夕以修令，夜以安身，于是乎节宣其气，勿使有所壅闭湫底，以露其体，兹心不爽，而昏乱百度。今无乃壹之，则生疾矣。"子产在此认为气在宇宙运动不止，在人体亦是有规律地流通，万不可阻滞，否则会使形体羸弱，产生各种疾病，气的调畅与否直接决定人体的疾病和健康。到了西周晚期，气概念已经从具体的物质概念抽象为一般意义的哲学范畴，远离了"云气"等这样一些具体物质实体，走向了万物的本体层面，因而自然、社会、生命等任何事物和现象，都可以用"气"加以说明，此时在中国哲学上已经显露出"气一元论"的萌芽。

（二）春秋战国时期

这个时期，"诸子蜂起，百家争鸣"。在《老子》的思想体系中，虽以"道"是"万物之宗"为核心命题，但其在"道一元论"框架内提出的宇宙万物创生模式中又不离开"气"和"精"。如《老子·论道》云："道生一，一生二，二生三，三生万物。万物负阴而抱阳，冲气以为和。"这是说，从宇宙的本原、万物的创生到人体的生命，气是道所派生出来的产物，既是构成宇宙及万物的基本物质元素，又是人体生命力的体现。

齐国稷下学者们在继承和改造《老子》思想基础上，吸收了当时天文学和医学的成就，提出了精气学说。《管子·内业》云："凡物之精，比（此）则为生。下生五谷，上为列星；流于天地之间，谓之鬼神；藏于胸中，谓之圣人，是故名（民）气。杲乎如登于天，杳乎如入于渊，淖乎如在于海，萃（卒）乎如在于屺（己），是故此气也。"充盈和流行于宇宙之中的精气是构成万物的本根，即原始物质。宇宙中的一切事物都是精气的不同存在方式，地上的五谷、天际的五星、幽微的深渊、湿润的海洋、峭拔的山脉，乃至于人体的胸中，精气无所不在，无处不有。《内业》还云："凡人之生，天出其精，地出其形，合此以为人。"《管子·心术下》云："气者，身之充也。"指出在天地演化的过程中，人体及其一切生命体都是精气聚合而形成，包括人们的精神、心理活动也是精气运动的表现和结果。

《庄子》把"气"作为等同于"道"的物质实体，强调"气"的无形和贯通一切的属性，对"气"的内涵赋予了更深刻而普遍的意义。《则阳》云："是故天地者，形之大者也；阴阳者，气之大者也；道为之公。"所谓"道"，乃是阴阳、天地和万物所共同的，其内容就是气，气是构成万物的统一和最原始的物质材料。因此，《庄子·知北游》云："通天下一气耳！"气的聚合构成万物的形体；万物的消亡是气的离散，是气回归到原本的状态。气的认识发展到《庄子》已经显露出"气一元论"的自然观思想。战国末年，《易传》进一步提出"精气为物"的命题，承认天地之精气如同男女媾精一样，是化生万物的原始质料。《系辞下》云："天地氤氲，万物化醇；男女构精，万物化生。"荀子完全继承《管子》和《庄子》的思想，认为气是世界万物的本原。《荀子·王制》云："水火有气无生，草木有生而无知，禽兽有知无义，人有气有生亦有义，故最为天下贵也。"从宇宙万物的本原来看，由水火、草木、禽兽到人类都是气所构成，统一于气。

逮至秦朝，吕不韦在《吕氏春秋·圆道》云："天道圆，地道方……何以说天道之圆也？精气一上一下，圆周复杂，无所稽留，故曰天道圆。"这是说精气上下升降、流动交感、循环往复推动着天体的旋转,是天地交感形成宇宙的根本原因。《尽数》中云:"精气之集也,必有入也。集于羽鸟,与为飞物;集于走兽,与为流行;集于珠玉,与为精朗;集于树木,与为茂长;集于圣人,与为敻明。精气之来也,固轻而明之。"有了天地的旋转,才有宇宙万物,无论是无生命的珠玉,还是有生命的植物和动物,乃至于人,都是由精气的聚合而形成的。至此,对精气学说的内涵和应用的认识达到了最新的高度,有了很大的发展。

(三)两汉时期

西汉刘安依据当时的天文学知识,穷究天地,剖判宇宙,创建了划时代的宇宙创生模式,建立了中国古代宇宙论的基本框架。在《淮南子·天文训》中说:"天地未形,冯冯翼翼,洞洞灟灟,故曰太昭(始)。道始于虚廓,虚廓生宇宙,宇宙生气,气有涯垠,清阳者薄靡而为天,重浊者凝滞而为地。清妙之合专易,重浊者凝竭难,故先天成而后地定。天地之袭精为阴阳,阴阳之专精为四时,四时之散精为万物,"说明在宇宙发生之前,天地还处在混沌无序、无形无象、氤氲弥漫的状态叫太始。然后,太始化生道、宇宙和气,气又开始向轻清和重浊分化,形成天地、阴阳、四时和万物,其中混浊之气产生了万物,精粹之气化生了人类,这是人类与万物的根本差别。《淮南子》对宇宙起源、万物发生和道与气的相关认识,直至今日仍有其科学的内涵。面对当时的自然科学水平无法对宇宙的起源做出真正符合实际的说明之时,西汉大儒董仲舒提出"元气论"。《春秋繁露·重政》曰:"元者,为万物之本。"他认为元气是宇宙的本原和人体生命的起源。同时,又将元气与阴阳理论相结合,提出"天人感应"论,主张元气是天人感应的中介或基础,使人体生命规律与自然规律相联系。

东汉哲学家王充发展和深化了元气论,在《论衡·谈天》中说:"《易》者曰:元气未分,深浅为一。儒书又言:溟滓濛澒,气未分之类也。及其分离,清者为天,浊者为地。如说《易》之象,儒书之言,天地始分,形体尚小,相去近也。"这是说元气乃宇宙的本原,又是宇宙的基本状态。《言毒》中说:"万物之生,皆禀元气。"《超奇》曰:"天禀元气,人受元精。"在生命起源问题上,王充明确肯定为元气(元精),在《论衡·论死》中强调:"人未生,在元气之中,既死复归元气"。《论衡·谈天》:"天地,含气之自然也。"此把宇宙视为元气的自然基本状态,同时提出用"气化"概念,阐释万物和人类的起源,以及复杂多样的自然现象。如《说日》云:"天之行也,施气自然也,施气则物自生,非故施化以生物也。""施气"就是气化,气的运动、流淌、上下、融合、转化等过程。《论衡·自然》又云:"天地合气,万物自生,犹夫妇合气,子自生矣……天复于上,地偃于下,下气蒸上,上气降下,万物自生其中间矣。"强调自然元气的升降、相错相荡、交感融合、化生万物,即是气化的过程和结果。气化由生物自然发生,人是气化的一种形态和结果。用气化观念去探究、解释万物的发生、发展、运动、变化、消亡和转化,借以揭示各种自然现象的成因,是先秦以来最系统的"气一元论"思想。

(四)魏晋南北朝时期

此时玄学兴起,代替了两汉经学。理论思维上,以探索自然和社会现象背后世界的本体为主旨,这种哲学形态上的变化,标志着思维水平和理论水平的提高。至此气范畴在哲学体系中又有了新的诠释。首先,王弼认为气具有运动变化、无处不在、无所不入的特性。气具有可入性,气与万物之间可以相互渗入,包括所有的液体、固体。正因为气具有可入的属性,所以能氤氲成物。《周易·辩上》王弼注:"精气氤氲,聚而成物;聚极则散,而游魂为变也。"阮籍认为自然是世界万物的本原,提出了以自然为世界本原的自然论。《达庄论》:"天地生于自然,万物生于天地。自然者无外,故天地名焉。天地者有内,故万物生焉。"宇宙的创生模式是"自然——天地——万物"的结构序列,在天地开辟、万物并生的过程中,由于气的运动变化,"阴藏其气,阳发其精",逐渐化生天地、万物及人类。这是说气具有统一万物的功能,其过程是自然而然发生的,自然万物,是气表现于外的各种各类现象。

杨泉根据当时天文学的成就,以元气为基础,秉持宣夜说,认为日、月、星辰都在充满元气的无限空间中飘动。《物理论》:"元气浩大,则称浩天。""称天地者,气也。"宇宙自然无一不是由气或元气所构成,气或元气自身是一与多的统一,既是一气,又具有不同的形态和属性,有阴阳、刚柔和清浊之别,而且由于气或元气的不同形态,便可转化为日、月、星辰等各种不同的事物。如《物理论》说:"日者,太阳之精也。""月,水之精。""星者,元气之英也……气发而升,精华上浮,宛转随流,名之曰天河,一曰云汉,众星出焉。"当时用气或元气说明自然存在和变化的思想,也延伸到对人体生命的认识。如《真诰·甄命援》言:"道者混然,是生元气。元气成,然后有太极,太极则天地之父母。"《太平经合校·三五优劣诀》说:"天地人本同一元气,分为三体,各有自祖始。"再如《物理论》说:"人含气而生,精尽而死;死犹澌也,灭也。"说明人是气的产物,人死意味着生命的消亡,而作为人体生命基础的气并未消灭,这一思想把天体、自然、生物一切现象统一为气的聚散,气就是宇宙万物的本体。当时这个命题深化了两汉的元气生成论和元气自然论。

(五)隋唐时期

此时成玄英在继承老庄思想的基础上,提出道是宇宙万物的本原,元气是道生万物的中介和材料的观点。在《老子义疏》中说:"元气,太虚之先,寂寥何有?至精感激,而真一生焉。真一运神,而元气自化。元气者,无中之有,有中之无,广不可量,微不可察,氤氲渐著,混茫无乱,万象之端,兆朕于此。于是清通澄朗之气,浮而为天;浊滞烦昧之气,积而为地;平和柔顺之气,结为人伦;错谬刚戾之气,散为杂类。自一气所育,播万殊而种分,既涉化机,迁变罔极。然则生天地人物之形者,元气也。""元气变生阴阳,于是阳气轻浮,升而为天;阴气沉浊,降而为地;二气升降,和气为人;有三才次生万物。""一,元气也;二,阴阳也;三,天地人也"。他强调道构成万物,并从形态、性质、功能方面,肯定了元气的物质性,提出了元气化物的模式。其元气化生为阴阳,构成天地人三才的理论,对后世影响很大。

唐中叶以后,以韩愈、柳宗元为代表的复兴儒家学派,继承了两汉以来的元气本原论,认为宇宙的本质既不是"道"或"无",也不是"心识"或"灵觉真心",而是物质性的"元气"。《柳宗元集·天对》曰:"昏黑晰眇,往来屯屯,庞昧草化,惟元气存,而何为焉!"《非国语上》认为"阴与阳者,气而游乎其间者也。自动自体,自峙自流,是恶乎与我谋?自斗自竭,自崩自缺,是恶乎为我设?"渺茫宇宙的本始,昼夜明暗的交替,天地万物的造始,都是元气存在的表现。元气之所以能够运动、聚合、造化等,是元气自身包含着相互作用和相互对峙的阴阳两种动能,从世界万物内部去说明自然界的一切变化,是符合客观事物发展规律的。从王充的元气本原论、杨泉的元气自然论到柳宗元的元气自动论,可谓是"气理论"的一个螺旋式升华运动,明确了元气存在于天地中间,具有时空特性,万物虽多,却是元气聚散、氤氲等运动变化的一种外在形态。

(六)宋元时期

宋元时期,随着理学思潮的产生和发展,体与用、本与末等本体论范畴被广泛地引入到气学领域。开始从"体用""本末"等新视角探讨元气论。北宋哲学家王安石在《道德经集注·第四章》说:"道有体有用,体者,元气之不动;用者,冲气运行于天地之间。"把元气视为宇宙万物之本体,元气的一切变化和结果是宇宙万物的存在形式,这是他对元气论的重大贡献。其后,张载以"太虚即气"命题为起点,认为气是极其细微的物质实体,如《正蒙·乾称》曰:"太虚无形,气之本体,其聚其散,变化之客形尔"。"凡可状皆有也,凡有皆象也,凡象皆气也。"这是说凡是存在的都有形象,凡是有形象的都是气。即一切存在和现象的背后所隐藏的本体都是气,只是气的凝聚和离散两种不同的状态。由此提出了"一物两体"的辩证观。《正蒙·参两》:"一物两体,气也。一故神,两故化,此天地之所参也。"整个宇宙统一于气,从无形的太虚到有形的万物,乃是同一本体——气的两种不同的存在形态。《正蒙·太和》:"气之为物,散入无形,适得各体,聚为有象,不失各常,太虚不能无气,气不能不聚而为万物,万物不能不散而为太虚。"强调气之聚散与物之存亡,均是不以人的意志为转移的气运动的客观规律。因此,张载认为气有三个特征:一是能为人所感觉,即使是无形的气散未聚状态,亦是气存在的一种形态;二是气始终处在恒动之中,聚散相荡、升降相求、氤氲相糅、运行不息;三是气具有时空的广度和深度,一切存在都是气,寂寥的太虚也是气,气的属性是静动不息。

在朱熹的"理—气—物—理"的哲学逻辑结构中,气同样占有极其重要的地位。在对张载的思想进行改铸的基础上,从三个方面对气的内涵进行界定和诠释。一是说气弥漫宇宙,流行不止,充满天地,无所不在。如《延平答问》所言:"一气之运,亦无顷刻停息。"《朱子语类》也说:"一元之运,运转流通,略无停间。"《易学启蒙》:"天地之间,一气而已。"其二,气的运动变化永无停间,无停息。气在运动变化过程中,有升降、有屈伸、有往来、有摩荡、有盛衰,循环往复,周行不殆。《朱子语类》:"气则能凝结造作……气则能酝酿、凝聚生物也。"其三,气能够凝结,造作生物,过程是气化和形化。《朱子语类》:"且如天地间,人物草木禽兽,其生也莫不有种,定不会无种子,白地生出一个物事,这个都是气。"他力求将元气和精气统一纳入到气概念之中,使气的概念逐步趋向了统一。

尽管二程(程颢、程颐)以"理"为其哲学逻辑结构的最高范畴,但在"理—气—数"关系中,仍把气这个范畴看成是本体结构的一部分。《河南程氏遗书》:"万物之始,皆气化;既形,然后以形相禅,有形化,形化长,则气化渐消。"这里明确提出万物源于气化和形化,气化是从无形到有形;形化是从有形到无形的变化。因此,整个事物的发展都可以分为气化和形化两个阶段。《河南程氏辩言·天地篇》也认为:"气化之在人与在天,一也。"二程以气化来回答天地万物(包括人)的存亡聚散,促使气学理论的研究向深层发展。

（七）明清时期

明代哲学家王廷相在张载"太虚即气"命题的基础上,创造性地发展了气本体论思想。在《慎言·乾运篇》说:"两仪未判,太虚固气也;天地既生,中虚亦气也。是天地万物不越乎气机聚散而已,是故太虚无形,气之本体,清通不可为象也;太虚氤氲,万物化醇,生生而不容以急也,其性命之本原乎!"这是说气作为构成宇宙万物的本体,是无生无灭,无形无象的,而天地万物不过是气的运动聚散而已。气与天地万物的关系是主体与派生的关系,是实体与作用的关系,即体用关系。《慎言·五行篇》:"虚者气之本,故虚实即气,质者气之成,故天地万物有生。生者,精气为物,聚也,死者,游魂为变,归也。归者,返其本之谓也。返本,复入虚实矣。"他把气、精气与万物的生死、聚散相联系,不再区分气与精气有别,而是用气的不同状态——聚与散,去阐明世界的多样性。提出元气或气是万物的本原,理是气的规律、变化和特征的元气实体论,把元气与气统而为一,不再区别。这在思维水平上推进了元气论的向前发展。

明末清初,西方文明传入中原,元气论受到当时传教士的质疑,思想家方以智秉执物质与运动统一的原则,继承和发扬元气论。在《物理小识·气论》中说:"世惟执形以为见,而气则微矣。然冬呵出口,其气如烟,人立日中,头上蒸蔽,影腾在地。考钟伐鼓,窗棂之纸皆动,则气之为质,固可见也。充一切虚,贯一切实,更何疑焉!"《四行五行说》中说:"但以气言,气凝为形,蕴发为光,窍激为声,皆气也。而未凝、未发、未激之气尚多,故概举气、形、光、声为四几焉。"在此他以实证方法说明气的客观物质性和证明气的客观存在,客观地描述了气的物质运动过程所呈现出来的诸种形态,具有强烈的自然科学意味。他认为"一切物皆气所为也,空皆气所实也","虚固是气,实形亦气所凝成者","气无空隙,互相转应也"(同上)。气的运动产生万物,一切有形的客观实物是气的凝聚,客观的气充满虚空,实物与虚空相互成应、相互转化,而气始终存在,这使气学理论得到了发展。

对气的统一性有更深层次认识的王夫之在《张子正蒙注·太和》说:"虚空者,气之量,气弥流无涯而希微无形……凡虚空皆气也。"认为气具有阴阳、动静、摩荡、氤氲、升降等气化过程和方式,凝聚成"物我万象"。气,是阴阳对峙的统一体,又是一切变化的物质实体,气与万物(万象)构成了体用关系。因此,作为物质实体的气,不能简单地等同于某种具体事物,气应该是摆脱实物性局限的对物质的抽象认知和观念。所以,气自身具有普遍性和无限性,"气"概念本身是对物质一般的抽象、概括、模拟和规定。

对气的研究和认识历经千年,其内涵愈来愈具体和丰富。从上古时期气观念的产生,经过先秦《管子》精气学说,董仲舒提出元气生成论,王充的元气自然论、杨泉的元气自然本体论、柳宗元的元气自动论,王夫之的元气实体论,构成了"气理论"演变和发展的历程。此外,从王充到朱熹,气、精气、元气三个概念的边界越来越模糊,内涵愈来愈合一。从张载提出"太虚即气"以后,精气学说,元气论逐渐演变、融入于"气一元论"中。它们反映了气范畴和观念发展的不同阶段的必然性和特殊性,都属"气理论"结构系统的内容。

总而言之,中国哲学家用气来解释、说明和揭示一切自然与社会的事物和现象时,气概念也就被引入到自然、社会等一切科学和知识领域。气观念的发展成为哲学、社会、人文、自然科学的重要理论、普适方法和核心内容;也成为哲学、社会、自然科学等理论思维的重要方式和解决问题的基本策略,成为区别于其他民族文化的一大特点。

三、精气学说理论核心的研究

发祥于中国古代灿烂文化的气学理学,其核心内容概括起来有以下四点。

(一)精气是宇宙万物的本原

精气学说的核心是主张宇宙中的一切事物都是由精气所构成,万物的发生、发展、演变皆为精气自身运动变化的结果。精气为客观存在的实体,是太虚之中运动不息的细微物质;它处于聚散不息,升降不止,极细极微,无形无迹的弥漫状态。

《庄子》认为无形的"道"实质就是气。《庄子·知北游》所谓"通天下一气耳"。《庄子·至乐》说,气"本无形,非徒无形也,而本无情。杂乎芒芴之间,变而有气,气变而有形,形变而有生"。其意是说,气是无限无形的存在,又不是空无,乃是有,既是有,又不是有形,乃是无。就有而言,并非通常意义上的空气,而是由空气提炼和升华出来的一种观念;就无而言,也并非是普通意义上的空虚,而是一种表现为物质的存在。气可变化为有形,亦可变化为无形。所以,气是无限多样事物的统一和万物唯一的本原。正如《吕氏春秋·下贤》言:"精气天地而不竭,神复宇宙而无望。莫知其始,莫知其终,莫知其幻,莫知其端,莫知其源,其大无外,其小无内。"由此可见,精气是充实宇宙之中无形可见的、无始无终的、无限无涯的细微物质,是构成宇宙万物的始基的思想已有普遍的认同感。

(二)精气在宇宙中恒动不息

精气或气是蕴含着巨大动能,能形成万物的本原物质。气处于的永恒运动之中,万物的纷繁变化,生长收藏或发展消亡,正是气运动不息的结果。气的运动形式,一般概括为聚散、升降、出入六种基本形式。它们对立并存,同时保持着协调平衡的互根关系,使得宇宙万物处在不断地运动或变化过程之中。

气自身内部的运动变化,分为阴阳两种相反的作用方式和动能,而阴阳二气的氤氲交感推动着宇宙的发生、发展和变化。《易传·系辞上》:"易有太极,是生两仪,两仪生四象,四象生八卦。"气分阴阳,阴阳二气互根互用,相摩相荡,氤氲交感,则化生宇宙万物,并推动其发展和变化。

聚散是精气运动的基本形式。古人最早从气积聚为水,水又可散发为气的自然现象中,萌生了气积聚则物生,气散离则物消亡的普遍观念。正如《正蒙·太和》所说:"气之聚散于太虚,犹冰凝释于水。"《庄子》则首先提出聚与散是气的最根本的运动方式,气的积聚运动产生万物和人,气的离散运动则使万物和人消亡的观点。《淮南子》明确地提出气的离散、升腾形成了太虚、天空、大气层等,气的积聚和沉降便形成了大地、万物和生命。《周易注·系辞上》:"精气氤氲,聚而成物;聚极则散,而游魂为变也。"就是说气的积聚则氤氲交感,化生有形之万物,气的离散则万物形溃而变归于无形之太虚。可见所谓"有形"与"无形"实际是气客观存在的两种方式而已。

升降出入是气运动的普遍形式。人们在长期的农业生产和气候观察中发现:冬季天寒地冻,气不断地蛰伏于土地之中,到了春分时节,冰雪消融,土地和解,气又不断地向上蒸发,生物开始孕育、生发;夏季,天气炎热,大雨倾盆,地气不断升发,天气不断沉降,气之交感和互动彰显于外,万物生长茂盛;时至秋分,天气下降,地气收敛,万物华实。假如地气滞而不升,天气凝而不降,则生物不能繁殖。所以《素问·六微旨大论》说:"是以升降出入,无器不有。"指明气的升降,是其基本的运动规律。出入是气在运动变化过程中,事物内部与外部不断进行信息和物质的交换、转化或转移的运动。它促使着新生事物的孕育、发生和发展,又可以导致无数旧事物的衰退和消亡,维持着自然界新陈代谢的稳定与均衡。气的升降出入一旦停止,事物的存在和发展就会失去生机,物质的运动和转化就会结束。

(三)精气是万物感应的中介

气化生宇宙,自然之气一方面不断渗透于各种有形之物之中;另一方面有形之物不断地向无形之物转化,恢复到气的自然状态。因而万物之间、有形与无形之间随时都存在着各种物质与能量的交换和转移。就具体事物来说,天与地、人与物、植物与动物、五星与日月等都是相对独立的个体,因为它们共同的本原是气,所以相互间又紧密联系、依存和关联。气的运动实现了万物之间物质与能量的流动,使事物内部与外部的各种运动变化的信息得以相互传递、交流和接受。于是气又成为宇宙万物之间实现物质、能量交换和转移的承担者,也可以说是万物之间信息传递的载体,今人研究称之为"中介"。

中国古代的思想家还认为,宇宙万物之间相互作用、相互联系和相互依存的基础,是它们之间存在着相互感应的机制。如《正蒙·乾称》:"以万物本一,故一能合异,以其能合异,故谓之感……二端故有感,本一故能合。天地生万物,所受虽不同,皆无须臾之不感。"《乾象》有"同声相应,同气相求。"《成象》有"二气感应以相与"的记载。说明宇宙之中,气分阴阳,阴阳二气相互感应,是有形之物和无形之物相互作用,相互转化的根源或内部机理。感应源于气的存在和运动,因此气也是万物之间发生感应的中介。这种感应的方式可以在无形之气之间、无形之气与有形之气之间,也可以在有形之物之间。比如自然界大气的运动及其所形成的四时气候变化对生物的影响,皆属于无形之气与有形之物之间的感应。实物之间的感应不受空间距离的限制,这是由于太虚之中充盈着运动不息的气。气既是化生宇宙万物的本原物质,又是宇宙万物相互感应的中介,以气为中介和载体的宇宙感应规律,构成了宇宙时空的多层次、多方面、多维度的广泛联系,故《二程遗书》说:"天地间只有一个感应而已,更有甚事!"

(四)气化是精气的作用方式

气化泛指气的运动变化。宇宙万物在属性、形态以及表象上所出现的一切变化,皆是气化的结果。比如自然现象中云层的流动,天地之气的升降、交感、氤氲和互动,于是有了四季的推移、昼夜的交替、风雨的交作、雷电的闪鸣……大地万物不断发生、发展和消亡,从而推测精气的升降运动致使化生万物。精气通过气化作用,使物质与能量不断发生着变化和转移,万物从无形到有形、又从有形到无形循环往复,终而复始,推动着整个宇宙的变化。

气化是一个自然发生的过程,是精气的作用方式。精气的运动是产生气化的内部机制,气中阴阳对立互动是产生气化的内部动力,是宇宙万物发生、发展和变化的终极原因。《张子正蒙注》:"气化者,气之化也……一阴一阳,动静之机,品汇之节具焉。"气化的动力来自气的内部,是阴阳升降交成、氤氲合和、相摩相荡的结果。因此,戴震说:"人与百物各以类滋生,皆气化之自然。"在自然界中,植物的生长化收藏,动物的生长壮老已等变化,是有形之物自身内部不断更新的过程,都是气化的结果。气的运动永不息止,气化过程必然是永恒的和不间断的,气化过程中蕴含气的各种运动方式和气的不同存在方式,精气的气化作用是宇宙万物发生、发展和变化的内在原因。

四、精气学说在中医学中应用的研究

精气学说对中医理论体系的形成有着重要的影响,被广泛地应用在探究人体生命本质、解析人体生命特征、诠释心理活动基础、构筑病机理论框架、阐明天人合一理念等方面。

(一)探究人体生命的本质

自先秦哲学家提出,人是由存在于宇宙之中运动不息的极精细的微粒物质,即气之精华、精微部分所构成之后,认识到精气是人体的本原。如王充在《论衡·气寿》中说:"夫禀气渥则其体强,体强则其命长;气薄则其体弱,体弱则命短。"说明人体生命的寿夭、体质的强弱、善恶贵贱皆受到所禀精气的影响。《吕氏春秋·尽数》还说:"流水不腐,户枢不蝼,动也。形气亦然,形不动则精不流,精不流则气郁。"《吕氏春秋·克己》云:"精气日新,邪气尽去,及其天年。"由此指出人体之精气,如同宇宙之精气,也要保持运动、循环、流淌、交感和升降,若体内精气运行郁滞,则导致疾病丛生。当时秦国名医医和也用此说明人体发病的原因和机理。这种思想在《黄帝内经》中多有阐述,如《素问·六微旨大论》说:"言人者求之气交。帝曰:何谓气交?岐伯曰:上下之位,气交之中,人之居也。"《素问·宝命全形论》也说:"人生于地,悬命于天,天地合气,命之曰人。不能应四时者,天地为之父母。"这里阐明精气是一种至精至微的物质微粒，人体生命由其构成，是天地之气交感升降的产物，是精气有规律运动的结果。

（二）解析人体生理功能的基础

《黄帝内经》"气化"一词，见于《素问·灵兰秘典论》。气是永恒运动的物质微粒，由气构成的自然天地与万物必然处在永不停息的运动变化之中。

1. 气化生形。精气的运动变化生成形体及其功能，《素问·五常政大论》云："气始而生化，气散而有形，气布而蕃育，气终而象变，其致一也。"气的运动而化生万物，气留散于万物之中，气的扩散分布使生物茂盛，这一切都是气的不同运动状态。因此，人体生命的生、长、壮、老、已就是气的运动和变化过程。人体生命运动的变化过程，就是气化过程。《素问·六微旨大论》云："出入废则神机化灭，升降息则气立孤危。故非出入，则无以生长壮老已；非升降，则无以生长化收藏。是以升降出入，无器不有。故器者生化之宇，器散则分之，生化息矣。"气的不断运动变化即气化，气化使生命体处在生、长、壮、老、已的生命延续过程之中，升降出入是气化运动的基本形式。阳化气，阴成形。形气交感，一聚一散，一动一静，互为其根，化气成形，形气转化，而生化万物。气化是在一定的形质基础上的物质转化，能量转移和功能的表现。说明气本身不生不灭，只是物质形态发生了不断转换，能量不断发生转移，这就是人类生命活动过程的本质，生理功能形成的基础。藏象学说认为人体随着四时阴阳的消长运动，不停地进行着气化运动，形成了以五脏为中心，内联六腑、五官、五窍、五体，外合五时、五方、五气、五味、五音等构成的心、肝、脾、肺、肾五大功能活动系统，进行着有序的气化调节。化气与成形运动，使五大脏腑生理功能系统和谐有序，平衡协调，所以气化就是五脏生理功能活动的实质与基础。无论是生命的起源与繁衍，还是人体生命的生理功能与过程，无一不是根源于气的运动和变化。

2. 气化生神。精气的运动变化是神生成的基础，《管子》认为神是气化的结果，如《管子·内业》说："气，道（通）乃生，生乃思，思乃知，知乃止矣。"这是说精气不仅能产生生命体，它还是精神、思维、智慧的源泉。《管子·内业》认为："是故此气也，不可止以力，而可安以德，不可呼以声，而可迎以意。敬守无失，是谓感德，德成而智出，万物毕得。"这里指出内心虚静，涤除私欲，静守如一，神能守于中，才是获得精气的最佳方法。《内业》还说："搏气如神，万物备焉。能搏乎？能一乎？能无卜筮而知吉凶乎？能止乎？能已乎？能勿求诸人而得之己乎？思之思之，又重思之，思之而不通，鬼神将通之。非鬼神之力也，精气之极也。"这是说精气在体内结聚到一定的程度，就会形成浩然之气，产生巨大的精神力量，给人以无穷的智慧，可以穷尽天地、通晓万物、洞悉一切和预测凶吉。所以人类的精神、思维、智慧等一切心理活动都来源于气化。《管子·内业》还说"精存自生，其外安荣，内藏以为泉源，浩然和平，以为气渊，渊之不涸，四体乃固，泉之不竭，九窍遂通。乃能穷天地，被四海。中无惑意，外无邪灾，心全于中，形全于外，不逢天灾，不遇人害，谓之圣人。"《淮南子》也有人的心理活动由精气所化生的观点。在《原道训》中说："夫形者，生之舍也；气者，气之充也；神者，生之制也。一失位则三者伤矣。"这是说形体是生命存在的载体，是气积聚和存在的形式，又是生命活力的源泉。精气化神，形、气、神三者和谐、协调和有序，才能够维系生命的存在与发展。若任何一方的作用减弱或和谐关系被破坏，必然导致生命活动的紊乱、停止和死亡。神虽是主宰和控制生命活动发生、发展与变化的内在机制，但是它本源于精气的运动。

（三）阐释天人合一的理念

天人关系一直是中国传统文化中备受关注和重视的研究命题。北宋哲学家邵雍强调："学不际天人，不足以谓之学"（《观物外篇》）。此处"天"的基本含义是物质之天（即宇宙、太空、自然），是与"人"相对应的外部世界，指整个自然界。天人合一思想是渗透于中华民族深层心理之中，深刻影响中国传统文化和自然科学技术发生、发展和走向的一种理念。

自从《庄子》提出"通天下一气耳"的理念之后，有关人与天地、自然之间通过"气"这一共同的物质本原而实现合一的观点得到了当时社会的认可。王充认为："人禀气而生，含气而长"（《论衡·命义》）。"同气为性，性成命定"（《论衡·无形》）。这是说人体生命特征和本质属性由自然之气所决定。因此，天与人在"性"（本质特征）上就有了一致性，可以合二为一，可以通过研究自然属性和特征去把握人体生命的本质和特征。"天人合一"的理念也深深地影响着中医理论体系的形成和发展，以研究生命活动规律、以及人体生理病理活动、疾病诊断治疗理论为主的《黄帝内经》就提出了"人与天地相参"的命题，并以精气为宇宙自然的中介和本原，系统地阐述了天人合一的原理、关系及其相互影响的规律和法则，概括出天人同源、同构和同律的结论，并由此提出了中医学的整体观念。

人与自然同源。诚如《素问·天元纪大论》云："太虚寥廓，肇基化元，万物资始，五运终天，布气真灵，揔统坤元，九星悬朗，七曜周旋，曰阴曰阳，曰柔曰刚，幽显既位，寒暑弛张，生生化化，品物咸章。"这是说宇宙自然充盈着具有生化能力的同一基元——气，一切有形质之物体皆依赖于气的运动、生化而凝成；人类生存和繁衍于自然环境之中，自然环境又不断地为人类提供赖以生存的物质基础。由此，论证了天人合一的物质统一性。

人与自然同构。这是指人体结构与天地自然结构有着相同性或相似性，《黄帝内经》在阐述此命题时采用比拟的方法，从人的解剖结构与自然结构的相似性入手。如：《灵枢·邪客》云："愿闻人之肢节，以应天地奈何？伯高答曰：天圆地方，人头圆足方以应之。天有日月，人有两目。地有九州，人有九窍。天有风雨，人有喜怒。天有雷电，人有音声。天有四时，人有四肢。天有五音，人有五脏。天有六律，人有六腑。天有冬夏，人有寒热。天有十日，人有手十指。辰有十二，人有足十指、茎、垂以应之；女子不足二节，以抱人形……此人与天地相应者也。"这种说理的方法与实际存在有差异，是不可取的。比拟法是古代先民常用的说理方法，不能等同于对事物机理的探讨。其目的在于强调人与天地两者存在同构性，都源于精气的运动与构成。

人与自然同律，也是天人合一理念形成的基础。人作为自然的一个部分，与万物之间具有相同的阴阳交替消长变化和五行生克制化运动。《素问·金匮真言论》云："故曰：阴中有阴，阳中有阳。平旦至日中，天之阳，阳中之阳也；日中至黄昏，天之阳，阳中之阴也；合夜至鸡鸣，天之阴，阴中之阴也；鸡鸣至平旦，天之阴，阴中之阳也。故人亦应之。"这里指出人体的生理功能活动与自然有着相同的阴阳五行时空结构和变动节律。正如《灵枢·通天》所云："天地之间，六合之内，不离于五，人亦应之，非徒一阴一阳而已也。"由此形成了，肝"为阳（阴）中之少阳，通于春气"；心"为阳中之太阳，通于夏气"；脾"为至阴之类，通于土气（长夏）"肺"为阳中之太（少）阴，通于秋气"肾"为阴中之少（太）阴，通于冬气"（《素问·六节藏象论》）的五脏应时理论。隆盛之阳为太阳，初生之阳为少阳；隆盛之阴为太阴，初生之阴为少阴，它们是五时之气盛衰消长的变化规律，也是五脏功能活动不同的基础，由此构成天人一体的四时阴阳五脏结构和功能模型理论，揭示了自然界阴阳消长变化与人体五脏生理机制的相同变化节律。《素问·脉要精微论》有云："四变之动,脉与之上下。""春应中规,夏应中矩,秋应中衡,冬应中权",春弦、夏洪、秋浮、冬沉,这就是人应四时的正常脉象。同时,阴阳的交替消长和五行运转的节律也势必对发病、预后及其治疗带来必然的影响。天人一体的同步同律客观而准确地反映和揭示了在四时阴阳五行的时空范围内,自然、万物和人体生命的互动相联,虽然是多层面和多点位的,但是存在着相同的运动变化规律,其关键是两者都源于精气。

（四）构建中医病因病机理论的框架

《景岳全书·传忠录·论治》言"行医不识气,治病从何据"。《左传·昭公元年》说:"天有六气,降生五味,发为五色,徵为五声,淫生六疾。六气曰:阴,阳,风,雨,晦,明也。阴淫寒疾,阳淫热疾,风淫末疾,雨淫腹疾,晦淫惑疾,明淫心疾。"这里指出自然之气的运动失常,就成为导致疾病的因素,后世称之为"邪气",与此相对应,将人体脏腑器官、经络、精、气、血、津液等所产生的功能活动、抗病能力和康复能力称为"正气"。《素问·阴阳应象大论》云:"天有四时五行,以生长收藏,以生寒暑燥湿风。""人有五脏化五气,以生喜怒悲忧恐。"可见前者六淫是自然之气化异常的结果。后者是由于社会、文化、心理因素调节失控,导致五脏气化功能紊乱,情绪反应失常而成为致病因素。故气和则为正气,不和则为邪气。由此,《黄帝内经》认为在致病邪气的作用下,人体发生疾病的基本病机变化是气化运动失常,中和之态失偏。故《素问·举痛论》云:"余知百病生于气也。怒则气上,喜则气缓,悲则气消,恐则气下,寒则气收,炅则气泄,惊则气乱,劳则气耗,思则气结。"可见脏腑气化失常是内伤病病机改变的核心。

精气学说强调气是物质、能量和信息三者的统一,气化是气运动的本质属性,生命的本质就是精气的聚合、运动和变化的基本思想。气也是中医学认识生命的逻辑起点,气聚则形生,气化是人体生命的基本特征,阴阳两者相互作用是气化运动的内部动力,气和气化运动贯穿于生命的始终。气的功能与运动的紊乱就会形成疾病。

气在中国传统哲学和自然科学的研究里是不可缺少的思想理念。从气观念的出现到气学理论体系的建立和完善,曾经历了"六气论""精气论""元气论"和"气一元论"等不同阶段,而且渗透到中国古代各个自然科学领域,对自然科学理论体系的形成、发展和完善起到了指导、规范等作用,尤其是对中医基础理论的构建和发展具有挥之不去的深刻影响,有些内容已成为中医基础理论的重要组成部分。中医学理论体系中的精气、气、元气的概念,既保留了传统哲学的胎记,又赋予了丰富的医学内涵,两者相互包涵和渗染,极大地推进、丰富和发展了传统哲学的"气一元论"思想。但是,中医学中的精气、气、元气有其自身固有的内涵、外延和范围,是"气一元论"所不能替代的。溯本求源的目的是揭示气的本质和差异,以促进中医"气理论"的继承、创新和发展。

第二节　阴阳学说的研究

阴阳学说,是研究阴阳的内涵及其运动变化规律,并用以阐释宇宙万物万象发生、发展和变化的中国古代哲学理论。中医学应用阴阳学说基本原理说明人体生理病理、阐释疾病诊断防治,对中医学理论体系的形成和发展具有重要的意义,正如《灵枢·病传》所云"明于阴阳,如惑之解,如醉之醒";《景岳全书·传忠录》亦强调"设能明彻阴阳,则医理虽玄,思过半矣"。

一、阴阳起源的研究

"阴阳"是中国古代哲学的重大命题,欲明澈其在医学中的应用,先须理清"阴阳"概念的内涵及其理论的发展。"阴阳"概念最初起源于对自然现象的直接观察,仅指日光的向背,向阳者为阳,背阴者为阴。如《说文解字》所说"阴,暗也。山之北、水之南也","阳,高、明也"。

高下、明暗分阴阳的记载,在《尚书》《诗经》等古代典籍中亦为常见。《尚书·禹贡》提及"岳阳""衡阳""华阳""华阴"等,其"阳"均作"山之南"解,其"阴"均作"山之北"解。《诗经》"湛湛露斯,匪阳不晞"(《小雅·湛露》),"黍苗,阴雨膏膏"(《小雅·黍苗》),均表达了日光向背的阴阳原始含义。

有学者认为,"阴阳"概念最早见于《诗经》,其在《大雅·公刘》中记述了周人的祖先公刘率部落迁徙时,站在山岗上观测日影,以确定日光背向的情景:"笃公刘……既景乃冈,相其阴阳。"

"阴阳"概念由向阳、背阳的属性予以抽象,逐渐引申,不断扩展,乃至把一切事物或现象本身所存在的相互对立的两个方面,均用阴阳加以概括,凡具明亮、温热、上升、外向、运动等属性的事物或现象,都归属于阳;凡具有晦黯、寒凉、趋下、内守、静止等属性的事物或现象,都归属于阴。

《周易》即从哲学高度对阴阳进行概括,指出"立天之道,曰阴曰阳"(《周易·说卦》),"一阴一阳之谓道"(《周易·系辞》)。把阴阳属性的普遍存在及其运动变化视作自然界的基本规律,并用阴阳之理解释地震,即"阳伏而不能出,阴迫而不能蒸",指出地震的根本原因在于阳伏阴迫,阴阳逆乱。

先秦时期,学派林立,百家争鸣,阴阳学说为争鸣热点。老子首先将阴阳作为哲学命题提出,其在《老子·论道》说"万物负阴而抱阳,冲气以为和",指出自然万物均包含相互对立的阴阳二气,唯有阴阳的互相作用、互相冲荡,才是事物发生发展的和谐状态。随后,庄子、管子、荀子等对阴阳均做了精辟论述。如《庄子·知北游》云"阴阳四时运行,各得其序",认为阴阳是事物运动的规律,《管子》指出:"春者阳气始上,故万物生……冬者,阴气毕下,故万物藏",用阴阳说明四季的变化规律。《荀子·礼论》曰:"天地合而万物生,阴阳节而变化起",即宇宙万物的变化,均由阴阳二气氤氲交感而成。至此,阴阳已由日常观念升华为理性水平,形成有普遍意义的哲学范畴,标志着阴阳学说的初步形成。

阴阳学说早期作为一种宇宙观,主要阐述自然万物的变化规律。战国末年,孔子弟子著成《易传》,用以解释《易经》的卦象和筮辞,将阴阳概念的外延进一步推广,涉及一系列对立概念,如日月、乾坤、动静、刚柔、进退、往来、开阖、寒暑、屈伸、尊卑、吉凶、得失、贵贱、远近等,这些具有矛盾关系的概念体现了阴阳概念的抽象性和综合性,因而均被统辖于阴阳麾下。于是,阴阳成为对立统一的最高哲学概念。因此,有学者认为,《易传》以前,阴阳理论主要用于解释自然规律,自《易传》始则成为用于解释自然和社会普遍规律的哲学范畴。

二、阴阳含义的研究

阴阳学说是中医理论体系的重要组成部分,贯穿于中医学理法方药的各个层面。对阴阳含义的探索与研究为历代医家所重视。

《黄帝内经》系统总结了汉以前的阴阳学说,并融会贯通,使阴阳学说得到极大发展。主要表现在:一是明确提出阴阳是事物运动变化的内在动力。《素问·阴阳应象大论》指出:"阴阳者,天地之道也,变化之父母,生杀之本始,神明之府也",强调事物运动变化的动力在于事物内部阴阳对立统一的矛盾运动。二是明确提出阴阳是事物运动变化的普遍规律。指出阴阳之间存在着"阴阳相逐""阴阳相薄""阴阳往来""阴阳更胜""阴阳互根互用""重阴必阳,重阳必阴"等复杂关系,由此来解释自然万物生杀盛衰及人体生理病理的变化规律。《黄帝内经》以后,历代医家对阴阳学说虽论述颇多,但就其内容而言,皆未能超出《黄帝内经》的框架和范围。

关于阴阳的基本概念,明代医家张景岳在《类经·阴阳类》中做了高度概括,指出"阴阳者,一分为二也"的经典注释(注:"一分为二"的提出最早见于唐代医家杨上善,《太素》卷十九《知针石》篇的注文中)。当今学者多数认为:阴阳是对相关事物的相对属性或同一事物内部对应双方属性的概括。它既可以标示相关或相对的两种事物或现象的属性区分,又可以标示同一事物内部相互对立的两个方面的属性趋向。可从以下几方面加以认识。

(一)阴阳无特指

阴阳是从事物或现象中撇开个别的、非本质的属性,提取共同的、本质的属性而形成的具有一般意义的概念。因此,阴阳既无所不指,又无所定指。故《黄帝内经》有"阴阳者,有名而无形"(《灵枢·阴阳系日月》)之说。朱丹溪《局方发挥》更明确指出:"阴阳二字,固以对待而言,所指无定在,或言寒热,或言血气,或言脏腑,或言表里,或言虚实,或言清浊,或言上下,或言邪正,或言生杀,或言左右……"可见阴阳须明确某一具体陈述中的确切所指,例如"阴胜则阳病""阴虚则阳亢",均是中医学表述人体病理变化的常用术语,但其中阴与阳的含义却不同。前一术语的阴和阳,分别指代阴寒之邪气和人体之阳气。意为寒邪、湿邪等阴邪侵入人体(阴胜),容易损伤机体阳气(阳病)。后一术语中的阴与阳,则指代人体自身的阴气与阳气,意为属阴的物质与功能减退(阴虚),可导致属阳的物质与功能相对偏亢(阳亢)。

(二)阴阳既相关又相反

以阴阳来说明事物和现象的属性,必须具备两个条件:一是事物或现象属性的关联性,二是事物或现象属性的对立性。即只有既相关又属性相反的两种事物或现象,或一事物内部的两个方面,才能用阴阳来表述,如:明与暗、上与下、寒与热等。若虽有关联性而属性并不对应相反的两个事物或现象,不能用阴阳来加以说明。如:标与本,是相互关联的一对范畴,由于其属性并非对应相反,故不能用阴阳来分析。

(三)阴阳有属性限定

阴阳包含着对立统一的概念,与现代哲学的矛盾范畴有类同之处,但两者并不等同。矛盾范畴的对应双方除了具有对立统一的关系外,对双方的性质、特性等并无限定。即甲乙之间,甲可以作矛,也可以作盾。乙亦如此。而阴阳双方则有着既定的、特殊的属性规定。因此对于同一对事物或现象而言,其阴阳所指是确定的、不可互换的。如以寒热分阴阳,寒属阴而热属阳；上下分阴阳，上属阳而下属阴，而不能反称。因此，中医学阴阳与现代哲学所谓的矛盾范畴有着重要区别。前者因其对应双方有属性、特性的限定，故只是对宇宙中和人体内一些特殊矛盾的表述；而后者因其对对应双方没有属性、特性的限定，故其为最一般的哲学概念，适用面较广。

综上所述，阴阳是对相关事物的相对属性或同一事物内部对应双方属性的概括，即相关性、对应性和属性三者缺一不可。

三、阴阳属性的研究

任何事物或现象的阴阳属性既是确定可分的，又是相对可变的。

（一）事物阴阳属性的可分性

阴阳是对相互关联的事物或现象对应双方属性的概括。以阴阳来归类事物的属性，主要依据事物的性质、动态、位置、发展趋势等。如空间位置的上下、左右、内外，时间中的昼夜、春夏秋冬；事物性质的寒热、刚柔、清浊，运动态势的动静、迟数、升降等，均可根据其属性不同而划分阴阳。他如：天地、男女、水火等，也可划分阴阳。如《素问·阴阳应象大论》曰："天地者，万物之上下也；阴阳者，血气之男女也；左右者，阴阳之道路也；水火者，阴阳之征兆也。"

阴阳属性是多方面的，它通过具体事物或现象及其属性表现出来。一般来说，凡是剧烈运动、外向、上升、温热、明亮、兴奋、无形等属性者，属于阳；而相对静止、内守、下降、寒凉、晦黯、抑制、有形等属性者，属于阴。在运用阴阳理论对事物属性进行归类时，所依据的正是阴与阳的这些基本特征。

（二）事物阴阳属性的可变性

事物阴阳属性的相对性，即可变性，主要体现在三个方面：一是随对立面变化而变化。任何事物或现象的属阴或属阳，均与其对立面相比较而言。当其对立面发生变化，事物的阴阳属性也可能随之而变。如"秋凉"，相对于"夏热"而言，显然属阴；但若与"冬寒"相比，则又属阳。可见"秋凉"的属阴或属阳，是随其对立面的变化而变化的。二是在一定条件下可向其相反方面转化。事物发展到一定阶段或处在一定条件下，原先以阴占主导地位的事物转化成以阳占主导地位。反之亦然。所谓"寒极生热，热极生寒"，"重阴必阳，重阳必阴"便是其明证。三是阴阳之中可再分阴阳。事物的阴阳属性，虽然有严格的限定，但由于事物是无限可分的。因此，阴或阳的之中还可再分阴阳。如《素问·阴阳离合论》所说："阴阳者，数之可十，推之可百，数之可千，推之可万，万之大，不可胜数，然其要一也。"如人身之阴阳可不断划分。"夫言人之阴阳，则外为阳，内为阴。言人身之阴阳，则背为阳，腹为阴。言人身之脏腑中阴阳，则脏者为阴，腑者为阳。肝心脾肺肾五脏皆为阴，胆胃大肠小肠六腑皆为阳……故背为阳，阳中之阳，心也；背为阳，阳中之阴，肺也；腹为阴，阴中之阴，肾也；腹为阴，阴中之阳，肝也；腹为阴，阴中之至阴，脾也"（《素问·金匮真言论》）。需要说明的是，阴阳之中可再分阴阳，是针对事物的不同层次而言的。

四、阴阳关系的研究

阴阳学说，是以阴阳的相对属性、阴阳之间的运动变化规律来认识自然、解释自然的一种理性认识。阴阳之间的运动变化规律，着重探究的是阴阳之间的相互关系。

（一）阴阳交感相错

任何事物或现象,都包含着阴和阳相互对应的两个方面,阴阳双方的相互作用,是阴阳之间其他关系得以进行、自然万物得以发生发展和运动变化的前提条件。所谓交感相错,即指阴阳之间存在着相互关联、相互感应、相互作用的关系,而阴阳之间的相互作用是万物生成、变化之本始所在。

《易经》十分重视阴阳两者的交感相错,认为:"天地交,泰"(《周易·泰》);"天地不交,否"(《周易·否》)。泰,即通畅、安康、正常、生机勃勃之义;否,指痞塞、不通、失常、了无生机的状态。阴阳两者只有不断发生交互作用,才会进一步呈现出对立制约、互根相成、消长更胜、相互转化等特性或趋向。因此,阴阳交感相错是阴阳之间一切运动变化的前提。《荀子·礼论》所谓"天地合而万物生,阴阳接而变化起",其"合"与"接",就寓有交互作用之意。《黄帝内经》也明确提出:"阴阳相错,而变由生也"(《素问·天元纪大论》)。"阴阳者,万物之能始也"(《素问·阴阳应象大论》),强调阴阳交感相错是万物发生变化的前提条件。

阴阳交感相错的认识,体现在中医学中,则是强调机体的各脏腑组织及功能活动之间,应始终交互感召而发生作用,由此才能维持生命过程的正常进行。如就脏腑而言,肾属水而为阴,心属火而为阳。心肾阴阳之间始终处于上承下济、相互交感的状态。反此,则可见心肾不交、水火不济的病理变化。就整个机体而言,人体阴阳二气在布达周身的过程中,不断进行相互作用。一旦交错受阻,就可因阴阳之气不相顺接而导致厥、逆、闭、脱等严重病证。临床治疗这些病证,关键在于恢复阴阳的交感相济,使之交互承接。

（二）阴阳相反相搏

阳阳相反相搏有两层含义:一是阴阳的属性是相对应、相矛盾的。如:上与下、寒与热、内与外、升与降、明与暗等,都具有相对的属性。凡阴阳,其属性都是对应的,没有两相对应的双方便构不成阴阳。二是某些范畴的阴阳,在属性对应的同时,还存在相互斗争、相互制约的关系,两者呈现你强我弱的态势。如:热与寒、动与静、兴奋与抑制、阳气与阴邪等,都存在相互抗争、相互制约的关系。如四季气温的更替,即主要取决于寒暖气流之间的阴阳相反相搏的结果。故《素问·脉要精微论》说:"是故冬至四十五日,阳气微上,阴气微下;夏至四十五日,阴气微上,阳气微下。"从冬至到立春,阳热之气趋于旺盛,使阴寒之气被抑而趋弱;至夏令则阳热之气趋于盛极,阴气伏藏,气温炎热。自夏至到立秋,阴寒之气渐盛而南下,阳热之气被抑而趋弱;至冬季则阴寒之气渐盛,阳气潜伏,气温寒冷。如此胜复往来,年复一年。

中医学将阴阳相反相搏的理性认识,广泛用于解释人体的生理、病理过程。如生理功能的兴奋与抑制,多表现为阴阳的相反相搏。同样,疾病过程中,人体感受阴邪,体内阴偏胜,对阳的制约太过,必然造成阳气耗损,导致"阴盛则阳病"。同理,感受阳邪,可致"阳胜则阴病"。

（三）阴阳互根互用

阴阳相互依存而不能单独存在,某些范畴的阴阳关系,还体现为相互滋生、相互为用的特点,古人称其为"阴阳互根""阴阳相成"。《素问·阴阳应象大论》说:"阴在内,阳之守也;阳在外,阴之使也。"阴在内而阳为之镇守,阳在外而阴为之使役。说明阳以阴为基、阴以阳为用的相互依存关系。明代赵献可指出:"阴阳又各互为其根,阳根于阴,阴根于阳。无阳则阴无以生,无阴则阳无以化"(《医贯砭·阴阳论》)。同样说明阴阳之间具有互根互用关系。"阴阳互根"一词,据学者考证,首见于清代黄元御所著《素灵微蕴》文中言:"阴阳互根,五脏阴也,而神藏之。非五脏之藏,则阳神飞也;六腑阳也,而阴精化焉,非六腑之气,则阴精竭也。盖阴以吸阳,故神不上脱;阳以煦阴,故精不下流","阴能守而阳秘于内,阳能卫则阴固于外"。

阴阳互根互用在人体生理病理过程中体现得极为普遍,在疾病治疗上亦有应用。如气之与血,阳气能生血、行血;阴血能载气、养气。而在病理上:当血虚至一定程度时,"无阴则阳无以化",导致"阴损及阳";同样,气虚至一定程度时,"无阳则阴无以生",导致"阳损及阴"。在治法中的应用,则主要是"阴中求阳""阳中求阴",正如《景岳全书·新方八阵》所谓:"善补阳者,必于阴中求阳,则阳得阴助而生化无穷;善补阴者,必于阳中求阴,则阴得阳升而泉源不竭。"

(四)阴阳消长平衡

阴阳的消长,是指阴阳双方在力量或数量上始终处于不断的运动变化之中。如《素问·五常政大论》说:"阴阳更胜,气之先后",即指自然万物阴阳之气更迭消长的变化。消长,亦称"消息",如《周易·丰》曰:"日中则昃,月盈则食,天地盈虚,与时消息。"西汉枚乘《七发》也说:"消息阴阳。"消,即消退;息,即滋息。阴阳消息(消长),亦指阴阳的盛衰变化。

阴阳消长的基本形式,主要有四类:一是阴或阳自身的消长。如《素问·生气通天论》所说:"故阳气者,一日而主外,平旦人气生,日中而阳气隆,日西而阳气已虚,气门乃闭。"即是论述阳气在一天之中的消长变化。二是阴阳互为消长,包括此消彼长与此长彼消。如四季气候的变化,从冬入春至夏,寒气渐减,热气日增,是"阴消阳长"的过程;由夏入秋至冬,热气渐消,寒气日增,是"阳消阴长"的过程。三是阴阳皆长。《素问·阴阳应象大论》称为"阳生阴长"。在机体"生长壮老已"发展过程中,从生到壮的阶段,正是呈"阳生阴长"为主的阴阳消长状态。四是阴阳皆消。《素问·阴阳应象大论》称为"阳杀阴藏"。在机体从壮到已的阶段,是呈"阳杀阴藏"为主的阴阳消长状态。这四种形式中,此消彼长和此长彼消,是建立在相反相搏,即对应制约基础上的阴阳盛衰变化;而阴阳皆长和阴阳皆消,是建立在互根互用基础上的阴阳消长变化。

阴阳消长的认识,体现了前贤对阴阳双方始终处于运动变化状态的一种深刻把握。而所谓阴阳平衡,是对这种运动变化处于一定的范围、限度及时空之内相对稳定与均势而言的。"阴平阳秘"便是这种理想状态的概括。阴阳之间的消长运动是绝对的、无休止的,而平衡是相对的、有条件的。如果阴阳更胜消长变化超过了正常限度,阴阳间的平衡协调关系就会遭到破坏,出现阴阳偏盛、偏衰等异常变化。在人体则标志着生命活动出现异常,进入疾病状态。如阴胜则阳病,阳胜则阴病;阴虚则阳亢,阳虚则阴胜等,便属其列。

(五)阴阳相互转化

一个事物属阴或属阳,是由其本身所固有的阴、阳两方面孰主孰次所决定的。阴阳相互转化,是指某些事物由原先以阴或阳占主导的状态,转变成以阳或阴占主导的新态势,它主要强调的是事物总体的阴阳属性发生质的改变,而不是指事物阴阳消长盛衰的量的变化。

阴阳相互转化作为阴阳运动的一种基本形式,其多在阴阳消长变化发展到一定程度时发生。古人通过观察,认识到事物阴阳属性的改变一般出现在发展变化的极期,即所谓的"物极必反"。在古代文献中,多以"极""重""甚"来表述阴阳转化的条件。如《素问·阴阳应象大论》说:"重阴必阳,重阳必阴","寒极生热,热极生寒"。《素问·六微旨大论》也说:"物之极由乎变。"阴阳胜复转化既可以表现为渐变形式,又可以表现为突变形式。所谓渐变,是指阴阳在其消长过程中，随着阳长阴消的变化而阴渐变为阳，随着阴长阳消的变化而阳渐变为阴。如寒暑的更替、昼夜的变化以及人体内物质与能量的转化，都是以渐变形式进行的。所谓突变，是指阴阳在消长过程中，原本表现为量的变化，而当消长变化发展到一定限度时，阴阳即快速向其反面转化而表现为质的改变。如临床上阳热之证突然转为四肢逆冷、面色苍白、脉微欲绝、冷汗淋漓的阴证，即属阴阳突变形式的相互转化。

阴阳双方相互转化的内在根据是阴阳的互根互用。只有阴中寓阳，阳中寓阴，才为阴阳发生胜复转化提供依据和可能。《道德经·五十八章》说："祸兮福之所倚，福兮祸之所伏。"祸福之所以可以转化，是因为双方已相互倚伏着向其对应面转化的根源。中医学家亦以此说明阴阳相互转化的原因，即所谓"成败倚伏生乎动，动而不已则变作矣"(《素问·六微旨大论》)。新事物初生之时，即倚伏着败亡之因；旧事物衰竭之际，亦孕育着新生之源。阴阳互根互用是阴阳相互转化的内在依据，而阴阳消长变化是其相互转化得以进行的必要条件。

阴阳胜复转化的现象是普遍存在的。自然界中，"日中则昃，月盈则食(蚀)"(《周易·丰·彖传》)，夏热至盛则凉，冬寒至极则温。人体生理过程的兴奋与抑制、情绪高涨与低落等也都呈现胜复转化而相互交替的过程。病理过程中，阳热之证与阴寒之证、精神狂躁与精神抑郁等之间在一定条件的相互转化，在临床上亦时有可见。

综上所述，阴阳的交感相错、相反相搏、互根互用、消长平衡及相互转化，从不同侧面揭示了阴阳的运动规律。它们不是彼此割裂的，而是相互联系、互为影响的。其中，交感相错是阴阳间运动变化的基本前提，没有阴阳双方的交互作用，阴阳的其他关系便无从谈起。阴阳相反相搏表达了阴阳既相对应又相统一的关系。在阴阳相反相搏即对立制约的基础上，促成了阴阳消长变化的动态平衡；而互根互用又为阴阳相互转化提供了内在根据。

附：一阴一阳、二阴二阳、三阴三阳

阴阳之中，"三阴三阳"的理论，属中医学独有。《黄帝内经》对此始有系统的记载。其三阳名称为太阳、阳明、少阳；三阴名称为太阴、少阴、厥阴。三阴三阳的划分依据是阴阳之气的多少盛衰。《素问·至真要大论》说："阴阳之三也何谓？气有多少，异用也。"可见三阴三阳之分，是用于标记阴气与阳气的多少盛衰的，而阴阳之气的多少盛衰的不同，对生命活动的作用亦不同，按《素问》中《阴阳别论》《经脉别论》等篇章的记叙：少阳为一阳，阳明为二阳，太阳为三阳；厥阴为一阴，少阴为二阴，太阴为三阴。"一、二、三"表示阴阳之气的量级从少到多和层次由浅到深。

《黄帝内经》三阴三阳理论，显然是从《周易》一阴一阳、二阴二阳之说发展而成的。《易经》的六十四卦爻中，最基本的元素只有两种，即"—"(阳爻)和"--"(阴爻)，此即"一阴一阳"。《周易·系辞上》说："易有太极，是生两仪，两仪生四象……"两仪，即阳仪与阴仪，四象是阴阳的进一步划分，即"二阴二阳"，太阳(亦称老阳)"⚌"太阴(亦称老阴)"⚏"、少阳"⚎"、少阴"⚍"。其中太阳为阳中之阳，少阳为阴中之阳；太阴为阴中之阴，少阴为阳中之阴。二阴二阳之四象代表四方、四时、二至二分(冬至、夏至、春分、秋分)等。《黄帝内经》在此基础上首创"三阴三阳"之论，《素问·天元纪大论》说："阴阳之气，各有多少，故曰三阴三阳也。"其较之"二阴二阳"，即在太阳、少阳中增加了"阳明"，《素问·至真要大论》曰："两阳合明，谓之阳明。"在太阴、少阴中增加了"厥阴"，《素问·至真要大论》曰："两阴交尽，谓之厥阴。"有学者认为，在"两仪—四象—八卦"的生成序列中，完全是以"二"的倍数递增的。就描述

人体生命现象而言，"三阴三阳"比仅以"二"为要素的"两仪—四象—八卦"序列更实用、更贴切。

"三阴三阳"理论的提出，对于中医理论体系的形成和发展起着重要作用。《黄帝内经》就有三阴三阳经及其"开、阖、枢"理论，三阴三阳"标本中气"理论及热病的三阴三阳传变理论。尤其是三阴三阳与经络脏腑相配，展示了一幅错综复杂的人体形质与功能统一的生动画卷；三阴三阳热病传变之说亦为《伤寒论》三阴三阳之六经辨证奠定了理论基础。

第三节　五行学说的研究

五行学说是研究木、火、土、金、水五行的内涵、特性和生克规律，并以五行特性为依据归纳多种事物和现象，以生克制化规律阐释宇宙万物之间相互关系的中国古代哲学理论。中医学理论体系在其形成和发展过程中，受到五行理论的深刻影响。在阐释人与自然的关系、人体自身的整体性和系统性、人体多系统之间的相互联系，以及在临床诊断、立法、用药、针灸施治时，无不应用五行学说；五行学说在中医学的应用过程中，逐渐与医学理论和实践融为一体，成为中医学理论体系的重要组成部分。

一、五行学说发展源流的研究

五行学说的形成和发展，一般认为经历了原始概念的起源、五行特性的抽象、事物五行属性的归类、生克制化规律的探究、逐步升华到整个学说的建立阶段。关于"五行"原始概念的起源，学术界主要有以下观点：

（一）"五材"说

五材指自然界的五种基本物质，即木、火、土、金、水五种生产生活必需的具体的物质。《左传·襄公二十七年》指出："天生五材，民并用之，废一不可。"《左传·昭公二十五年》曰："（天地）生其六气，用其五行。"《左传·昭公三十二年》载："天有三辰，地有五行。"《国语·鲁语》云："地之五行，所以生殖。"上述文献所言"五行"，指"五材。"

（二）"五方"说

从安阳殷墟大墓考察，半数大墓平面呈"亞"形。据王国维《明堂寝庙通考》考证，上古明堂宗庙平面也呈"亞"形。上述的"亞"形可分解为五个方块，分别代表五方。从文献记载看，《尚书·尧典》记载舜巡狩四方，巡狩路线按五方、五行相生次序；《逸周书·小开武》记载商末周初文王之巡察四方也按五方、五行相生次序。可见，五方的观念在殷商时期即产生，其对五行理论的起源具有明显的影响作用。

（三）"五时"说

据《史记·历书》记载："黄帝考定星历，以立五行"。《管子·五行》说："昔黄帝作立五行以正天时。"均认为五行是黄帝为了制定历法而创立。五行初义为五气，即五时，用于治历。《管子·五行》载五行历遗义，将一年365日分为五段，以木、火、土、金、水分别统配，并重构血气流行图，按五行相生依次流转。

（四）"五星"说

上古时代，星相知识较为普及。所谓"三代以上，人人皆知天文。'七月流火'，农夫之辞也;'三星在天',妇人之话也;'月离于华',戌卒之作也;'龙尾伏晨',儿童之谣也"(顾炎武《日知录》)。《汉书·艺文志》也有"五行之序乱,五星之变作"的记载。古人在观察天体变化的过程中,逐渐发现了肉眼可观察到的水、金、火、木、土五行有规律的运动,故曰"天有五行",此五行就是指辰星、太白星、荧惑星、岁星和镇星(或填星)五星。同时古人还发现五星在宇宙中的运动规律与四时气候的变化有着密切联系,故《汉书·艺文志》说:"五星不失行,则年谷丰昌。"

(五)"五行"说

五行的含义,有学者认为,既有四通八达五方道路的名词意义,也有流行、行用、行进的动词意义。五行之"行"两者兼而有之,遂由之衍生出一种新的认识世界的方法。五行作为哲学概念,始见于《尚书·洪范》,其曰:"五行:一曰水,二曰火,三曰木,四曰金,五曰土。水曰润下,火曰炎上,木曰曲直,金曰从革,土爰稼穑。润下作咸,炎上作苦,曲直作酸,从革作辛,稼穑作甘。"孔颖达注云:"谓之五行者,若在天则五气流行,在地则世所行用也。"可见由"五材"易名为"五行",实现了由实体到抽象的升华过程,从具体的五行发展为抽象的五行,标志着五行作为哲学概念的形成。"五行"只有抽象为五种功能属性以后,才可以作为归纳万物万象的模型,逐渐发展为哲学理论。

春秋以后,古代思想家开始探索五行之间的关系,逐步确立了木火土金水依次相生、隔一相克("比相生而间相克")的五行内在联系,并以此广泛用于解释万事万物之间的关系及其发展变化。这标志着五行学说的成熟。

作为哲学命题的"五行",是指木火土金水所指代的五大类事物之间相互关系及其运动变化。

二、五行属性与归类的研究

五行的本义,是构成宇宙万物的五种物质及其运动变化。随着古人观察和认识的不断深入,五行的物质元素意义逐渐趋于削弱和淡化,而其方法论的作用则日益加强和突出,逐渐演变成一种既定的思维模式和理论框架。五行特性被抽象出来,并以此为依据,采用取象比类和推演络绎的方法,将某方面相同、相近、相似性质的事物或现象分归于五行之列。此时的五行不再特指某种自然物,而是具有一定属性或功能的某种事物和现象的代称或符号。五行的特性也成为分析、归纳各种事物和现象的属性及研究各类事物内部相互联系的依据。《尚书·洪范》对五行特性所作的经典阐述,成为后世对五行特性阐发和属性归类的主要依据。

(一)五行属性的研究

1. 木曰曲直　所谓"曲直",即"枝曲干直"的缩语,是对树木生长形态的生动描述,言其主干挺直向上,树枝曲折向外。从树木的向上生长、向外扩展、枝疏叶茂等现象,引申为木有生长、兴发、生机、条达、舒展等特征。凡具有此类特性的事物和现象,均可归属于木。《说文解字·木部》:"木,冒也。冒地而生,东方之行。"《白虎通义·五行》:"木之为言,触也。阳气动跃,触地而出也。"冒地而出,旭日东升,阳气动跃之象,均属木之特征。论其五行的"体"与"性","木"以温柔为体,曲直为性。

2. 火曰炎上　所谓"炎上",是说火在燃烧时具有发光放热、光热四散、蒸腾上升之象。由此而引申为火有温热、光明、变化、活动、升腾等特性。凡具有这类特性的事物和现象,均可归属于火。《说文解字·火部》:"火,毁也。南方之行,炎而上,象形。"《白虎通义·五行》:"火之为言,化也。阳气用事,万物变化也。"南方炎热,阳气用事,万物布施之象,均属火之特征。论其五行的"体"与"性",则"火"以明热为体,炎上为性。

3. 土爰稼穑　所谓"稼穑",植物播种谓之稼,庄稼收获谓之穑。古谓:"春种为稼,秋收为穑。"土有播种庄稼、收获五谷、化生万物的作用。引申为土有生长、承载、化生、孕育、长养的特征。凡具有此类特性的事物或现象,均可归属于土。《说文解字·土部》:"土,地之吐生物者也。"《白虎通义·五行》:"土,主吐含万物。土之为言,吐也。"孕育生化,吐含万物之象,均属土之特征。中国传统文化对五行之中"土"的作用尤为重视,有"土辖四方""土为万物之母"诸说。论其五行的"体"与"性",则"土"以含散持实为体,稼穑为性。

4. 金曰从革　所谓"从革",有顺从和变革两个方面的含义。金的"从革"特性,来自金属物质顺从人意、改变外形、制成器皿的认识。《尚书·洪范》孔颖达疏注:金,"可改更者,可销铸以为器也","金可以从人改更,言其可为人用之意也"。以此引申为金有变革、禁制、肃杀、敛降、洁净等特性。凡具有此类特性的事物和现象,均可归属于金。《说文解字·金部》:"金,从革不违,西方之行。"《白虎通义·五行》:"金之为言,禁也。"顺从不违,西方肃杀之象,均属金之特征。论其五行的"体"与"性",则"金"以强冷为体,从革为性。

5. 水曰润下　所谓"润下",是指水具滋润寒凉、性质柔顺、流动趋下的特性。进而引申为水有寒凉、滋润、向下、闭藏、终结等特性。凡具有此类特性的事物和现象,均可属于水。《说文解字·水部》:"水,准也。北方之行,象众水并流,中有微阳之气也。"《白虎通义·五行》:"水之为言,准也。养物平均,有准则也。"北方寒凉,养物均衡,阴液滋润之象,均为水之特征,论其五行之"体"(本体、形质)与"性"(属性、功能),则"水"以寒凉为体,润下为性("体","性"之辨,见隋·萧吉《五行大义·辨体性》,以下同)。

需要指出的是,由于五行之气与阴阳二气均是由宇宙中的本原之气所分化而成,故五行之中,各自存在着阴阳两个方面的属性,所谓"阴阳为五行之性,五行为阴阳之质"。五行之中有阴阳,阴阳之中寓五行。如"木曰曲直",说明木有条达(板直)与柔和(揉曲)的两种属性:条达属阳,柔和属阴。"金曰从革",说明金有顺从与变革的两种属性:顺从属阴,变革属阳。"水曰润下",水因寒凉滋润而属阴,然而水由天阳所生,即所谓"天一生水","中有微阳之气"。"火曰炎上",火因温热向上而属阳,然而火由地阴所生,即所谓"地二生火"。"土爰稼穑",稼种为阳,穑收为阴;又土有阴土、阳土之分,运用于中医学中中焦脾胃属土,太阴脾为阴土(湿土),阳明胃为阳土(燥土)。认识五行中包含阴阳,有利于五行学说与阴阳学说的有机联系,有利于较确切地表达五行中任何一行的特性,亦有利于中医学较明确地表述五脏中任何一脏气机的运动趋势。

(二)五行分类的研究

应用五行属性对事物进行推衍和归类,首见于《尚书·洪范》,其将五行的属性推演及"五味"。嗣后,《左传》又将五色、五声等分归于五行。如:《左传·昭公元年》载:"天有六气,降生五味,发为五色,征为五声,淫生六疾……分为四时,序为五节,过则为灾。"《吕氏春秋》则以五行为纲,把气候、天象、物候等自然现象与农事、政令、祭祀等社会活动联系起来,构成一个无所不包的整体系统。《黄帝内经》则不仅将气候、声、色、味等分归于五行,而且从人体"内外相应"出发,将脏腑、形体、官窍、情志等亦分归于五行,构建了人体内外旁通、天人贯一的五行系统,以表达人体自身的整体性及人与自然环境的统一性认识。事物的五行分类,就其方法论而言,主要有取象比类法和推演络绎法。

1.取象比类法　"取象",即从事物的象(性质、作用、形态等)中撷取能反映其本质的某些特有征象。"比类",即将事物的特有征象与五行各自的特性相比较,以确定其五行的归属。从逻辑学角度说,"取象比类"法属于共同特征的个体集合归类法。以方位配五行为例:旭日东升,有似木性升发,故东方属木;南方炎热,有似火性炎上,故南方属火;西方肃杀,有似金性从革,故西方属金;北方寒冷,有似水性润下,故北方属水;中央管辖四方,有似"土辖四行",故中央属土。又如五脏配五行,肝主升发疏泄故属木,心主行血暖身故属火,脾主运化精微故属土,肺主清肃之性故属金,肾主闭藏精气故属水。

事物五行属性的直接归类,是将事物相对突出的特点、特征与五行特性相类比而得出的推断。因而这种归类方法所得出的结果,在某些领域是必然的,而在某些领域是或然的,甚至不免有牵强附会之处,在实践中应加以识别。

2.推演络绎法　所谓"推演络绎",即是根据已知的某些事物的五行属性,推演与此事物相关的其他事物的五行属性的方法。如自然界的五化、五色、五臭、五谷以及人体的五脏(六腑)、五体、五官、五志等的五行属性,每以此法推演而定。以自然界的五气配五行为例:春季属木,风为春之主气,故风亦属木;秋季属金,燥为秋之主气,故燥亦属金;长夏属土,湿为长夏主气,故湿亦属土。其余类推。再以人体为例:肝属木,胆之腑、筋之体、怒之志、目之窍、泪之液、爪之华等均与肝有密切生理联系,故随之尽属木。余脏类推。

《黄帝内经》对人体与自然界各种事物、现象采用类比推演和归纳方法,形成了人与自然相应的五脏系统。如《素问·阴阳应象大论》所谓的"东方生风,风生木,木生酸……"等,将东方、风气、酸味等都与肝联系起来,由此构建了人与自然环境的统一体。在这个统一体中,以五行属性为桥梁,对自然界的方位、气候、五味与人体的五脏进行广泛联系和沟通。就人体自身而言,中医学亦根据五行特性,运用上述方法,将人体的各个脏腑组织器官及身心机能,分别归属于以五脏为中心的五行生理病理系统,由此构建了以五脏为中心的五行藏象系统。

五行学说作为一种方法论,古代就有被用于认识不同事物的记载。如占星家将"五行"解释为木、火、土、金、水五星的运行;兵家将"五行"解释为东、西、南、北、中五方行阵的排列;儒家将"五行"解释为仁、义、礼、智、信的"五常"伦理等。这些解释实际是对"五行"所作的演绎和利用。中医学也不例外,根据五行学说,有关事物与现象之间有着相互感应联系的"同气相求"理论,强调人与自然相统一的观点,依据五行归类构建了外联四时阴阳宇宙万物,内合脏腑组织器官的五行藏象系统,对中医学藏象理论的形成具有深刻影响。诚如《灵枢·阴阳二十五人》所说"天地之间,六合之内,不离于五,人亦应之"。

三、五行生克制化与乘侮的研究

(一)五行生克制化的研究

五行之间存在着动态而有序的相互资生(相生)和相互制约(相克)的变化。相生和相克的结合,共同维持着五行系统的动态平衡和相对稳定,以推动事物的生化不息,亦即"制化"(克则制而生则化),阐释自然界的正常变化和人体的生理活动。

1.关于五行相生　五行相生,是指木、火、土、金、水五行之间存在着有序的递相资生、助长和促进的关系。五行相生的次序是:木火土金水,依次相生,即木生火、火生土、土生金、金生水、水生木,木又复生火,依次递相资生,往复不休。

对五行相生次序的认识有不同,有认为来自古人对季节气候变化顺序的分析。如《春秋演义·五行之义》说:"木,五行之始也;水,五行之终也;土,五行之中也。此其天次之序也。木生火,火生土,土生金,金生水,水生木。"也有认为与五种物质的体用有关。如隋·萧吉《五行大义·论相生》引《白虎通》(今本《白虎通》此段文字已佚)疏注:"木生火者,木性温暖,火伏其中,钻灼而出,故木生火;火生土者,火热故能焚木,木焚而成灰,灰即土也,故火生土;土生金者,金居石依山,津润而生,聚土成山,山必生石,故土生金;金生水者,少阴之气润泽流津,销金亦为水,所以山云而从润,故金生水;水生木者,因水润而能生,故水生木也。"此段文字阐述了物质之间的关系,木材燃烧存火,火烧木头成灰土,土中有金属矿石,金为山石,入云润泽而生水,水能滋养树木。又依据《左传·襄公二十七年》所言:"天生五材,民并用之,废一不可"的五行五材说,取后说者多。可见五行相生,强调了事物运动变化中的相互促进关系。如张介宾《类经·运气类》所言:"水为木之化元,木为火之化元,火为土之化元,土为金之化元,金为水之化元。"如此"循环无端""运化无穷"。《黄帝内经》应用五行相生理论来说明脏腑之间的依次相互资生关系。

2. 关于五行相克 五行相克,是指木、火、土、金、水五行之间存在着有序的递相克制、制约的关系。五行相克的次序是:木火土金水,隔一相克,亦即木克土、土克水、水克火、火克金、金克木,木又复克土,依次递相克制,循环不已。

五行的相克次序,依据五材说与古人对五种自然物质的相互作用过程的直观认识有关。《白虎通义·五行》说:"五行所以相害者(相害,作相克、相胜解),天地之性,众胜寡,故水胜火也;精胜坚,故火胜金;刚胜柔,故金胜木;专胜散,故木胜土;实胜虚,故土胜水也"。《素问·宝命全形论》亦说:"木得金而伐,火得水而灭,土得木而达,金得火而缺,水得土而绝。万物尽然,不可胜竭。"也有认为可能源于古人对四时(五季)气候"相胜"认识的反映,如《素问·金匮真言论》说:"春胜长夏,长夏胜冬,冬胜夏,夏胜秋,秋胜春。"五行相克,又称"遇三致克",指五行相生到三数便产生相克。语出《易源》:"五行相克,遇三致克。"如金生水、水生木、木生火,其为"遇三",至此而火来克金。其他类推。《黄帝内经》应用五行相克理论来说明脏腑之间的相互制约平衡关系。

3. 关于五行制化 五行制化,制则克制,化则生化,是指五行相生与相克关系的结合,亦即五行之间既有相互资生又有相互制约,才能维持五行之间的协调和稳定。五行之相生与相克是不可分割的两个方面。没有生则没有事物的发生发展;没有克则事物发展过分亢奋而为害为病。只有生中有克,克中有生,相反相成,协调平衡,事物才能生化不息,生命功能才能正常维持。诚如张介宾《类经图翼》所说:"造化之机,不可无生,亦不可无制,无生则发育无由,无制则亢而为害。"

五行的制化规律是"亢则害,承乃制,制则生化"(《素问·六微旨大论》)。王冰对此注曰:"诸以所胜之气乘于下者,皆折其摽盛,此天地造化之大体尔"(《重广补注黄帝内经素问·六微旨大论》)。就是说五行之中某一行过亢之时,必然承之以"相制",才能防止"亢而为害",以维持事物的生化不息;正如此文中所言"相火之下,水气承之;水位之下,土气承之;土位之下,风气承之;风位之下,金气承之;金位之下,火气承之;君火之下,阴精承之"(《素问·六微旨大论》),说明包括人体在内的世间万物普遍存在着生化和制约现象,是万事万物发展变化的一种内在调节机制,是自然界物类生存的普遍规律;是保证各个事物之间相对平衡的基础。正如虞抟所言:"其……各有己所不胜者承之下……其五行之道,不亢则随之而已,一有所亢,则起而克胜之也……此五行胜复之理,不期然而然者矣"(《医学正传》)。王履在《医经溯洄集·亢则害承乃制论》言:"'亢则害,承乃制'二句……言有制之常与无制之变也。承,犹随也……而有防之之义存焉;亢者,过极也;害者,害物也;制者,克胜之也。然所承也,其不亢,则随之而已,故虽承而不见。既亢,则克胜以平之,承斯见矣……盖造化之常,不能以无亢,亦不能以无制焉耳。"此处提出,一是造化之机,不能无亢,亦不能无制。二是亢为气之甚,承所以防其甚。强调"亢害承制"为"造化之枢纽",是促进事物变化与发展的必然规律。

综上,五行之间的相生和相克,是阐释五行之间的交互联结作用;五行之间的制化,是从总体上阐释相生与相克在协调平衡五行之间关系中的重要作用。五行之间的生克制化不是简单的两行之间的关系,而是五行之间彼此作用的连锁反应。现代研究认为,五行的生克制化现象与控制论的反馈调节原理极其相似。五行中的每一行都是控制系统,又都是被控对象。五行的生与克,实际上就是代表控制信号与反馈信号两个方面。从控制论而言,五行的生克制化,就是由控制系统和被控制对象构成的复杂调控系统,通过对系统本身的控制和调节以维持其协调和稳定。

(二)五行乘侮的研究

五行之间正常的相克关系被破坏而自我调节机制失常时,就会出现五行相乘、相侮,以此来说明自然万物的异常变化。

1. 五行相乘 相乘,即乘虚侵袭之义。五行相乘,是指五行中的一行对其"所胜"行的过度克制和制约。相乘的次序排列与相克的次序排列相同,即木乘土、土乘水、水乘火、火乘金、金乘木。为五行之间"相克"过度的表现,也称之为"过克",中医学用以分析脏腑之间相互制约关系的失常表现。

导致五行相乘的原因,一般有三:一是某一行过于亢盛,因而对其所胜行的制约太过,使其虚弱。临床上常见的情志所伤而肝郁火旺,影响脾胃功能,即呈现肝气犯脾、肝气犯胃的病机传变,即属此类情况。二是五行中某一行过分虚弱,其"所不胜"行相对偏亢,导致过度克制的相乘。临床所见的脾胃虚损之病,每因情绪变化(肝气郁结)而发作或加重,即可用此解释。三是既有某一行的过于虚弱,又有其"所不胜"一行的过于亢盛,则出现较重的乘。如临床所见的肝气郁结、肝火上炎而脾胃功能亦已虚弱不足,则极易出现"肝气乘脾"的病理变化。

2. 五行相侮 相侮,有恃强凌弱之义。五行相侮,是指五行中的某一行对其"所不胜"一行的反向克制,故又称"反克"。五行相侮次序与相克次序是相反的,即木侮金、金侮火、火侮水、水侮土、土侮木。此也是中医学用以分析脏腑之间相互制约关系失常的一个方面。

引起五行相侮的原因,一般亦有三:一是某一行过于亢盛,不仅不受其"所不胜"一行的制约,尚可反向克制其行,因而出现相侮。临床上常见的肝火犯肺之证,即属此种情况,被称为"木旺侮金"或"木火刑金"。二是某一行虚弱不足,而其"所胜"一行则相对偏亢,故其受到反向克制而出现相侮。临床所见的虚损性肺病(如肺痨),常因情绪剧烈波动(肝火旺盛)而发作或加重,即属此型,被称为"金虚木侮"。三是既有"所胜"一行的过于亢盛,又有其"所不胜"一行的虚弱不足,易出现较为严重的相侮。如临床所见的既有长期不愈的肺虚病证(多见于肺的气阴不足),又有较为强烈的情志刺激(多为肝之气火亢逆),因而使肺之病证加重。

3. 相乘与相侮的关系　相乘与相侮的概念,皆源于《黄帝内经》,是中医五行学说的重要内容。相乘与相侮,均属不正常的病理现象,两者既有区别,又有联系。其区别在于相乘是按五行相克次序的克制太过,相侮则是与相克次序相反方向的克制异常。两者的联系在于:五行中某行的太过与不足,在发生相乘时,有时亦可出现相侮;发生相侮时,有时亦可伴有相乘。如"木行太过,既可乘土,亦可侮金;金行不足,既可致木侮,亦可致火乘。诚如《素问·五运行大论》所说:"气有余则制己所胜而侮所不胜;其不及,则己所不胜侮而乘之,己所胜轻而侮之。"经文既指出了五行乘、侮的产生原因,又说明了相乘与相侮的两者关系。

对于相乘、相侮传变的逆顺,《素问·玉机真脏论》认为:五脏之病,传其"所胜"为顺传,传其"所不胜"为逆传,即所谓"死于其所不胜","病之且死,必传行至其所不胜"。但就临床所见,病势的轻重顺逆,尚需具体辨证分析,不全取决于传变的相乘与相侮。

综上,中医学以生克关系的异常来分析和阐释脏腑病理状态下的相互影响、相互传变。五脏病变的相互影响,一是五行相生关系的传变,即母子相及,包括母病及子与子病及母;二是五行相克关系的传变,包括克制太过的相乘与克制反向的相侮。

第四节　精气阴阳五行之间的关系

精气、阴阳、五行都是中国传统哲学的重要范畴,精气、阴阳、五行,在作为方法论阐释人体与疾病的过程中,相互联系、相互补充,构成了"精气—阴阳—五行"的整体思维系统,形成中国传统哲学的独特系统。

一、气与阴阳的相关性

精气为万物之始,是构成宇宙万物的最基本的元素,是宇宙的本原。气的范畴肯定了物质世界的统一性。阴阳是精气运动的两种属性,以阴阳论,精气又可分为阴气与阳气。如《灵枢·决气》说"上焦开发,宣五谷味,熏肤充身泽毛,若雾露之溉,是谓气。"即一气分阴阳,阴阳统一于气。"气有阴阳"(《正蒙·神化》),"一物两体,气也"(《正蒙·参两》)。阴阳又是气本身的矛盾要素,阴气与阳气又各具阴阳的对立要素,阴气具有滋润、濡养、宁静、抑制作用,阳气具有温煦、推动、固密兴奋作用。二者对立制约,互根互用,相反相成,即所谓:"阴在内,阳之守也;阳在外,阴之使也"(《素问·阴阳应象大论》),"阴者,藏精而起亟也;阳者,卫外而为固也"(《素问·生气通天论》)。阴阳的相互作用共同维持着事物的运动变化与发展,正如《素问·阴阳应象大论》所说"阴阳者,天地之道也,万物之纲纪,变化之父母,生杀之本始,神明之府也。"

总之,万物本原为一气,一气又分阴阳,阴阳对立互根,相反相成,促进了万物的运动变化。即所谓"道生一,一生二,二生三,三生万物"(《道德经·四十二章》),"易有太极,是生两仪,两仪生四象,四象生八卦"(《易传·系辞上》),其中一即太极,即气,二与两仪,则是阴阳。"两不立则一不可见,不可见则两之用息。两体者,虚实也,动静也,聚散也,清浊也,其究一而已"(《横渠易说·说卦》)。指出虚实、动静、聚散、清浊等性质对立的两个方面,是一气分阴阳的具体体现。临床上,阴阳偏衰日久,可相互影响,导致阴阳俱虚,如金匮肾气丸是在六味丸补肾阴基础上,加附子、桂枝补阳,而命之曰肾气丸,即是气分阴阳、阴阳合为气之明证。

二、气与五行的相关性

五行学说与精气学说皆是对世界本原的认识,其对宇宙本原的认识侧重于世界的物质构成,认为木、火、土、金、水是构成世界万物的物质元素,更兼有系统的性质。精气为世界的本原,而五行为世界万物中最常见的五类物质性元素,"天地间一气耳。气之清而强者为火,清而弱者为水;浊而沉者为土,浊而浮者为木,浊而实者为金,皆一气之清浊而流派为五也。一气分五行,而五行又各有五行"(《百子全书·叔苴子内篇》)。即指出一气分五行,五行同一气。《云笈七签》说:"一含五气,为水,为火,为木,为金,为土","元气分为五行,五行归于一气。"《白虎通·卷二》云:"五行者……金木水火土也。言行者,欲言为天行气之义也。"指出木、火、土、金、水五行,皆为一气化生,体现了世界本原于气的一元论思想。

五行学说用五行的生克制化、乘侮胜复规律,来说明自然界相关事物整体动态平衡性,视五行为宇宙的普遍规律,以五行为基础阐述事物之间生克制化、乘侮胜复的相互关系。由精气生成的自然万物,是由木、火、土、金、水五行结构系统所组成的整体,赖五行结构系统之间的生克制化、乘侮胜复机制,维持自然界的整体动态平衡。人体是一个以五脏为中心的具有生克制化关系的五大系统所组成的有机整体,人与环境也是一个有机整体。五行生克制化、乘侮胜复的调节机制,是人体脏腑经络结构系统保持相对稳定和动态平衡的原因。故曰:"造化之机,不可无生,亦不可无制。无生则发育无由,无制则亢而为害"(《类经图翼·运气》)。即五行之间,生中有制,制中有生,如此才能运行不息,相反相成。"气有余,则制己所胜而侮所不胜。其不及,则己所不胜,侮而乘之;己所胜,轻而侮之"(《素问·五运行大论》)。"有胜之气,其必来复也"(《素问·至真要大论》)。"微者复微,甚者复甚,气之常也"(《素问·五常政大论》)。五行系统结构的矛盾运动是宇宙的普遍规律,也是生命运动的普遍规律。

三、阴阳与五行的相关性

五行本原于阴阳,阴阳二气的相互作用产生了五行,《删定易图序论一》说:"天降阳,地出阴,阴阳合而生五行。"《御纂情理精义》则指出:"阴变阳合而生水火木金土。五气顺布,四时行焉","五行一阴阳,阴阳一太极也,太极本无极也。五行之生也,各一其性。"即太极生阴阳,阴阳化五行。

世界本原一气,气之动静而为阴阳,气为阴阳之体,阴阳为气之用,阴阳合和则化生五行。所谓:"有太极则一动一静而两仪分,有阴阳则一变一合而五行具"(《御纂性理精义》)。即一气分阴阳,阴阳生五行,阴阳五行均为气之消息变化。正如《类经图翼》所说:"五行即阴阳之质,阴阳即五行之气。气非质不立,质非气不行。行也者,所以行阴阳之气也。"

综上所述,精气、阴阳、五行,作为哲学范畴,皆是论述世界万物的生成之源,及其运动变化规律。其中精气学说体现了万物构成本原,五行学说还兼有系统论思想,阴阳学说更多地体现了辩证法思想。三者相互结合,从不同角度阐释了宇宙生成及变化之理。正如周敦颐在《太极图说》所谓:"无极而太极。太极动而生阳,动极而静,静而生阴,静极复动。一动一静,互为其根。分阴分阳,两仪立焉。阳变阴合,而生水火木金土。五气顺布,四时行焉。五行一阴阳也,阴阳一太极也,太极本无极也。五行之生也,各一其性。无极之真,二五之精,妙合而凝。乾道成男,坤道成女。二气交感,化生万物。万物生生而变化无穷焉。"

第三章 中医藏象理论专论

藏象理论是中医学基础理论的核心内容。中医学对人体生命、健康、疾病等认识的主体，很大程度上体现在藏象理论之中。

第一节 藏象理论形成基础的研究

基础，是指事物发展的根本或起点，中医学藏象理论的独特性与其形成基础密切相关。对于藏象理论形成基础的研究，亦即是藏象理论的发生学研究。发生学是反映和揭示天地自然、人类社会和人类思维形式发展、演化的方法。运用发生学方法，将藏象理论回置于其发生、发展的具体历史条件，分析其原委，探求其内涵与特色，以冀更深刻地探求藏象理论形成基础的独特性与科学性。

一、藏象之内涵研究

藏象之内涵研究，大抵分为藏象之形质、生理、病理和外应联系的研究：

（一）藏象之形质居位研究

藏象学说中关于脏腑形状、质地、居位、色相的描述，并非全是其实体解剖的实录，其中参杂不少由此及彼、由表及里的推测与臆想，而这种推测与臆想又往往与其生理特性、病理特点相联系，并借此作为理论工具解释其生理、病理特性。可见藏象学说中脏腑形质的内涵，虽有一定的形态学基础，但其所指已明显超出具体解剖形质的范畴。

1. 解剖观察认识脏腑形质居位　解剖方法是藏象学说创生的始基。中医学对脏腑形质、色相、重量、居位等的描述，无疑首先直接导源于解剖认识。如对肾形质居位的认识，古今基本一致。《素问·脉要精微论》曰："腰者，肾之府。"指出肾居腰部。《医贯·玄元肤论》言：肾，"生于脊膂十四椎下，两旁各一寸五分……形如豇豆，相并而曲，附于脊外（旁）"，提示肾外形似豇豆。"脊膂"，指脊椎骨。中医所论脊膂，相当于今之第1胸椎始至第4骶椎，共21节，故古人所言肾位于14椎下，即第2腰椎，约距后正中线1.5寸。现代解剖认为：肾上端约平齐第12胸椎，下端约平齐第2、3腰椎，肾门约位于第1腰椎，并有一个椎体左右的上下活动度。故中医学可能是以位于中间的肾门处描述肾位。"相并而曲"，意为两肾曲面相对，朝向脊柱一侧。

《难经·四十二难》言："肾有两枚，重一斤一两。"中医学所论之肾是成对的器官，两枚肾之重量若按古今度量衡换算,共重274.38g。现代解剖发现,成人两肾共重271.4g,古今比较两者称重接近。由此证实,中医之肾,绝非并无形态基础的、仅是功能系统的代称,而首先是起始于解剖观察的实体。其余脏腑亦多如此。

2. 哲学思辨推演脏腑形质居位 作为中国传统哲学的五行学说,深刻影响着藏象学说的构建。依据五脏与五行对应的关系,先贤运用取象比类的思维方法,推演出五脏的部分形质之象。如《黄帝内经》所述脏腑的色泽,是由五行与五脏的归类程式推演而来,并非指解剖之色。就解剖而言,肺色淡红,而《黄帝内经》却将其记作白色,《素问·五脏生成》云:"白当肺";《难经正义·三十三难》亦云:"肺白象金。"可见因肺脏与白色在五行均属"金",由此推演出"肺色白莹",其意义在于临床望色中"白"与肺相关,中药中白色药多入肺经。余脏之色均可以此类推。再如"肝左肺右"的认识,源于五行思辨结合取象思维的推演。该论源于《素问·刺禁论》"肝生于左,肺藏于右"的记载,历代医家为之阐发与注释者不乏其人。王冰从天人相应角度疏曰:"肝象木,主于春,春阳发生,故生于左也;肺象金,主于秋,秋阴收杀,故藏于右也。"丹波元简之《素问识·刺禁论》对此注云:"人身面南,左东右西,肝主春生之气,位居东方,故肝生于左,肺主秋收之气,位居西方,故肺藏于右。"《先哲医话·多纪桂山》引山田业广之言曰:"肝生于左,肺藏于右。其所谓生者,言生长其气于左。凡《素问》中言,生者皆同,言左者,非言位置,肺藏于右亦然。验之于实际,病在左者宜疏肝泻肝,可以见也。"可见,"肝左肺右"并非言其居位,实乃受五行学说影响,根据肝属木,主春气(升),居东方(左);肺属金,主秋气(降),居西方(右),经取象比类推演而来,强调肝气主升,肺气主降两者生理特性上的相关性。

3. 由表及里推测脏腑形质居位 "有诸内,必形诸外""视其外应,以知内藏"。通过观察生理、病理表现,推测脏腑的形质居位,也是藏象学说形成的主要依据。如肺为"娇脏"的认识,并非全从解剖角度言肺质地娇嫩,更是缘于对其生理、病理特点的长期观察,实指肺最易罹受外邪侵袭。据记载"肺为娇脏"之说,最早见于宋·张杲的《医说》。张氏指出:"古人言肺病难愈而喜卒死者,肺为骄脏,怕寒而恶热,故邪气易伤而难治。"《说文解字注》称:"骄,俗制娇",后人遂将"骄脏"写作"娇脏",有一定文字学依据。此说兴盛于明末清初,如《顾松园医镜·格言汇撰》《医学心悟·咳嗽》《笔花医镜·脏腑证治》等均言"肺为娇脏",肺性"娇嫩",但对其均未作详解。依据《医贯·咳嗽论》曰:"肺为清虚之府,一物不容,毫毛必咳。又肺为娇脏,畏寒畏热。"《临证指南医案·肺痹》云:肺,"为娇脏,不耐邪侵,凡六淫之气,一有所著,即能致病。"《理虚元鉴·劳嗽症》言:"肺气一伤,百病蜂起……以清虚之府,纤芥不容,难护易伤故也。"可见,肺性清肃,纤芥不容,凡有外邪、异物入侵,或内生痰湿阻滞,肺多即刻做出打喷嚏、咳嗽等排斥反应,这或许也是肺为"娇脏"、不耐邪侵之说的发生学原委。细究"肺为娇脏"之因,一因肺为华盖,覆盖脏腑,邪气来袭,肺首当其冲;二因肺司呼吸,开窍于鼻,直通天气,邪气自上而下,径易入肺;三因肺合皮毛,外及环境,邪气由表入里,多先传肺。

再如肝为"刚脏"之说,绝非是从解剖角度而言肝脏质地坚硬,而是借肝象属"木"的五行思辨和对肝藏生理特性由表及里的长期观察而获得。"刚"有刚强、暴急之意。肝属木,而树木生长喜伸展、条达,恶抑郁。故肝气主升主动,具有刚强躁急的生理特性,由此则有肝为"刚脏"之说。如《校注医醇剩义·诸痛》所曰:"肝为将军之官,其体阴,其用阳,故为刚脏"。"体阴",特指肝藏血功能。"用阳",专指肝疏泄气机功能和肝气主升主动的特性。若阴血不足,肝失所养,则常见肝气升动太过的病理表现,临床以头胀头痛、烦躁易怒、筋脉拘挛等刚强暴急的特征为主要表现。故《类证治裁·肝气肝火肝风》曰:"肝木性升散,不受遏抑","肝为刚脏,职司疏泄,用药不宜刚而宜柔,不宜伐而宜和"。可见滋阴、养血等柔肝和肝之法,实乃肝为"刚脏"之说于临床的具体应用。

（二）藏象之生理病理研究

对脏腑生理功能的认识,有一个从外在生理之象的观察、综合以推测内在生理功能的认识过程。而对生理之象的认识又往往存有"从病理反证生理"的现象。可见对脏腑生理功能、病理变化认识的获取,在方法学上有许多交叉重叠之处而难予分而论之。

1. 始于解剖观察认识脏腑生理病理　中医学对脏腑部分生理功能的认识,始于解剖知识。当然,即便如此,也尚有其他方法参与其认识过程。如"肝主藏血"及肝的生理联系认识的由来,既与解剖观察有关,又与病理反证密不可分。"肝藏血",揣测其始,当源于直观,通过动物解剖观察到肝脏内富含血液,极易联想到肝脏具有藏血之功。

肝既为藏血之脏,则肝血不足,血不养肝,除可见全身血虚之外,又常见目、筋、爪、魂等失于血养的病理表现。《诸病源候论·五脏六腑病候》曰:"肝气不足,则病不明……筋挛,爪甲枯。"《疡医大全·跌打部》曰:"肝主筋,血去则筋无以养,筋无血养则燥,遂不能束骨而屈伸自如,故有拘挛之象。"由此而反证《黄帝内经》所言"肝气通于目"(《灵枢·脉度》)、"肝藏筋膜之气"(《素问·平人气象论》)、肝为"魂之居,其华在爪"(《素问·六节藏象论》)。故《灵枢·本神》曰:"肝藏血,血舍魂。"《素问·五脏生成》曰:"肝受血而能视,足受血而能步,掌受血而能握,指受血而能摄。"可见肝中所藏血液具有养魂、充目、柔筋、华爪等作用。这类生理联系的获取,想必与病理反证直接有关。

再如,藏象所言之"肾",虽不全以解剖形态学为指归,但"肾主水"的认识却以解剖方法为始基。有学者指出,肾主水当是来自于对膀胱贮藏津液的解剖事实和《黄帝内经》确立的"肾合膀胱"理论。藏象所言某脏的某些功能本身就是从与之位置相近的腑的解剖观察中推测而来。故从膀胱藏津液之事实的发现,自然便可推及于肾,因五脏之中,惟肾居下焦与膀胱相近相连,故在膀胱直观解剖认识的基础上,借"肾合膀胱"这一理论中介,便可推出"肾主水"的功能。故《济阴纲目·赤白带下门》言:"肾主水而开窍在阴,阴为溲便之道";《诸病源候论·小便病诸候》又言:"肾主水,肾气下通于阴,小便者,水液之余也",提示肾与膀胱相合,惟有肾主水功能及气化作用正常,才能助膀胱司开合。

2. 基于哲学思辨认识脏腑生理病理　哲学思辨系统参与藏象学说的形成与发展,故脏腑生理功能和病理变化的认识,也每多借助于此。如心主神明理论的由来,主要与古代哲学的思辨、文字学的渗透有关。如"心为神之宅,神为心之用"的论述,在古代哲学中有诸多记载。远在春秋时代,哲学家就对产生意识活动的器官进行探索,进而形成"心灵论"。如《论语·为政》曰:"七十而从心所欲,不逾矩";《荀子·解蔽》言:"心者,形之君也而神明之主",《孟子·告子上》谓:"心之官则思,思则得之,不思则不得也"。从哲学角度言,心是意识、思维器官。古代哲学的"心灵论",导致《黄帝内经》提出"心主神明"。

从文字学角度也可寻觅"心主神明"认识的初始印象。如《白虎通义·性情》曰:"心之为言,任也,任于思也",说明"心"有接受、辨别事物的功能。另"思"之初义,《说文解字注》云:"思,从囟从心。自囟至心,如思相贯不绝",提示人的思维活动与心脑有关;"神"之原旨,《说文解字》言:"神,天神引出万物者也",意为造就万物之主,是天地万物的主宰。可见,"心主神明"的提出,另有一定的文字学依据。

又如肝主疏泄理论的提出,既是源于对肝与木配属关系的思辨,又是大量临床经验的总结与升华。肝主疏泄的理论渊源,可追溯到《礼记·月令》之"孟春之月……其器疏以达……盛德在木"。"其器疏以达",意为所用器物上镂刻的花纹粗疏而通达,这是古人应用阴阳五行观念规范天地万物思想的体现,蕴涵着春木舒畅、条达的思想。《黄帝内经》中"疏泄"一词,首见于《素问·五常政大论》,其曰:"发生之纪,是谓启陈,土疏泄,苍气达,阳和布美,阴气乃随,生气淳化,万物以荣。"历代注家对"土疏泄"的注释不尽一致。有从生理角度言,如王冰云:"生气上升,故土体疏泄,木之专政,故苍气达。"有从病理角度言,如高士宗《黄帝内经素问直解》云:"木盛土衰,故土疏泄。疏泄,虚薄也。"此"疏泄"似属病理概念。近有学者指出:"土疏泄,苍气达"系指土(脾)之所以疏泄,乃因苍气(肝气)过早"发生"的结果,旨在说明肝脾互为因果的病理变化关系。事实上,"苍气"当属"青气",即为木气、肝气。《黄帝内经》借木之升发条达、舒展宣散特性,类比肝之疏泄功能。肝主疏泄是对肝的升发条达特性从功能活动角度的高度概括。后世医家所谓"肝喜条达而恶抑郁"等说,其源实出于此。结合肝经循行路线,通过对病理现象的观察,印证"肝主疏泄"的确定性。凡情志抑郁,多疑善虑者,多见胸闷胁胀,少腹胀痛,前阴胀满,喉间如有梗阻,女子乳房胀痛。胸胁、少腹、前阴、咽喉、乳房,正是肝之本脏所在之位及肝之本经所过之处。由此而反证肝有主司疏泄、通达气机、调畅情志等的生理作用。

3. 基于司外揣内认识脏腑生理病理　司外揣内,是通过观察事物外在的表象,以揣测分析其内在变化的一种方法,藏象学说对人体生理、病理的众多认识都源于此。如"肾主藏精"及肾的生理联系的认识,取决于对人体生理病理现象的长期观察,取决于临床诊治疗效的经验总结。详查《黄帝内经》无"肾精"之名。《灵枢·本神》有"生之来谓之精","恐惧不解则伤精,精伤则骨酸痿厥,精时自下"等论述。参合《素问·上古天真论》的"肾者主水,受五脏六腑之精而藏之",可知精藏于肾。肾精,为机体生长、发育和生殖的主要物质基础。

通过对人体生命过程的观察,先贤证实齿、骨、发及人体生殖功能状态等直接反映了肾藏精的功能状态。人自幼年开始,随着肾中精气的逐步充盛,出现齿更发长等表现,进而产生天癸。在天癸作用下,性功能逐步成熟而具备了生殖能力。中年以后,随着肾中精气的逐渐衰少,天癸也随之渐趋衰少,生殖功能亦逐步消失,性功能逐步衰退,形体日趋衰弱。故有学者提出,骨、齿(齿为骨之余)的生长状态与生殖功能的盛衰有同步性,这是《黄帝内经》归纳"肾主骨"理论的重要依据之一。肾精充足,生髓有源,骨质得养,则骨质致密,坚固有力,牙齿坚固。发又赖肾精滋养。因此,肾—精—髓—骨(齿)—发组成一个有机联系的系统。

先贤还通过大量的病理反证与治疗效应的验证,推测骨、齿、发及生殖功能等异常每为肾精不足的主要表现。如《素问·痿论》云:"肾气热,则腰脊不举,骨枯而髓减,发为骨痿";"肾热者色黑而齿槁";《医宗金鉴·幼科杂病心法要诀》曰:"小儿五迟之证,多因父母气血虚弱,先天有亏,致儿生下筋骨软弱,行步艰难,齿不能长,坐不能稳,其皆肾气不足之故"。近有学者运用氢化可的松的毒性反应,复制出了"肾虚豚鼠模型",发现模型组豚鼠和正常对照组豚鼠的组间骨比重、骨密度、骨钙含量均有显著性差异,有力地支持了肾主骨理论的价值。治疗方面,《医学正传·齿病》主张"大抵齿龈露而动摇者,肾元虚也,治宜滋阴补肾为要"。临床证实滋肾填精法是有效治疗虚损性骨骼与牙齿病变的常用方法。

4. 基于气学理论认识脏腑生理病理　古代哲学的元气论,对藏象理论的构建起着重要作用。历代医家融合气的哲学概念与医学概念,用以认识脏腑的生理、病理之象。

如脾主统血理论的提出,主要源于对气的固摄作用的认识。脾主统血理论可追溯到《难经·四十二难》之"脾……主裹血"。据考"脾统血"的明确提出,首推明代薛己所著《女科撮要·经漏不止》。这一理论的提出,首先是源于对气摄血作用的认识。气可固摄血液循行于脉道之中而不溢于脉外。近有学者指出,"脾统血"功能的正常是营卫二气相互为用的结果。营卫物质基础源于脾胃,两者在经脉内外相偕而行,营气除化生血液外,另一重要作用是统摄和控制血液的运行,这是"气能摄血"的理论基础。脾气健运则化源充足,营卫丰盛,血有所归而运行正常。其次,病理观察和治疗效果的反证,证实脾有统血功能。《景岳全书·血证》言:"忧思过度,损伤心脾,以致吐血咯血者,其病多非火证……是皆中气亏损,不能收摄所致","盖脾统血,脾气虚则不能收摄,脾化血,脾气虚则不能运化,是皆血无所主,因而脱陷妄行"。上文指出,各种原因伤及脾气(脾阳),可致脾失统摄而血溢脉外,或血随气陷,"脱陷妄行"而下溢出血。至于治疗,《血证论·阴阳水火气血论》主张"治血者,必以脾为主,乃为有要。至于治气,亦宜以脾为主",《证治汇补·血证》更强调"凡血证有脾虚者,当先补脾以统其血",健脾补气以摄血的效验,足以反证"脾主统血"有其特定的理论价值及临床意义。

再如肾主纳气功能的获取,主要是由气机升降理论的推导而来。中医气机理论认为,天气下降,地气上升,天地相交则万物化生,人体气机亦然,即所谓"人与天地相参","位于上者,以下降为顺;位于下者,以上升为和"。肺居上焦,主司呼吸,位高宜降;肾处下焦,主司气化,位低宜升。二者气机升降相应,则有利于呼吸保持一定深度,防止呼吸表浅,由此而形成"肺为气之主,肾为气之根。肺主出气,肾主纳气。阴阳相交,呼吸乃和"(《类证治裁·喘症》)的理论。若肾中精气不足,摄纳无力,吸入清气不能归于下元,可见呼吸表浅,或呼多吸少,动辄喘促更甚的病理现象,临证称之"肾不纳气"。若论治疗,《金匮要略·痰饮咳嗽病脉证并治》有言:"短气有微饮,当从小便去之,苓桂术甘汤主之;肾气丸亦主之",指出以肾气丸主治短气微饮,开创补肾治喘之先河。《医贯·咳嗽论》引《仁斋直指方》谓:"气从脐下逆奔而上者,此肾虚不能收气归元也,当以地黄丸、安肾丸主之,勿徒从事于肺",此为升降相应之气学理论在临床治疗学中的具体应用,即为后世补肾法治疗虚性咳喘提供了理论基础。

(三)藏象之外应联系研究

外应联系,即运用取象思维,以五行特性为纲,将自然界各种变化与脏腑生理病理表现相联系,推演出脏腑与自然界五方、五季、五气、五色、五味、五化、五音、五谷等的通应联系,以此说明五脏生理病理特点(特性),以五行理论的物象类聚为依据,突出天人相应的整体论思想,成为中医学藏象理论以五脏为中心的五大功能活动系统说形成的基础。

1. 五行归类,同气相求,阐释外应联系　"同气相求",首见于《易经·乾卦》。其含义当为自然界某些同类事物间互相联系、互相作用的趋势。通过对事物进行"取象"和"运数"的定性定量分析,"以类族辨物法",确定为同类事物。先贤构建人与环境统一性时也遵循这一规律。如肝属木行,其性升发。春季万物复苏,生机盎然。肝之特性与春之特点,同气相求,故有"肝者,通于春气"(《素问·六节藏象论》)之说。余脏类推。

2. 五行归类,病理反证,推演外应联系　人体与外界事物的配属,多在五行推导为中介的同时,参与病理反证。如《素问·阴阳应象大论》言:"西方生燥,燥生金,金生辛,辛生肺……

在色为白。"如此肺与自然界的西方、燥气、白色、辛味等相通应,构成一个肺系整体。余脏亦然。自然界的异常变化,因此多可影响五脏功能,产生相应病证。故《素问·咳论》立"五脏各以其时受病"之命题。如燥为秋令主气,内应于肺,故燥邪最易灼伤肺津。辛味与肺相应,即所谓"辛入肺"。辛味发散,多入肺经,最能用治外感肺疾。

综上所述,藏象学说的形成、发展经历了漫长的过程,当时的哲学人文、天文历法、文字训诂、解剖观察、医疗实践等因素直接参与其中。运用发生学方法,将藏象理论回置于其形成、发展的具体历史环境,可揭示藏象主要内容的发生由来。同名脏器中西医功能认识大相径庭正是源于其发生学依据之不同。正确理解藏象理论的形成基础,必须充分考虑司外揣内、取象比类、推演络绎等思维方式对其构建的作用,充分尊重同步发展的传统人文知识对其创立的影响,充分重视医疗实践对其形成的验证。

二、藏象之特色研究

中医藏象学说的形成,深受中华文化"天人相应"整体论思想的影响,并以五脏为中心,把人之四肢百骸及与自然界等联结成一个有机整体,强调五脏之间生克制化的整体性和五脏与自然界的统一性,形成了中医学中独特的"藏象"概念。有研究者认为其主要特色,是"形与神俱"的"形神藏象"和"与时空协同演化"的"时空藏象"的统一。

(一)形神藏象的研究

关于形与神的关系,古代唯心论者认为:精神是可以脱离形体而独立存在的。唯物主义的哲学元气论提出了"形俱而神生"的心身一元观(《荀子·天论篇》)。对于形、神关系,《黄帝内经》从元气自然观角度,认为宇宙万物,尽管异彩纷呈,无限复杂,但均在各自气化运动中达到有机的整体统一,《素问·上古天真论》明确提出"形与神俱"这一命题。《灵枢·本神》对新生命的诞生,就提出"故生之来谓之精,两精相搏谓之神。"张介宾注云:"两精者,阴阳之精也……凡万物生成之道,莫不阴阳交而后神明见,故人之生也,必合阴阳之气,构父母之精,两精相搏,形神乃成。"生命形体及所禀功能(包括心理活动)均导源于父母之精的相合,父母之精乃新生命(形神)的物质基础。再就生命的死亡而言,《灵枢·天年》认为:"百岁,五脏皆虚,神气皆去,形骸独居而终矣!"意即死者,"形与神分离";生者即"形与神俱"于斯明矣。因此,《灵枢·天年》说:"血气已和,荣卫已通,五脏已成,神气舍心,魂魄毕具,乃成为人。"

由此,中医学认为人体生命活动的外在表现(广义之神)和形体是统一的。精气血等物质是机体生命活动(包括精神意识)的物质基础,神本于形质而生。神不能脱离形体而独立存在,神依形而存,神的功能必须在形体健康的情况下才能正常进行,故《素问·上古天真论》云:"形体不敝,精神不散。"张介宾谓形为"神明之宅",曰:"形者神之体,神者形之用;无神则形不可活,无形则神无以生"。《素问·移精变气论》言:"得神者昌,失神者亡"。故"精神内伤,身必败亡"(《素问·疏五过论》)。

形乃神之宅,五脏具有形质,是人体生命活动的中心,《素问·脉要精微论》云:"五脏者,中之守也";五脏藏五神,形神一体,如《灵枢·本脏》言:"五脏者,所以藏精神血气魂魄者也";《灵枢·卫气》说:"五脏者,所以藏精神魂魄者也";《灵枢·经水》曰:"五脏者,合神气魂魄而藏之",故在中医经典《黄帝内经》一书中有"神藏五"之称(《素问·三部九候论》),从而形成了中医学认识脏腑独特的"形与神俱"的形神藏象说。

（二）时空藏象的研究

自然界的存在是时间与空间的统一。正是由于自然界存在于空间，才使人产生东南西北中的方位意识；正是由于自然界存在于时间，才使人产生春夏秋冬的季节意识。《素问·天元纪大论》说："天有五行御五位，以生寒暑燥湿风。"就是对自然界存在于空间与时间的概括说明。人体作为自然界万物之一，不仅脏腑在躯体内具有一定的空间结构，而且不同脏腑的生理功能活动，具有与自然界中一定空间和时间的对应关系，因而具有各自的特点。即人体与外在环境息息相通，经常不断地与外界进行物质、能量和信息交换，并与昼夜、四季周期性变化相适应，同时形成了自身的内在节律和有序的运行规律。中医学正是从这一观点出发，以引用阴阳五行学说作为论理工具，形成中医学中独特的"与时空协同演化"的时空藏象，即中医之五脏与时空变化相一致的气化之五脏，并非解剖之五脏。目前有称之为时空五脏者，时空五脏是五脏之气在人体时空运行过程中表现出空间五脏和时间五脏的统一体。时空五脏间的相互作用，构成人体有机的整体；时空五脏与自然界协调统一，节律有序的运行变化，构成了人与自然的统一体。"以象测脏""以时测脏"成为中医学了解与认识内脏的方法和思维模式。

藏象理论研究中，关于形神藏象和时空藏象观的形成，应是元气论自然观的体现。立足气一元论基础上的中医藏象学说，从气的本原及其运动变化规律（主要是阴阳五行规律），来研究人体的各种生命现象。强调人与万物皆源于气，都遵循气的运动规律，所以人体内的脏器、四肢百骸，人体外的自然万物，才能彼此相联统一。"藏"变才能引起"象"变；"象"变预示着"藏"变。生命体具有"形与神俱"和"与时空协同演化"的特性，构成了不同于生物医学的中医学藏象理论特色。

第二节　五脏功能的研究

一、心系的研究

心为君主之官，神之居舍，在五行属火。其在体合脉、开窍于舌、其华在面、在液为汗、在志为喜，与小肠互为表里，通应于夏气，手少阴经和手太阳经互为络属构成了心的系统。其主要生理功能一是主血脉，二是藏神。在心的研究中，以下几个内容仍有深入挖掘的价值和研究的意义。

（一）心的主宰作用

明·张介宾在《类经·藏象》中所说："心者，君主之官，神明出焉。心为一身之君主，禀虚灵而含造化，见一理而应万机，脏腑百骸，唯命是听，聪明智慧，莫不由之，故曰神明出焉。"人体之神藏于心，所以心才能主宰人体的一切生理和心理活动。

1. 心主宰五脏六腑、形体官窍的生理活动《素问·灵兰秘典论》说："心者，君主之官，神明出焉。"心主神明，所以能主宰和协调人体的生理活动。心之行血，肺之呼吸，脾之运化，肝之疏泄，肾之封藏，胃之受纳，小肠之化物，大肠之传导，三焦运行津液与元气，膀胱贮尿与排尿，胆贮存与排泄胆汁；以及四肢之屈伸，躯干之俯仰，目之视物，耳之闻声，口之摄食，舌之感五味等人体的所有生理活动，都是人体生命力的表现，受神的支配，所以被心主宰。若心神正常,人体各部分的功能协调,彼此合作,互助互用,则全身安泰。若心神不明,人体各部分的运动失去调节与控制,出现紊乱而发疾,甚至危及性命。所以《素问·灵兰秘典论》说:"故主明则下安,以此养生则寿,殁世不殆,以为天下则大昌。主不明则十二官危,使道闭塞而不通,形乃大伤,以此养生则殃,以为天下者,其宗大危,戒之戒之。"可见心主神明,是心主宰五脏六腑、形体官窍生理活动的基础。故《素问·六节藏象论》指出:"心者,生之本,神之变也。"

2. 心主宰人体的心理活动 《孟子·告子上》说:"心之官则思",说明心是人体进行精神意识思维活动的主要脏器。正如《灵枢·邪客》说:"心者,五脏六腑之大主也,精神之所舍也。"故张介宾在《类经·藏象》中说:"心为脏腑之主,而总统魂魄,并赅意志,故化动于心则肺应,思动于心则脾应,怒动于心则肝应,恐动于心则肾应,此所以五志唯心所使也",又说:"情志之伤,虽五脏各有所属,然求其所由,则无不从心而发。"

综上所述,五脏藏神,化生七情,各自有分属的脏腑,然魂、魄、意、志、喜、怒、悲、思、恐,均属于人的精神意识思维活动范畴。"心藏神",故心既主宰神志又能调控情志,成为五脏精神情志活动的主宰者。由此可见,人体生命的生理和心理活动,虽然是由五脏六腑共同完成的,但是心神起着主宰作用,故历代医家皆称"心为五脏六腑之大主"。

(二)关于心主脉

"心主脉",源于《素问·宣明五气》,《素问·痿论》也有"心主身之血脉"的记载。一般来说,心主脉来源于解剖与功能两个方面的认识。一是解剖方面,古人观察到心内有血液且与脉管相连,形成一个密闭的系统。如《难经》记载:"心重十二两,中有七孔三毛,盛精汁三合。""三毛"即是对出心大血管的描述。所以《灵枢·五色》说:"心合脉",《素问·阴阳应象大论》说"在体合脉,在脏为心"。二是功能方面,《类经》云:"脉者,非气非血,所以通乎气血者也。"人体气血通过脉道被运输到脏腑、组织、形体、官窍,发挥其生理功能。心气是推动血液在脉内运行的基础,心气虚血脉就会瘀滞。如《医学入门》所言:"人身动,则血行于诸经……心乃内运行之。"心气充盛,则脉络通畅。心的搏动,沿脉道传导,通向全身,故常可在体表诊得脉动。《黄帝内经》所论"三部九候",即指寸口、人迎、趺阳三处,应上中下之脉象。故体表诊得的脉动,首先反映心的功能状态。

另外,人体面部血脉丰富,《灵枢·邪气脏腑病形》云"十二经脉,三百六十五络脉,其气血皆上注于面,而走空窍",故脉络充盈与否,可表现于面部,并间接反映心之气血的盛衰。正如《素问·六节藏象论》说:"心者,生之本,神之变也。其华在面,其充在血脉。"因此,临床上可以通过望面色、察脉象来测知心之功能。

(三)心主血统领营卫

心主血,指心参与血液的生成。如《素问·阴阳应象大论》说:"心生血"。然而心生血与脾胃、肾之生血不同。肾藏精,精能生血;脾胃运化水谷精微,为血液化生的主要物质来源。心并不为血液化生提供物质原料,它通过特定的气化作用来参与血液的化生,这叫做心的"化赤"作用。经过心的"化赤",血液才能成其"赤色",而类同于火。

心统领营卫,是指心主营、以营赅卫而言。营卫皆由水谷精气所化生。其精气行于经者为营气,其浮气之不循经者为卫气。行于脉中的营气由心主司,与血同行;不循经行的卫气则靠肺气的宣发而布散,故有"心主营、肺主卫"之说。然营卫是相互渗透贯通的。行于脉中的营气浮出脉外则为卫气,此即所谓"浮气"。而不循经行的卫气进入脉内则为营气,故营卫是相互渗透贯通的,可以相互转化。营在脉中,依附于血而运行布达全身,故营血并称。而营血之所以畅达,主要靠心气的推动作用。且营为卫之体,营运则卫行,从这个角度讲,心统领营卫。

营卫与血异名同类,《灵枢》有言:"营卫者,精气也,血者,神气也,故血之与气,异名同类焉。"营卫和调,气血畅达,神气自生且能守藏于心;而神气守舍,则能统驭营卫气血,使其运行有度而不失其常。可见心是通过其主血脉、藏神两方面的功能来统领营卫的。

由此《难经》提出"损其心者,调其营卫",说明在病理上,心病可见营卫不调。心统领营卫,心病则不能推动统驭营血的运行,营血失调为病。营病不能外谐于卫,故见营卫失调。此营卫失调的根本在营分,故治疗当以调营为本,调营以和卫。临床上用桂枝汤、桂枝加龙骨牡蛎汤、炙甘草汤等,治疗心病常见的心悸、失眠、癫狂及心脉痹阻不通等就是例证。

(四)关于心主神明与脑主神明之争

就心主神明还是脑主神明的问题,一直是中医学术界争论不休的问题。

1. 基于解剖基础上的脑主神明论 关于"脑"的记载,在中医典籍《黄帝内经》中就有,如《灵枢·海论》云:"脑为髓之海,其输上在于其盖,下在风府";《素问·五脏生成》曰:"诸髓者,皆属于脑";《灵枢·五癃津液别》说:"五谷之津液,和合而为膏者,内渗入骨空,补益脑髓"等。这些对脑的记载,结合现代解剖知识,其精确度也令人赞叹,但当时未提出"脑主神明"的观点。有研究将《素问·脉要精微论》云:"头者,精明之府,头倾视深,精神将夺矣"句中的"头"作脑解,意思是说头脑是精神荟萃的地方,人的一切精神活动都由脑来支配,因之才能对外界环境作出反应。然联系上下文知"头"非脑,是指头颅;"精明"不是指精神和神明,而是指眼睛。据文献分析,自晋唐开始才有关于脑与神明相关的论述。如《颅囟经》曰:"元神在头曰泥丸(泥丸指脑),总众神也";《备急千金要方》言:"头者人之元首,人神之所注,气血精明三百六十五络,皆上归于头,头者诸阳之会也,故头痛必宜审之,灸其神不得乱,灸过多伤神";《三因极一病证方论》云:"头者诸阳之会,上丹产于泥丸宫,百神所聚。"《普济本事方》认为"头者诸阳之会,脑者物所受命";《本草备要》说:"人之记性皆在脑中";直到明代李时珍在《本草纲目》中说:"脑为元神之府"后,从理论上明确提出了脑主元神的论点。清代医家王清任在《医林改错》中提出,心乃气血出入之道路,"何能生灵机,贮记性?灵机记性在脑者,因饮食生气血,长肌肉,精汁之清者化为髓……两耳通脑,所听之声归于脑……两目系如线,长于脑,所见之物归于脑……鼻通于脑,闻香臭归于脑"。综合诸论,中医对脑的论述,已经十分接近西医学对脑的解剖结构和功能的认识,也越来越被绝大多数人认可,与此同时,对中医心主神明的质疑声也越来越多,也成为当前关注的命题。

2. 关于心主神明论的发生学思考 目前研究证实,心主神明不独见于《黄帝内经》,先于其成书就见著于诸家之书。如《庄子·在宥》:"解心释神,莫然无魂";《庄子·田子方》:"哀莫大于心死,而人死亦次之"。《诗·小雅·巧言》:"他人有心,予忖度之",《易·系辞上》:"二人同心,其利断金"。《荀子·天论》说:"耳目口鼻形,各有接而不相能也,是之谓天官。心居中虚,以治五官,是之谓天君"。并认为,"天职既立,天功既成,形具而神生,好恶喜怒,哀乐藏焉,是之谓天情"。《荀子·解蔽》说:"心者,形之君也,神明之主也,出令而无所受令。"上述之说,都强调心是精神意志的主宰。孟子直接提出"心之官则思"的观点,认为心有思维的功能。中医学在其奠基之书《黄帝内经》中虽未直接提出心主神明,但对心具有认知和思考的能力,有意识、思维的功能的认识不乏记载,如《素问·灵兰秘典论》言:"心者,君主之官,神明出焉";《灵枢·邪客》云:"心者,五脏六腑之大主也,精神之所舍也";《素问·六节藏象论》说:"心者,生之本,神之变也"。此后数千年,心主神明成了以五脏为中心的中医理论体系中不可缺少的部分。中医为何将精神意识思维活动归属于心呢?当深入到理论发生学考察时,心主神明的理论就会得正确的答案。

(1)心主神明的初步概念的形成:古代人们对心脏的发现和观察比大脑更容易,从解剖学可以看到大脑被固定在坚硬的颅骨之内,常人无法见到和感触到,更无法观察它内部细微的结构,这阻碍了当时人们对它的认识。心脏就完全不同了,在人活着的时候,心脏的跳动是扪得到的,心脏跳动与生命同存,当心跳停止,生命也就不存在了,神志随之消失。在精神紧张的状况下,人们常感觉心跳加速。这些是容易被观察到的外表现象,极有可能被人们认识,作为心主神明的依据,心藏神概念随之而立。

(2)科学技术的落后:当时还不能更深入勘察大脑的功能,从发生学角度无法去说明大脑的本质所在,只能从现象推测,这为心主神明认识的确立提供了条件。

(3)天人相应观念的引入:天人相应观是贯穿于《黄帝内经》的思想观念,它认为宇宙从上到下分为天、人、地三层。中层有人和万物,最受关注。天人相应,于是人也分为三部:上部在头为天,中部胸腹体腔之间为人世间的万物,下部在脚为地。由此,《黄帝内经》相对重视中部胸腹体腔内的脏腑。

(4)封建王朝的行政建制及五行学说在中医学中的应用:在解剖的基础上,结合古人关注人体中部脏器的观念,发现人体器官的位置、形态、结构与功能各不相同,但器官之间又互为相关,存在各种联系,犹如城池,心位居五脏之中,血脉连及上下脏腑,自然而然采用类比法把心称为"君主之官,神明出焉",这使心主神明的观念得到了当时人们的认可。

另五行与五脏的配属,在《吕氏春秋》中心属土,肝属金,脾属木,肺属水,肾属火;与后来沿用至今的五脏配属不同,现为心属火,肝属木,脾属土,肺属金,肾属水。五行五脏配属,随着中医学以五脏为中心的理论,逐渐脱离解剖实体而走向功能五脏的时候,相继发生了改变。这些改变促使中医理论的不断发展,逐渐形成了自己独特的理论体系,对脏腑的认识已不局限于实体解剖。如心既指心脏,又高于实质脏器的本身,在功能上一个脏往往涵盖了解剖学上几个脏器的功能。脑主神明虽在历史上有论述,但是受到中医理论体系本身的制约,后来脑的功能就从属于心了。

可见,心主神明是从整体功能的角度对脑主神明的归属,而脑主神明只是基于解剖结构上的认识。中医理论依据本身从机体整体功能相关性分析事物的特有性视角,结合实际的观察和应用去分析认识精神神志活动,提出心主神明的观点,有其科学的内涵,亟待揭示。

(五)关于心与小肠相关的研究

心与小肠相表里,一般认为与"心烦、舌赤、口舌生疮的症状"和"尿少、尿痛、尿热赤的症状"经常相伴发生有关。因为前者为心所主,后者是小肠功能失调的表现,所以成为心与小肠相表里的理论依据。也有从文字和功能特性方面认识的,从文字上说,《释名》:"肠,畅也,通畅胃气去滓秽也。"肠声符为昜,从日,从昜[即阳(陽)的本字]。又生生之谓易,易意蕴生机及其滋生万物的原动力,小肠具有消化、吸收食物的作用,是人体生命,精血和元气之源,并将其喻为人体之太阳。人的心居身之正中,能主宰人体生命活动,犹如人身之太阳。两者功能上的相似性,也成为后世认识心与小肠相关的依据。长期大量的医疗实践反证了心与小肠相合的正确性。研究可见,中医学对心与小肠相关的认识来自多个方面。

1. **心为火脏，小肠为火腑**　人体是一个有机的统一体，脏腑之间的联系，不只是单一的对应关系，往往是多脏多腑间的联动关系。心主血的功能活动，作为人体最重要的生命活动之一，起着决定性的作用。心为"阳中之太阳"，有主持阳气的功能特性，故称为"火脏"。心为火脏，与之相为表里关系的小肠即为火腑。如《诸病源候论》所曰："心与小肠合，俱象火；小肠，心之腑也，其水气下行于小肠，为溲便。"《类经》亦曰："小肠属丙火，与心为表里。"

2. **火脏与火腑独特的生理联系**　心作为人身之太阳，像火一样具有温煦作用，其阳热之气不但可以维持心脏自身的生理功能，对全身亦有温养作用，主宰各脏腑的生理功能，包括主宰小肠生理功能。正如《医经精义》所说："心为火脏，火气宣明，则能化生血液，流畅筋脉，血脉流行，则其志常喜。"《本草述钩元》亦曰："阳得阴以行其化，小肠因为心主行其气化者也。""夫心为火主，气者火之灵也，而小肠与之合。心不司气化，而小肠为心司气化之权，又心生血，而小肠即为血化之府。"心与小肠通过经脉的络属构成表里关系。在生理状态下，心火敷布于小肠，小肠受盛化物，泌别清浊，使水谷精微转化成气血输布全身，将重浊之糟粕、水液下输大肠与膀胱，维持人体饮食物的消化、吸收和水液代谢的正常。《医旨绪余》曰："小肠为心之府，心色赤，故小肠为赤肠，主引心火浊气下行，而不使上干于华盖，所谓容受之府也。"

3. **火脏与火腑必然的病理影响**　在病理表现上，心火炽盛，移热于小肠，熏蒸水液，引起尿少、尿热赤、尿痛等小肠火热的病证。反之，小肠有热，亦可循经上炎于心，出现心烦、欠眠、舌赤、口舌生疮等症。虞抟在《苍生司命》中曰："如心有火，炎灼日久必遗热于小肠，则成小便淋秘。"戴元礼在《证治要诀》载："小肠为心之腑，心经暑毒，使由小肠中出"。《医宗金鉴》也载："心与小肠为表里也。然所见口舌生疮，小便赤黄，茎中作痛，热淋下利等证，皆心移热于小肠之证。"《血证论》也指出"心与小肠相为表里，遗热于小肠则小便赤涩，火不下交于肾则神浮梦遗。"心经火热炽盛，循经上炎，则口舌生疮，心热下移小肠，则泌别清浊功能失司，而见小便赤涩热痛。

4. **心移热于小肠不等同于心移热于膀胱**　近年来，受西医的影响，有人认为心移热于小肠应改为心移热于膀胱。如国标《中医临床诊疗术语证候部分》（1997年发布）即提出："小肠实热证，心火炽盛，下移膀胱，以发热口渴，心烦失眠，小便短黄，灼热，涩痛，舌红苔黄，脉数等为常见症的证候。同义词：心移热膀胱证。"其所述，既言小肠实热证，又说心移热于膀胱，令人无所适从。张景岳在《类经·藏象类》中说："小肠居胃之下，受盛胃中水谷而分清浊，水液由此而渗入前，糟粕由此而归于后。"明确指出经过小肠分清别浊，消化吸收后的水谷分为两条代谢途径，水液渗入膀胱形成尿液，糟粕渗入大肠形成粪便。通过小肠泌别清浊的功能可对尿液发挥调控作用。当小肠热盛时，煎熬津液，津液短少，故小便赤涩。《圣济总录·小肠门》载："小肠实热，脉气盛实，故小便下血，或黄赤结涩不通，心烦、口疮。"《外台秘要》中更有精彩论述："忧愁惊恐心气虚热，客邪气与热搏于心，故小便赤……惊恐动于心，心不受邪，邪即传于小肠，渗入胞中，所以小便赤。"将心、小肠、胞（膀胱）三者有机地联系起来，对认识心火下移小肠引起小便症状有一定的启示。

（六）关于心开窍于舌与寄窍于耳的讨论

　　心开窍于舌，是指舌的变化与心的功能密切相关，心的功能状态可以表现在舌象上，通过对舌的观察可以了解心的生理功能。窍，"空也，从穴"（《说文解字》），即孔窍。人体面部五官，目、鼻、耳、口皆为孔窍，为人体的外部器官，分别为内脏所主，而与人体的视觉、嗅觉、听觉、味觉有关。舌为口腔中的主要器官，是由横纹肌组成的一个肌性器官。其虽非孔窍而中医学却称之为心之窍，其理有四：①心与舌体通过经脉相互联系，《灵枢·经脉》说："手少阴之别……循经入心中，系舌本。"②心主血脉，而舌体血管丰富，外无表皮覆盖，故舌色较面部更能灵敏反映心主血脉的功能状态。③舌黏膜上分布有丝状乳头、菌状乳头、轮廓乳头，在乳头之间有许多"味蕾"，因而舌具有味觉功能。心主血脉，心之气血通过经脉上荣于舌，使之发挥鉴别五味的功能。因此，舌虽非孔窍，因其与感觉有关，故与其他四窍归四脏一样，将舌归为心之官窍。如《备急千金要方》曰："舌者心之官，故心气通于舌。"《灵枢·脉度》亦云："心气通于舌，心和则能知五味矣。"④舌与言语、声音有关，如《灵枢·忧恚无言》说："舌者，音声之机也。"舌体运动及语言表达功能依赖心神以统领，其功能就能反映心主神志功能的正常与否。病理上，心神失常，则见舌卷、舌强、语謇或失语等症。

心不但开窍于舌，且寄窍于耳。有研究认为，这是因为窍的含义为"孔"，舌在形态上不符合"孔"的标准，需寄窍于一含孔的官窍，如《证治准绳》曰："心在窍为舌，与耳口鼻等孔窍性器官有所不同，故曰心寄窍于耳。"至于为什么寄窍于耳，而不寄窍于目、鼻、口等其他官窍，理由如下：①心主血脉，耳为宗脉所聚，心血滋养耳窍。心主血脉，统领全身脉络和主持周身血液循环，并有化血生血之能。耳虽位于头面之两侧，但周身阳经之脉，及阴、阳经之络大都上行于耳，故耳有"宗脉所聚"之称。如《灵枢·口问》曰："耳者，宗脉之所聚也。"《医贯·耳论》亦曰："人身十二经络中，除足太阳、手厥阴，其余十经络，皆入于耳。"由于周身脉络皆由心所主，而耳为宗脉之所聚，故心与耳通过宗脉而相互连属。②心气通于耳，耳受之而能听。心气通于耳，历代医贤皆有论之，如《黄帝内经太素》曰："心气通耳。"《黄帝内经素问集注》亦曰："心属火，受南方之赤色，入通于心而养精于内也，《邪气脏腑》篇曰：十二经脉，三百六十五络，其气血皆上于面而走空窍……其别气走于耳而为听。别气者，心主之气也。"故耳之所以能听，与心气上奉的作用是分不开的。病理上，心血、心气不足或心肾不交可导致耳鸣、耳聋等耳窍的病变。

综上所述，心与官窍舌、耳的关系非常密切。心的生理功能正常，则舌与耳能正常发挥作用，反之，则舌与耳功能失常，可出现许多病变。

二、肺系的研究

肺为相傅之官，魄之居舍，在五行属金。其在体合皮、开窍于鼻、其华在毛、在液为涕、在志为悲，与大肠互为表里，通应于秋气，手太阴经和手阳明经互为络属，构成了肺的系统。其主要生理功能是：主气司呼吸，主宣降，通调水道，朝百脉。在肺的研究中，关于肺为娇脏、主治节、主肃降等内容，仍然有深入挖掘的价值和研究的意义。

（一）关于肺为娇脏

肺为"娇脏"之说，缘于对其生理、病理特点的长期观察，实指肺最易罹受外邪侵袭。对肺"娇弱"之性的认识，在对外感病的临床观察中表现的尤其明显。就外感病初起而言，伤寒温病两派均强调手太阴肺的病变。《伤寒论》依据六经辨证有其脏腑经络基础，认为太阳属寒水而主表，肺合皮毛亦主表，太阳主皮肤营卫，肺亦主卫，故《伤寒论》把肺寒证（麻黄汤、小青龙汤）与肺热证（麻杏石甘汤）均列入太阳病，把手太阴肺的病证归在太阳经。温病三焦辨证也认为，温病初起，病变重心在于肺，吴氏在《温病条辨·三焦》云："凡病温者，始于上焦，在手太阴。"温病专著《温热经纬·叶香岩外感温热》言："温邪上受，首先犯肺。"卫分证特指以肺系为病变重心的温病表证,温病辨证两大体系均谓温病初起病变重心在肺。《临证指南医案·卷四·肺痹》亦云肺"不耐邪侵"。故在外感病中,初起不论风寒、风温,皆在太阳、上焦肺、卫分。无论风寒还是风温之邪,首先犯肺的依据:①《素问·阴阳应象大论》谓"天气通于肺",肺开窍于鼻,与外界呼吸相通,而"无一瞬或停者也",见于《读医随笔·升降出入论》。②肺外合皮毛,统一身之表而为藩篱,皮毛内应肺脏,外应自然之气。可知,自然界邪气侵袭,或自鼻喉而入,或经皮毛而犯,皆易犯肺而发病。肺为"娇脏"是与肺为华盖、主皮毛、开窍于鼻的生理特点所相关。

其次,对内伤病的观察亦有助于对"肺为娇脏"的理解。如《血证论·脏腑病机论》云:"凡五脏六腑之气,皆能上熏于肺以为病。"《临证指南医案·肺痹》言:"肺主百脉,为病最多。"《理虚元鉴》立论"治虚有三本",本于"肺""脾""肾",而"三本"之中,又有"二统",其阴虚者统于肺。类似的认识尚可上溯至《黄帝内经》,如《素问·咳论》说:"五脏六腑皆令人咳,非独肺也",反映出肺脏在内伤病中娇弱易损的特点。研究其因有三:①脾胃为后天之本,气血生化之源,五脏六腑赖以长养,手太阴肺经始于中焦(脾胃),脾胃运化之水谷精微,必先上输于肺,而后能布散周身。《灵枢·禁服》言:"审察卫气,为百病母",肺主合成诸气,生成宗气,宣发卫气,内伤病发病亦与卫气密切相关。②肺朝百脉,全身脏腑经络气血均朝会于肺,凡其他脏腑的病变易上及于肺。③肺主一身之气,《内经知要·卷上·藏象》言:"肺主气,气调则脏腑诸官听其节制,无所不治。"肺的这些生理特征,决定了其在内伤病中的"娇脏"性质。换言之,即对体内各脏腑的病变具有特定的敏感性。

清代程钟龄《医学心悟·咳嗽》认为:"肺体属金,譬若钟然,钟非叩不鸣,风寒暑湿燥火六淫之邪,自外击之则鸣,劳欲情志,饮食炙煿之火自内攻之则亦鸣。"说明外感内伤皆易伤肺。肺为娇脏,提示我们治疗用药以轻清宣散为贵,用药忌性猛过偏,以防伤肺。

此外,肺为娇脏之"娇"字,也有通"骄"作"强"解,和通"矫"作"正"之意。旨在强调肺作为"脏之长"的强大防御功能,和肺"司清浊之运化"派生出的对全身的治理调节作用。

(二)肺主气治节全身

肺主气,包括主呼吸之气和主一身之气。主呼吸之气是肺对全身之气发挥主持和调节作用的基础。《黄帝内经》中"诸气者,皆属于肺"(《素问·五脏生成》)等论述即"肺主一身之气"理论的雏形。在此基础上,张介宾就"生气"和"调气"两方面对肺做了阐述,云:"诸气皆生于肺。""肺主气,气调则营卫脏腑无所不治"(《类经·三卷·藏象类》)。王绍隆认为:"肺主身之气,气非呼吸不行,脉非肺气不布"(《医灯续焰·寸口大会男女定位》)。说明"肺主一身之气"是指:人体所有生理之气,包括自然界清气、水谷精微、营气、卫气、宗气、元气、真气以及脏腑经络组织器官诸气的生成、运动,均由肺所调节和主持。它包含"气的生成"和"气机调节"两个方面。从"肺藏气"到"肺主一身之气"的发展,体现了解剖的基础和以表知里的观察方法;但对呼吸机制及呼吸功能对人体作用的认识,仍以思辨予以解释及说明的模式存在。如以阴阳升降学说来分析肺的呼吸运动,展示气机调节的图景是:呼的过程体现着气的升与出的运动;吸的过程则是气降与入的运动。呼吸包含了气机运动的四种基本形式,加之其运动的节律性,表现为对一身之气强大的调控作用。因此,肺主气功能的两大内容——司呼吸及主一身之气,在发生学上既密切关联,又相互区别,具有合理性,对肺司呼吸功能的认识,是推导"肺主一身之气"的基础。

肺主呼吸具有节律性特征,这种特征与心的搏动相互配合。出自《素问·灵兰秘典论》

的"肺者,相傅之官,治节出焉"的"肺主治节"论,据该篇而论,肺"相傅"的对象应该是心,心为"君主"与肺为"相傅"对举,可见《黄帝内经》本义,"治节"当与"肺辅心行血"这一生理环节密切相关。如《灵枢·五十营》云:"故人一呼,脉再动,气行三寸,一吸,脉亦再动,气行三寸,呼吸定息,气行六寸……"《灵枢·天年》亦云:"呼吸微徐,气以度行。"说明通过肺节律性的呼吸运动,可以内调脏腑经气,外通皮毛腠理,从而达到治理调节全身内外上下的作用。可见肺主治节,是基于肺主气的基本功能,是肺在机体生命活动中发挥重要作用的体现。肺有规律地一吸一呼,即《灵枢·动输》谓:"以息往来。"吸则入,入则降;呼则出,出则宣。宣发肃降,相反相成,协调平衡,动而中节,气机升降出入,动而不息,并行不悖。若宣发肃降逆乱而无节,则呼吸频数越于常度,或迟滞不应常数,或呼多吸少,或吸多呼少,此皆失于"节律"而治节不利。另肺呼出浊气,吸入清气,主生成诸气,合成宗气,宗气(走息道)贯心脉,协助心主血脉。作为联结心肺功能的中心环节或中介,宗气的运行具节律性,并受呼吸节律调控,参与心搏节律的形成和维持。如《素问·平人气象论》曰:"胃之大络,名曰虚里,贯膈络肺,出于左乳下,其动应衣,脉宗气也。盛喘数绝者,其病在中……绝不至曰死。乳之下其动应衣,宗气泄也。"可见呼吸节律调节气血的运行。

以上生理节律的调控,构成了肺主治节的生理内容。临床上,以上生理节律的破坏便构成了肺失治节的特定病理内容。由于肺主治节功能的根源在于肺气宣发肃降的"动而中节"状态,因此,治疗肺失治节,宜从调理宣降着手。

(三)关于肺主肃降

肺位居上焦,为五脏六腑之华盖,位置至高,故其气以下降为顺。"肃降"是肺的特性及肺气运动的特点。从脏腑气机的整体论而言,肺主肃降值得做深入探讨。

1. "肃降"概念的形成及内涵 "肃":①"持事振敬也"(《说文解字》),含敬畏、尊敬之意;②"肃,缩也,霜降而收缩万物"(《毛传》),可引申为收缩、清肃。肺喜清肃,不容纤芥,与肺的娇脏之性相吻合。"降",即下降,肺为五脏之盖,其气以下降为顺。故"肃降",概括了肺的清肃、洁净、收敛、下降的性质。探究"肺主肃降"的理论来源,其肇源于《黄帝内经》。《素问·五常政大论》就有"审平之纪……其用散落,其化坚敛,其类金,其政劲肃,其候清切,其令燥,其脏肺"的记载,是"肺主肃降"理论的萌芽。《素问·经脉别论》"脾气散精,上归于肺,通调水道,下输膀胱"的论述,蕴含肺主肃降之意。明确将"肃降"与肺联系在一起的是清朝叶天士,他在《临证指南医案·肺痹》中指出:肺为呼吸之场所,位居最高,受脏腑上朝之清气,禀清肃之体,性主乎降(华岫云语)。

此外,《黄帝内经》中并未明确提到"肃降"一词,然"肺主肃降"理论的产生源于"金"行特性类比推导的观点也有一定的依据。金有杀伐之象,张景岳曰:"金主杀伐,和则清宁,故曰审平,无妄刑也。"金应秋、秋气肃杀、相傅代君行令、以成金运之坚成,说明"至肃""至清"之性是肺之性的核心。结合"肺藏于右"(《素问·刺禁论》),"通调水道"和"司呼吸"的"吸"的过程,说明"肃降"理论的发生与(阴阳)五行学说的渗透有相关性。

另可见"肃"与"降"是两个概念,"肃"即清肃,指肺有清除废浊之物的作用。一是清除肺及呼吸道中痰浊异物;二是清除大肠中的废浊之气。前者经汗孔排汗,清除代谢废物和邪浊;后者依赖肺的清肃,促进大肠将水谷中的糟粕、矢气下行至魄门排出体外。"降"即下降,肺气向下通降,与下焦之肝的上升,及中焦脾升、胃降相顺应,使人体气机升降有序,通畅调达,保持生命活动的蓬勃生机。肺气下降,肺所敷布的津液、水谷精微也运行有序,最终精微归肾,余浊归膀胱、大肠,完成清浊之运。

2."肃降"的意义及应用

（1）肃降与宣发的相互配合：早在宋朝朱肱所撰《类证活人书》就有"肺为天,其位至高,其体至清,故用轻清顺利之剂投之,使肺气轻清而或易散也"的记载。肃降与宣发密不可分,二者是两种性质不同的气的运动形式,既矛盾又统一,在相互制约中求统一,共同完成肺的各种生理功能。因此,肺气失宣与肺失肃降均能出现咳嗽、气急、胸闷、水肿等症,并且容易感受外邪,故常合称为"肺失宣肃"。但宣发与肃降二者毕竟有区别,即使同时存在,也应分清主次。如疾病初期大多为失宣,后期多为失肃降；表证期多为失宣,由表入里后多为失肃；寒邪大多导致失宣,热邪大多导致失肃；实证大多为失宣,虚证大多为失肃。咳嗽痰多者应多考虑肺气失宣,干咳痰多者多考虑失肃,但如果确为肾阳虚衰,水气上凌心肺而痰多气急者,应属肺失肃降(肺气失肃)。慢性水肿,以下半身为主的水肿,或早晨头面肿下午足肿者多考虑肺气失肃。在治疗方面清肺不单指宣肺或降肺,应是两者的有机结合和选择性的有所偏重。一味地固执一端,往往不能达到理想的治疗效果。可见明确宣发与肃降的辩证关系,对于临床工作起着至关重要的作用。

（2）肃降以协调全身脏腑气机运动：《素问·刺禁论》有"肝生于左,肺藏于右,心部于表,肾治于里,脾为之使,胃为之市"的论述,生动地描述了五脏的功能特性及气机特点。"肺藏于右"而有肃降之功能。肺气肃降,在人体生命活动中起着降阳敛阴、推陈致新的重要作用,归纳可概括为以下几个方面：

一是肺降肝升,调达气机：肺气肃降,首先有利于肝气的升发,如《临证指南医案》言："人身气机,合乎天地自然,肺气从右而降,肝气从左而升,升降相宜,则气机舒展。"《医碥》也有相同的认识："气有降则有升,无降则无升……浊阴从肺右降,则胸中旷若太虚,无有窒塞,清阳则以从肝左升,是谓有降有升。若浊阴壅塞胸中,不肯下降,则肝气被遏,欲升不能。"再则可以制约肝气升发太过,如《素问·六微旨大论》说："风位之下,金气承之。"只有肺金承制,肝木才能疏而不亢,冲和调达。因此,肺降肝升是保证人体气机升降的重要环节。

二是肺济肾水,纳气藏阴：肺主气,肾纳气,共掌呼吸。肺吸入清气下达于肾,若肺气虚衰,或痰邪壅阻,使肃降失职,可影响肾之纳气。又肺金为母,肾水为子,在下之肾阴赖肺阴沉降滋助。张聿青在《张聿青医案》中说："肺为水之上源,源头不生,则滋育之品自为杯水车薪,无从应手。"若肾阴亏损,日久必盗食于金母以自救。故治疗肾阴亏损久不获愈者,又必滋养肺金,使肺阴下达,令母养子。

三是下输膀胱,通调水道：《素问·经脉别论》云：肺"通调水道,下输膀胱"。清·张志聪在《黄帝内经素问集注》中说："肺应天而主气,故能通调水道而下输膀胱,所谓地气升为云,天气降而为雨也。"肺通调水液于膀胱,是基于肺气肃降的功能。高源之水下行,使各脏得其滋养、濡润,代谢后的水液下输膀胱气化为尿排出体外。若肺失宣降,不能通调阴津至下焦,除会出现小便短涩的症状之外,还会因脏腑失于水阴滋养而酿患为阴亏之证,故《理虚元鉴》有"阴虚之证统于肺"之说。

四是清肃胃肠,降浊排粕：肺胃以经脉相连,同主肃降,相互为用。肺气肃降助胃气降下谷浊；胃气和降,也利于肺气清肃下行。《素问·咳论》曰："此皆聚于胃,关于肺",反映了肺胃同主肃降的密切关系。而肺与大肠以经脉相互络属构成表里关系,大肠的传导赖肺的肃降相助,正如唐容川所说："大肠之所以能传导者,以其为肺之腑。肺气下达,故能传导"(《医经精义·脏腑之官》)。肺气肺津下达,使大肠润而不燥,排泄有力。若肺气虚或肺气壅而肃降不能,均可致大肠传导失职,此时配合治肺,每能取得良效。

总之,肺之清肃下降,能使各脏俱仰戴其泽,且无壅塞之气、浊废之水留滞,气平以顺,脏腑得安。

(四)关于肺主通调水道

"通调水道"语出《素问·经脉别论》,经言:"饮入于胃,游溢精气,上输于脾,脾气散精,上归于肺,通调水道,下输膀胱。"肺"通调水道"是通过肺的宣发肃降来调节。肺宣发,使水液疏散到体表;肺肃降,使水液降达到膀胱,从而使"水精四布,五经并行"。如张志聪在《黄帝内经素问集注》中说:"水精四布者,气化则水行,故四布于皮毛;五经并行者,通灌于五脏之经脉也。"人体水液代谢尤其是汗液与尿液的排泄,和肺与膀胱的上下协调呼应密切相关。膀胱足太阳主"开",肺手太阴亦主"开",两者一阴一阳,一上一下,气化相通,故《医学入门·脏腑》有"肺与膀胱相通"之说。这一理论临床意义重大。邪气从皮毛束闭肺气,可导致小便不利发为水肿,如《素问·水热穴论》云:"勇而劳甚则肾汗出,肾汗出逢于风,内不得入于脏腑,外不得越于皮肤,客于玄府,行于皮里,傅为胕肿,本之于肾,名曰风水。"故又云:"其本在肾,其末在肺,皆积水也。"明确指出肺功能失调和水肿发生的内在关系。故而《黄帝内经》将"发汗宣肺气"(《素问·汤液醪醴论》之"开鬼门")作为治疗水肿的重要方法之一。这一理论立足于气与津液关系的思辨推导,肺气充沛,宣降畅通则津行无碍,排泄正常。

在肺"通调水道"理论的指导下,后世医家积极探索水肿病从肺治疗的运用。《金匮要略·水气病脉证并治》倡导水肿病"腰以上肿"者,当发汗宣肺气,诸多方剂伍用宣肺发汗药,如越婢加术汤、甘草麻黄汤、麻黄附子汤等用麻黄发汗宣肺气,防己黄芪汤、防己茯苓汤等均用防己散风邪、通腠理以宣肺气,其疗效证实了肺"通调水道"理论的正确性。故《医原·卷上·百病提纲论》有"上窍开而下窍自通"之说;曹颖甫在《经方实验录》中也指出:"对水气病的治疗,有当利小便的证候,必先行发汗而小便始通;又有专用发汗的证候,必兼利小便而始愈。后世医家用"提壶揭盖"的形象比喻,拓展了临床运用的思路。

(五)关于肺朝百脉

《素问·经脉别论》云:"食气入胃,浊气归心,淫精于脉,脉气流经,经气归于肺,肺朝百脉,输精于皮毛。"肺朝百脉,一是指通过肺实现血脉内外清浊之气的交换,二是指肺助心行血。二者皆基于肺司呼吸的基本功能。呼吸通畅,是保证经脉运行无阻的重要条件。肺又通过生成宗气以"贯心脉",故肺主之气乃为血液运行的动力。此功若失,可致瘀血,正如《灵枢·刺节真邪》说:"宗气不下,则脉中之血,凝而留之。"

对于"朝"字,有释为"肺朝向百脉",也有作"潮汐"解,即"肺潮动百脉"。《灵枢·动输》曰:"人一呼脉再动,一吸脉亦再动,呼吸不已,故动而不止",其节律性显而易见。《素问·五脏生成》亦云"诸气者皆属于肺,此四肢八溪之朝夕也"。说明肺的功能与人体内诸多节律有关。此理论可以与"肺主治节"互参。

(六)关于肺主皮毛

《素问·痿论》曰:"肺主身之皮毛。"《素问·五脏生成》曰:"肺之合皮也,其荣毛也。"据此,肺与皮毛的关系可从两方面理解,一是从"主"解读,"主"有主宰、掌管之意,强调肺主宰皮毛两者的主从关系;二是从"合"解读,"合"有联合、合作之意,即肺与皮毛在呼吸功能上互相配合的并列关系。

1.肺主皮毛 《素问·经脉别论》明确指出:"肺朝百脉,输精于皮毛",即肺将精微物质输送到皮毛,为之营养。这一作用主要体现在以下两方面。

(1)肺之精气润养、温养皮毛: 在长期的临床观察实践基础上,《黄帝内经》发现,肺脏的病变常常引起皮毛发生"焦""悴""夭""败"等一系列变化。如《灵枢·经脉》云:"手太阴气绝则皮毛焦。"《素问·痿论》云:"肺热者,色白而毛败。"这一现象提示: 皮毛的营养状况和肺脏的功能状态密切相关。正如《灵枢·决气》所言:"上焦开发,宣五谷味,熏肤、充身、泽毛,若雾露之溉,是谓气。"又《灵枢·经脉》云:"太阴者,行气温于皮毛者也。"《素问·平人气象论》云:"藏真高于肺,以行营卫阴阳也。"由此可知,肺气宣发津液以营养、濡润皮毛,卫气以温养固护肌表。如《灵枢·本脏》所云:"卫气者,所以温分肉,充皮肤,肥腠理。"又云:"卫气和则分肉解利,皮肤调柔,腠理致密矣。"故肌表"御邪"作用的强弱与肺息息相关。如《素问·生气通天论》云:"清静则肉腠闭拒,虽有大风苛毒,弗之能害。"这一推测也在临床实践中得到检验,如《灵枢·五变》曰:"腠理疏,则善病风。"故临床对于易罹患感冒及长期肺病形寒怕冷之人,宜温达肺气;而对于皮干毛焦之人,应养阴润肺。

(2)肺卫司腠理开合: 腠理具有排泄汗液的功能,如《素问·举痛论》曰:"寒则腠理闭……炅则腠理开……汗大泄"。《灵枢·决气》曰:"腠理发泄,汗出溱溱。"《黄帝内经》认为,腠理"启"则汗出,"闭"则无汗。"启"和"闭"这一表述显然系取象比类的类比说理。而腠理之启闭,由肺卫所司。如《灵枢·本脏》曰:"卫气者……司开合者也。"故汗出异常可以调肺卫。同时,卫气的开合具有节律性。据《灵枢·卫气行》可知: 卫气昼行于阳,夜行于阴。肺卫的昼夜节律是天人相应观点的体现之一。正如《素问·八正神明论》所云:"是故天温日明,则人血淖液而卫气浮,故血易泻,气易行;天寒日阴,则人血凝泣而卫气沉。"根据季节昼夜节律进行养生也是中医理论的具体运用。

2.肺合皮毛——皮毛助肺散气 "皮毛助肺散气"理论虽至清代方得以明确提出,其理论源于《黄帝内经》。如《素问·玉机真脏论》曰:"今风寒客于人,使人毫毛毕直,皮肤闭而为热……弗治,病入舍于肺,名曰肺痹,发咳上气。"风寒束表,腠理闭导致肺气失宣而"发咳上气"。《素问·阴阳离合论》曰:"皮痹不已,复感于邪,内舍于肺。"说明皮毛受邪,导致肺气外达不畅。这一理论,在外感病中尤其具有价值。前述研究已知腠理为泄汗之所,阳加于阴谓之汗,故腠理亦当为气行出入之所,所以《黄帝内经》论"腠理"及"汗"每与"气"并论。如《素问·举痛论》曰:"寒则腠理闭,气不行,故气收矣。炅则腠理开,荣卫通,汗大泄。"《灵枢·五癃津液别》曰:"天寒则腠理闭,气湿不行。"《素问·生气通天论》直呼汗孔为"气门",实寓皮毛"宣肺气"之奥旨。

皮毛尚有调节体温的作用,这完全出自于对临床的观察。如《素问·生气通天论》说"体若燔炭,汗出而散"。其调节体温作用是通过对汗液排泄的调节而实现的,汗液排泄由肺卫所司,因此,可以认为: 肺卫具有调节体温的功能。肺与皮毛的关系是人体内外相通应整体观的突出体现。皮毛助肺呼吸,肺通过皮毛向外与自然之气相通应。以三阴三阳开合枢而言,《素问·阴阳离合论》指出,太阳、太阴皆为开。皮毛属表,为太阳经所主,肺属太阴,太阴肺开宣布散精微阳气至体表,皮毛之开助肺散浊气于体外,皆具开宣、布散、通达之功。肺和皮毛开之太过或不及,皆可相互影响而使功能失调。故"肺—卫—津液—皮毛"息息相关,对临床治疗具有重要的指导意义。需要指出的是,肺和皮毛之间虽存在着密切的联系,但这种联系并不具有特异性,如汗虽出于皮毛,但为心之液,《素问·宣明五气》曰:"心为汗",《灵枢·九针论》曰:"心主汗",又《素问·刺禁论》有"心部于表"之说,即"心主营气,营布于表"之谓。又《素问·脉要精微论》的"尺肤分候"诊法,《素问·皮部论》的"十二皮部"等,均说明"肺合皮毛"并非特异性的关系。这种脏腑与形体官窍的多联系途径也揭示出人体功能的复杂性,也使我们的临床思路得以开阔。

三、脾系的研究

脾为仓廪之官,意之居舍,在五行属土。脾在体合肉、开窍于口、其华在唇、在液为涎、在志为思,与胃互为表里,通应于长夏,足太阴经和足阳明经互为络属,构成了脾的系统。其主要生理功能是主运化、升清和统摄血液。在脾的研究中,关于脾气上升、主运化等内容,仍然有深入挖掘的价值和研究的意义。

(一)关于脾气上升

上升者为阳气,下降者为阴气,此乃阴阳之性;但阴阳之用却刚好相反,属阴者上升,属阳者下降。经脉的走向规律就是明证,如《灵枢·逆顺肥瘦》言:"手之三阴,从脏走手;手之三阳,从手走头;足之三阳,从头走足;足之三阴,从足走腹。"阴经从下从里往上往外走;阳经从上从外往下往里走。因此,阳不降,阴不升,就会形成"器散而分之"的离决之势,阴阳两气在运动中的基本形式是阴升而阳降。

人体内的气机升降运动也是属阴者升,属阳者降。脾为至阴之脏,脾气上升是脾的生理特性所决定。《谦斋医学讲稿》就提出:"脾主中气,体阴而用阳。"所以叶天士说:"脾宜升为健,胃宜降为和。"若升降反作就会出现"清气在下,则生飧泄,浊气在上,则生膜胀"的病理现象。脾气不升还可表现为"上气不足",正如李东垣所言:"上气不足,脑为之不满,耳为之苦鸣,头为之苦倾,目为之眩……皆由脾胃先虚,气不上行之所致也。"

脾气上升的这一生理特性,得到了临床实践的有力证明。以"补土派"的代表医家李东垣所制方剂的用药特点为例,可窥一斑。他在《脾胃论》所用全部药103味中,用过20次以上的 8 种中药,主要是甘草、陈皮、升麻、当归、白术、黄芪、人参、柴胡,全是升脾阳以益气的著名方剂补中益气汤中的药物。其中升麻、柴胡是升发阳气的主要药物,有升而上浮之机,李氏所创方剂中有升麻、柴胡者占200首,居《脾胃论》《内外伤辨惑论》《医学发明》《兰室秘藏》处方389首的半数还多,其中有升麻者占了174方。东垣认为:"升麻引胃气上腾而复其本位,便是行春升之令;柴胡引清气行少阳之气上升。"又说:"补其中而升其阳……大忌苦寒之药损其脾胃"从其制方用药以升脾阳为主,足见李氏注重脾气上升的生理特点,正如叶天士所言:"东垣大升阳气,治在脾也。"进一步印证了脾气以上升为其本能特性。

(二)关于脾主运化

主运化是脾的主要生理功能,包括运化水谷和运化水液两个方面。

1. 运化水谷　是脾的基本功能,脾胃同居中焦,一脏一腑,共同发挥对饮食物的受纳、腐熟、运化的生理功能。故《素问·灵兰秘典论》以"脾胃者,仓廪之官,五味出焉。"比喻人体之脾胃司水谷受纳、运化的生理功能。然而两者各有侧重,胃为"水谷之海"而主受纳,脾是"为胃行其津液"而主运化。《素问·刺禁论》说:"脾为之使,胃为之市。"

"脾为胃行其津液"的提出,首先依据的是解剖和经络的生理结构理论。正如《素问·太阴阳明论》所说:"帝曰:脾与胃以膜相连耳,而能为之行其津液何也? 岐伯曰:足太阴者三阴也。其脉贯胃属脾络嗌,故太阴为之行气于三阴。阳明者表也,五脏六腑之海也,亦为之行气于三阳。脏腑各因其经而受气于阳明,故为胃行其津液。"其次是脾主运化的生理功能所决定,《素问·太阴阳明论》说:"脾脏者常著胃土之精也。"又说:"四肢皆禀气于胃,而不得至经,必因于脾,乃得禀也。"这是说明五脏六腑、四肢百骸"皆禀气于胃"的道理,是通过脾的"散精"作用而实现,所以脾主运化、输布"为之使"。胃主受纳、腐熟"为之市"。一"市"一"使",反映两者在生理上既分工不同而又统一合作的密切的生理关系。正如程杏轩所言:"食物入胃,有气有质,质欲下达,气欲上行……得脾气一吸,则胃气有助,食物之精,得以尽留,至其有质无气,乃纵之使去,幽开则糟粕弃矣。"这是脾胃在饮食物消化吸收过程中的升降运动。脾属阴,阴者必升,升者升清;胃属阳,阳者必降,降者降浊。说明脾胃受纳、运化水谷的功能,源于脾胃的气化作用。

2. 运化水湿　是脾在运化水谷的基础上,产生的生理功能。故《黄帝内经》在提出脾胃主"仓廪"的同时,又提出了"诸湿肿满,皆属于脾"的观点。中医对运化水湿的认识,一源于脾主运化水饮的功能,《素问·经脉别论》言:"食气入胃、散精于肝……饮入于胃,游溢精气,上输于脾,脾气散精,上归于肺,通调水道,下输膀胱……"另一方面与中医学司外揣内,从病理反推生理的认识方法相关,如从"湿盛则濡泻""诸湿肿满"等病证从脾治的临床实践中,提升了对脾运化水湿功能的认识。

脾主运化水湿,也指脾具有调节人体水液代谢,对体内水液有吸收、转输和布散的作用。若脾主运化水湿的功能失常,就易致体内的水液停聚,形成内湿、痰饮等病理产物,或出现小便不利、水肿、濡泄、妇女带下不止等病证。临床上,以实脾饮、苓桂术甘汤、参苓白术散等方药治疗获效的临床实践,成为脾主运化水湿的例证。此外,脾为气机之枢亦是运化水湿生理机制的一个重要方面。脾升胃降构成气机升降之枢纽,是全身脏腑正常运行的前提,即肝之升发,肺之肃降,心火下交,肾水上济,皆有赖于脾胃升降的枢纽健运。水湿运化的实质是升清降浊,按质地和阴阳属性,水湿中轻清部分为清气,称为清阳;其重浊部分为浊气,称为浊阴。清者化而上升,浊者化而下降,则肠胃水饮自然转运,水湿、痰饮、水饮等湿邪亦随自然运转而消散。肠胃水饮的吸收转化、全身水湿的转运消散,固然是脾主运化水湿功能的体现,还应看到脾主运化水湿更深层的内涵,就是保持水液在体内正常敷布、代谢的过程,使"清阳出上窍,浊阴出下窍;清阳发腠理,浊阴走五脏;清阳实四肢,浊阴归六腑"。清升浊降,恒动不息则水液才能正常敷布而发挥功能,不至于停留为患。

由上可见,脾为什么能主运化水湿呢?因为脾的本能特性是性湿善升、喜燥恶湿,以保持脾性湿而不滞,这是脾主运化水湿生理机制的一个方面;而脾又为气机之枢亦是运化水湿生理机制的另一个重要方面。

(三)关于脾主统血

脏之于血,则主血者在心,藏血者在肝,而统血者则在脾。统摄血液,除统管、控制血在脉内运行,防止血液逸出脉外,还有防止血在脉内瘀滞的作用。如《血证论》说:"人身之生,总是以气统血。"

脾主统血的概念,在《黄帝内经》《难经》虽没明确提出,但已有蕴义。《灵枢·百病始生》说:"卒然多食饮则肠满,起居不节,用力过度,则络脉伤。阳络伤则血外溢……阴络伤则血内溢……"表明饮食与用力过度皆伤脾,脾伤而络脉也伤。《难经·四十二难》提出脾"主裹血,温五脏。"认为脾具有包裹血液勿使外逸的功能,由是血循常轨,运行于经脉之中以温养五脏,可见其与后世所言的脾主统血含义相似,如清·沈目南在《金匮要略注》中云:"五脏六腑之血,全赖脾气统摄。"再如东汉张仲景之黄土汤、小建中汤等说明当时已有血证从脾治的临床实践。

据考查最早明确提出"脾统血"者,可能是明代医家薛立斋,他在《薛氏医案》中说:"心主血,肝藏血,亦能统摄于脾。"嗣后,武之望在《济阴纲目》中亦指出:"大抵血生于脾土,故云脾统血。"脾主统血理论的提出与确立,是脾脏理论的重大发现,在这一理论指导下,对脾虚失摄这一病机所产生的血证的辨证论治就更清楚和系统。尽管各医家述说不同,如:"中气亏损,不能收摄","气虚不能约制","脾虚不能摄血"等,但实质所论也就是"脾不统血证"。脾主统血理论为后世提出的"诸血皆统于脾","故血证有脾虚者,当补脾以统其血","故治血者,必治脾为主","可知治血者,必以脾为主,乃为有要"等观点奠定了理论基础,有效地指导了临床实践。

脾气对血液的统摄作用与脾主气血之源、气机之枢的整体调节作用相关。通过脾的统血、生血及行血而达到人体统血功能正常的目的。后世临床对于血证,无论实证,还是虚证,都必须顾其脾胃之气,脾不摄血证,固然治脾为要,然实热证,迫血妄行,治疗时亦勿伤脾胃。故薛立斋说:"大凡下血,服凉血药不应,必因中气虚不能摄血,非补中升阳之药不能愈,切忌寒凉之剂。"对血证后期调理,亦注意以补益脾胃之剂善其后,使脾行统血之职。"凡下血证,须用四君子以收功",主张"大便下血,当以胃气收功,治者审之"。可见薛氏对血证治疗,或顾其脾胃、或从脾论治、或调脾胃善后,是深得脾主统血之理,值得后人临床借鉴。

(四)关于脾藏意主思

意为五志之一,思为七情的内容,二者均属于中医学狭义之"神"的范畴。脾藏意、应思,乃是"形与神俱"命题的具体体现之一。

1. 脾藏意 《灵枢·本神》说:"所以任物者谓之心,心有所忆谓之意,意之所存谓之志,因志而存变谓之思,因思而远慕谓之虑,因虑而处物谓之智。"由此可知"任物"之后,方才有意、志、思、虑、智的思维活动。其中意是意识、回忆;或未成定见的思维。据张伯华言:"'意'的含义主要有三:一是记忆,二是思维,三是注意。"《黄帝内经》认为"脾藏营,营舍意",营是后天水谷之精气所化生,其盛衰多少取决于脾主运化水谷,化生营气的功能的强弱。所以说"意"产生于后天,后天充养正常,"意"才能表达充分,回忆力强,思路宽广而敏捷,注意力集中,由此,后天之本的脾与"意"具有了特殊的相关性,从而确立脾与"意"密切相应的形神关系。

"意"为脾所主,因此脾气盛衰直接影响"意"的活动正常与否,临床上脾虚而易引起健忘、注意力不集中、思维不敏捷及智力下降。故健忘、智力下降,又可从脾论治,如归脾汤治疗健忘等。从临床也印证了脾藏意的形神关系。因此,脾藏意的功能活动正常,全赖于脾气健旺,营血充盛。

2. 脾主思 情志分属五脏,据《素问·阴阳应象大论》所述:脾"在志为思"。在《黄帝内经》中"思"属于两个不同范畴的概念。一属于认知范畴,《灵枢·本神》:"因志而存变谓之思",属思维意识活动,为实现某种志愿而反复研究、思考,属心主导下的精神活动的一部分,因此往往与心并提,如《素问·举痛论》说"思则心有所存",《灵枢·本神》的"心怵惕思虑则伤神"和《灵枢·百病始生》的"忧思伤心",均属于情感范畴,归于情绪变化。脾"在志为思",与其他情绪如喜怒忧恐并提,就是情感之思,如《素问·天元纪大论》记载:"人有五脏,化五气,以生喜怒思忧恐"。

研究可见《黄帝内经》在论述情感方面,有时不提及"思",如:《素问·阴阳应象大论》:"人有五脏化五气,以生喜怒悲忧恐"就是明证。这是与古代对思的理解有关,从语言文字学的角度进行考察。"思",古有悲、哀、忧、伤、愁、怒等意义。《尔雅·释诂》:"悠、伤、忧,思也。"现将"思"的古义例证略列于下:思有哀义,《洛阳伽蓝记》引此魏壮帝诗:"思鸟吟青松,哀风吹白杨",思、哀对文,则思即哀;思有忧义,《稽康集》附《郭遐叔赠四首》:"情以怅惕,惟思惟忧",思即忧;思有悲义,《淮南子·缪称训》:"春女思,秋士悲",许浑《途经李翰林墓》:"碧水鲈鱼思,青山鹏鸟悲",以上均为"思"与"悲"对文,思即悲,李善注:"思,悲也";思有伤义,谢朓《落日怅望》:"已伤慕归客,反思离居者","思"与"伤"对文,思即伤;思有愁义,杜甫《槐叶冷淘》:"加餐愁欲无","路远思恐泥",愁思前后对文,则思即愁;思有怨义,《九辨》:"蓄怨兮积思",怨、思对文,思即怨;思有畏义,陆厥《奉答内兄希叔》:"骏足思长,柴车畏危辙",思、畏对文,畏犹惧,思即恐惧。总之,"思"在古代作为悲哀、忧伤、愁怨、恐惧等的意义很常见,自然"思"有情感的含义。"思"作为情志,其代表意义很多,包括了其他的情绪变化,或者说其他情绪变化里都含"思"义,因此"思"既可以作为情绪之一,又可以认为其他情绪中有"思",这就是古代论情绪不提"思"的根源。《黄帝内经》从研究生命本身的角度,把"思"作为独立的情绪概念提出,同时又受当时文化的影响,认为"思"的情绪存在于其他情绪变化之中。这也是"思"归属于脾的原因,即脾为土脏,居中央,灌四傍,为五脏之本,五脏中皆有脾气。《重广补注黄帝内经素问》王冰引《新校正》云:"思者脾也,四脏皆受成焉。"现代有人认为:"思为七情时空之合,思属脾土,主四时四方,思为七情时空的中心,是七情的出发点和归宿点。"可见"思"的情绪变化只有以脾释之,才符合于情志与五脏对应的规律。所以"脾思"的情绪变化可以影响各脏,各脏情绪变化亦可影响于脾而产生相应的变化。这也是"中土之枢"脾在情感活动中调衡作用的体现。如《金匮要略》有"妇人脏躁,喜悲伤欲哭……甘麦大枣汤主之。"喜悲伤欲哭就是情绪变化不稳的症状之一,以甘麦大枣汤,甘入脾,养脾气,以调脾之情志变化,而稳定喜悲伤欲哭的情绪变化。

3. 脾藏意与主思的关系　　意,是指精神活动中的意识、回忆或未成定见的思维。脾藏意体现了脾主运化水谷,化生营气,以营养意的生理,即"脾藏营、营舍意";思,是对外界事物的内在心理转变,主要表现出思考、思虑,脾主思则主要体现了脾主气机之枢,以调节、推动与激发机体对外界事物的内在心理转变时的情志表现。可见脾藏意与主思的关系,实际上就是脾主运化与脾主气机之枢关系的情志表现,所以脾的生理功能正常,气血充盛,气机调畅,才具备思考敏捷,意识清楚,记忆力强而不衰退的基础条件。

（五）关于脾与四时五脏

关于脾与时令季节配属的关系,《黄帝内经》中有两种不同的理论。其一,认为脾主时而应长夏。其二,则认为脾旺四季而不主时。对脾的这一生理特性的研究有助于对脾生理功能的理解和掌握。

1. 脾应长夏　　脾应长夏,来源于脾主时的理论,指脾与长夏季节相应,基于以五行划分季节而形成的五时,即春、夏、长夏、秋、冬以应五脏的"脏气法时"理论。如《素问·脏气法时论》说:"脾主长夏……"脏气法时理论,源于五运六气学说。该学说认为自然界有五运六气的变化,在体也有五脏之气和三阴三阳六经之气的运动,人体脾的气化为太阴湿气,与自然界六气之湿气相对应,而自然界六气之湿气所主之时在长夏。此时气候多雨湿润,土地湿润则可以在夏季阳气盛,万物茂盛的基础上再长养万物,故而名之"长夏"。长夏之气以湿为主,为土气所化,与人体脾土之气相通。因此,脾主时应长夏,是从六气角度说明脾与自然界的相关性,它体现了脾在时间上的空间表现。

2.各十八日寄治 关于脾不主时的理论有两种不同的提法。其一,认为脾土于四时中无时不主。如《素问·玉机真脏论》说:"然脾脉独何主? 岐伯曰: 脾脉者土也,孤脏以灌四傍者也。"即四时之中脾土无时不在,时时刻刻滋养着其他四脏。正如《黄帝内经太素·卷十九·知针石》注云:"脾者为土,王四季,脾行谷气,以资四脏,故为之使也。"其二,认为脾分旺四季末各十八日,如《素问·太阴阳明论》说:"脾者土也,治中央,常以四时长四脏,各十八日寄治,不得独立于时也。脾脏者常著胃土之精也。土者生万物而法天地,故上下至头足,不得主时也。"脾分旺四季末各十八日的提法,实际上在四时中为脾划出了相应所主的时间,已经不是纯粹的"脾不主时"论。

以上两种脾不主时的提法,实质是强调四时之中皆有土气。对于"各十八日寄治"之说,有研究认为还包含有脾主更代四时五脏的思想,即认为凡是季与季的交接点(春末和夏初各九天,夏末与秋初各九天,秋末和冬初各九天,冬末与春初各九天,共七十二日),皆由脾更代其他脏腑。脾"不主时"的内在依据就是脾更代四时脏气的作用,也体现了时空脾脏,在时间上"运四时"的空间表现。该研究还依据《金匮要略·黄疸病脉证治》篇有:"黄疸之病,当以十八日为期,治之十日以上瘥,反剧为难治。"《金匮要略心典》说:"黄者,土气也,内伤于脾",提出黄疸之为病,以"十八日"为期,与脾"各十八日寄治"有关,黄疸在十八日内,瘥者,说明脾虽伤,但脾尚能更代脏气在"十八日"内完成,人体内脏气运转功能尚能维持正常,预后好; 若十八日未愈,说明脾已无力更代脏气,属难治,预后差。依据叶维法主编的《临床肝胆病学》报道,经临床观察急性黄疸型肝炎患者,黄疸常于数日至两周内达最高峰,此后逐渐消退。上海市传染病医院的报道:一般型黄疸肝炎,多在病程十八日内黄疸达到高峰,而后逐渐好转。可见"黄疸之病,当以十八日为期"不是凭空想象的,而是仲景通过大量的临床实际观察才总结出来判断黄疸病预后的重要规律,同时也是脾的更代四时脏气作用"各十八日寄治"理论的深刻反映。脾虽旺于四季,但又有主"十八日"的理论,在临床上确有实际意义,以供参考。

四、肝系的研究

肝为将军之官,魂之居舍,在五行属木。其在体合筋、开窍于目、其华在爪、在液为泪、在志为怒,与胆互为表里,通应于春气,足厥阴经与足少阳经互为络属,构成了肝的系统。其主要生理功能一是主疏泄,二是藏血。在肝的研究中,对于肝体阴而用阳等内容仍有深入挖掘的价值和研究的意义。

(一)关于肝"体阴而用阳"

至于肝的阴阳属性,在《黄帝内经》中有诸多说法:《灵枢·顺气一日分为四时》称其为"牡脏";《素问·金匮真言论》言其属于"阴中之阳";《灵枢·九针十二原》《灵枢·阴阳系日月》论其属于"阴中之少阳";《素问·六节藏象论》认为属于"阳中之少阳"。肝"体阴而用阳",出自《临证指南医案·肝风》曰:"肝为风木之脏,因有相火内寄,体阴而用阳,其性刚,主动主升。"肝"体阴而用阳"是对肝之生理特性的概括。生理上,"体阴",指肝位于腹部,相对为阴; 但主要是指肝藏血的功能。血属阴,赖肝之精气的收摄、肝阴之气的敛聚,方使肝体得充,肝阳之气得养且疏泄冲和条达,体柔而用和。"用阳"指肝阳之气主升主动主散的特性。由此,肝之阴血得和煦之气以温养,既不凝结,又不外逸,畅行脉中而无阻滞。"体阴而用阳"在生理功能上表现为肝藏血与主疏泄二者协调互济又相互制约的关系。一则血为阴,肝得所藏之血的濡养而疏泄正常,肝阳不亢。二则气属阳,肝阳之气疏泄畅通气机,能促进人体各脏将富余之血归藏于肝,并将肝藏之于血海中的血及时地根据人体功能之所需予以重新分配。因此,肝藏血(体阴)与肝主疏泄,气机调畅(用阳)两者相互制约、互相促进,共同维持肝气主升、主动特性及其功能活动。

　　肝"体阴而用阳"的生理特性反映在发病及病机方面,就有"肝用有余"和"肝无虚证"之说。如肝病常见阳亢无制为主,如情志内伤,易致疏泄有余,肝气上逆或横逆、或化火和化风。症见眩晕面赤、头目胀或痛、或胁肋胀窜作痛、烦躁易怒、呕逆、出血、或怒或狂、或肢麻、震颤、抽搐,甚至卒倒昏厥等症,治当平肝、泄肝、凉肝、镇肝以抑肝用。假若先天禀赋不足、或久视、思虑劳倦过度、久怒、失血等,多伤及肝之阴血,肝体不充,也可致升发疏泄不及,或升动过度,可使肝阳虚性亢奋,或肝风内动(虚风),症见目视昏花、干涩头晕,肢体麻木,或胁肋隐痛喜按、或月经量少,甚或经闭,或筋脉拘挛,震颤抽搐等。治当滋阴养血以益肝体、或滋阴柔肝、潜阳、息风,使气以柔而用方和。临床肝病以阴血不足为多见,故有"肝体常不足,肝用常有余"之说。总之,肝之精气阴阳充盛协调,体用方可正常;体用相合,方可性随而曲直、气柔、用动。临床对于肝病的治疗,应以顾护肝之阴血之体为临证要务。体和用各有虚实,或虚中夹实,实中夹虚,或下虚上实等。临证细辨,不可偏执。

(二)关于"肝主动"

　　"肝主动"理论源于《素问·五运行大论》曰:肝"其用为动",而肝"主动"语出《临证指南医案·肝风》曰:"肝为风木之脏,因有相火内寄,体阴而用阳,其性刚,主动主升。"肝主动的特性乃是古人根据天人相应之理,以取象比类之法,将风的吹拂而致物体摇动、飘动现象,以肝主筋支配肢体运动的功能为基础,经过类比思维而形成的理论,所以肝主动的理论是以肝藏血主筋为其思维背景。"动"有功能和病机之分,功能之动指肢体的运动、活动。肝血充足,筋膜柔韧,屈伸自如。可见肢体的运动与肝主筋功能密切相关,肝主筋的功能作用是肝主动理论发生的基础。病机之"动",有"动之太过"和"动之不足"两方面。所谓"动之太过"是指在病机状态下,病人的肢体、筋肉出现了非功能性的、不应有的"动"。结合临床实践,异常之"动"又有"显性之动"和"隐匿性动"。前者如突然昏倒、四肢抽搐(或曰瘛)、肢体震颤抖动、筋惕肉瞤等;后者如肌肤麻木、瘙痒、症状游走不定、蚁行感、头晕、目眩等。无论是何种之"动",中医理论运用风加以类比,将其皆以"风"、"风动"概之。这些"风动"之症皆与肝主动理论有关,故曰"诸风掉眩,皆属于肝"(《素问·至真要大论》)。无论因热、因虚、因湿、因风所致肢体"动之太过"的风证,都多从肝论治,是这一理论运用的实例。所谓"动之不足",即指肢体瘫痪、痿废之疾,此类病证也多与肝主筋有关,临床所见肢体蠕动、麻木不仁、不能久行者,多属阴血亏虚,筋失所养,治应滋阴养血、柔肝息风;若手足抽搐、全身颤动,甚或牙关紧闭、角弓反张者,多为热盛伤津、筋失所养,治当清热凉血、平肝息风。临床上根据肢体运动、关节屈伸状况,诊察肝脏功能的正常与否。如《景岳全书》所说:"凡阴虚血少之辈,不能营养筋脉,以致抽挛僵仆者,皆是此证。如中风之有此者,必以年力衰残,阴之败也;产妇之有此者,必以去血过多,冲任竭也;疮家之有此者,必以血随脓出,营气涸也……凡此之资,总属阴虚之证,盖精血不亏,则虽有邪干,亦断无筋脉拘挛之症。"再如用清泻肝胆湿热(如龙胆泻肝汤),或滋养肝之阴血治疗肢体痿废者,如壮骨丸(即古方虎潜丸),均为肝主动理论的具体应用。

（三）关于肝主疏泄

1. 疏泄的含义 "疏泄"一词,一般认为源于《素问·五常政大论》:"发生之纪,是谓启陈。土疏泄,苍气达……"此"土疏泄,苍气达",即是指岁木太过的"发生之纪"物候反应的一种概括。本意是指木运太过之年,木气太过犯及土气,使土气因木气太过而疏通发散,万物未至其所主时令而先呈"生发荣美"的反常现象,故此与作为正常生理功能之"肝主疏泄"的内涵是不同的。

2. 肝主疏泄的概念 肝主疏泄的理论渊源,可追溯到《礼记·月令》之"孟春之月……其器疏以达……盛德在木"。"其器疏以达",意为所用器物上镂刻的花纹粗疏而通达,这是古人应用阴阳五行观念规范天地万物思想的体现,蕴涵着春木舒畅、条达的思想。

"肝主疏泄"作为生理功能,其源于《素问·五常政大论》曰:"木曰敷和……敷和之纪,木德周行,阳舒阴布,五化宣平,其气端,其性随,其用曲直,其化生荣,其类草木,其政发散,其候温和,其令风,其藏肝,肝其畏清,其主目……其应春……其色苍,其养筋,其病里急支满,其味酸……"的有关论述。其指出木的特性是可使生气周遍流行,阳气舒畅,阴气散布,五行气化皆由木德而畅发它的平和之气,从而显得畅通平和,敷和的气理端正、性顺随,其变动是或曲或直,其生化能使万物兴旺,其属类是草木,其功能是发散,其征兆是温和,其表现是风。此用取象比类和推演络绎的方法,以木之性类比肝升发疏泄条达舒畅气机之象。应之于人体内脏则为肝,说明肝的发散功能正常,气正柔顺,能曲能直,冲和调达,则五脏气机畅通平和,精气血津液代谢正常,从而诸脏和谐,内外协调,生机盎然。明·薛立斋在《内科摘要·卷下》中进一步肯定了肝主疏泄这一功能。清代肝主疏泄的含义逐渐扩大。晚清时,唐容川对肝主疏泄与血液的生成与运行的关系进行阐述,使肝主疏泄的理论趋于完善。

3. 肝主疏泄的机理

（1）木德敷和调达,启迪生生之阳:肝主疏泄之机理与"肝生于左"、"肝主敷和","其性暄",肝气主升、主动、主散,喜条达而恶抑郁的功能特性密切相关。《素问·刺禁论》说"肝生于左",王冰注:"肝象木,王于春,春阳发生,故生于左。"指出肝气具有从左升发的生理特性。肝应东方春木,内蕴生生之机,通过上升的作用,生发敷布阳和之气,肝之生生之气冲和条达,将阴阳气血阳和之气敷布于全身,司掌生养之政,以启迪诸脏生生之阳气而调畅气机,以促进脏腑的功能。《素问·气交变大论》说:肝"其德敷和,其化生荣。"肝的"敷和"作用,是赖其气主升完成的。阳气主萌生、化气、升散,乃升发疏泄之动力。肝木主升,木曰曲直,其气冲和调达,故曰肝性喜条达而恶抑郁。对肝"其性随,其用曲直",《内经博义·病能部》指出:肝"以木为德,其体柔和而升,其象春,以条达为性。"可见肝气条达之性,寓有疏泄之意。若肝之阳气虚弱则升发条达无力,曲直不随,诸脏生生之阳气失于调畅而百病由生。

（2）精气阴阳充盛,体柔气化生荣:肝疏泄正常赖其精气血阴阳的充盛协调才能完成,其中肝之精血阴液濡养肝体以助肝用;肝之阳气温养肝体以促肝用;阴阳和谐,其体柔和而升,气机条达,其化生荣,生命生生不息,故曰"肝主气化"。

关于肝主气化,古文献中系统论述者少,唯张锡纯《医学衷中参西录》一书立论独特,观点鲜明。张氏提出肝主气化,他认为气化关系人的生命与运动,气化之关键在于肝。肝在机体主持气化,沟通先、后天,是气正常升降出入运动的关键,气机条畅则使气血生化不息,阴阳协调。张氏认为,肝主气化,一是通过升发元气,形成大气而作用于全身的。二是通过疏泄气机，交通心肾，沟通先、后天而实现主持全身气化的功能。三是肝主气化依赖脾胃相助。非脾气之上行，则肝气不升；非胃气之下行则胆火不降。总之，肝之精气血阴阳充盛协调，是保障疏泄正常的基础。

（3）他脏阴阳涵养，疏泄冲（充）和条达：肝木疏泄之能，不仅赖本脏精气血阴阳的充盛协调以温养促发，滋润涵敛，从而保持其曲直、刚柔相济，体阴用阳之性的正常维持；同时也必须心血充盈畅行以养肝体；肺金清肃下降以制肝气肝阳之升发过度；脾土运化以生精气血津液而荣肝木、充肝体、助肝用；肾乃肝之母，水能生木，肾之阴精濡润涵敛、肾之阳气温养升腾，肾之精气阴阳盛衰直接关系到肝之精气阴阳，肾阴阳协调平衡不仅对维持全身阴阳协调起着重要作用，其与肝之阴阳关系尤为密切。肝肾同源，肾精肝血互化、肝肾之阴阳既互资又互制，同寄相火，肾之精气阴阳可使肝体充、肝用旺。总之，诸脏精气血阴阳充盛协调，对于防止肝阳之气的"升"、"动"、"散"不及和太过，维持肝气的疏泄冲和条达起着重要的保障作用。

（四）关于肝主藏血

1. 肝主藏血的概念及作用　肝藏血，首见于《黄帝内经》。《素问·调经论》曰："肝藏血。"《灵枢·本神》说："肝藏血，血舍魂。"《黄帝内经》以降，历代医家均认识到肝具有藏血的功能。如徐彦纯《玉机微义》曰血"藏受于肝"，《保婴撮要》言血"藏纳于肝"。后世将肝喻为"血库""血府""血室""血海"等。肝主藏血的生理作用可概括为：①藏血以濡养肝体、涵养肝气，保证疏泄功能的无太过和无不及的正常状态；②藏血充足，疏泄正常，气机调畅，气血和调，既能调节血量，又能防止出血；③肝之精气血充盛协调，不仅滋养于本脏及筋、目、爪等脏腑组织器官，在男子可化为精液，在女子则向上化乳汁、在下化为经血，且为魂和怒的物质基础。

2. 对肝主藏血机理的认识

（1）肝贮藏血的机理：古人对其认识来源于长期生活实践和医疗实践的观察总结。从直接观察看，《黄帝内经》未明言肝的部位，从有些论述中可知"肝位于胁下"，如《素问·藏气法时论》云："肝者两胁下痛引少腹……"《素问·咳论》云："肝咳之状，咳则两胁下痛，甚则不可以转……"《灵枢·五邪》云："邪在肝，则两胁中痛。"《灵枢·胀论》云："肝胀者，胁下满而痛引少腹。"《难经·四十二难》记载了"肝重四斤四两……"《难经·四十一难》说："肝独有两叶。"近代中医学家恽铁樵在《生理新语》中言："惟肝含血管最富，故取生物之肝剖之，几乎全肝皆血……故肝为藏血之脏器。"可见肝脏具有贮藏血液的功能最初可能与解剖观察有相关性。从医疗实践整体观察看，《素问·五脏生成》曰："肝受血而能视，足受血而能步，掌受血而能握，指受血而能摄。"然肝血不足之证，除见本脏失养而疏泄功能减退及全身血虚外，也可现目、筋、爪、魂及怒等的病机表现。临床补肝血可缓解症状，使妇女行经适量、目视精明、筋柔、爪华、魂安、适度之怒等。肝藏血，是肝气收摄之能在血液贮藏方面的体现，肝之阴气的敛涵凝聚是肝气收摄贮藏血液的重要一环。

（2）肝调节血量之机理：古人通过解剖观察认识了肝脏具有贮藏血液的功能之后，又观察到人体的血液是"流行不止，环周不休"的。藏于肝脏的血液要运行到全身各个部位，以供机体各组织的功能需要，当机体活动相应增加，或气候炎热时，外周血量需求增加，肝即将所藏之血在肝阳之气的温煦、推动下释放到外周组织；当机体静卧或气候相对寒冷时，外周需血量相对减少时，血液在肝阴之气的敛聚、抑制下归藏于肝。然血液输出和回纳之畅行必赖血液充盈、阴阳协调、气机调畅。因此,肝调节外周血量的作用实乃肝贮藏血液与主疏泄之间相互协调的结果。晚清·唐容川在《血证论·脏腑病机论》阐发其义:"肝主藏血焉,至其所以能藏之故,则以肝属木,木气冲和条达,不致郁遏,则血脉得畅。"从肝调节血脉的侧面阐释了肝藏血的机理,并把肝藏血与肝主疏泄联系起来,解释了肝调节血量之机理的认识。

（3）肝防止出血的机理:此机理主要与肝之精气血阴阳的充盛,肝气冲和条达,尤其肝阴之气的凉润、收摄、敛纳凝聚功能相关。肝之阴阳失调,气虚收摄无力;或阴虚不能涵敛肝阳而阳亢、或阴虚内热、阴虚火旺;或大怒而肝气上逆、肝阳上亢、或肝火炽盛等均可致肝不藏血而出血。临床辨证选用补肝气以摄血;滋阴潜阳、育阴清热、滋阴降火、疏肝柔肝、疏肝柔肝、疏肝调气、疏肝降火、平肝降气、镇肝潜阳、清泻肝火兼止血之法,方复肝藏血之能。故"调血者求之于肝"。

（五）关于肝"开窍于目"

目,即眼睛,又名"精明""命门""神窍"。肝开窍于目,语出《素问·金匮真言论》:"东方青色,入通于肝,开窍于目,藏精于肝。"所以目为肝之窍。目为视觉器官,具有视物和传神的功能。《寿世传真》称"目为神窍"。《灵枢·大惑论》说:"五脏六腑之精,皆上注于目而为之精……目者,五脏六腑之精也。"目乃脏腑先天之精而成,后天之精所养。在心神的主宰下,脏腑之精通过血脉而上注于目,使之发挥正常的生理功能。所以古时将眼睛的不同部位称为"五轮",如《审视瑶函》言"五轮者,皆五脏之精华所发。名之曰轮,其像如车轮圆转运动之意也"。五轮分别与人体五脏六腑相关,黑睛为风轮,属肝,白睛为气轮,属肺,目眦为血轮,属心,瞳神为水轮,属肾,眼睑为肉轮,属脾。

目之功能虽与五脏六腑均有关,但与肝关系最为密切,如《素问·五脏生成》说:"肝受血而能视。"目的视物功能正常与否,依赖于肝之气血的营养。肝藏血,主疏泄,肝气调和,肝血充足,血随肝气循经上注于目,目得其养,则功能正常。病机上,肝脏病变可从目反映于外,如肝阴不足,则两目干涩;肝血亏虚,则视物昏花,甚至夜盲,肝火上炎,则目赤肿痛;肝阳上亢,则目眩头晕;肝风内动,则目睛上视。若肝郁化火生痰,蒙蔽清窍,则见两目昏蒙,视物不清。故临床上通过观察目的形态、色泽、视物功能,便可推知肝脏的病变;而眼目的疾患,也多从肝论治而获痊愈。

（六）关于肝的本脏与本经

肝位于腹部,横膈之下,右胁下而稍偏左。《黄帝内经》肝经的循行路线可以看出其部位应在腹部、膈下而临于胃和胆,是有具体解剖位置的。《难经·四十一难》云:"肝独有两叶。"《十四经发挥》曰:"肝之为脏……其脏在右胁右肾之前,并胃贯脊之第九椎。"说明中医学已正确地认识到了肝所在的部位。"肝生于左",语出《素问·刺禁论》:"肝生于左,肺藏于右",是对肝的功能特性的高度概括,非指其解剖部位。从自然方位而论,古人面南而立,左升右降,"左右者,阴阳之道路也"。肝属木,应东方,万物之所始生,具有春阳生生之气,故肝从左而升。以此论为依据,从肝应两胁而左气右血论治胁痛,左胁痛以疏肝行气为主佐以活血化瘀,右胁痛以活血化瘀为主兼以行气常获良效。

足厥阴肝经乃阴气之最终,也是阳气之开始,有阴尽阳始,极而复返的特性,犹如月之晦而转朔,符合阴阳终始之理。肝主厥阴,其性条达,疏泄气机,能助肺气肃降以畅达气机;助心之君火以温通血脉;启肾中元气以固生命;协脾胃运化以化生气血;率卫气达表以御邪侵；既可使精气血津液上升濡目、达巅顶；又能助精气血津液养筋荣爪，下达于肾而封藏之，精血及尿液也可通过肾气激发推动、肝气疏泄而有节度地排出体外等。肝经从头到足，结于巅顶，转运全身精气血津液。厥阴的作用恰似人身之枢机，对整体功能有调控之功用，故称"厥阴为枢"。一阴（厥阴）如使者一般交通着阴阳。故曰"一阴为独使"（《素问·阴阳类论》）。肝之本脏与本经在功能上息息相应；病机上互相传变。脏之病可结合本经循行路线，通过对病机现象的观察以诊治。肝的病变主要表现在疏泄、藏血的失常，同时又可通过本经循行部位表现出相关症状与病机；肝经病变多见经气不利、或阻滞而出现闷、胀、痛、厥，或不通为肿、或化热、或失养而寒、或虚、甚则不用、昏厥等。其病机转变或实、或虚、或经气竭绝。肝经病变主要反映在其所过部位及肝胆、脾胃、肺等脏腑的病证，常见如腰痛，胁肋胀痛，胸满，咳喘，咽喉不适，瘿病，呃逆，呕吐，遗尿，小便不利，腹泻，疝气，阴部疾患，妇女乳房及少腹痛等。胸胁、少腹、前阴、咽喉、乳房等处之病，正是肝之本脏所在之位及肝之本经所行、所属络与交接之处。而肝经之病又可影响肝脏疏泄和藏血的功能。无论肝本脏抑或肝经的病变，内外治疗的原则和方法基本相同。一般本脏病变为主者侧重内治为要，兼以情志疗法、针灸、推拿按摩；肝经病变为主者侧重针灸、推拿按摩，兼以内治和情志疗法更佳。

五、肾系的研究

肾为"先天之本"，作强之官，志之居舍，在五行属水。其在体合骨、开窍于耳及二阴、其华在发、在液为唾、在志为恐，与膀胱互为表里，足少阴肾经与足太阳膀胱经互为络属，通应于冬气构成了肾的系统。其主要生理功能为藏精、主水与纳气。在肾的研究中，以下几个内容仍有深入挖掘的价值和研究的意义。

（一）关于肾主藏精

肾主藏精，是指肾有闭藏先后天精气的作用，使之不断充盈，防止其无故流失，从而维持肾精促进生长、发育和生殖的功能。故《素问·六节藏象论》说："肾者主蛰，封藏之本，精之处也。"《素问·上古天真论》有"女子七七""男子八八"之论，明确提出肾中精气的盛衰是机体生、长、壮、老、已的根本，而齿、骨、发的生长状态及生殖能力则是观察肾中精气盛衰的客观标志。《黄帝内经》认识到肾中精气逐步充盛，人体出现"齿更""发长""月事以时下""精气溢泻"等生长发育现象，也论述了中年以后肾中精气渐衰，天癸随之逐步枯竭，生殖能力渐趋衰退，形体日趋衰老，逐渐步入老年的现象。一般来讲，女性发育成熟、衰老较男性为早，但就总体而言，"男不过尽八八，女不过尽七七"，也有年老仍具备生殖能力者，《素问·上古天真论》称此为"天寿过度，气脉常通，肾气有余也"。

关于天癸的研究。天癸是肾中精气充盈至一定阶段而产生的一种促进生殖功能成熟的物质，古医籍常称其为"天水"，意为"先天之水"。可见，肾中精气对人体生殖功能的生理效应是通过其派生的天癸发挥作用的。对天癸含义的解释有所不一，唐代王冰以"女子月事"解释天癸，明代万密斋以"男子则为精，女子则为血"（见《保命歌括·血病》）解释天癸，均受到后世医学界的指责和异议。如明代张介宾在《质疑录》中有"天癸非精血"专论，指出"天癸之义，诸家均以精血为解，是不译《黄帝内经》之旨也。《黄帝内经》指出女子二七天癸至，月事以时下，男子二八天癸至，精气溢泻，说明天癸在先，而后精血继之。天癸非即精血之谓明矣。清代萧壎《女科经纶·月经》引马元台语指出"王冰以月事为天癸者，非也。男女之精,皆可以天癸称,若以女子之血为天癸,则男子之天癸亦为血耶……男女当交媾时各有精,而行经之际方有其血"。清代王孟英认为"天癸"与人之性欲有关,其注《女科辑要·经水》指出"孩提能悲能喜、能怒能思而绝无欲念。其有情窦早开者,也在肾气将盛、天癸将至之年。可见肾气未盛,癸水未足,则不生欲念也;如肾气衰,天癸竭,则欲念自除矣。"可见,天癸与人的性欲、情欲和生殖有关。

天癸属于肾气范畴,但又不全等同于肾气,它在本质、功能上有其独立性。有学者依据古代文献分析,认为天癸是源于先天,藏之于肾,专门作用于生殖系统以促进性发育、维持性功能和生殖功能的一种精微物质,其主要功能是促进性征及生殖功能的发育成熟,维持性器官的功能,参与生殖之精的生化以繁衍后代。

(二)关于肾主水

肾为水脏,寓元阴、元阳,藏精,司二阴,与膀胱互为表里。元阴又称肾阴、真阴、真水,是人体阴液之根本,对各脏腑起滋养和濡润作用;元阳又称肾阳、真阳、真火,是人体阳气之根本,对各脏腑起温煦和生化作用。元阴是人体物质基础,元阳为生命动力,两者协调才能完成主水液代谢的功能。肾主持人体水液代谢,即通过肾中阳气蒸腾输泻,将胃受纳的水液经脾转输运化、肺通调水道、三焦的枢纽作用,又经小肠升清降浊,使浊者经膀胱排出体外,清者复归于肺,并输布于全身各脏器,以及化而为涕、为涎、为泪、为唾,分属于精、血、津液之中,如此循环,维持人体水液代谢平衡。而在水液代谢过程中,三焦是贯内外、上下水液转输的通道,中焦脾胃是升清降浊转输的枢纽,肾中的元气从下焦,通过中焦到达上焦而敷布全身,故肾的气化贯穿于水液代谢的全过程,具有主宰和调节作用。可见,肾主水是指肾脏具有主宰和调节人体水液代谢平衡的功能,如肾主水功能失常,则会出现水液代谢障碍导致的各种病理变化。

(三)关于肾主纳气

肾主纳气,是指肾有摄纳肺吸入的清气,防止呼吸表浅的作用。"纳"同"内",有"入"之意。肾主纳气理论可追溯至《黄帝内经》。《灵枢·经脉》从经脉联系的角度指出肺肾的关系相连,如言"肾足少阴之脉……其直者,从肾上贯肝膈,入肺中,循喉咙"。文中还指出当肾的经脉发生病变时,可累及肺而出现呼吸异常、咳唾、喝喝而喘等表现。《素问·逆调论》认为"夫不得卧,卧则喘者,是水气之客也。夫水者,循精液而流也。肾者水藏,主津液,主卧与喘也"。说明《黄帝内经》对肺肾共主呼吸已有初步认识。

《金匮要略》指出肾脏虚损可出现"吸远""呼吸动摇""短气"等病症。其主张"夫短气有微饮,当从小便去之,苓桂术甘汤主之,肾气丸亦主之",开创补肾法治疗呼吸异常的先河。宋代杨士瀛提出喘有邪实、正虚之分。其正虚者,多因真元亏损,肾失摄纳,气逆上奔,而为喘证,所谓"真元耗损,喘生于肾气之上奔"(《仁斋直指方论·喘嗽》)。杨氏还在《仁斋直指方论·咳嗽》中首次提出"肾不纳气",指出"肺出气也,肾纳气也;肺为气之主,肾为气之藏。凡咳嗽暴重,动引百骸,自觉气从脐下逆奔而上者,此肾虚不能收气归元也,当以补骨脂、安肾丸主之,勿徒从事于宁肺"。杨氏之论对后世医家影响颇大。清代林珮琴在杨氏之论的基础上进一步明确提出"主纳气"为肾的生理功能,其在《类证治裁·喘症》中指出"肺为气之主,肾为气之根。肺主出气,肾主纳气,阴阳相交,呼吸乃和。若出纳升降失常,斯喘作焉"。其从生理病理方面阐述了肺肾共同维持呼吸的理论。

关于肾主纳气的机理,古今医家解释众多,概括起来主要有以下几种:

一是从天人相应看，人体气机升降运动与自然界天地上下交感相应，因肺位最高，为脏腑之华盖，人体之精气借肺之肃降可下纳于肾，而肾居于下，是为"至阴"，为脏腑之基，肾之精气须借肾之气化上达于肺。故明代孙一奎在《医旨绪余·原呼吸》中指出："呼在肺而吸在肾者，盖肺高肾下，犹天地也。"可见，肺肾居位，一上一下，两脏升降相应，才能气机调和，呼吸有常。

二是从肾与呼吸的关系来看，肾为元气之根，肾通过潜藏于内的原气对肺进行激发推动和摄纳，从而参与呼吸过程，以保证肺能有效地呼浊吸清，诚如罗东逸在《内经博议》中解释《素问·经脉别论》"气归于权衡"时，指出"所谓权衡者，肺肾是也。肺主上焦，肾主下焦。肺主降，肾主升。肺为呼，肾主吸。肾主纳气，肺为主气。凡一身之气，其经纬本末出纳之序，皆二脏为之"。故明代孙一奎在《医旨绪余·原呼吸》也指出："呼吸者，根于原气，不可须臾也。"

三是从金水相生的关系来看，肾肺为子母之脏，一主水，一主气，金水相生，然从肺肾之阴相互滋生角度来看，肾水又未尝不能生肺金。诚如赵献可在《医贯·五行论》指出"世人皆说金生水，而余独曰水生金。盖肺气夜卧则归藏于肾水之中，肾中火炎则金为火刑而不能归，无火则水冷金寒亦不能归……或壮水之主，或益火之源，金自水中生矣"，如此水天一所，水气通调，百脉和调，呼吸乃得顺畅。

四是从经脉联系看，《灵枢·经脉》曰："肾足少阴之脉，起于小指之下……入肺中……是动则病，饥不欲食，面如漆柴，咳唾则有血，喝喝而喘。"肾通过经脉与肺相连，若肾发生病变则通过经脉影响到肺，出现咳唾、咳喘等肺功能失调的病变。

五是从功能特性看，肾性潜藏的功能特点决定了肾将五脏六腑之精收受、摄纳、闭藏于其中。摄纳肺吸入的清气，实际上是肾性潜藏、肾主封藏的功能表现之一。《医学入门》在论及"肾主纳气"时说肾"纳气、收血、化精，为封藏之本"，可见肾主纳气是肾主封藏在呼吸运动中的体现，亦即肺吸入的清气必须由肾摄纳潜藏，才能敷布全身，发挥滋养作用。

（四）关于肾无实证

古今不少医家受宋代名医钱乙"肾主虚，无实也"之说的影响，偏执于肾病多虚，有虚无实之说，以至于现代相关教科书也出现"肾的病变虽多，主要不外肾阳虚、肾阴虚、肾精亏与肾气虚等几个方面"，而无肾实证之专论。

肾为藏精之脏、"封藏之本"，人体生命之根。肾病本身，或久病及肾，以精、气、阴、阳之不足的虚证居多，这是毋庸置疑的。但肾病也有实证，这是临床所客观存在的。近有学者认为，"肾无实证"并非钱乙本意。《小儿药证直诀·五脏所主》提出"肾主虚，无实也，惟疮疹，肾实则变陷"。"肾主虚，无实也"中的"虚"和"实"是指小儿生理而言，说明小儿精气未充，亦即小儿肾虚属生理常态。而"惟疮疹，肾实则变陷"是言病理上肾实之症。这一解释，卓有见地。

在生理上肾受五脏六腑之精气而藏之，主藏是其生理特性。其所藏之精，在推动人体生长发育与生殖的作用中，源源不断地输送到全身脏腑经络各个部位，所以肾也存在着"泻"。如女子胞主生殖，肾中精气旺盛，月事以时下，月经按时来潮亦属肾的生理之"泻"。男子二八精气溢泻，或婚后久旷自遗，皆为肾自身之"泻"，只有遗精次数频繁，泻多补少，才属病态。正如《景岳全书·妇人规》曰："经血为水谷之精气，凡其源源而来，生化于脾……施泄于肾,在男子则化为精",即指肾精在体内的转化施泄。

《黄帝内经》关于肾实证也多有论述。如《素问·玉机真脏论》云:"脉盛、皮热、腹胀、前后不通、闷瞀,此谓五实;脉细、皮寒、气少、泄利前后、饮食不入,此谓五虚。"张志聪在《黄帝内经素问集注》中对此注云:"肾开窍于二阴,'前后不通',肾气实也;'泄利前后',肾气虚也",指出二便不通是肾实证,小便失禁、大便泄泻是肾虚证。《灵枢·本神》曰:"肾藏精,精舍志,肾气虚则厥,实则胀,五脏不安。"《灵枢·胀论》云:"肾胀者,腹满引背,央央然腰髀痛。"历来注家都认为,原文指出了肾病有虚有实,肾区作胀是肾实证,病机是肾中寒湿郁结,症状表现为腹部胀满,牵引背部,腰腿疼痛;厥(手足冰冷)是肾虚证,多为肾阳虚。

《黄帝内经》以降,论及肾实证者亦不鲜见。如《中藏经》有"论肾脏虚实寒热生死顺逆证之法"专章,所论述的腹胀脐肿、腰部重痛、小便涩滞、阴下潮湿、但头汗出、咳喘身重、盗汗畏风及梦见腰脊离解等症,多辨为肾实证,或肾有水湿,或肾为寒凝所致。《诸病源候论·小便病诸候》指出肾气热也可导致小便不通,《诸病源候论·五脏六腑病诸候》还列举了肾实证的表现,并提出治以泻之:"肾气盛,为志有余,则病腹胀,飧泄,体肿,喘咳,汗出,憎风,面目黑,小便黄,是为肾气之实也,则宜泻之。"《千金要方·肾脏》有专论"肾实热"的证候与方药,如"治肾实热,小腹胀满,四肢正黑。耳聋,梦腰背离解及伏水,气急。泻肾汤方(大黄、芒硝、茯苓、黄芩、生地、菖蒲、磁石、玄参、细辛、甘草)"。再如"治肾热,小便黄赤不出,出如栀子汁,或如黄柏汁,每欲小便。茎头痛方(榆白皮、滑石、子芩、通草、瞿麦、石韦、冬葵子、车前草)"。明代张景岳《景岳全书·传忠录》明确指出邪气壅闭下焦可出现肾实证:"肾实者,多下焦壅闭,或痛、或胀、或热,见于二便。"近代张锡纯创清肾汤,泻肾中实热,症见小便频数痛涩、遗精白浊、脉洪数有力者。

关于肾实证产生的原因,当有外邪入侵于肾者,有他脏病变累及于肾者,有肾之相火腾越成实者。肾实证临床症状多以肾经所过部位(腰脊、咽、足)出现不适和肾气化失调而表现出来的面目肌肤肿胀、二便不利等为主,脉实有力。验之临床,肾实证多见于急性泌尿系统感染、肾与输尿管结石,以及流行性出血热、系统性红斑狼疮等病中。有报道认为肾实证可分为肾经风热、寒湿着肾、湿热蕴肾、肾风水泛、肾气郁滞、肾瘀血、火毒蕴肾等,而以肾经风热、湿热蕴肾、肾风水泛为多见,尤其以湿热蕴肾最为常见。因上述诸证均可夹湿夹瘀夹气滞,逐渐向湿热蕴肾演变。当然,任何脏腑病变有寒热虚实之分,治疗有补泻温清之别,这样才符合中医辨证论治精神。"清肾"是清降肾经邪火,而临床常用的"通利"之法,是通利水湿之邪,不是通利肾精,其间当无矛盾。既然肾实证并非鲜见,何以不少医著医家乃至中医教材对肾的病变只言其虚不言其实? 原因大抵有三:一是认为肾主闭藏精气,为先天之本,肾寓元阴元阳,为生命之根,肾中之精气阴阳唯恐其不足而为虚证,不虑其有余而为实证;二是医家常将肾实证归于膀胱、下焦、肺等病证,尤其辨证为与其相表里的膀胱实证最为常见;三是治疗上拘泥于泻子安母、泻腑安脏的定式,故多回避肾实证。

(五)关于肾为"封藏之本""肾性潜藏"

肾为封藏之本出自《素问·六节藏象论》:"肾者,主蛰,封藏之本,精之处也。"原文意在肾对五脏六腑之精具有摄纳、闭藏之功,故其犹如动物冬眠,宜固密而不宜耗泄。肾闭藏精气使之不断充盈,防止其无故流失,从而为精气充分发挥生理效应提供了必要条件。从理论分析而言,肾主藏精、肾主水、肾主纳气、肾主生殖等生理功能均与肾为封藏之本有关;而肾精亏耗、肾不纳气、肾气不固、肾虚水泛等病理变化则与肾的封藏失职有联。肾性潜藏之说首见于何书何人,虽经考据,目前尚无着落。盖由后代医家根据《黄帝内经》相关原文及大量临床观察所提出的对肾生理特性的理论概括。

肾藏真阴而寓元阳,为水火之脏,肾精宜藏而不宜泻,命火宜潜而不宜露,故曰肾性潜藏,以此强调肾具有封藏、闭藏的特性。肾性潜藏的特点决定了人体一切潜藏、摄纳、封藏的生理活动皆由肾所主。肾除有“纳气、收血、化精”之外,尚有固水津、摄二便、固胞胎、封藏膏脂之功。如《景岳全书·泄泻》指出:“盖肾为胃关,开窍于二阴,所以二便之开闭,皆肾为所主。”《诸病源候论·淋病诸候》认为膏淋是“肾虚不能制于肥液,故与小便俱出也。”肾闭藏精气可使其不致无故流失,并在体内发挥应有的生理效应,从而能够维持生命活动的正常进行。肾失潜藏,精气耗泄,斯病作矣,其多表现为肾不纳气的呼吸喘促,或精关不固的滑精早泄,或冲任不固的崩漏滑胎,或二便失摄的遗尿泄泻等,治疗多以补肾为大法,辅以固摄收敛之品。

(六)关于肾为“先天之本”“水火之脏”

“肾为先天之本”为明代李中梓首倡,其在《医宗必读·肾为先天本脾为后天本论》中说:“肾为脏腑之本,十二经之根,呼吸之本,三焦之源,而人资之以为始也,故曰先天之本在肾。”肾藏先天之精,先天之精禀受于父母,为人体生命活动的原始物质及动力所在。《灵枢·经脉》指出:“人始生,先成精,精成而脑髓生。”先天之精在人体的孕育、成形以及整个生长发育过程中都起着决定性作用,故临床治疗由禀赋亏虚、先天不足所致的疾病多从补肾入手。

肾中精气化生肾阴、肾阳,为人体阴阳之根本,“五脏之阴气,非此不能滋;五脏之阳气,非此不能发”(《类经附翼·求正录·三焦包络命门辨》)。肾寓真阴、真阳,真阴、真阳也称命门之水或命门之火,故肾为水火之脏。究其理论本质而言,即强调肾阴肾阳为人体阴阳的根本所在,肾阴肾阳是肾中精气所派生的两种相反相成功能的物质,凡对全身生理功能具有滋润、濡养、宁静、寒凉等作用者,谓之肾阴;凡对全身生理功能具有温煦、推动、激发、气化等作用者,谓之肾阳。

肾阴、肾阳之名在《黄帝内经》《伤寒论》《金匮要略》《中藏经》《备急千金要方》等早期医学著作中虽无明确记载,但陆续已有肾病有虚实、寒热的辨证分型的提法。宋代医家钱乙创制六味地黄丸以治肾虚,启滋补肾阴之源头。肾阴肾阳概念的真正确立是在明代命门学说的形成和发展阶段,医家逐步认识到肾为水火之宅,阴阳之本。赵献可《医贯·血症论》指出:“人得以生者,是立命之门,谓之元神。无形之火,谓之元气,无形之水,谓之元精,寄于两肾中间,故曰五脏之中,惟肾为真,此真火真水、真阴真阳之说也。”《医贯·水火论》进而提出“肾阴”之名,曰:“六味丸……又治肾阴虚弱,津液不降,收浊为痰,或致咳嗽。”“肾阳”之称在严用和《济生方·补益》中已见雏形:“人之有生,不善摄养,虚劳过度,真阳虚衰,坎火不温,不能上蒸脾土……此皆真火虚衰,不能蒸蕴脾土而然”,这里所言“真阳”“坎火”“真火”与肾阳名异而实同。张景岳立左归丸、右归丸分别治真阴真水不足、真阳真火虚损,并指出“命门为元气之根,为水火之宅”。既然一身之水火由肾所主,则全身水火(即阴阳)失调的病变多责之于肾之水火(即阴阳)失调。阴阳水火失调每以寒热为表现形式,故对内伤寒热的治疗也应究其水火之本而犹重治肾,而调治肾阴肾阳为其根本大法,这就是肾为水火之脏的临床意义所在。

第三节 脏气与阴阳关系的研究

中医学的五脏,在生理功能的论述上都冠以"气"字,即心气、脾气、肝气、肺气、肾气,关于对这"气"字的理解,目前存在着两种截然不同的观点:一则认为是五脏的生理功能,如《章真如医学十论》:"故五脏之气,简称脏气,实际上是指五脏的生理功能的总称。"一则认为是五脏实体及其功能的物质基础,如《中医藏象学》:"脏腑、经络之气是推动脏腑与经络进行生理活动的物质基础。"可见应如何正确认识五脏气的分歧与含义,以及如何把握脏气、脏阴、脏阳的概念及其关系,这既是正确把握藏象理论的核心问题,也是有效指导临床的重要依据,确立藏象理论研究方向的关键问题。

一、脏气分阴阳的理论渊源

中医依据元气论,即气一元论思想认为,气是世界万物之本源,是无形质可见,在内部没有空隙,外部没有边界,自身具有运动特性且相互感应的极其细微的物质。人作为万物之一,与万物同本同源,构成人体的物质也是气。正如《素问·宝命全形论》所说:"人以天地之气生……天地合气,命之曰人。"人体之气是一种活动力很强的精微物质,它的运行促进了生命活动,它流行全身,无处不到,成为构成人体和维持人体生命活动的精微物质之一,又是激发、推动脏腑功能活动的动力。因此,中医学用"气"这一个概念来论述人体时,常常同时具有生命物质与生理功能两种含义。作为脏腑其冠以"气"字,当然亦包括生命物质和生理功能两种含义。因此,从气的物质性对脏气加以界定,可以说脏气是脏腑实体及其功能的物质基础,具有物质与功能两重含义;既不能脱离其一定的物质基础而存在,同时通过其功能活动反映物质的存在。因此,中医对气的研究,不是研究气的物质本质与形态结构,而是强调观察与分析表现于外的功能活动,即气的功能性。如气的温煦、推动、气化、固摄、濡养、防御等作用的变化,认为人的生命活动,就是气的升降出入。

正因为中医注重气的功能性,因此无论在生理功能上和组织器官的名称上冠以气字,如正气、真气、胃气、元气、中气、营气、心气、脾气等,就连人体外在表现也都加以"气"字,如神气、气色等,这些"气"字实际上是指"活力",物质与结构上加"气"是物质与结构的活力,功能与表现上加"气"是活力产生的功能与表现。因此,从这个意义讲,脏气当为脏腑的生命物质产生生理功能的内在活力,只有这种"活力"才能表现出脏腑的功能。正如张景岳所云:"气非质不立,质非气不行。"脏气指"活力",也是强调脏腑在物质基础上的功能"活力",而研究的重点就是"活力"产生的本能活动。正如张珍玉教授对"肾气"概念研究时指出:"肾气,就是由物质的肾所产生的活动。它这种活动包括阴气和阳气两方面。一般来讲,阴代表物质,阳代表功能,为什么阴和阳都加一'气'字呢?这里的气是意味着阴阳本身各自具有的活力,而肾气则是肾的阴活力与阳活力的总称。"推而广之,其他脏之气也具有相同的含义,同时张珍玉教授也明确提出了脏气包括阴阳两气的深层含义。

脏气包括阴气阳气,实导源于"气分阴阳"这一哲学命题。《易经》有"易有太极,太极生两仪"之论,为"气分阴阳"之源。《春秋繁露·五行相生》云:"天地之气合而为一,分为阴阳。"《朱子语类·卷七十四》云:"阴阳虽是两个字,然却是一气之消息。"《正蒙·神化》云:"气有阴阳,推行有渐为化,合一不测为神。"又《正蒙·叁两》云:"一物两体,气也"等。作为哲学概念的"气",一分为二,这一观念得到《黄帝内经》的认同与发挥。具体到医学方面的气也有了阴阳之分,《黄帝内经》明确指出气具有温煦与濡润两个方面的功能。《灵枢·决气》云:"上焦开发,宣五谷味,熏肤,充身,泽毛,若雾露之溉,是谓气。""熏肤"实指"气"中之"阳"的温煦作用,如《难经·二十二难》所云:"气主煦之"。"泽毛""若雾露之溉"就是"气"中之"阴"的濡润滋养作用。《难经·三十七难》:"人气内温于脏腑,外濡于腠理",其中"温"与"濡"也是指气中之阳与气中之阴的双重功能。在病理、治则方面,《黄帝内经》提出:"少气……则阴阳俱不足,补阳则阴竭,泻阴则阳脱。如是者,可将以甘药"(《灵枢·终始》)。对于气虚而表现阴阳俱虚者,以阴阳双调,滋温并施的治疗原则。可见《黄帝内经》《难经》从生理、病理乃至治疗等诸方面,都有对"气分阴阳"这一观点的深刻体现。

后世医家对"气分阴阳"论点也有发挥,王肯堂指出:"阴阳各因其对待而言之。形与气对,则以形为阴,气为阳;寒与热对,则以寒为阴,热为阳;升与降对,则以降为阴,升为阳;动与静对,则以静为阴,动为阳……一气之中而有阴阳,寒热升降动静备于其间。"清·石寿棠亦说:"阴阳互根,本是一气,特因升降而为二耳。"明·汪机亦有"阴中有阳,阳中有阴,阴阳同一气也"之论,可见"气分阴阳"观是中医学气学理论的本意。因此,作为脏腑之气亦应包括阴阳两个方面。

另依据元气的演化理论,元气演化成阴阳二气,阴阳二气的离合运动,产生三阴三阳六元之气,三阴三阳的相互作用,产生偏于形质的五行之气,具体到人体就是五脏之气。《素问·平人气象论》有"藏真濡于脾""藏真高于肺""藏真散于肝""藏真通于心""藏真下于肾"及《金匮要略》中亦有"若五藏元真通畅,人即安和"。其中"藏真""元真"皆是真元之气,即元阴元阳分布于五脏,形成五脏之气,五脏之气实质就是元气,之所以有五脏气之别,就是由于三阴三阳相互作用而在"量"上多少的差异所产生的"异用"。正如《素问·至真要大论》所说:"愿闻阴阳之三也,何谓?岐伯曰:气有多少异用也。"《素问·天元纪大论》说:"何谓气有多少,形有盛衰?鬼臾区曰:阴阳之气各有多少,故曰三阴三阳也。"阴阳之气在"量"上的差异,使阴阳对立互根两种势力的作用而产生不同的脏气,若没有气之阴阳相互作用就不可能产生功能。脏腑皆禀元气之阴阳,都具有相同的阴阳活力。但具体到不同脏腑由于所禀阴阳之气的多少不同,又产生不同的生理本能。因此脏腑之气包括阴气与阳气,是阴阳之气的共同作用表现。

由此可给脏气界定为:脏气是五脏的内在本能"活力",包括阴气与阳气两个方面,也是五脏的生理功能的高度概括。

二、脏气分阴阳的临床意义

既然脏气包括脏阴脏阳,脏阴脏阳各为脏气之一个方面,所以临床上脏气虚当包括阴阳两个方面,若脏气虚而无热象和寒象,是脏之阴阳俱虚而又相对平衡;若出现热象或寒象,则是由于脏之阴阳在虚损程度上的差别,出现的偏颇,偏于阳虚者出现寒象,偏于阴虚者出现热象。治疗上滋脏阴或温脏阳或平补脏之阴阳,都有补益脏气的作用,但是益脏气药若要发挥滋脏气之阴的作用,则必须与滋脏阴药相伍;若要发挥助脏气之阳的作用,则须与温脏阳药相伍。

（一）对脏气虚损的诊治

脏气虚而无热象和寒象，是脏阴阳俱虚而又相对平衡，因此根据脏气与阴阳的关系，调补脏之阴阳就是在益脏气。

如《太平惠民和剂局方》之四君子汤，其组成为人参、炙甘草、茯苓、白术等分为散。四君子汤由《金匮要略》之人参汤化裁而成，人参汤去干姜加茯苓，而成四君子汤，显然由补脾气之阳的方剂，变成了纯补脾气之剂，方中主药人参是体阴而用阳，既可滋阴又可温阳，因此可直接补益脾气，以用于治疗脾气虚、运化失司之面色萎白，肢体倦怠，不思饮食，或大便溏泄，脉弱无力等不偏寒，亦不偏热之脾气虚证。本方就是用人参平补脾阴脾阳而达到补益脾气的目的。对于脏气虚损证，临床上调补阴阳以益脏气的方药很多，如仲景肾气丸亦是调补肾阴肾阳以恢复肾气的方剂，《伤寒论》炙甘草汤就是在调补心之阴阳的基础上以达恢复心气而复脉的目的;《医部全录》之补肺汤、《太平圣惠方》之补肺阿胶汤都是在补肺阴肺阳基础上补肺气的作用等。说明脏气包括阴阳，脏气虚是脏之阴阳在低水平上的相对平衡。

（二）对脏气阳虚的诊治

脏气阳虚是在脏气虚损基础上而出现的阳气偏损，临床上往往表现为：阳不制阴而阴气相对偏盛的虚寒性病理变化。根据脏气与脏阳的关系，温脏阳能益脏气，而益脏气必须与温脏阳药相伍才能达到温补脏之气阳的功效，因此对于脏气阳虚证治疗，或温阳以益气，或在补气基础上以助阳。

如《伤寒论》中理中汤就是治疗脾气阳虚证，由人参、白术、干姜、炙甘草四味组成。人参大补元气，与助阳药相伍，得益气助阳之功;白术甘温培土、和中而燥湿;炙甘草，甘平益气、和中补脾，人参、白术、甘草为甘温补脾气之品，脾气虚得此则能补之，健运之。干姜辛热，为温暖中宫之主药，中焦脾虚脏寒者，得此而能温煦之，消除之。诸药同用，深得辛甘化阳，有助阳益气之妙，阳气振奋，阴寒消除，脾气得以恢复，这就是在补气基础上补阳，治疗脾气虚而偏于阳虚有寒证。临床上，心气阳虚之桂枝甘草汤、肾气阳虚之四逆汤等，也都体现了温阳与益气的关系，其目的是恢复脏气之阳的功能。

（三）对脏气阴虚的诊治

脏气阴虚是在脏气虚损基础上而出现的阴气偏损证，表现为：阴不制阳而阳气相对偏亢的虚热性病理变化，根据脏气与脏阴的关系，滋阴可补脏气，而益脏气必须与滋阴药相伍才能达到滋补脏之气阴的作用，因此对于脏气阴虚证的治疗，或滋阴以益气，或在益气基础上滋阴。如《金匮要略》之麦门冬汤，就是治疗肺阴虚而致火逆上气，咽喉不利之症，方中麦门冬、半夏、人参、粳米、甘草、大枣组成，其中人参大补肺气，又合麦门冬养肺阴，诸药合用是在补肺气基础上补肺阴，以达到止逆下气的目的。当然临床上对于脏气阴虚治疗的方药颇多，如肝气阴虚之一贯煎、芍药甘草汤;肾气阴虚之六味地黄汤等，都深刻体现脏阴与脏气及滋阴与益气的关系。

三、五脏阴阳理论中存在问题的思考

脏气分阴阳，既有其理论渊源，又有其临床意义，因此这一理论具有重要的理论与实践价值，但具体到每一脏之阴阳时，却存在着不同的分歧，其中肺阳、脾阴、肝阳的问题分歧较多，在此有必要做一研究。

（一）关于肺阳

有关肺阳虚的因、证、脉论述，早在《黄帝内经》就有记载。如《灵枢·邪气脏腑病形》曰："形寒寒饮则伤肺。"《素问·玉机真脏论》云："秋脉者肺也……其不及，则令人喘，呼吸少气而咳。"可纵观历史文献，多倾向于"肺中冷"（《金匮要略·肺痿肺痈咳嗽上气病脉证治》）、"肺虚冷"（《备急千金要方·卷十七·肺脏》）等提法，而对"肺阳（虚）"一词的应用则显得小心翼翼。尽管也有"心肺之阳降"（《格致余论·鼓胀论》）、"肺下降之阳"、"肺之阳气"（《医原·阴阳互根论》）、"肺阳"（《医原·人身一小天地论》）、"温补肺阳"、"使肺阳布护"、"扶肺之阳"（《血证论·吐血》）等概念。但多简而不详，缺乏展开和论述，客观上似乎否定了确立"肺阳"概念的做法，这种情形迄今并无多大改观。尽管有人将这一现象的发生归因于"历代于此缺乏整理"，但比较趋同的意见是："肺在病理上有其一定的特殊性，如肺阳的升散作用，概括于肺气的宣发功能，肺的阳气不足即指肺气虚，而不再单论肺阳虚"。以上解释均未切中要害。因为第一种解释忽略了这么一个事实：在古代医家的思维中，阴阳观念是根深蒂固的，之所以不提"肺阳"实出于医家的自觉选择，当然，这种选择的背后有着深刻的原因。第二种解释违背了肺阳、肺气概念的发生学原理，肺阳、肺气是分别移植阳、气概念并与肺脏概念嫁接而发生的，阳、气概念不同，肺阳、肺气自然不同。

中国古代哲学是把阴阳作为自然界发生发展的基本规律加以认识的。用阴阳来划分事物的属性，具有普遍性（普适性），即自然界一切事物和现象都存在阴阳对立的性质，阴阳贯穿于每一事物的发生、发展和变化的全过程。如《老子·四十二章》云："万物负阴而抱阳。"《易传·系辞上》云："一阴一阳之谓道。"《素问·阴阳应象大论》也说："阴阳者，天地之道也，万物之纲纪，变化之父母，生杀之本始，神明之府也。"作为万物之灵的人类亦不例外，《素问·宝命全形论》曰："人生有形，不离阴阳。"在这样的前提下，机体五脏、六腑、奇恒之腑，应当各自有阴阳可分，因为一种严密的科学理论，在其适应范围内应当具有普遍的指导意义。但实际上并非如此，六腑及奇恒之腑每一腑自身均未予划分阴阳，即便五脏，亦倾向于不提"肝阳""脾阴"，可见，不提"肺阳"并非特例。这是以阴阳说明五脏阴阳时，又存在着偏从性，即其普遍性是不彻底的。这种偏从性隐含着古代医家对阴阳学说的选择应用，这种选择的背后有着深刻的原因，除了阴阳学说的宏观、整体以及属性的具体规定等局限外，还与具体脏腑的功能特征以及与其他脏腑的关系特质有关。

就肺阳虚而言，《伤寒杂病论》实开证治之先河。《伤寒论·辨太阳病脉证并治上》云："伤寒脉浮，自汗出，小便数，心烦，微恶寒……反与桂枝汤，欲攻其表，此误也。得之便厥，咽中干，烦躁吐逆者，作甘草干姜汤与之，以复其阳。"本条系表证兼阳虚，经误治后，致肺阳虚的救治，治宜温肺复阳，固护卫表，此为治疗肺阳虚之祖方。甘草干姜汤在《伤寒杂病论》中另有一见，《金匮要略·肺痿肺痈咳嗽上气病脉证治》云："肺痿吐涎沫而不咳者，其人不渴，必遗尿，小便数，所以然者，以上虚不能制下故也。此为肺中冷，必眩，多涎唾，甘草干姜汤以温之"。胡老在其《胡希恕金匮要略讲座》中分析道："这个甘草干姜汤是理中汤的一个基础。理中汤就是甘草干姜汤的一个加味，甘草干姜汤加人参、加白术就是理中汤，理中者理中焦，治胃，不是治肺。"可见，仲景对于肺阳虚寒证治，以温中、温肺偶联立法，更重于温中。

脾为后天之本，肺为脏之长，两者相依不可离，但就《黄帝内经》其中的一个学派看来，脾脏更重要，故曰："肺手太阴之脉，起于中焦。"金寿山先生亦曾指出："从肺与脾的关系来说，脾是根本的。"脾土肺金，脾土生肺金，肺阳根于脾阳于此可知。因此，不提"肺阳"的背后是脾肺之间的密切关系，以脾阳即可概言肺阳。这正是清代以前诸多文献充塞"肺虚寒""肺虚冷"等，而少见"肺阳虚"这一提法的原因之所在。

鉴于肺脾之间的密切关系，是否将"肺阳"从"脾阳"中游离出来并加以明确，并无重大差别。但从另一角度，肺、脾毕竟属于不同的脏，其功能不同，并从阴阳脏腑气血理论的完整性考虑，肺、脾之阳又当分论之，张介宾云："以精气分阴阳，则阴阳不可离；以寒热分阴阳，则阴阳不可混"（《类经·疾病类·五实五虚死》）。可见，脾、肺阳气的分与合，也是一个对立统一的问题。

（二）关于肝阳

"肝阳虚"在生理、病理、临床以及实验等一系列环节上相继得到确认——"肝阳虚是客观存在，不容忽视。"那么，历代文献"论述肝阳虚者甚少"这一现象的原因是什么？历代文献少论"肝阳虚"的原因，除了肝脏生理病理特点所决定的肝阳虚较之肝阴虚确属少见外，更为深刻的原因在于肝阳与他脏之阳的关系特征。

《伤寒论·辨厥阴病脉证并治》云："手足厥寒，脉细欲绝者，当归四逆汤主之"，"若其人内有久寒者，宜当归四逆加吴茱萸生姜汤主之"，《金匮要略·呕吐哕下利病脉证治》云："干呕，吐涎沫，头痛者，吴茱萸汤主之"，这些基本上被确认为肝阳虚的证治，但当归四逆汤与吴茱萸汤方中，以脾胃为主，显示了"补脾即所以补肝"之治。因此历代文献少论肝阳虚的原因之一，就是脾肝阳气之间的密切关系——以脾阳（虚）概言肝阳（虚）。清·张锡纯补肝气之用黄芪也均渊源于此。

除以脾阳（虚）概言肝阳（虚）外，历代文献少论肝阳虚的另一个重要原因即在于乙癸同源理论的兴起。乙癸同源理论渊源于《黄帝内经》与《难经》，关于肝肾之间的密切关系，乙癸同源理论的内涵包括：①肝肾精血阴阳同源；②肝肾同源以肾为主要方面。清·王旭高补肝阳之用肉桂、川椒、苁蓉，正是乙癸同源、"温肾即所以补肝"之治，因此，"王旭高所列补肝阳之药，又都具有温肾阳之效"，这就不足为奇了。

可见，历代文献少论肝阳虚的根本原因在于以脾、肾之阳概言肝阳，那么，对以脾肾之阳概言肝阳之处置方式又该作何评价？以脾阳、肾阳概论肝阳的作法，与中医学中诸多"同源"理论一样（如汗血同源、津血同源等）均是"尚同""求一"的体现。"智者察同，愚者察异"（《素问·阴阳应象大论》）这一根深蒂固的观念，是古代医家将注意的焦点集中于事物的共性上，这不可避免地造成忽于事物特殊性的习惯弊端。从理论与临床角度，肝阳（虚）理应有相对独立的概念表述。

（三）关于脾阴

历代文献少有论及脾阴这一现象，中医学术界已予以确认，"古人很少谈到脾阴"，"古人略脾阴"。在脾阴概念的问题上，现在主立者仍居多数，归纳其依据主要有如下几个方面：

1. 脾之有阴　古文献中已有隐蕴。就《黄帝内经》而言，其重要依据有《素问·生气通天论》的"脾气不濡"，《素问·平人气象论》的"藏真濡于脾"，《灵枢·本神》的"脾藏营"等。就《伤寒论》而言，其重要依据是以麻子仁丸治疗脾阴不足而大便难之脾约证。

2. 万物皆有阴阳，脾脏之气亦分阴阳　脾脏自然亦有阴阳之分，张介宾在《类经》中言"道者阴阳之理也；阴阳者，一分为二也"。纪立金教授认为脏气是脏腑的功能，任何脏腑的功能（气）都是在阴阳平衡协调的状态下才能正常发挥。因此，五脏本身也各具阴阳的属性，脾土即有脾阴和脾阳的区分，脾气是通过脾阳、脾阴两者的平衡、协调，才能完成各种生理功能。目前,从脾主运化的角度多重视脾阳,疏于对脾阴的研究。应该如何来认识以上观点?关键在于临床,《黄帝内经》《伤寒论》论脾阴固不可否认,但其脾阴虚之治却是一个值得探讨的问题。从麻子仁丸方药物(麻子仁、大黄、厚朴、枳实、杏仁、芍药)归经的角度,归脾经者确占绝大多数(共5味),从药物升降性能的角度,也许更能洞悉该方的本质。《药品化义》云麻子仁"专利大肠气结便秘",大黄"直降下行,走而不守",《名医别录》云厚朴"下气",枳实除"逆气",《珍珠囊》云杏仁利"气逆"。可见,全方除芍药外,皆系顺降胃气之药,据此,可以认为,仲景滋脾阴实滋胃阴,借滋胃阴以滋脾阴,进而言之,即仲景以胃阴概言脾阴。

脾阴虚是客观存在的,"脾阴虚以气阴同虚为临床特征",这无疑也是正确的,首先,从药物的角度,据目前较为公认的下列滋脾阴药物:山药、扁豆、薏苡仁、莲子肉、黄精、玉竹、天花粉、白芍、沙参、麦冬、大枣、粳米、葛根进行分析,不难看出,滋脾阴者多具益气之功,如山药、黄精;其中相当一部分系益气之品,无非作用较为缓和,如扁豆、薏苡仁、莲子肉、大枣;另一部分虽曰滋脾阴,但中药学功效归类中却显系滋胃(肺)阴者,如沙参、麦冬、天花粉、玉竹等。从概念、病因、病机、证候、治则、治法、处方、用药等一系列环节上区分脾阴与胃阴,这种努力迄今尚未取得成功,往往以胃阴概言脾阴,也是脾胃难以分开的重要内容之一。

(四)关于脏腑阴阳的归属

关于脏腑阴阳的归属,《黄帝内经》中就多有论述,综合各篇之言,统一的认识是脏为阴,腑为阳。然分述各脏之阴阳就有不同,《素问·金匮真言论》言"背为阳,阳中之阳,心也;背为阳,阳中之阴,肺也;腹为阴,阴中之阴,肾也,阴中之阳,肝也;腹为阴,阴中之至阴,脾也"。《素问·六节藏象论》言:"心……阳中之太阳,通于夏气。肺……为阳中之太阴,通于秋气。肾……为阴中之少阴,通于冬气。肝……为阳中之少阳,通于春气。脾……此至阴之类,通于土气。"《素问·水热穴论》曰:"肺者,太阴也","肾者牝藏也,地气上者,属于肾,而生水液也,故曰至阴"。《灵枢·九针十二原》曰:"阳中之少阴,肺也……阳中之太阳,心也……阴中之少阳,肝也……阴中之至阴,脾也……阴中之太阴,肾也。"《灵枢·阴阳系日月》:"其于五脏也,心为阳中之太阳,肺为阴中之少阴,肝为阴中之少阳,脾为阴中之至阴,肾为阴中之太阴。"对其为何不同,少有研究,今列于此,以供探讨。

第四节　脏腑关系研究

五脏六腑是人体生命活动的中心,脏与脏、脏与腑之间通过组织相互联系、经络相互沟通、表里相互配合、五行相生相克、阴阳气血互资、升降相互为用、功能相互协调等方面的组织联系和功能活动,以维持人体生命活动的正常进行。

一、脏与脏的关系研究

《素问·玉机真脏论》指出:"五脏相通。"说明五脏之间在生理上存在相互资助、配合、制约的关系,在病理上存在相互作用、影响、传变的关系。五脏之间的关系,是临床分析五脏病机、确定治疗原则的重要依据。因此,我们研究五脏之间关系的目的,就是为了更好地用以指导临床诊疗实践。

（一）心与肺的关系

1. 心肺经气相通 《灵枢·经脉》说："心手少阴之脉,起于心中,出属心系,下膈,络小肠……其直者,复从心系却上肺。"心肺同居上焦,手少阴心经直接入肺,可见心肺两脏经气相通。《灵枢·经别》说："手少阴之正,别入于渊腋两筋之间,属于心,上走喉咙。""手阳明之正,从手循膺乳,别于肩髃,入柱骨,下走大肠,属于肺,上循喉咙。"手太阴肺与手阳明大肠为表里,手少阴经别与手阳明经别均行于喉咙,故心肺两脏经络相连。

心肺两脏经气相通,故心肺两脏有病则常常相互影响。临床上,心病可以及肺,如《素问·痹论》说："心痹者,脉不通,烦则心下鼓,暴上气而喘。"即是说心之痹邪可以通过经脉传之于肺,导致肺气不利,从而引起"暴上气而喘";肺病也可及心,如叶天士《温热论》说："温邪上受,首先犯肺,逆传心包。"心包是心的外围组织,犯心之病邪一般是先犯心包,然后由心包及心。故温邪犯肺,引起肺卫病证之后,其发展趋势之一就是通过经脉传及于心,引起心之病证,其表现可见神昏、谵语等症。

2. 肺气助心行血 肺主一身之气,参与一身之气的生成,尤其是宗气的生成。心主血脉,心气推动血液在经脉中运行不息,但心主血脉的功能需赖肺所主的宗气的资助才得以正常发挥。宗气是由肺吸入的清气与水谷精微之气相合而成,具有灌注心脉而助心行血的功能。只有肺气充盛,主呼吸功能正常,宗气生成充足,心气得到宗气的资助,才能维持其正常的主血脉功能。临床上,若肺气不足,则宗气生成不足,宗气不足则不能助心行血,血行不畅则瘀滞为患,从而引起心血瘀阻的病证,可见心悸怔忡、心痛胸闷、口唇紫黯、脉来结代等症。

3. 心血布散肺气 肺主气,司呼吸,通过肺的呼吸,呼出人体内的浊气,吸入自然界的清气,完成体内外的气体交换。所以,这里的肺主气实际上包括了主持体外清气与体内浊气的交换。但肺吸入的清气需赖心血的运载和心气的推动才能布达周身;体内代谢产生的浊气也要依附于血液才能到达于肺而从肺呼出体外。所以,只有心主血脉的生理功能正常,血液运行流畅,心血既能载清气,也能载浊气,体内外气体能够适时交换,机体才能维持其新陈代谢的生理活动。临床上,若心血不足,或心血瘀滞,血不载气,则气无所依,就会导致清气不能敷布周身、浊气不能排出体外,从而引起气虚或气滞等病证。引起肺气亏虚者可见呼吸气短、少气懒言等症;引起肺气逆滞者可见呼吸喘促、胸部胀闷等症。

4. 肺气心血互生 肺主气,心主血,血能养气,气能生血,肺气与心血相互资生、相互为用。心主一身之血,人体内生成血液的物质基础有营气、肾精及津液等,但这些精微物质要靠气的气化作用才能生成血液。气旺则血盛,气虚则血少。肺主一身之气,气的充盛及其功能的发挥离不开血的濡养。血盛则气旺,血衰则气少。临床上,心血不足日久,常致肺气亏虚,故治疗心血不足病证时,常在补益心血的基础上配伍补益肺气之药,如人参、黄芪等,既取其"气能生血"之理,又避免"血虚及气"之虞。肺气亏虚日久,常致心血不足,故治肺气亏虚病证时,常在补益肺气的基础上配伍补益心血之药,如当归、何首乌等,既取其"血能旺气"之理,又避免"气虚及血"之忧。

（二）心与肝的关系

1. 心肝经络相连 《灵枢·经脉》说："心手少阴之脉,起于心中,出属心系,下膈,络小肠;其支者,从心系上挟咽,系目系。""肝足厥阴之脉,起于大指丛毛之际……抵小腹,挟胃,属肝,络胆,上贯膈,布胁肋,循喉咙之后,上入颃颡,连目系。"心肝两经均行于目,可见心肝两脏有正经相连。《灵枢·经别》说："足少阳之正,绕髀,入毛际,合于厥阴;别者,入季胁之间,循胸里，属胆，散之上肝，贯心。"足厥阴肝与足少阳胆为表里，足少阳胆之经别上贯于心，故心肝两脏还可通过足少阳胆之经别而相联系。心肝两脏经脉相连，故心肝两脏有病则常常相互影响。临床上，心病可以及肝，如《素问·脏气法时论》说："心病者，胸中痛，胁支满，胁下痛。"即是说心之病邪可以通过经脉传之于肝，导致肝之经气不利，从而引起"胁支满，胁下痛"等症；肝病也可及心，如《素问·刺热》说："肝热病者，小便先黄，腹痛，多卧，身热；热争则狂言及惊，胁满痛，手足躁，不得安卧。"即是说肝之病邪可以通过经脉传之于心，导致心神失藏，表现为狂言、烦躁（手足躁、不得安卧）等症。

2. 木火母子相生 肝在五行属木，心在五行属火。《素问·阴阳应象大论》说："肝生筋，筋生心。"王冰注解曰："木生火。然肝木之气，内养筋已，乃生心也。"何梦瑶《医碥·五脏生克说》说："肝受肾之益，则气愈旺，上资心阳，发为光明，是为肝木生心火。"木能生火，可令子壮；子能奉母，可令木实。反之，则母病可以及子，子病亦可犯母，而致木火同病、母子俱衰。肝藏血，为血之海。肝血充足，则能养心，此亦木生火、母养子也。肝木能生心火，故临床心血亏虚证，其治疗可通过补肝血而助生心血，即所谓"虚则补其母"也。临床肝火炽盛证，其治疗可通过泻心火以助泻肝火，即所谓"实则泻其子"也。

3. 行血藏血互用 心行血，是一身血液运行的枢纽；肝藏血，是贮藏血液和调节血量的重要脏器。两者相互配合，相反相成，共同维持血液的正常运行，所以说"肝藏血，心行之"（《素问·五脏生成》王冰注）。心血充盈，心气旺盛，血行正常，则肝有所藏，并能根据机体活动的需要而进行适量的血液贮藏和适度的血量调节；肝所藏之血充足，疏泄有度，随人体生理需求进行血量调节，则心有所主，心的行血功能也就正常。心血充足，肝血亦旺，肝所藏之阴血可以濡养肝体、制约肝阳；肝体得养，肝阳不亢，则肝之疏泄功能就能正常进行，血液才不致瘀滞，从而有助于维持心之正常的行血功能。

肝之疏泄功能是以肝藏之血为物质基础，若心血心气不足，行血功能失常，则入肝之血不足，肝之藏血减少，势必影响肝之疏泄功能，故疏肝名方"逍遥散"用当归，就是既取其补血以固基础，又取其行血以助肝藏。肝血充足，肝之藏血与调节血量功能正常，则心有所行；若肝血不足，疏泄不及，势必影响心之行血功能，从而导致血行瘀滞，故临床上治疗心血瘀阻证的药物，如当归、丹参等，既能行血以助心，又能养血以益肝。

4. 共调精神情志 心主神志，以主宰精神、意识、思维活动；肝主疏泄，以维持精神情志的调畅。精神情志活动以血为物质基础，心主血、肝藏血，故两脏不仅在血液运行方面密切相关，而且在维持精神情志活动方面关系也密切；心在维持人的精神情志活动中起着主宰作用，肝在维持人的精神情志活动中起着辅助作用。心肝两脏相互协调，共同调控着人的精神情志活动。心血充足，则肝有所藏，肝气调畅，肝之疏泄正常；肝血充盈，则疏泄有度，情志畅快，有利于心主神志。精神情志活动以气血为物质基础，心肝气血亏虚或瘀滞，均可引起精神情志疾病，故《灵枢·本神》说："肝藏血，血舍魂，肝气虚则恐，实则怒……心藏脉，脉舍神，心气虚则悲，实则笑不休。"心肝在精神情志活动方面密切相关，两脏在精神情志疾病方面也常常相互影响，因此，临床上治疗精神情志疾病常常是心肝同调。

（三）心与脾的关系

1. 心脾经气相通 《灵枢·经脉》说："脾足太阴之脉，起于大指之端……其支者，复从胃别上膈，注心中。"《灵枢·经别》说："足阳明之正，上至髀，入于腹里，属胃，散之脾，上通于心。"《素问·平人气象论》说："胃之大络，名曰虚里，贯膈，络肺，出于左乳下，其动应衣，脉宗气也。"足太阴脾与足阳明胃为表里,两经均上注于心,而使心脾两脏经气相通。《灵枢·经脉》说:"心手少阴之脉,起于心中,出属心系,下膈,络小肠;其支者,从心系上挟咽。""手少阴之别……循经入于心中,系舌本。""脾足太阴之脉,起于大指之端……入腹,属脾,络胃,上膈,挟咽,连舌本。"手少阴心之经脉、经别与足太阴脾之经脉均行于咽部,达于舌本,故心脾两脏经络相连。心脾两脏经气相通,故心脾两脏有病则常常相互影响。临床上,心病可以及脾,如《素问·刺热》说:"心热病者,先不乐,数日乃热;热争则卒心痛,烦闷,善呕。"即是说心之病邪可以通过经脉传之于脾胃,导致脾气不运、胃气上逆,从而引起"善呕";脾病也可及心,如《灵枢·经脉》说:"脾所生病者,舌本痛……烦心。"即是脾之病邪通过经脉传之于心,导致心窍不利、心神不宁,表现为"舌痛,烦心"等症。

2. 火土母子相生　心在五行属火,脾在五行属土,火能生土,火为土之母,土为火之子;心属阳火,脾属阴土,心之阳火能温运脾之阴土,也就是火能生土、母能养子。故何梦瑶《医碥·五脏生克说》说:"脾之所以能运化饮食者,气也。气寒则凝滞而不行,得心火以温之,乃健运而不息,是为心火生脾土。"火能生土,子可壮也;子能奉母,火亦实也。《素问·阴阳应象大论》说:"心生血,血生脾。"王冰注解曰:"火生土。然心火之气,内养血已,乃生脾土。"心主一身之血,血是维持脾之功能健旺的物质基础,从这个意义上说也就是火生土。生理上火土母子相生,病理上则母病可以及子、子病亦可犯母,而致火土同病、母子俱衰。临床上,若心阳亏虚,心血不足,母病及子,则脾失温养,可以引起脾之运化、统血功能失常的病证,表现为纳食减少、面色无华、腹胀便溏、便血崩漏等症。反之,若脾阳不足,亦可子病及母,耗伤心阳,导致心阳亏虚,表现为心悸怔忡、自汗肢凉等症。

3. 行血统血相协　血液在脉中正常运行,既有赖于心气的推动以维持其运行流畅而不致过于迟缓,又有赖于脾气的统摄以保证其运行脉中而不致逸出脉外。故《张聿青医案·卷十二》说:"血所以丽气,气所以统血。非血之足以丽气也,营血所到之处,则气无不丽焉;非气之足以统血也,卫气所到之处,则血无不统焉,气为血帅故也。"可见,血液能够在经脉中维持正常的循环,全赖心主行血与脾主统血功能相互协调为用。临床上,若心气不足,行血无力,血脉瘀滞,影响脾统血功能,导致统血无权,血逸脉外,可产生出血病证;若脾气不足,统血无权,血逸脉外,影响心行血功能,血行瘀滞,就可引起血瘀病证。

4. 心神脾意互助　心藏神,在志为喜;脾藏意,在志为思。张介宾《类经·情志九气》说:"心为五脏六腑之大主,而总统魂魄,兼该志意。故忧动于心则肺应,思动于心则脾应,怒动于心则肝应,恐动于心则肾应,此所以五志惟心所使也。"心为君主之官,在五脏中起着统率的作用,因此也是神志活动的主宰。说明神志虽分属五脏,但总统于心。此外,五神五志虽然分别由五脏所藏所主,但五脏之间必须相互协调为用,心与脾也是如此,只有这样才能共同维持人之正常的神志活动。心血充足,神有所藏,志有所主,则他脏神志各安其位、各司其职,脾之藏意主思的功能也就正常,故有"思出于心,而脾应之"之说。

气血是人之神志活动的物质基础,若心之气血亏虚,神无所藏,则脾之意无所主、思无所定,就可引起睡不安神、食不知味的神志病证;若脾之气血亏虚,意无所藏、思无所主,思虑过度,或所思不遂,势必影响五神五志之主的心,造成心不藏神主志,从而引起失眠多梦、心悸怔忡的神志病证。

5. 共同生成血液　脾主运化,为后天之本,气血生化之源,脾胃化生的水谷精微是化生血液的物质基础。故《灵枢·决气》说:"中焦受气取汁,变化而赤,是谓血。"张介宾《景岳全书·藏象别论》说:"血者,水谷之精气也。源源而来,而实生化于脾。"因此,脾胃运化功能的强弱,直接影响血的生化。心主血脉而又生血,心气将脾胃运化的水谷精微之气(谷气)变化成红色的血。张志聪《侣山堂类辨·辨血》说:"血乃中焦之汁……奉心化赤而为血。"说明心的生理功能参与了血的生成,故《素问·阴阳应象大论》说:"心生血。"心血充盈,不断供养于脾,以维持脾之运化功能;脾气健旺,血的生化有源,以保证心血充盈,两脏相互协调为用,共同维持血液的正常生化。临床上,血虚证既可由脾引起,也可以由心所致。治疗脾气亏虚所致的血虚证,可以在补脾气的基础上辅以补心血;治疗心血不足所致的血虚证,可以在补心血的基础上辅以补脾气。如著名的补血方"当归补血汤",由当归、黄芪组成,既可治心血不足所致的血虚证,也可治脾气亏虚所致的血虚证。

(四)心与肾的关系

1. 心肾经气相通 《灵枢·经脉》说:"肾足少阴之脉,起于小指之下……其直者,从肾上贯肝膈,入肺中,循喉咙,挟舌本;其支者,从肺出络心,注胸中。"足少阴肾经直接络心,可见心肾两脏经气相通。《灵枢·经脉》说:"膀胱足太阳之脉,起于目内眦。""小肠手太阳之脉,起于小指之端……其支者,从缺盆循颈上颊,至目锐眦。"《灵枢·经脉》说:"手少阴之别……循经入于心中,系舌本。"《灵枢·经别》说:"足少阴之正,至腘中,别走太阳而合,上至肾……直者,系舌本。"肾与膀胱为表里,心与小肠为表里,足太阳膀胱经与手太阳小肠经及其经别行于目内眦、到达舌本,故心肾两脏经络相连。心肾两脏经气相通,故有病则常常相互影响。临床上,心病可及肾,如心经阴寒之气可通过经脉传之于肾,伤耗肾阳,导致肾之阴寒内盛、阳气衰微,从而引起"腰膝酸痛、阴冷阳痿"等症;肾病也可及心,如《灵枢·经脉》说:"肾所生病者……烦心、心痛。"即是肾之病邪可以通过经脉传之于心,导致心之经气不利、心神不宁,从而引起"心痛、烦心"等症。

2. 君火相火安位 《素问·天元纪大论》说:"君火以明,相火以位。"心为君火,为神明之主,故谓之明;肾为相火(命火),为发生之根,故谓之位。《素问·灵兰秘典论》说:"主明则下安,以此养生则寿,殁世不殆,以为天下则大昌。"君火能明于上,则相火能守位而宣行君火之令。君火对相火有调节作用,但如神明而常无形迹可征,如《景岳全书·君火相火论》说:"盖君道惟神,其用在虚;相道惟力,其用在实。故君之能神者,以其明也;相之能力者,以其位也。明者明于上,为化育之元主;位者位于下,为神明之洪基。"

君火为相火之统帅,相火为君火之根基,二者相互协调为用。故吴谦《医宗金鉴·删补名医方论》说:"君火为心经之火,君主一身之火也;相火为肾中之火,宣布一身之火也。使君火无相火,则不能宣布诸火以奉生身之本;相火无君火,则不能君主诸火以制其妄行之灾。"相火秘藏,则君火(心阳)充足;君火(心阳)充盛,则相火亦旺。君火相火,各安其位,共同维系心肾两脏生理功能的协调平衡。君火为心之火、相火(命火)为肾之火,生理上相互促进,病理上相互影响。如心火不足,可以影响及肾,导致肾火不足;肾火不足,可以影响及心,导致心火不足。故补心火可以生肾火,补肾火可以生心火,临床上常用的补火药附子、肉桂就既可以补心火(君火、心阳),又可以补肾火(相火、命火)。

3. 肾心水火既济 心居上焦属阳,在五行中属火;肾位下焦属阴,在五行中属水。由于升降相因、上下相引的关系,故有上者下降、下者上升,升已而降、降已而升的运动变化。心位于上,故心火(阳)下降于肾而使肾水不寒;肾位于下,故肾水(阴)上济于心而使心火不亢。《傅青主男科·心肾不交》说:"肾无心之火则水寒,心无肾之水则火炽;心必得肾水以滋润,肾必得心火以温暖。"这种生理状态下的水火既济关系,是以心肾阴阳升降运动的动态平衡为条件的,故《格致余论·相火论》说:"人之有生,心为之火,居上,肾为之水,居下;水能升而火能降,一升一降,无有穷已,故生意存焉。"水火宜平而不宜偏,水火既济而心肾相交,心肾之间的阴阳水火升降互济,维持了两脏之间生理功能的协调平衡。

临床上,若肾水不足,不能上济心阴以涵养心阳,导致心火偏盛,常见心烦失眠、多梦惊悸等症;心阳(火)虚衰,不能下行以温肾水,导致肾阳虚寒,常见腰膝冷痛、小便清长等症。肾水不能上济于心,心火不能下养于肾,心肾之间阴阳水火升降运动的协调平衡关系遭到破坏,就可致心肾不交或水火不济之证,以上焦虚热(心阴不足)为主者,常表现为心烦失眠、多梦遗精等症;以下焦虚寒(肾阳不足)为主者,常表现为腰膝冷痛,阴冷阳痿等症。

4. 心神肾精互用　心藏神,肾藏精。精能化气生神,为气、神之源;神能驭精役气,为精、气之主。精是神的物质基础,神能统驭精气。故汪绮石《理虚元鉴·心肾论》说:"夫心主血而藏神者也,肾主志而藏精者也。以先天生成之体论,则精生气,气生神;以后天运用之主宰论,则神役气,气役精。"《类经·摄生类》说:"虽神由精气而生,然所以统驭精气而为运用之主者,则又在吾心之神。"肾藏精,精舍志,积精以全神。心藏神,为人体生命活动的主宰,神全可驭精。人的神志活动,不仅为心所主,且与肾密切相关。故戴思恭《推求师意·怖》说:"心以神为主,阳为用;肾以志为主,阴为用。阳则气也、火也,阴则精也、水也。凡乎水火既济,全在阴精上承,以安其神;阳气下藏,以安其志。"心肾功能协调,神志活动正常,说明心肾神志活动协调一致与心肾的阴阳水火升降互济密切相关。

临床上,心不主神,神不驭精,则精之生成不足,可以导致肾精亏虚,故神全则精足,养神即所以养精;肾不藏精,精不养神,则神之功能不足,可以导致心神不藏,故精充则神旺,养精即所以养神。王邦傅《脉诀乳海·濡脉指法主病》说:"夫精、气、神,乃身之三宝也。经曰:精生气,气生神。是以精极则无以生气,气少则无以生神。"故积精全神既是中医治疗大法之一,又是中医养生大法之一。

5. 肾精心血互生　心主血,肾藏精,精和血都是维持人体生命活动的基本物质。精血之间可以相互资生、相互转化,即血既可以养精,又可以化精;精既可以养血,又可以化血。精血之间的相互资生转化为维持心肾两脏正常的生理功能奠定了物质基础。血足则精旺,精旺则血足;血虚则精亏,精亏则血虚。临床上,肾精亏虚可导致心血亏虚,故益肾精可生心血;心血亏虚可致肾精亏虚,故补心血可生肾精。肾精与心血常常相互为用、相互影响,故临床上常用的当归、何首乌等药,既可以补肾精,又可以补心血,也是根据这个道理。

(五)肺与脾的关系

1. 肺脾经络相连　《灵枢·经脉》说:"肺手太阴之脉,起于中焦,下络大肠,还循胃口,上膈,属肺。"脾与胃为表里,手太阴肺经起于中焦脾胃,还循胃口,说明肺脾两脏有正经相连。《灵枢·经脉》说:"大肠手阳明之脉,起于大指次指之端……其支者,从缺盆上颈,贯颊,入下齿中,还出挟口。""胃足阳明之脉,起于鼻之交頞中,旁纳太阳之脉,下循鼻外,入上齿中,还出挟口环唇。"肺与大肠为表里,脾与胃为表里,手阳明大肠经与足阳明胃经均行于口齿,故肺脾两脏经络相连。肺脾两脏经络相连,故肺脾两脏有病则常常相互影响。临床上,肺病可以及脾,如《素问·痹论》说:"肺痹者,烦满,喘而呕。"即是说肺之痹邪可以通过经脉传之于脾胃,导致脾气不运、胃气上逆,从而引起"呕吐";脾病也可及肺,如《素问·咳论》说:"皮毛者肺之合也,皮毛先受邪气,邪气以从其合也。其寒饮食入胃,从肺脉上至于肺则肺寒,肺寒则外内合邪,因而客之,则为肺咳。"即是说脾胃之寒邪可以通过经脉传之于肺,导致肺气不宣,从而引起"咳嗽"。

2. 土金母子相生 脾在五行属土,肺在五行属金,土能生金,土为金母,金为土子,故肺脾关系称之为土金相生,又名脾肺相生。《素问·阴阳应象大论》说:"脾生肉,肉生肺。"王冰注解曰:"土生金。然脾土之气,内养肉已,乃生肺金。"何梦瑶《医碥·五脏生克说》说:"饮食入胃,脾为营运其精英之气,虽曰周布诸脏,实先上输于肺(气亲上也),肺先受其益,是为脾土生肺金。"脾气健旺,运化有权,谷气充盛,肺气得养,则肺之主气功能正常;肺气健旺,呼吸有度,清气充足,脾气得充,则脾之运化功能正常,亦即所谓的"母能令子壮,子能令母实"也。临床上,脾气亏虚,常可引起肺气不足,即所谓母不养子,常见声低懒言、气短而喘等症;肺气亏虚,常可引起脾气不足,即所谓子盗母气,常见食欲不振、腹胀便溏等症。肺气与脾气常常相互为用、相互影响,故临床上常用的人参、黄芪等补气药,既可补肺气,又可补脾气,就是根据这个道理。

3. 共同生成宗气 肺主呼吸而摄纳自然界之空气(清气),脾主运化而摄入水谷之精气(谷气),清气与谷气是生成人体之气,尤其是生成宗气的基本物质。可见,宗气的生成主要依赖于肺脾两脏,故有"脾为生气之源,肺为主气之枢"之说。脾主运化,为气血生化之源,但脾所化生的水谷之气,有赖于肺气的宣降才能敷布全身,故肺能助脾布气。肺维持其生理活动所需要的精气,有赖于脾运化的水谷之气来充养,故脾能助肺益气。肺脾两脏相互协调为用,共同维持着人体之气,尤其是宗气源源不断地生成及其向脏腑组织的敷布。临床上,肺气亏虚,呼吸无权,则清气吸入不足;脾气亏虚,运化不及,则谷气生成不足,均可影响宗气的生成,从而导致宗气不足,表现为呼吸气短、少气懒言、脉来结代等症。故临床上治疗宗气不足之证,常用人参、黄芪以补益肺脾之气。

4. 同司水液代谢 脾主运化水液,为胃行其津液,维持水液的正常生成与输布;肺主宣降以通调水道,维持水液的正常布散与排泄。如《素问·经脉别论》所言:"饮入于胃,游溢精气,上输于脾。脾气散精,上归于肺,通调水道,下输膀胱。水精四布,五经并行。"说明肺脾两脏相互协调为用,是保证水液正常生成、输布与排泄的重要环节。但肺脾两脏在水液代谢过程中的作用有主次之分,脾主运化水液而为主,肺主通调水道而为辅,两者在水病的形成与发展过程中常常相互影响,张介宾认为是"其标在肺……其制在脾"(《景岳全书·肿胀》)。故临床治疗肺病水肿,常在宣肺散水的基础上适当配伍健脾渗湿药,如白术、茯苓等;治疗脾病水肿,常在健脾渗湿的基础上适当配伍宣肺散水药,如麻黄、桑白皮等。

(六)肺与肝的关系

1. 肺肝经气相通 《灵枢·经脉》说:"肝足厥阴之脉,起于大指丛毛之际……抵小腹,挟胃,属肝,络胆……其支者,复从肝别贯膈,上注肺。"足厥阴肝之经脉直接注肺,说明肺肝两脏经气相通。《灵枢·经脉》说:"大肠手阳明之脉……其支者,从缺盆上颈,贯颊,入下齿中,还出挟口。""肝足厥阴之脉……其支者,从目系下颊里,环唇内。"手太阴肺与手阳明大肠为表里,足厥阴肝经与手阳明大肠经均行于口唇,故肺肝两脏经络相连,经气相通,故有病则常常相互影响。临床上,肺病可以及肝,张介宾《景岳全书·胁痛》说:"胁肋之病本属肝胆二经,以二经之脉皆循胁肋故也,然而心肺脾胃肾与膀胱亦皆有胁痛之病。此非诸经皆有此证,但以邪在诸经,气逆不解,必以次相传,延及少阳厥阴,乃致胁肋疼痛。故凡以焦劳忧虑而致胁痛者,此心肺之所传也……"说明肺之病邪可以通过经脉传之于肝,导致肝之经气不利,从而引起"胁痛";肝病也可及肺,如肝之火邪亢盛,可以通过经脉传之于肺,木火刑金,肺气不利,从而引起"咳嗽",临床上治疗肝火犯肺之咳嗽,常用黛蛤散合泻白散加味。

2. 肝肺升降相因　《素问·刺禁论》说:"肝生于左,肺藏于右。"此处"左""右"非指解剖部位,是从功能论及肝肺对气机的共同调节。肝居膈下,其气以升发(左升)为宜;肺居膈上,其气以肃降(右降)为顺。《素问·阴阳应象大论》说:"左右者,阴阳之道路也。"张介宾注曰:"阳左而升,阴右而降。"肝从左而升,肝气疏泄,升发条达,利于肺气肃降;肺从右而降,肺气充足,清肃正常,有利肝气的升发。肝肺升降相因,相互依存,而相反相成,共同维持着人体气机的升降运动,并通过肝肺气机的升降运动而对全身的气机活动、气血循行起着重要的调节作用。故何梦瑶《医碥·五脏生克说》说:"气有降则有升,无降则无升,纯降则不升。何则?浊阴从肺右降,则胸中旷若太虚,无有窒塞,清阳得以从肝左升,是谓有降有升。"临床上,若肝气不能升发,郁而化火,肝火犯肺,肺气不能宣降,可见咳嗽气喘、胸部胀闷等症;若肺气不能肃降,郁而化燥,燥热伤肝,肝阳上亢,可见头痛面赤、急躁易怒等症。临床上升肝气常用柴胡、薄荷等药;降肺气常用苏子、厚朴等药。

3. 调节血气运行　肝藏血,主疏泄,调节全身之血;肺主气,司治节,调节一身之气。肝调节全身血量,即根据人体生理需要调节人体各个部分血量的分配,实际上参与了血的运行。肺主一身之气,对全身之气的升降出入运动起着重要的调节作用,实际上就是主持了气的运行。全身血液的运行,虽赖心所主,但又需肺主气、司治节及肝藏血、主疏泄作用的协助,故肺肝两脏对血气的运行具有一定的调节作用。肺主气之运行的功能有赖于肝气的疏泄,肝对血量的调节功能有赖于肺气的推动和固摄,肺肝两脏相互协调,共同发挥其对血气运行的调节作用。临床上,肝失疏泄、肺气亏虚,均可致气血运行障碍。因此,对于气血瘀滞病证的治疗,除应用行气活血药物外,有的须兼治肝,辅以疏理肝气之品,如香附、青皮等,以助其行气活血;有的须兼治肺,辅以补益肺气之品,如党参、黄芪等,以推动气血运行。

4. 肺气肝血互资　肺主气,肝藏血,血能养气,气能生血,肺气与肝血相互资生、相互为用。气为血之帅,肝血的生成有赖于肺气的气化,气旺则血盛,气虚则血少,故肝血之盛衰以及肝之藏血与调节血量功能的正常维持均与肺气的盛衰密切相关。血为气之母,肺气的生成有赖于肝血的充养,血盛则气旺,血衰则气少,故肺气的盛衰以及肺的宣发肃降功能的正常维持与肝血的盛衰密切相关。肺气与肝血,常常相互为用。基于血能养气、气能生血的道理,临床上治肝血亏虚证,有时可酌情配伍补益肺气之品,如党参、黄芪等,以助肝血之生成;治肺气亏虚证,有时可酌情配伍补养肝血之品,如熟地黄、当归等,以助肺气之生成。

(七)肺与肾的关系

1. 肺肾经气相通　《灵枢·经脉》说:"肾足少阴之脉,起于小指之下……贯脊,属肾,络膀胱;其直者,从肾上贯肝膈,入肺中,循喉咙。"《灵枢·本输》说:"少阳属肾,肾上连肺。"《灵枢·经别》说:"手太阴之正,别入渊腋少阴之前,入走肺……上出缺盆,循喉咙。"足少阴肾经直接入肺,与手太阴肺之经别均循喉咙,故肺肾两脏既有正经经气相通,又通过足少阴肾之经脉与手太阴肺之经别而相联系。两脏经气相通,故有病则常常相互影响。临床上,肺病可及肾,《素问·气厥论》说:"肺移热于肾,传为柔痉。"即肺中邪热可由经脉传于肾,导致肾阴不足,肾经失养,经脉拘挛,发为"柔痉";肾病也可及肺,如《灵枢·经脉》说:"肾足少阴之脉……是动则病……咳唾则有血,喝喝而喘。"即肾之病邪可由经脉传之于肺,导致肺络受损、肺气不降,引起"咳唾有血,喝喝而喘"等症。

2. 金水母子相生　肺在五行属金,肾在五行属水,金能生水,金为水母,水为金子,故有金水相生和肺肾相生之称。《素问·阴阳应象大论》说:"肺生皮毛,皮毛生肾。"王冰注曰:"金生水。然肺金之气,养皮毛已,乃生肾水。"何梦瑶《医碥·五脏生克说》说:"肺受脾之益,则气愈旺,化水下降,泽及百体,是为肺金生肾水。"金能生水,子可壮也;子能奉母,金亦实也。反之,则母病可以及子,子病亦可犯母,而致金水同病、母子俱衰。肺吸入的自然界清气是后天之气的重要组成部分,肾精所化生的元气是先天之气的主要成分,后天之气可养先天,先天之气可促后天。肺气与肾气常常相互为用、相互影响,故临床上可以通过补肺气而到达补肾气的目的,此即所谓的"母能令子壮";也可以通过补肾气而到达补肺气的目的,此即所谓的"子能令母实"。

3. 肺肾阴阳互资　肺肾阴阳,相互资生。肺金为肾水之母,肺阴充足,下输于肾,使肾阴充盈;肾阴为诸阴之本,肾阴充盛,上滋于肺,使肺阴充足。故雷丰《时病论·卷之四》说:"金能生水,水能润金。"肾阳为诸阳之根,能资助肺阳,与肺阳共同温暖肺之阴液,推动津液敷布;肺阳也能资助肾阳,与肾阳共同温暖肾之阴液,推动津液气化。肺肾相互合作,共同维持机体水液平衡,则水肿、痰饮病证不生。基于肺肾阴阳相互资生的道理,肺阴不足与肾阴不足既可同时并见,亦可互为因果,最终导致肺肾阴虚,从而引起潮热盗汗、干咳少痰、多梦遗精、腰膝酸软等症。肾阳亏虚与肺阳亏虚既可同时并见,亦可互为因果,最终导致肺肾阳虚,从而引起咳嗽气喘、痰多清稀、畏寒肢冷、腰膝冷痛等症。

4. 共司呼吸运动　肺主气而司呼吸,肾藏精而主纳气。人体的呼吸运动虽然由肺所主,但肺的呼吸功能必须依赖肾的纳气作用才得以正常发挥。也就是说,只有肾中精气充盛,封藏功能正常,肺吸入的清气才能经过其肃降作用而下纳于肾,以维持其呼吸深度。可见,在人体呼吸运动中,肺气充盛,肃降有权,有利于肾的纳气;肾气充足,纳摄有权,也有助于肺之肃降。故林珮琴《类证治裁·喘症论治》说:"肺为气之主,肾为气之根。肺主出气,肾主纳气,阴阳相交,呼吸乃和。"肺肾相互配合,共同维持人之吐故纳新的呼吸生理运动。若肾气亏虚,纳摄无权,则气浮于上;或肺气虚衰,久病及肾,导致肾气不足,气不归根,均可引起呼吸困难、呼多吸少、动则喘甚等症,人参蛤蚧散就是补益肺肾之气以定喘的名方。

5. 同主水液代谢　肺为水之上源,主行水而通调水道,水液只有经过肺的宣发和肃降,才使津液布散到全身各个组织器官,浊液下归于肾而输入膀胱。所以说,小便虽出于膀胱,而其上源实则为肺。肾为主水之脏,有气化升降水液的功能,又主开阖。下归于肾之水液,经过肾的气化作用,使清者升腾,通过三焦回流体内;浊者变成尿液而输入膀胱,从尿道排出体外。肺宣发肃降而通调水道的功能,有赖肾气(阳)的蒸腾气化;肾总司气化而升降水液的功能,有赖肺气的宣发肃降。肺肾两脏共同参与对水液代谢的调节,但是在水液代谢过程中存在着主次、本标的关系。肾为水脏,在水液代谢中起主导作用;肺主行水,在水液代谢中起辅助作用。故在水液代谢障碍病证的病机方面,张介宾认为是"其本在肾……其标在肺"(《景岳全书·肿胀》)在水病的形成与发展中,肺肾两脏常常相互影响,故临床治肺病水肿,常在宣肺散水的基础上酌情配伍温肾利水药,如桂枝、猪苓等;治肾病水肿,常在温肾利水基础上配伍宣肺行水药,如麻黄、桑白皮等,以加速体内水液的上下内外分消。

(八)肝与脾的关系

1. 肝脾经络相连　《灵枢·经脉》说:"胆足少阳之脉,起于目锐眦……其支者……贯膈,络肝,属胆,循胁里,出气街。""胃足阳明之脉,起于鼻之交頞中……其直者,从缺盆下乳内廉,下挟脐,入气街中。"肝与胆为表里,脾与胃为表里,足少阳胆经与足阳明胃经均行于气街,说明肝脾两脏有正经相连。《灵枢·经脉》说:"肝足厥阴之脉,起于大指丛毛之际,上循足跗上廉,去内踝一寸,上踝八寸,交出太阴之后……属肝,络胆。"说明足厥阴肝经与足太阴脾经在小腿内侧的三阴交穴交会,故三阴交是肝经与脾经之交会处。《灵枢·经脉》说:"肝足厥阴之脉,起于大指丛毛之际……循股阴入毛中,过阴器。""足厥阴之别……循胫上睾,结于茎。"《灵枢·经筋》说:"足阳明之筋……上循伏兔,上结于髀,聚于阴器。"足厥阴肝之经脉、经别与足阳明胃之经筋均行于阴器,故肝脾两脏经络相连。肝脾两脏经络相连,故肝脾两脏有病则常常相互影响。临床上,肝病可以及脾,如《素问·气厥论》说:"脾移寒于肝,痈肿,筋挛。"即是说脾之寒邪可以通过经脉传之于肝,寒邪化热,肝热炽盛,灼伤肝筋,腐败筋肉,发为"筋挛,痈肿";脾病也可及肝,如《灵枢·经脉》说:"肝所生病者……呕逆,飧泄。"即是说肝之病邪可以通过经脉传之于脾,导致脾气不升、胃气不降,从而引起"飧泄,呕逆"等症。

2. 协同运化水谷　肝主疏泄,调畅气机,疏利胆汁,输入肠道,促进脾胃对饮食物的纳运功能,并有助于中焦脾胃气机升降运动的有序进行,故唐容川《血证论·脏腑病机论》说:"木之性主于疏泄。食气入胃,全赖肝木之气疏泄之,而水谷乃化。"何梦瑶《医碥·五脏生克说》说:"木疏土而脾滞以行。"脾主运化,胃主受纳,脾气健旺,运化正常,水谷精微充足,气血生化有源,则肝体得以濡养而肝气冲和条达,从而有利于疏泄功能的正常发挥。肝脾两脏协调为用,共同维持机体对饮食水谷的纳运功能。临床上,若肝失疏泄,气机郁滞,易致脾失健运,或脾失健运,饮食积滞,气机不畅,土反侮木,肝失疏泄,都会影响水谷的纳运,从而引起纳呆、腹胀等症。因此,临床上对于饮食腐熟运化失常的病证,常常根据病在脾与肝的不同,有的侧重在健脾以复运化,有的侧重在疏肝以助腐熟。

3. 协调血液运行　血液的运行,虽由心所主持,但与肝、脾密切相关。肝主藏血,脾主统血,在心主行血的过程中,肝脾两脏正常的藏血统血功能可有效防止血液逸出脉外,阻止出血病证的发生。同时肝脾两脏相互协调为用,脾气健运,血的化源充足,则肝有所藏,肝血充足,方能发挥其正常的藏血与调节血量的功能;肝主疏泄,助脾运化,气血生化有源,脾血充足,则脾气健运,方能发挥其正常的统摄血液的功能。两者相互配合,共同维持血在脉中运行而不逸出脉外。临床上,肝不藏血和脾不统血,均可引起出血病证,两者常常相互影响。肝藏血的基础是肝血,脾统血的基础是脾气,故治疗肝不藏血的出血证,在应用治肝止血药物的基础上,可以酌情配伍补益脾气之药,如人参、黄芪等,以强化脾的统血之职而助其止血;治疗脾不统血的出血证,在应用治脾止血药物的基础上,可以酌情配伍补益肝血药物,如熟地、阿胶等,以加强肝的藏血之功而助其止血。

4. 谷气充养肝血　脾主运化水谷,为气血生化之源;肝藏血,为血之海。肝所藏之血需赖脾所运化的水谷精气(谷气)的不断充养,方能充盛不衰而维持其正常的主疏泄的生理功能,即所谓"木赖土以培"。故窦材《扁鹊心书·五等虚实》说:"脾为五脏之母。"陈士铎《辨证录·内伤门》说:"脾胃居于中焦,运化精微,灌注四脏,是四脏之所仰望者,全在脾胃之气也。"四脏皆赖于脾,肝亦不能例外。故吴谦《医宗金鉴·删补名医方论》引赵羽皇说:"肝为木气,全赖土以滋培。"临床上,若脾虚不运,水谷不化,气血乏源,肝血得不到水谷精气的充养而虚衰,就会导致肝之疏泄、藏血功能失常的病证。因此,临床上治疗肝血不足或肝不藏血的病证,均可在补血、止血的基础上,辅以补脾之品,如党参、白术等,或者助其化源而利补血,或者加强统血而利止血。

（九）肝与肾的关系

1. 肝肾经络相连　《灵枢·经脉》说:"肾足少阴之脉,起于小指之下……其直者,从肾上贯肝膈,入肺中","肝足厥阴之脉,起于大指丛毛之际……属肝,络胆……其支者,复从肝别,贯膈,上注肺"。此外,肝肾两经在三阴交穴还与足太脾经交会;肾经直接上行于肝,肝肾两经均入肺中,可见肝肾两脏经络相连。《灵枢·经筋》说:"足少阴之筋……并太阴之经筋而上,循阴股,结于阴器。"《灵枢·经脉》说:"肝足厥阴之脉,起于大指丛毛之际……循股阴,入毛中,过阴器";"足厥阴之别……径胫上睾,结于茎"。肾足少阴之筋与肝足厥阴之脉均行于阴器,故肝肾两脏还可通过足少阴之筋、足厥阴之脉和足厥阴经别而相联系,故肝肾两脏有病则常常相互影响。临床上,肝病可及肾,如《素问·痹论》说:"肝痹者……多饮,数小便。"《灵枢·经脉》说:"肝所生病者……遗溺,闭癃。"即是说肝之病邪通过经脉传之于肾,导致肾之气化不及,膀胱开阖失常,发为"多饮,数小便、遗溺,或者闭癃"等症;肾病也可及肝,如肾经阴寒之气可以通过经脉传之于肝,伤耗肝阳,导致肝之阴寒内盛、阳气虚衰,从而引起"少腹睾丸冷痛、阴器收缩引痛"等症,临床上常用温补肝肾之阳气、温散肝肾之阴寒的名方暖肝煎治疗。

2. 水木母子相生　肾在五行属水,肝在五行属木。《素问·阴阳应象大论》说:"肾生骨髓,髓生肝。"王冰注曰:"水生木。然肾水之气,养骨髓已,乃生肝木。"何梦瑶《医碥·五脏生克说》说:"肾受肺之生,则水愈足,为命门之火所蒸,化气上升,肝先受其益,是为肾水生肝木。"魏之琇《续名医类案·齿》说:"肾者肝之母,肝者肾之子。"以五行之间生克制化而言,则水生木,水涵则木荣,母实则子壮;子壮则反补于母,母亦实也。反之,则母病可以及子,子病亦可犯母,而致母子同病。临床上,肾阴不足常可引起肝阴不足,肾精亏虚可致肝血亏虚,此即水不涵木、母不养子,均可见头晕眼花、视力减退,但前者常兼口咽干燥、五心烦热等症,后者常兼肢体麻木、面色无华等症;肝阴不足常可引起肾阴不足,肝血亏虚常可引起肾精亏虚,此即子病犯母、子盗母气,均可见头晕耳鸣、发落齿松,但前者常兼有口咽干燥、五心烦热等症,后者常兼有发育迟缓、生育功能低下等症。

3. 肾精肝血互化　肾藏精,肝藏血,精血均是构成人之机体和维持机体生命活动的基本物质,二者密切相关。《灵枢·决气》说:"两神相搏,合而成形,常先身生,是谓精";《灵枢·经脉》说:"人始生,先成精,精成而脑髓生"。此处之"精",受之于父母,先身而生,亦即先天之精。《灵枢·天年》说:"血气已和,营卫已通,五脏已成,神气舍心,魂魄毕具,乃成为人。"说明男女交媾,父母精血相合,从而形成胎孕。褚澄《褚氏遗书·精血》说:"阳精阴血,皆饮食五味之实秀也。"说明精血源于水谷。《素问·上古天真论》说:"肾者,主水,受五脏六腑之精而藏之。"藏于肾中的精气不论是来源于五脏有余的精气,还是由水谷直接化生而来,均是源自水谷。说明后天之精血共同来源于水谷精微。血藏于肝,行于脉道;精藏于肾,布散周身。肾精需依赖肝血的滋养,肝血需依赖肾精的充养,肾精可以化生肝血,肝血可以充养肾精,故肾精肝血是一荣俱荣、一损俱损,二者休戚相关。故肾精不足可致肝血亏虚,益肾精可生肝血;肝血亏虚可致肾精不足,补肝血可以生肾精。

4. 肝肾同寄相火　《素问·天元纪大论》说:"君火以明,相火以位。"自然之火与君相概念结合,产生了君火和相火的概念。朱震亨《格致余论·相火论》认为,相火"具于人者,寄于肝肾两部",指出"肝肾之阴,悉具相火"。心火为君火,肝肾之火为相火。在生理状态下,君火、相火均为少火,即人体温和之阳气,蒸腾全身,温煦脏腑,为生命活动之动力。肝有相火,既可使肝血不凝,又能司气机升发,从而尽其疏泄之职能;肾有相火,既可使肾水不寒,又能司一身气化,从而奉其生身之根本。肝肾相火宜潜藏而不宜发越,故曰守位。肝肾精血充盈、阴液充盛,则相火得制而能静以守位。临床上,肝肾阴虚,不能涵养寄居肝肾的相火,导致其冲逆上炎,可引起肝肾相火妄动的病证,常见头痛目眩、耳鸣耳聋、易怒多梦、五心烦热、性欲亢进、遗精早泄等症。肾之相火偏亢可致肝之相火偏亢,反之,肝之相火偏亢也可引起肾之相火偏亢。因此,临床常见肝肾同病,治宜滋补肝肾之阴,抑制妄动相火,常用方剂有六味地黄丸、知柏地黄丸等。肝肾相火不足证,临床上一般表现为肝肾阳虚,宜用温补肝肾阳气之品以助生肝肾相火,代表方剂有金匮肾气丸。

5. 肝肾阴阳互资 指肝肾两脏同居下焦,阴阳二气息息相通、相互协调为用。可见肝肾阴阳之间除互制之外,还存在互相资生的一面,即肾阴滋养肝阴,与肝阴共同制约肝阳,使肝阳不亢;肾阳资助肝阳,与肝阳共同温养肝脉,使肝脉不寒。肾阴肾阳为一身阴阳的根本,故肾之阴阳主导肝之阴阳。病理上两者常互为影响。若肾阴不足,不能滋养肝阴,水不涵木,可致肝阴亏损,阴虚不能制阳则可导致肝阳上亢;肝火太盛,或肝阴不足,可下劫肾阴,导致肾阴不足。若肾阳不足,不能温煦肝脉,可致肝脉寒凝;肝阳虚衰,久必及肾,亦可导致肾阳虚衰。因此,临床上,常常肝肾同治,滋肾阴即所以滋肝阴,温肾阳即所以温肝阳。

6. 封藏疏泄相协 肾主封藏,肝主疏泄,如《格致余论·阳有余阴不足论》所言:"主闭藏者肾也,司疏泄者肝也。"封藏与疏泄之间存在着相互为用、相互制约的关系。肝气疏泄,可使肾气开阖有度;肾气封藏,可防肝气疏泄太过。封藏与疏泄,相反相成,从而调节男子的排精功能和女子的月经来潮。因此,男子精液的贮藏与有度施泄,女子月经的来潮和按时排卵,都是肝肾二脏之气封藏与疏泄作用相互协调的结果。临床上,若肝肾疏泄封藏失调,男子可见遗精滑精,或排精不能;女子可见经量过多,或经行不畅等病证。因此,临床上对于疏泄太过、封藏不及的病证,如男子遗精滑精、女子经量过多等症,可以采用柔肝固精(经)的药物治疗,如白芍、山茱萸等;对于疏泄不及、封藏太过的病证,如男子排精不能、女子经行不畅等症,可采用疏肝通精(经)的药物治疗,如香附、王不留行等。

(十)脾与肾的关系

1. 脾肾经络相连 一是足少阴肾经与足太阴脾经在三阴交穴交会而相连。如皇甫谧《针灸甲乙经·卷三》说:"三阴交,在内踝上三寸骨下陷者中,足太阴、厥阴、少阴之会。"二是脾肾两经均行于舌本,与其相表里的胃和膀胱两经行于大椎穴。如《灵枢·经脉》说:"脾足太阴之脉,起于大指之端……入腹,属脾,络胃,上膈,挟咽,连舌本,散舌下。""肾足少阴之脉,起于小指之下……其直者,从肾上贯肝膈,入肺中,循喉咙,挟舌本。"故脾肾两脏经络相连,病则常相互影响。临床上,脾病可及肾,如汪昂《医方集解·收涩之剂》说:"脾移热于肾,出白。"即是说脾之热邪可通过经脉传之于肾,导致肾之气化失常,因此尿出"白浊";肾病可及脾,如《素问·气厥论》说:"肾移热于脾,传为虚,肠澼。"即肾之病邪可通过经脉传于脾,导致脾气不运,清浊相杂,下走大肠,以致"肠澼"等症。

2. 肾阳温煦脾阳 脾主运化,具有把饮食水谷转化为水谷精微和津液,并将其转输到全身各脏腑组织的生理功能。脾的这一功能除依赖脾阳之温煦、激发、推动作用外,还需赖肾阳的充养培育、温煦蒸化和激发推动才能维持。肾为先天之本,脾为后天之本,肾阳为五脏阳气的根本,五脏之阳非此不能发,故先天能促后天。临床上,若肾阳亏虚,脾阳失煦,就会导致脾之阳气亦虚,从而影响其运化水谷的功能,引起一系列脾失健运、化源不足的病证。故许叔微《普济本事方·二神丸》说:"肾气怯弱,真元衰劣,自是不能消化饮食,譬如鼎釜之中,置诸米谷,下无火力,虽终日米不熟,其何能化?"吴谦《医宗金鉴·名医删补方论》引柯琴说:"欲暖脾胃之阳,必先温命门之火。"严用和《济生方·补真丸》说:"肾气若壮,丹田火盛,上蒸脾土;脾土温和,中焦自治。"

3. 谷气充养元气 肾藏先天之精,为生命之本原;脾主运化水谷,为气血生化之源。肾所藏先天之精及其化生的元气,需赖脾所运化的水谷精气(谷气)的不断充养和培育,方能充盛不衰而维持其主生殖和促进生长发育的生理功能。脾为后天之本,肾为先天之本,后天能养先天。故张介宾《景岳全书·脾胃》说:"人之始生,本乎精血之源;人之既生,由乎水谷之养。非精血,无以立形体之基;非水谷,无以成形体之壮。""凡先天之有不足者,但得后天培养之力,则补天之功亦可居其强半。"临床上,若脾虚不运,水谷不化,气血乏源,元气得不到水谷精气的充养培育而虚衰,就会导致生长发育障碍、脏腑功能低下的病证。如《脾胃论·脾胃虚实传变论》所言:"元气之充足,皆由脾胃之气无所伤,而后能滋养元气。若胃气之本弱,饮食自倍,则脾胃之气既伤,而元气亦不能充。"因此,临床治疗元气不足病证,常在补肾的基础上,辅以补脾之品,如人参、黄芪、白术等,以助元气之培育。

4. 共主水液代谢 肾主水,具有主司和调节全身水液代谢的功能,故《素问·逆调论》说:"肾者水藏,主津液。"但肾主持全身水液代谢平衡的功能,需赖脾气脾阳的协助,即所谓"土能制水"。脾主运化,具有吸收、转输水精,调节水液代谢的功能,故《素问·经脉别论》说:"饮入于胃,游溢精气,上输于脾。脾气散精,上归于肺……水精四布,五经并行。"但脾运化水液功能的正常,有赖肾气肾阳的蒸化温煦,肾之阳气是为真火,故肾火能生脾土也。肾脾两脏相互协调为用,共同维持机体水液代谢的正常进行。但两者作用有主次之别。肾为水脏,在水液代谢中起着主导作用;脾主运化,在水液代谢中起着辅助作用。因此,水液代谢异常而形成水病的主要病机方面在肾,次要病机方面在脾,故张介宾《景岳全书·肿胀》指出:"凡水肿等证,乃肺脾肾三脏相干之病。盖水为至阴,故其本在肾;水化于气,故其标在肺;水唯畏土,故其制在脾。"脾肾两脏在水病形成与发展过程中常相互影响,故临床上治疗脾病水肿,常在健脾渗湿的基础上适当配伍温肾利水药,如桂枝、猪苓等;治疗肾病水肿,常在温肾利水的基础上酌情配伍健脾渗湿药,如白术、茯苓等。

二、脏与腑的关系研究

脏与腑的关系比较复杂,往往一个脏与多个腑,一个腑与多个脏均有生理联系和病理影响。但就其主要关系而言,是脏腑阴阳表里配合关系。脏属阴,腑属阳;脏为里,腑为表。一脏一腑、一里一表、一阴一阳,相互配合,组成脏与腑的对应关系。脏与腑的关系,不仅说明了它们在组织上的相互联系、生理上的相互为用,而且也决定了它们在病理上的相互影响。因此,我们研究脏与腑之间的关系,也就是为了更好地用以指导临床实践。

(一)心与小肠的关系

1. 经脉相互属络 《灵枢·经脉》说:"心手少阴之脉,起于心中,出属心系,下膈,络小肠。""手少阴之别,名曰通里……别走太阳也。""小肠手太阳之脉,起于小指之端,循手外侧上腕,出踝中,直上循臂骨下廉,出肘内侧两筋之间,上循臑外后廉,出肩解,绕肩胛,交肩上,入缺盆络心,循咽下膈,抵胃,属小肠。""手太阳之别,名曰支正,上腕五寸,内注少阴。"

说明手少阴心经与手太阳小肠经互为属络,经脉之气相通,两者有病则相互影响。若心火偏亢,循经下移小肠,小肠泌别失职,就会引起小便短赤、灼热涩痛等症;若小肠实热,循经上熏于心,心火上炎,就会引起口舌糜烂、心烦失眠等症。

2. 功能相互为用 《灵枢·本输》说:"心合小肠。"《灵枢·九针论》说:"手……太阳少阴为表里。"心为脏,属阴,主里;小肠为腑,属阳,主表。心与小肠通过经脉的相互属络和别走构成脏腑里表关系,两者表里配合、相互为用。心主血脉,属阳主火,心血心气的濡养温煦,有助小肠的化物、泌别清浊功能;小肠化物泌别清浊,吸收水谷精微,经脾上输心肺,化赤为血,以养心脉,有助心的主血、藏神功能。临床上,若心血不足可致小肠失濡,心气亏虚可致小肠失煦,化物、泌别清浊功能失职,清浊不分,水谷杂下,就会引起腹泻腹痛、小便不利等症;若小肠虚寒,化物、泌别清浊功能失职,水谷之气不化,气血生化乏源,导致心血心气不足,就会引起面色㿠白、心悸怔忡等症。

(二)肺与大肠的关系

1. 经脉相互属络 《灵枢·经脉》说:"肺手太阴之脉,起于中焦,下络大肠,还循胃口,上膈,属肺。""手太阴之别,名曰列缺……别走阳明也。""大肠手阳明之脉,起于大指次指之端,循指上廉,出合谷两骨之间,上入两筋之中,循臂上廉,入肘外廉,上臑外前廉,上肩,出髃骨之前廉,上出于柱骨之会上,下入缺盆,络肺,下膈,属大肠。""手阳明之别,名曰偏历,去腕三寸,别入太阴。"说明手太阴肺经与手阳明大肠经互为属络,两经相连、经气相通,病则相互影响。临床上,肺病可影响大肠,如《素问·咳论》说:"肺咳不已,则大肠受之,大肠咳状,咳而遗失。"即肺病之邪由经脉传于大肠,致大肠传导功能失常,引起大便失禁;大肠病也可及肺,如《灵枢·经脉》说:手阳明大肠"所生病者……鼽衄。"即大肠热邪循经上迫于肺,损伤肺络,血溢于外,随肺之窍外逸而见鼻衄。

2. 功能相互为用 《灵枢·本输》说:"肺合大肠。"《灵枢·九针论》说:"手阳明太阴为表里。"肺与大肠因经脉相互属络和别走构成脏腑表里关系,相互配合、为用。肺主气,以肃降为顺,肺气的清肃下降,有助于大肠的传导,保证糟粕的适时排泄;大肠主传导,以通降为贵,大肠的传化糟粕,有助于肺气清肃下降,保证吸入的清气下沉丹田。肺主行水,有助于大肠主津、重新吸收剩余水分而保持大便的正常排泄;大肠主津,有助于肺主行水、通调水道而保持机体的水液平衡。临床上,若肺气不足,或肺气逆滞,肺之肃降无权,导致大肠传导不利,腑气不通,就会引起便秘、腹痛等症;若大肠实热,或大肠虚寒,传导失职,腑气阻滞,影响肺气的肃降,导致肺气上逆,就会引起胸满、咳喘等症。

(三)脾与胃的关系

1. 经脉相互属络 《灵枢·经脉》说:"脾足太阴之脉,起于大指之端,循指内侧白肉际,过核骨后,上内踝前廉,上踹内,循胫骨后,交出厥阴之前,上膝股内前廉,入腹,属脾络胃。""足太阴之别,名曰公孙,去本节之后一寸,别走阳明。""胃足阳明之脉,起于鼻之交颏中……其支者,从大迎前下人迎,循喉咙,入缺盆,下膈,属胃络脾。""足阳明之别,名曰丰隆,去踝八寸,别走太阴。"说明足太阴脾经与足阳明胃经互为属络,经络相连、经气相通。除此,《素问·太阴阳明论》说:"脾与胃以膜相连。"即脾胃同居中焦,器官相邻,以膜相连,故有病则相互影响。临床上,脾病可及胃,如《素问·咳论》说:"脾咳不已,则胃受之,胃咳之状,咳而呕。"即脾之病邪可由经脉传之于胃,致胃气上逆,引起咳而呕吐;胃病也可及肺,如《灵枢·经脉》说:足阳明胃"所生病者……大腹水肿。"即胃之病邪由经脉传之于脾,脾主大腹,脾运失司,水湿内停,故而引起大腹水肿。

2.功能相互为用　《灵枢·本输》说:"脾合胃。"《灵枢·九针论》说:"足阳明太阴为表里。"《素问·太阴阳明论》说:"太阴阳明为表里。""足太阴者三阴也,其脉贯胃属脾络溢……阳明者表也,五脏六腑之海也。"脾与胃两者表里配合、相互为用。脾气推动促进胃中食糜逐步排入小肠,胃腑适时排空,有助胃对水谷的受纳;胃主腐熟,水谷经过初步消化,精微物质不断产生,水谷精气滋养于脾,有助脾对水谷精气的转化与输布。脾气主升,有助于胃中清气(水谷精气)上输心肺,有利于胃气之通降;胃气主降,有助于胃中浊气(食物残渣)下输小肠,也有利于脾气之升运。临床上,若脾气不足,或脾阳亏虚,或寒湿困脾,运化转输无权,胃中水谷不能适时排空而滞留胃腑,水谷碍胃,导致胃纳不振,腐熟不能,就会引起不思饮食、食则脘胀、食后嗳腐等症;若胃气亏虚,或饮食伤胃,或寒湿犯胃,受纳腐熟无权,胃中水谷不能适时消化而致精气化生不足,无以养脾,导致脾失健运,转输无权,就会引起食欲不振、腹胀便溏、肢体倦怠等症。若脾胃升降失和,脾气不升,水谷杂下,就会引起泄泻、腹痛等症;胃气不降,反而上逆,就会引起呕吐、呃逆等症。

(四)肝与胆的关系

1.经脉相互属络　《灵枢·经脉》说:"肝足厥阴之脉,起于大指丛毛之际,上循足跗上廉……过阴器,抵小腹,挟胃,属肝络胆。""足厥阴之别,名曰蠡沟,去内踝五寸,别走少阳。""胆足少阳之脉,起于目锐眦……其支者,别锐眦,下大迎,合于手少阳,抵于頔,下加颊车,下颈合缺盆以下胸中,贯膈,络肝属胆。""足少阳之别,名曰光明。去踝五寸,别走厥阴。"说明足厥阴肝经与足少阳胆经互为属络,经络相连相通。《难经·四十二难》说:"胆在肝之短叶间。"是言胆附于肝,器官相邻,组织相连,故其关系密切,故肝与胆有病则常常相互影响。临床上,肝病可及胆,如《素问·咳论》说:"肝咳不已则胆受之,胆咳之状,咳呕胆汁。"即肝之病邪可由经脉传之于胆,导致胆气上逆,引起咳呕胆汁;胆病也可及肝,如《素问·刺热》说:"肝热病者,小便先黄。"这是肝之热邪由经脉传于胆,迫使胆液外泄,故而引起尿黄。

2.功能相互为用　《灵枢·本输》说:"肝合胆。"《灵枢·九针论》说:"足……少阳厥阴为表里。"肝与胆通过经脉的相互属络和别走构成脏腑里表关系,两者表里配合、相互为用。肝主疏泄,分泌胆汁;胆附于肝,藏泄胆汁。两者协同合作,使胆汁疏利到肠道,以助脾胃腐熟运化水谷。肝之疏泄是保证胆汁正常分泌与排泄无阻的基础;胆之疏泄,既保证胆汁的贮藏与排泄,又有利于肝之疏泄功能。肝主疏泄,藏魂,出谋虑,调节精神情志;胆主决断,与人之勇怯有关。两者相互配合,共同维持人之正常的精神情志活动。如张介宾《类经·藏象类》说:"胆附于肝,相为表里。肝气虽强,非胆不断。肝胆相济,勇敢乃成。"临床上,若情志不遂,或湿热伤肝,肝气失调,疏泄失职,就会影响胆汁的分泌和排泄,出现或无胆汁可藏,或排泄不畅,引起食而不化的病证;若情志不遂,或湿热伤胆,胆之疏泄失职,排泄不畅,影响肝对胆汁的分泌和排泄,也可引起食而不化的病证。胆汁淤积日久,酿成湿热,湿热熏蒸,胆液外溢,浸染肌肤,就会引起"黄疸"病证。若情志不遂,或胆郁痰扰,肝胆疏泄不及,导致气机郁结,魂无所主,决断不能,就会引起情志抑郁、多疑善虑、胆怯易惊等精神情志病证,治疗时不仅要疏肝,而且需利胆。

(五)肾与膀胱的关系

1.经脉相互属络　《灵枢·经脉》说:"肾足少阴之脉……循内踝之后,别入跟中,以上踹内,出腘内廉,上股内后廉,贯脊,属肾络膀胱。""足少阴之别,名曰大钟,当踝后绕跟,别走太阳。""膀胱足太阳之脉,起于目内眦,上额交巅……其直者,从巅入络脑,还出别下项,循肩髆内,挟脊抵腰中,入循膂,络肾属膀胱。""足太阳之别,名曰飞阳,去踝七寸,别走少阴。"说明足少阴肾经与足太阳膀胱经互为属络,经络相连、经气相通,有病则相互影响。临床上,肾病可及膀胱,如《素问·咳论》说:"肾咳不已,则膀胱受之,膀胱咳状,咳而遗溺。"即肾之病邪可由经脉传于膀胱,致膀胱气化功能失常,引起咳而遗尿之病症;膀胱病也可及于肾,临床上,常见膀胱湿热日久,病邪循经入肾,湿热仍然留恋,但肾阴又被耗伤者,其治则须膀胱与肾同治、清利湿热与滋养肾阴并举。

2. 功能相互为用　《灵枢·本输》说:"肾合膀胱。"《灵枢·九针论》说:"足……太阳少阴为表里。"肾与膀胱由经脉的相互属络和别走构成脏腑表里关系,表里配合、相互为用。肾主津液,司气化,而为水脏;膀胱贮津液,排小便,而为水腑。肾气的气化促进膀胱津液的气化,控制膀胱贮藏津液和排泄尿液,肾气充足,气化、固摄有常,则正常生成尿液,并下藏膀胱而不致外漏;膀胱藏津排尿的功能正常,则有利于肾气对膀胱气化和开阖功能的调节。临床上,若肾气不足,或肾阳虚衰,气化不及,固摄无权,影响膀胱贮津排尿,可见小便短少、癃闭不通,或者尿频尿多、小便失禁等症。若膀胱湿热,或膀胱虚寒,导致膀胱开阖不利,尿液排泄障碍,影响肾气化固摄功能,可见小便色质异常或排出异常等病症。

上述所论均为单独一脏与单独一腑的关系,临床上,也有一脏多腑和一腑多脏的复杂情况。如《素问·五脏别论》提出了"魄门亦为五脏使"的论点,魄门即肛门,居大肠末端,肺与大肠为表里,然其启闭不仅与肺相关,还与胃、小肠、脾、肾、心、肝等均有关。临床上,肛门的启闭功能,还是五脏功能的反映,受五脏之气的支配。如心神的主宰,肺气的肃降,脾气的运化,肝气的疏泄,肾气的固摄,均对肛门的启闭起着重要的调节作用。反之,肛门排泄糟粕的功能,又能协调五脏气机,影响其气的升降出入。因此,肛门的启闭正常与否,直接关系到五脏功能及全身的生理病理,通过观察大便的状况常可作为判断疾病的寒热虚实以及预后的指标之一。张介宾说:"肺与大肠为表里,肺藏魄而主气,肛门失守则气陷而神去,故曰魄门。不独是也,虽诸腑糟粕固由其泻,而脏气升降亦赖以调,故亦为五脏使。"《素问·玉机真脏论》在论述"五虚死,五实死"时也特别指出:"浆粥入胃,泄注止,则虚者活;身汗,得后利,则实者活。"在治疗上,不仅可以通过调理脏腑治疗肛门的病变,也可以通过调节肛门的启闭治疗脏腑的病变。另外,还有"心为君主之官、五脏六腑之大主"、"凡十一脏,取决于胆也"等论述,均说明脏腑关系的复杂性,临床可资参考。

第五节　生命活动与脏腑功能调控的研究

中医学认为机体是以五脏为中心,内外联系、自我调节的有机整体。人体的脏腑、形体、官窍组成,虽各有其不同的结构与功能,但彼此在结构上不可分割,均以五脏为中心,在功能上相互为用、相互调节,协调共济以完成全部生命活动。脏腑功能的调控,除根据脏腑生理特性按五行生克制化、胜复与阴阳间依存消长制约规律外,还体现在脏腑功能之间的相互调节。人体复杂、协调、有序的生命活动,都是各脏腑形窍间有机调节的综合效应。气、血、精、津液是构成人体和维持人体生命活动的基本物质。这些物质分布、贮藏、运行于各个脏腑形窍之中,维系着脏腑各自的功能;它们的运行变化,与生命活动直接相关,呈现出呼吸、睡眠、食物代谢、水液代谢、血的运行、生殖功能、精神情志等生命特征的和谐性、节律性和有序性，同时也是脏腑功能的外在表现。

一、关于津液生成、输布与排泄的研究

津液是人体一切正常水液的总称，包括脏腑组织内在的液体及正常的分泌液，如肺津、肾水、胃液、肠液、唾液等；其以水分为主体，含有大量生命所需物质，是构成人体与维持人体生命活动的基础。生成、输布与排泄是津液代谢的三大环节。其生成源于饮食水谷，经脾、胃、小肠、大肠等作用化以为津；通过脾气升清，上输于肺，在肺气宣降与肾、肝、三焦等脏腑的综合作用下输布于各脏腑、形体、官窍等脏器之内与组织之间，起着滋润濡养作用，同时入脉化血，载气以行于周身；被人体利用后的水液经肺气肃降与肾气蒸化、膀胱开阖、大肠传化等调节下排出体外。人体内阴阳二气之间的平衡是维系水液代谢的关键，其中阳气在水液代谢中占主导地位，阳旺则气化，气化则水行。总之，津液的代谢，是以肺、脾、肾三脏为主导，多脏腑多层面参与完成的。诚如《医宗必读·水肿》指出："脾土主运行，肺金主气化，肾水主五液。凡五气所化之液，悉属于肾；五液所化之气，悉属于肺；转输之脏，以制水生金者，悉属于脾。"故脏腑功能失常，阴阳二气失衡，均可导致津液代谢的失常。若津液生成不足或消耗过多，津液不足，则脏腑形窍失于津液的滋养而难以运转，易见干燥枯涩或阴虚火旺之象；若津液输布或排泄障碍，则致水液内停，使人体产生水肿、痰、饮等不同病证，或阻滞气机、遏抑阳气可加重脏腑功能失衡。

（一）理论研究

1. 津液生成主于脾 津液的生成主要源之于脾，并由胃、小肠、大肠的共同配合而完成。在脾气的推动下，饮食物入胃，经过受纳腐熟，成为夹杂着水分和各种精微物质的食糜，下传于小肠。小肠化物，吸收食糜中大量的水分而将清浊分离。清者由脾气升散布达，既上输心肺，养气化血，又散精于全身滋润之；浊中之残渣经阑门下传于大肠，继续吸收食物残渣中剩余的水分，最后燥化为粪便；浊中之残液通过三焦下渗于肾与膀胱气化为尿液排出体外。即"成糟粕而俱下于大肠，而成下焦；渗而俱下，济泌别汁，循下焦而渗透入膀胱"（《灵枢·营卫生会》）。故张介宾说："小肠居胃之下，受盛胃中水谷而分清浊，水液由此而渗于前，糟粕由此而归于后，脾气化而上升，小肠化而下降"（《类经·藏象类》）。"小肠主液"与"大肠主津"，说明两腑都参与了津液的吸收生成，所不同的是小肠吸收了大量的水分含有大量的营养物质，故称"小肠主液"，并对小便的形成产生重要影响；大肠主要吸收的是水分，故称"大肠主津"，此功能主要影响大便的形成与排泄。

2. 津液输布主于肺 津液输布主要与肺气宣降运动关系密切，并在脾、肾、心、肝、三焦等脏腑的调控下，使水液输布运行于全身。肺为水之上源，其气的宣降运动调节着气机，推动津液的布散并引导水液上下内外的运行方向，影响着津液气化与输布过程。在津液输布过程中，一是将脾运化上输于肺的津液，经肺气的宣降运动，上达于头面、下输于肾和膀胱、内布于脏腑、外散于形窍，润泽肌肤、濡养孔窍。二是将经肾阳蒸化后，重新吸收循三焦之道上达肺的清者，予以重新敷布；浊者化为尿液下注膀胱排出体外。

由于津血同源互渗，津液随营气循经脉之内而运行全身，以发挥其濡养五脏六腑、灌注骨节脑髓的作用。如《灵枢·邪客》言："营气者，泌其津液，注之于脉，化以为血，以荣四末，内注五脏六腑"，故心主行血可促进津液的环流输布；肝疏畅气机，使气化有权，三焦通利，助

水液之输布与运行。综上,津液能得以在体内正常输布,肺气宣降起到了主要作用,也有赖于脾、肾、心、肝、膀胱、三焦等脏腑的综合调节。

3. 津液排泄主于肾　尿液排泄是人体水代谢后残液排出的主要途经,也是维持津液代谢平衡的关键。尿液的生成与排泄与肾主水、司气化的功能极为密切,并在膀胱、肺、肠等脏腑的调节下共同完成水液的排泄。膀胱是贮藏尿液和排泄尿液的器官,但尿液的生成和排泄依赖于肾中阳气的蒸化,蒸化作用除重吸收可利用的水液外,将不能再利用的残液生成尿液,下输至膀胱排出体外,故《素问·水热穴论》说:"肾者,胃之关也,关门不利,故聚水而从其类也,上下溢于皮肤,故为胕肿。胕肿者,聚水而生病也。"此外,肺能将代谢后的水液气化为汗液,经其宣发的卫气调节汗孔的开合而调节汗液排泄;或气化为水气,通过呼吸经鼻呼出;再则肺气的肃降,使浊者下输至肾、膀胱和大肠,或以尿的形式排出,部分残液从大肠随粪便排出体外。虽然肺对代谢后浊液(废液)的排泄作用不能忽视,但是肾主气化而职司二便,主控二阴开合,调节大、小便的排泄,故津液排泄主于肾。

(二)临床意义

水液生成、输布、排泄主要受肺、脾、肾三脏的调控,经心、肝、三焦、胃肠、膀胱等脏腑相辅调节而完成。故任何脏腑自身的功能障碍或相互之间关系失调,皆可导致水液生成、输布、排泄的失常而产生病变。由于各脏腑在水液代谢中所发挥的功能不同,故各脏腑功能失调所产生的病证也各异。

如脾胃功能减弱导致水液吸收减少,或脏腑功能失调水液消耗太过,皆可致体内津液不足,常见证型有阴津亏虚证、阴虚内热证或阴虚阳亢证,常见的疾病有胃痛、噎膈、呃逆、便秘、肺痨、肺痿、心悸、失眠、胸痹、瘿瘤、中风、头痛、郁证、胁痛、月经稀少等。常用益胃汤、沙参麦冬汤、增液汤、天王补心丹、知柏地黄丸、镇肝熄风汤等滋阴养津,或滋阴清热,或滋阴潜阳等方剂和治法进行治疗。若肾病开少合多,或失于气化,或脾失转输,或肺失输布,易致水液内停,形成痰证、饮证、水肿等。如《素问·水热穴论》所言:"水病下为胕肿、大腹,上为喘呼、不得卧者,标本俱病,故肺为喘呼,肾为水肿。""其本在肾,其末在肺,皆积水也。"若水液停留部位不同,则病证各异。如水阻于肺,则咳逆气喘、痰多或喉中痰鸣;蒙蔽心窍,则神明失用;停阻于心,心阳不振,则心悸胸痹;蕴结脾胃,则脘痞呕恶、水肿;郁结于肝,则嗳气频频、梅核气、眩晕、臌胀、黄疸;凝聚于肾,则咳逆气喘,或遍身悉肿,或腰膝冷痛、眩晕耳鸣等。治疗多以二陈汤、导痰汤、栝蒌薤白半夏汤、苓桂术甘汤、实脾饮、茵陈五苓散、真武汤等方,以温肾健脾除湿、利水消肿、祛痰涤饮,以运转气机,恢复脏腑功能。

二、关于血运行调控的研究

血是通过脉道循环流注全身、富有营养和滋润作用的红色液体,是构成人体和维持人体生命活动的基本物质之一。血主于心,藏于肝,统于脾,布于肺,根于肾,有规律地在脉中流行不止,环周不休,布散全身,发挥其营养和滋润脏腑经络、组织器官的生理功能,同时为神志活动提供充足的养分,神旺气调则脏腑功能正常,脏腑功能正常又有助于血行;此外,血液在运行过程中,还能将各脏腑组织器官新陈代谢所产生的废物,运输到有关的器官而排出体外。故《素问·脉要精微论》有"脉者,血之府"之说,《灵枢·平人绝谷》也说:"血脉和利,精神乃居"。正如《景岳全书》所说:"血者水谷之精也,源源而来,而实生化于脾,总统于心,藏受于肝,宣布于肺,施泄于肾,而灌溉一身。"可见血液的生成、运行及其作用的发挥均与脏腑功能密切相关。

（一）理论研究

血能在脉道中正常运行，必须依赖以下几方面的因素相互配合才能完成。一是气推动、固摄、温煦的功能正常。"盖气，血之冲也。气行则血行，气温则血滑，气寒则血凝，气有一息之不运，则血有一息之不行"（《仁斋直指方论·诸气方论》）。《素问·调经论》说："血气者，喜温而恶寒，寒则涩不能流，温则消而去之。"气为阳，血为阴，气血冲和，则血行正常。二是脉道的通畅完好与约束功能正常。脉为"血之府"，具有约束血运行的作用，是气血运行的主要通道，血行于脉中，流布全身，环周不休。三是血自身量与质的因素。即血量的多少、质地的清浊状态、寒热度适中等，均可影响血液自身的运行。如《玉机微义·血证门》言，血"注之于脉，少则涩，充则实"。四是各脏腑功能的正常发挥及相互协调，特别是心、肺、肝、脾四脏功能的调节，对维持血行正常尤为重要。

1.**心推动血行** 心与脉直接相联，心、脉、血构成了血行的相对独立系统。心气使心搏动，以推动血液沿着脉管环周不休，为血行之初始动力。这种动力作用主要体现在心气充沛、心动有力，对于维持正常的心力、心率、心律至关重要，故《素问·五脏生成》言："诸血者皆属于心"，《医学入门》言："人心动，则血行诸经"。在心气作用下，使血行产生离心与向心两种方向，离心是指血的运行由心之始，由经脉至络脉，流布于全身各脏腑组织器官，以营养濡润之，为各脏腑组织提供充足的养分；血液被各脏腑组织器官利用后，带着废物再由络脉、至经脉返回于心。如《秦氏同门集》说："血液灌注于经脉之中，周流全身，使体内各部得以营养，同时且能排泄有碍生理之废物。"《素问·经脉别论》言："食气入胃，浊气归心，淫精于脉，脉气流经，经气归于肺，肺朝百脉，输精于皮毛；毛脉合精，行气于府，府精神明，留于四脏，气归于权衡。"可见血的运行主要是心气、心阳的推动温煦，以及心血、心阴的营养滋润共同作用的结果，其中心气的推动是血液运行的原动力。

2.**肺辅心行血** 肺气宣降，辅心行血主要体现在两个方面：一是主气司呼吸而生成宗气，宗气能贯通并温养心脉，促进血液运行；二是肺主宣发肃降，调节气机，气的升降运动推动血在全身的运行。故古人常以呼吸的节律，来测知血行是否正常。其次，肺呼浊吸清的作用，有助于血中之气的更新，如《医易一理》言"使心脏舒出紫血之浊气……由回血管复运行肺内，待呼出浊气，得吸入之清气，则紫血复变赤血，仍流布周身之内，以养生命"。肺气的运动直接影响着心之舒缩和百脉中血的运行，实现辅心行血的作用。

3.**脾统摄血行** 脾统摄血行其机理有三，一是脾气能固摄血在脉道内循行而不逸出脉外。如《类证治裁》说："诸血皆统于脾。"《金匮要略注》说："五脏六腑之血，全赖脾气统摄。"《难经》称之为"脾裹血"。即脾气令无形之气渗灌周身脉道，固摄血液。二是脾主运化，化生水谷精微，生成营气和津液，为血生化之源，直接影响气血的"质"和"量"，气血的质量状态是保证血正常运行的重要条件之一。三是与脾阳的关系非常密切。如《血证论·脏腑病机论》说："经云脾统血，血之运行上下，全赖乎脾。脾阳虚，则不能统血。"因此，脾气、脾阳充盛，生化有源，气血充盈，摄血有力，血才能正常地在脉中循行。

4.**肝藏血以调控血行** 肝对血行的调控表现为：一是肝主疏泄，能通达气机，气畅则助血行。二是肝气升发，能辅助心气搏动，使血行有力。《明医杂著·医论》薛己注"肝气通则心气和，肝气滞则心气乏"。三是肝主藏血，为"血之府库"，既能滋养于肝，使之柔和；又可制约肝阳，勿使升发太过，维护肝脏疏泄有度而调控血行。四是肝调节血量，指以贮藏血液为前提,根据机体的不同生理状态,经肝的疏泄,合理分配和调节所需血量,保证血循有序的作用。正如《素问·五脏生成》王冰注言:"肝藏血,心行之,人动则血运诸经,人静则血归于肝脏。"五是肝能收摄血液,防止出血,使血循经而行,且不溢出脉外。

5. 肾藏精化血助血行　肾助血行表现在,一是肾藏精,精生髓,髓化血。肾精充足,化血有源,保证血量,助血运行;二是肾精化生元气,对全身各脏腑功能均有激发和推动作用。肾气的固摄与脾统血、肝摄血相互为用,而使血行脉中;三是肾阴肾阳在调整机体阴阳平衡中,能维持血的寒热适应度,保障血的运行稳定。

总之,血液得以正常地循行于脉管之中,环周不休,发挥其营养全身的作用,取决于多个脏腑生理功能的协调作用,是脏腑整体功能活动的综合体现。

（二）临床意义

血在体内循环无端地正常运行,是各脏腑功能相互配合、密切协调的结果。任何一个脏腑的功能失常或彼此间的配合关系失调,均可导致血的运行异常而产生不同的病证。

如果心的气血阴阳不足或失调,皆可影响心的正常搏动和血的正常运行。若心气虚,则行血无力,血脉瘀阻,可见心悸怔忡、胸前区憋闷或刺痛、面色晦黯、唇舌青紫、脉象涩滞或结代;若心气衰竭,血脉凝滞,甚则可致暴亡;若心血不足,则血脉空虚,可表现出头晕心悸,面色无华,舌淡脉细等症状。临床多益气温阳、活血化瘀,方选生脉散、参附汤、血府逐瘀汤等。

若肺气虚,吸清呼浊功能减弱,气体交换失调,宗气生成不足,辅心行血的功能下降;或肺失宣降,气机壅滞,均可导致血行不畅,血脉瘀阻,在咳喘、胸闷的同时,伴见心悸、唇舌青紫等心血瘀阻之症。临床常用平喘固本汤、补肺汤合以当归、丹参等恢复肺辅心行血的功能。若脾气或脾阳亏虚,统摄无权,血的循行失控,逸出脉外,称为脾不统血。临床可见皮下瘀斑、尿血、便血、月经过多、血色黯淡、崩漏等,常伴见倦怠乏力、少气懒言等症,治疗常以归脾汤益气摄血。

若肝对血行的调节作用失常,可表现为:一是肝疏泄不及,气机郁滞,血行瘀阻,临床可见胸胁、少腹等部位胀痛不适,胁下癥积痞块等症;妇女可见乳房肿块胀痛或刺痛,月经不调,痛经等症。常以疏肝理气、活血祛瘀为治法,方选柴胡疏肝散、血府逐瘀汤等。二是若肝疏泄太过,升发亢奋,则肝气上逆,肝阳上亢,血随气涌,可见面红目赤、头晕头痛,或吐血、衄血、咳血等症。如《素问·举痛论》所言:"怒则气逆,甚则呕血。"治疗常以清肝泻火、平肝潜阳、降气止血为法,方选龙胆泻肝汤、镇肝熄风汤等加减。三是若肝藏血不足,调节血量功能受阻,不能满足人体生理活动的需求,表现出头晕、目眩、肢困乏力、月经量少等血虚之象。方选四物汤、当归补血汤等生血养血。四是若肝调节血量失常,脏腑组织失养而见各种病症,如血不养目,则两目干涩、视物昏花;血不养筋,则筋脉拘急、肢体麻木等。治疗以一贯煎合四物汤疏肝养血。五是肝虚收摄无力,导致血不循经而出血。如《丹溪心法·头眩》说:"吐衄、漏崩,肝家不能摄荣气,使诸血失道妄行,此血虚眩晕也。"治疗当益气荣肝,可用独参汤合山萸肉等治之。

若肾精亏虚,元气不足,精亏而化血无源,血少而运行不畅,脏腑经脉失却濡养。临床常见眩晕耳鸣、神疲健忘、腰膝酸软、男子精少、女子不孕等,治疗选用左归丸、右归丸等填精补血,以助血行。

三、关于精神情志的调控研究

人的精神活动,包括感知、记忆、思维、决断、情感、想象等内容。情志,是指情感和情绪,常指喜、怒、忧、思、悲、恐、惊七种,称之为七情。《素问·天元纪大论》说:"人有五脏化五气,以生喜怒思忧恐。"指出五神(神、魂、魄、意、志)和五志(喜、怒、忧、思、恐)的产生,是以脏腑中的气血阴阳为物质基础,是脏腑气血阴阳活动的产物。《黄帝内经》根据七情和五行、五脏的亲和性,将五神与五志分别归属于五脏。心藏神,志为喜;肝藏魂,志为怒,肺藏魄,志为忧,脾藏意,志为思,肾藏志,志为恐。精神情志活动的正常,受心神主宰,肝、肺、脾、肾共同参与调节,从而使人的生命活动呈现规律、和谐、有序的状态。

(一)理论研究

1. 心藏神,志为喜　心藏神,是指心具有统领和主宰精神、意识、思维、情志等活动的作用。一是体现在心对整个人的生命活动具有调控作用,使生命表现出和谐、有序、节律、协调的生理状态。故《黄帝内经》将心喻为"五脏六腑之大主",并认为"主明则下安,主不明则十二官危"。二是体现在主导人的精神情志活动,使人在不同的条件下,产生不同的感知、思维、情感和情绪变化。即在心神的调控下,产生魂、魄、意、志、思、虑、智不同的精神(神志)变化。就情志活动而言,心为情志活动的发生之处。张介宾在《类经·疾病类》中对此曾有详细的论述:"心为五脏六腑之大主,而总统魂魄,并该意志。故忧动于心则肺应,思动于心则脾应,怒动于心则肝应,恐动于心则肾应,此所以五志唯心所使也。"心藏神阐明了心居于精神情志活动的主导地位,其功能正常与否,常通过人的精神状态、意识、思维、睡眠、情志等变化表现出来。喜,为高兴与快乐。一般来说属于对外界刺激产生的良性反应。适当的高兴与快乐,有益于心主血脉的功能。但喜乐过度可使心神受伤,如《灵枢·本神》说:"喜乐者,神惮散而不藏。"

2. 肝藏魂、志为怒　肝疏泄气机,调节血量,对维持全身气血的疏通畅达,保持心情开朗舒畅起着重要的调节作用。《灵枢·本神》云:"肝藏血,血舍魂。"魂,一是指伴随心神活动而做出较快反应的思维意识活动,如《灵枢·本神》云:"随神往来者谓之魂";二是指梦幻活动,《类经·藏象类》言"魂之为言,如梦寐恍惚、变幻游行之境皆是也"。肝通过调畅气机,调节血量,藏血涵养肝阳,参与思维、思考、谋虑等精神活动,辅助心完成主神的功能。怒是情绪激动时的情志表现,当气机调畅,气血平和时,怒而有节,属于正常反应,不会导致疾病的发生;若过怒,可致肝阳升泄太过,气血逆乱,过怒则易伤肝。

3. 肺藏魄、志为忧(悲)　《灵枢·本神》云:"并精而出入者谓之魄。"《类经·疾病类》认为:"魄之为用,能动能作,痒痛由之而觉也。精生于气,故气聚则精盈,魄并于精,故形强而魄壮。"所以"魄"是与生俱来的本能感觉和动作、反应,如吮吸、啼哭嬉笑、皮肤感觉、耳听目视、手足运动、心跳呼吸、消化排泄等。肺通过气的宣发与肃降运动及呼吸功能,调节治理气之上、下、内、外有节律的运动;并与心同居胸中,吸入清气,生成宗气,助心行血,调神。肺功能正常,精血足而气调,则魄能藏于肺,表现为人的本能感觉和动作正常,如耳的听觉、目的视觉、皮肤之冷热痒痛、手足的动作等得以协调。忧,指担忧、发愁。它是对外界事物担心的一种情志。肺志为忧,指肺气足,对外界非良性刺激具有一定的耐受性;若肺气虚,机体对外来刺激的耐受性下降,易产生悲忧的情绪变化。

4. 脾藏意、志为思　《灵枢·本神》云:"心有所忆谓之意。"意,即指将从外界获得的知识经过思维取舍,保留下来形成回忆的印象。神虽由先天之精而成,但后天化生的气血是维持神志活动的基础,脾运化生成的水谷精微是化生气血的最基本物质。脾气健旺,谷精充足,气血充盛,则能养神,意为脾所藏。思,一指思考,属于认知范畴,其表现为思路清晰、意念丰富、记忆力强;二指思虑,属于情感范畴,包括悲、哀、忧、伤、愁、怒等意在内,两者都是对外界事物的内在心理转变。其区别在于认知之思,是为了实现某种意愿而反复研究、思考的神志变化。而情感之思,是对外来精神刺激进行思考、思虑的情绪反应,进而产生或喜、或悲、或忧、或恐等情绪变化。脾胃居中焦,脾升胃降,通上达下,为气机升降之枢,通过协调脏腑气机而调节神志。另外,胃之大络与心联络沟通,以辅心而调神。思属脾所主,是脾胃主气机升降在情志方面的体现,故称"思为脾之志"。思虑太过,最易妨碍脾气的运化功能,致使脾胃之气结滞,出现不思饮食、脘腹胀闷、头目眩晕等症。

5. 肾藏志、志为恐　《灵枢·本神》云:"意之所存谓之志。"志,指意已定而确然不变,并决定付诸实践。《类经·藏象类》曰:"意已决而卓有所立者,曰志。"肾精充足能藏志,体现为意识和经验的存记。由于精血同源互化,精足血充,精血生髓,髓聚为脑,脑为元神之府,也能助心调神。如《灵枢·海论》说:"髓海有余,则轻劲多力,自过其度;髓海不足,则脑转耳鸣,胫酸眩冒,目无所见。"恐,是人们对事物惧怕时的一种精神状态,对机体的生理活动而言属不良刺激。若肾中精气充足,对不良刺激具有一定的耐受性,不易扰乱其功能;但过度恐惧,则易伤肾,导致肾气不固。

(二)临床意义

中医学认为,人的精神情志活动虽由脑所主,但其活动受五脏功能共同调控,称为"五脏神"。在调节过程中是以心为主导,肝、脾、肾相互配合。任何一脏的功能失常或相互间的关系失调,都可引起精神情志病变;而神志病变也可伤及相应之脏或多个脏产生病证。临床中常根据产生的病证不同,治疗方药各异。

如痰、火、瘀等邪气易于蔽阻心神,而见癫、狂、痫、痴呆等精神情志病证,常用黄连温胆汤、涤痰汤、血府逐瘀汤等方以清心涤痰、活血化瘀开窍治之。若因心阴血不足,或心脾两虚,或心肾不交等致心神不藏而见不寐、健忘等,治疗则用天王补心丹、归脾汤、交泰丸等达补血养阴、交通心肾之目的。心神失藏不仅致精神情志病证,还可引起各脏腑功能紊乱而产生病变。反之,任何神志病变也可伤及于心神。如《灵枢·口问》说:"悲哀愁忧则心动,心动则五脏六腑皆摇。"若肝失疏泄,气血郁结,易致人情志不舒,烦闷不乐;肝气升逆无制,则急躁易怒。肝血不足或血行逆乱,不能藏魂,可表现为神志妄乱,行无常轨,多梦,夜寐不安等病证。《灵枢·本神》说:"魂伤则狂忘不精,不精则不正。"临床上常用柴胡疏肝散、龙胆泻肝汤等方疏肝理气、清泻肝火以治之。若肺功能失调,调神藏魄失用,表现为人体本能动作和感觉的丧失,甚至引起神志病变。《灵枢·本神》曰:"肺,喜乐无极则伤魄,魄伤则狂。"当肺虚魄弱,受外界不良刺激时,易产生悲忧的情绪变化。反之,悲忧太过,则伤于肺,使肺气消耗而变生他疾,临床多以补肺汤治之。若脾失健运,谷精不足,气血衰少,难以养神则见神疲乏力,精神不振,记忆衰减,甚则意识障碍;或脾胃升降失调,气结不行,致思维迟钝。反之若思虑太过,或所思不遂也可伤脾,致脾气郁结而为病。《素问·举痛论》言:"思则心有所存,神有所归,正气留而不行,故气结矣。"《中西汇通医经精义·上卷》指出:"脾阳不足则思虑短少,脾阴不足则记忆多忘。"治疗常以归脾汤、附子理中汤、补中益气汤等方调治。若肾精不足,脑髓不充,表现为精神萎靡,头晕目眩,感官不灵等。诚如《灵枢·海论》所说:"髓海不足,则脑转耳鸣,胫酸眩冒,目无所见,懈怠安卧。"如志不能藏,则意识不清,记忆力下降,或易于惊恐。临床可予金匮肾气丸、六味地黄丸等以填精补髓治之。

四、关于呼吸功能的调控研究

呼吸,是指人机体内与外界环境之间的气体交换,即呼出体内的浊气,吸入自然界之清气的整个过程。呼吸是生命活动的重要指征,是全身各脏腑组织器官生理活动的必要保障。呼吸过程,是气升降出入运动的过程,而气的升降出入运动又推动着人之呼吸。人体节律均匀平稳的正常呼吸运动,需要多个脏腑功能的密切配合,尤其需要肺、肾、心、肝功能的共同调控。

（一）理论研究

1. **肺主气司呼吸** 肺司呼吸表现在两个方面,一是肺"虚如蜂窠",为人体呼吸的器官、体内外气体交换的场所,清气的吸入与浊气的呼出,清浊之气的交换需通过肺而完成。肺吸入的清气首先在胸中与脾上输之水谷精微之气相合,生成宗气。宗气一方面上行息道以温肺,维持正常的呼吸运动;另一方面贯注于心脉,通过心血运行而布散于全身,内灌脏腑经脉,外濡肌肤腠理。同时肺又将吸入的自然之清气下达于肾,不断充养肾中精气。经过代谢的浊气由口鼻呼出,以及由体表开泄经皮肤发散而排出。二是肺的宣发与肃降运动使清浊之气得以交换而实现肺的呼吸功能。肺通过宣发,直接将各脏腑器官代谢所产生并随经脉气血送达于肺的浊气,呼出体外。肺还经宣发卫气,调节腠理开合,通过皮肤上汗孔的散气作用,以助浊气呼出,保持肺清"肃"的环境,利于清气的吸入。肃降使肺具有吸气的能力,清气经口鼻、喉咙而得以吸入于肺,同时将水谷精微之气、自然之清气若雾露般弥散全身,温养各脏腑组织器官使之发挥功能。肺之肃降还能肃清肺和呼吸道内的异物,以使呼吸道通畅,为正常呼吸提供清肃的通道环境。若外邪束肺,肺气不宣时,鼻塞呼吸不利与腠理闭塞恶寒、发热、无汗之症并见。若肺失肃降,吸入不得,在出现咳喘之症的同时,还可见到精气布散障碍的胸闷、面目浮肿等症。

2. **肾纳气助呼吸** 此指肺吸入的自然之清气需经肾的摄纳,才能使吸气有深度而防止呼吸表浅。此作用产生的机理,主要与肾主蛰、藏精有关,肾通过潜藏之精气对肺功能激发、推动、摄纳而参与呼吸过程,保证肺能有效地呼浊吸清,使呼吸调匀,深长有力。如孙一奎在《医旨绪余·原呼吸》中所说:"呼吸者,根于原气,不可须臾离也。"此外,肺肾之阴的互济互助,对呼吸功能也会产生一定影响,肺阴下行与肾阴相通,气则吸之而下行;同时肾阴上济于肺阴,气则呼之而上达,阴液互济共同配合完成呼吸运动。因此,林珮琴在《类证治裁·喘症论治》中指出:"肺为气之主,肾为气之根。肺主出气,肾主纳气,阴阳相交,呼吸乃和。若出纳升降失常,斯喘作焉。"

3. **心主血调呼吸** 心肺同居胸中,心之经脉系于肺。心气推动血液运行,血以载气,助肺行营卫之气布散津液;同时也将全身代谢后所产生的浊气,由血脉朝会于肺而呼出,保持肺"肃"的环境,维持呼吸功能的正常进行。

此外,肝脾功能对呼吸运动也有一定调节作用。肝气升发以助肺气下降,升降相宜,则能维持气机调畅,气行宣降而呼吸正常。脾运化的水谷精微,经脾气散精上输于肺,与肺吸入之清气聚于胸中生成宗气,宗气走息道,推动肺叶张缩,促进肺的呼吸。如《灵枢·五味》

言:"谷始入于胃,其精微者,先出于胃之两焦,以溉五脏,别出两行,营卫之道,其大气之抟而不行者,积于胸中,命曰气海,出于肺,循喉咽,故呼则出,吸则入。"《难经·四难》曰:"呼出心与肺,吸入肾与肝,呼吸之间,脾受谷味也。"呼吸这一生命特征,虽由肺所主,但肺并不能独立完成,需由其他脏腑协助才能实现,以维持人体正常的生命活动。

(二)临床意义

在维系呼吸运动和调性、节律性的过程中,五脏均参与其中,各司其职,相互配合。任何一脏的功能失调均可影响呼吸运动而产生不同的病证。若肺失宣降,呼吸失调产生的常见病证有咳嗽、哮病、喘证、肺胀、肺痨、肺痿等,临床中根据寒热虚实的不同,采用泻实补虚的治法不一,常用方有桑菊饮、三拗汤、止嗽散、小青龙汤、麻杏石甘汤、平喘固本汤等。

若肾失摄纳,既不能调节吸气的深度,又可影响呼吸的节律性,临床可见呼吸表浅,呼多吸少,动则气喘,气息不续等症,治疗当以补肾为主,常用金匮肾气丸治之。由于肾的纳气,依赖于阴精的摄藏,故肺阴虚不能与肾阴相济,则吸入之气不能下行达于肾中,肾无气可纳,仍可出现呼吸表浅,气短难续的肺肾同病之证,多用金水六君煎加生地、冬虫夏草等方药治疗。因心气虚,血行受阻,气津布散障碍,致呼吸失调,临床表现为心悸、唇舌青紫的同时,伴见胸闷、气喘、呼吸困难等症,治以益气活血、养肺生津的血府逐瘀汤合生脉散等。肝、脾功能失常也可影响到呼吸运动,临床中的肝火犯肺证及脾肺两虚证均可见咳喘之象,治疗以黛蛤散、六君子汤等加减化裁,随证治之。《素问·咳论》指出:"五脏六腑皆令人咳,非独肺也。"说明五脏功能对呼吸均有调节作用,一旦功能失调则会影响呼吸产生病变。因心气虚,血行受阻,气津布散障碍,致呼吸失调,临床表现为心悸、唇舌青紫的同时,伴见胸闷、气喘、呼吸困难等症,治以益气活血、养肺生津的血府逐瘀汤合生脉散等。肝、脾功能失常也可影响到呼吸运动,临床中的肝火犯肺证及脾肺两虚证均可见咳喘之象,治疗以黛蛤散、六君子汤等加减化裁,随证治之。《素问·咳论》指出:"五脏六腑皆令人咳,非独肺也。"说明五脏功能对呼吸均有调节作用,一旦功能失调则会影响呼吸而产生病变。比如临床有言"脾为生痰之源,肺为贮痰之器",即是说明肺病停痰,痰湿蕴肺,不单纯是肺本脏之病;若脾失健运,水湿不化聚而为痰,痰随脾之升清而上输于肺,蕴结肺中而发为咳嗽痰多等症,当责之于脾,治以二陈汤加减。

五、关于饮食代谢调控的研究

饮食是人在出生后生命所需物质的主要来源,是化生水谷精微,生成气血,维持脏腑功能活动并赖以生存的基本物质。饮食代谢包括消化、吸收、排泄的全过程,靠体内各脏腑功能的密切配合,综合调节而完成,其中以脾胃、肝胆、大小肠和肾功能的调节作用尤为重要。

(一)理论研究

1. 消化吸收的调控　消化,是指饮食物通过脏腑的气化作用,被分解成水谷精微与食物残渣的过程。吸收,指饮食物在充分消化的基础上,将其精微物质吸收,并转输至心肺的过程。食物的消化、吸收主要依赖脾气运化、胃受纳腐熟、小肠化物泌别清浊、肝疏泄调畅气机生成胆汁、胆贮藏与排泄胆汁、肾气温养蒸化功能的共同调节而完成。脾的运化功能主要调控着胃肠功能的实施,脾运胃纳则饮食能入,脾升胃降则饮食能化、清浊自分。胃之受纳,是指胃具有主动摄纳食物,在脾气运化功能的帮助下,腐熟消磨初步形成食糜,胃气降则将食糜降入小肠,利于糟粕的下传。小肠受盛食糜为被动接受,仍在脾气的参与下,小肠将食糜完全变化为精微与糟粕两部分,称之"化物"。小肠泌别清浊的功能分别精微与糟粕,脾气上升助小肠吸收精微,同时将精微之物上输于肺,与清气相合化为宗气;把精微归心,在心气作用下化生为血;将精微四布营养脏腑,维持其功能;精微下行入肾资生元气。所以脾主运化,不仅参与了食物的消化、吸收,而且还参与了精微之物的转运输布,其功能涵盖了胃的受纳腐熟、小肠受盛化物与泌别清浊。对饮食物的消化吸收,虽主要依靠脾胃的功能来完成,但还需肝胆、肾功能的参与和调节。肝疏畅气机,一方面肝升以助脾升,脾升助胃降,使之升降相因,纳运结合完成饮食物的代谢;另一方面肝气能促进胆汁的生成和排泄,胆汁注入肠中,助脾胃运化。如唐容川所说:"木之性主于疏泄,食气入胃,全赖肝木之气以疏泄之,而水谷乃化。"脾阳根于肾阳,肾阳的温煦蒸腾为化谷之火,能助脾阳运化水谷。

2.糟粕排泄的调控　饮食水谷之精微被人体吸收利用后,产生的糟粕主要依赖大肠、膀胱来排泄,并受肾、肺、小肠、胃功能的调节。饮食经小肠化物后,其精微通过脾气散精进行布散,温养全身各脏腑组织以维持其功能。糟粕在胃气推动下,降入肠中而下传。大肠在逐步向下传送食物残渣的过程中,吸收剩余的水分,形成有形之粪便推至肛门排出。部分多余的水液渗注膀胱化为尿液,在肾与膀胱之气的推动下排出体外。大肠传化糟粕,是胃、小肠下降运动的延续,若胃气不降或小肠清浊难分,均可影响大肠的传化功能。另外,肺与大肠为表里,大肠排泄糟粕还受肺气的调节。肺气降以推动大肠之气下降,肺津下行滋润大肠,利于粪便通行。肺气不降易致大肠传导障碍而见便秘。《医经精义》说:"大肠所以能传导者,以其为肺之府,肺气下达,故能传导。"此外,肾阳的温养可促进大肠的燥化,肾阴的润濡能滋润肠道。肾中之阴阳还能调节前后二阴的开合启闭,调节大肠的传导和膀胱的排尿功能。三焦为决渎之官,具有疏通水道、运行水液的功能,在饮食物的消化、吸收和排泄的过程中,三焦是贯穿始终的水液通道,能行水泄浊。若三焦气化失职,浊液不能及时渗注膀胱,可出现尿少等病理表现。

（二）临床意义

食物的消化、吸收、排泄过程,是多个脏腑的功能紧密配合,相互为用,相互调控的结果。任何一个脏腑的功能失常或彼此间的功能失调,均会导致食物的消化、吸收及排泄障碍而产生病证。如脾胃功能障碍,气血生化乏源,表现为脘腹胀满、纳呆、大便稀溏、面色萎黄、形体消瘦、乏力倦怠等症状,病证可见于痞满、呕吐、呃逆、胃痛、腹痛、泄泻等,治疗可用补益脾胃、健脾和中的补中益气汤、理中汤、小建中汤等辨证施治。若肝失疏泄,气机失畅,升降失常致肝脾不和或肝胃不和证,则用调和肝脾、调和肝胃的越鞠丸、柴胡疏肝散等方治疗。若肾阳虚衰,失于温蒸,致脾虚不运的下利清谷、五更泄泻等症,治疗可在补气运脾的基础上加入附子、肉桂等方药温补肾阳以使脾运。严用和在《严氏济生方》中明确指出:"真阳虚衰,故火不温,不能上蒸脾土,冲和失布,中州不运,是故饮食不进,胸膈痞塞,或不食而胀满,或已食而不消,大便溏泄,此皆真火虚衰,不能蒸蕴脾土而然……肾气若壮,丹田火经上蒸脾土,脾土温和,中焦自治,膈开能食矣。"若大肠传导糟粕失常,临床或为便秘、或为泄泻,随脏腑功能及阴阳失调不同而辨证治之。如气虚而秘者,黄芪汤主之;血虚而秘者,润肠丸主之;阴虚而秘者,增液汤主之。如阳不足而溏者,附子理中汤主之;脾胃虚弱而时溏时泻者参苓白术散主之;肝气乘脾而腹痛泄泻者痛泻要方主之。

六、睡眠节律调控研究

睡眠的节律性是昼精而夜瞑,是人体适应自然昼夜变化,维持机体阴阳平衡协调与精神情志正常的重要生理活动。睡眠节律性的维持,一是与营卫气血调和密切相关。营行于脉中,其性精专,具有化生血液,营养全身之功;卫行脉外,其性滑利,具有护卫肌表,温养脏腑之能。卫气行于脉外大致有三种走向:①营气行于脉中,卫气行于脉外,随营气而行布达全身,谓"营卫相随"。②昼行于阳二十五周,夜行于阴二十五周。是故平旦阴尽,阳气出于目而昼精;阳尽而始入于阴,阴受气而夜瞑。③散行于全身,多分布在体表。若营卫气血调和,能行其常道,则人寤瞑有常。即卫夜循五脏而行于阴经时,人便入睡;当昼自"精明"出体表循六腑行于阳经时,人便醒寤。二是受脏腑阴阳盛衰的调节。阳主兴奋,阴主抑制,阴阳调和,则阴能纳阳,阳能制阴,兴奋与抑制互用互制,产生睡眠节律。三是受脏腑功能活动的调控,尤以心、肾、肝、脾为要。因心主神明,营卫阴阳气血上奉于心,则养心神,神安则寤瞑有常,神不安则寤瞑不能;受藏于肝,肝体柔和;统摄于脾,则生化不息,调节有度,化而为精,内藏于肾,肾精上承于心,心气下交于肾,则神志安宁。因此,营卫失调、阴阳失衡、脏腑功能失常,均可致睡眠的节律紊乱,临床表现为不瞑或多瞑。

(一)理论研究

1. **睡眠与心的调节** 关键是心血充盈,心神安定,寤瞑有常。心为神之主,神安则瞑。心的阴血对心起着营养和滋润作用,是维持心功能正常及化生"神"的物质基础。心血充盈,不断为神提供物质基础,使神旺不乱,瞑而安稳;心阴能涵养制约心阳,使之潜藏不亢,维持心搏的节律,并宁静心神。心之阳气,能兴奋精神,使人思维清晰,精力充沛。故心之阴阳气血调和,则人寤瞑有常。

2. **睡眠与肾的调节** 关键是肾精充足,精血互化,寤瞑协调。肾藏精,精为神之基,为血之源,精血互化,积精而神全,则寤瞑协调;此外,肾精充足,上济于心,心肾得交,涵养心阳,使之不亢,夜瞑而安卧。明·戴思恭《推求师意·杂病门·怖》中说:"凡乎水火既济,全在阴精上承,以安其神;阳气下藏,以安其志。不然,则神摇不安于内,阳气散于外;志惑于中,阴精走于下。"

3. **睡眠与肝胆的调节** 关键是疏泄有度,胆气安宁,睡眠正常。肝主疏泄,调畅气机,有助营卫之气相随环周营运;肝藏血充足,能制约肝阳上亢,气血调畅,阴阳平和,使心神有所藏,睡眠节律正常。胆主决断功能,胆的经脉"上肝,贯心",心气通于胆,心藏神,神之主在心;胆主决断,某些神志活动又决断于胆,心胆互用,共同维持精神情志的相对稳定,调节人的睡眠正常。

4. **睡眠与脾的调节** 脾升运有常,枢机通利,化气调神,睡眠正常。正如《证治汇补》曰:"五脏之精,悉运于脾,脾旺则心肾相交,凡土虚脾病而心肾不交,阴阳不归,可见惊悸,不得卧,卧不得宁。"脾主运化,化饮食物为水谷精微,脾主升清将水谷精微升输心肺而化为气血。脾之功能正常,水谷精微生成丰富,气血化生充足,心血充盈而神有所养,神明则寤瞑协调有度。若脾失健运则水谷精微生成不足,气血生化乏源,心血不足不能藏神,心神不安而寤瞑失调。另脾胃同居中焦,脾升胃降为全身气机转输之枢纽。脾主升清,营养五脏,调节神志;胃主降浊,维护五脏,使神安宁,故脾胃功能协调与睡眠节律有关。

综上,睡眠的规律性有赖营卫气血充盈而各行其道,以及脏腑功能之间的协调。若营卫失调,气血不和,阴阳失衡,功能失常,可致神志不安睡眠规律紊乱,可见入睡困难,或时寐时醒,或醒后不能寐,或彻夜不寐,或时时欲睡,呼之即醒,醒后复睡等病症。

（二）临床意义

营卫失调,气血失和或脏腑功能失常是睡眠异常的根源,常表现为不寐或多寐。不寐证,多由心血不足,不能养神;或神劳过度,心血不继而伤神;或心阴不足,不能涵养心阳,则阳亢而躁动;或肾精不足,不能全神;或心肾不交,心神不宁;或痰火扰心,阴阳失和;或肝失疏泄,阴血难藏,气血失和,心神被扰;或胆气上扰,心神不宁,而致不寐,寐而多梦,甚至记忆力下降,思维迟钝,精神不振等。随证不同而治疗各异,或归脾汤,或六味地黄丸,或酸枣仁汤,或黄连温胆汤治之。多寐证,多由心、脾、肾阳气虚弱,心窍失荣而为;或由湿邪、痰浊、瘀血等阻滞经脉,蒙蔽神窍所致。《灵枢·大惑论》曰:"人之多卧者,何气使然?岐伯曰:此人肠胃大而皮肤湿,而分肉不解焉……故肠胃大,则卫气行留久;皮肤湿,分肉不解,则行迟。留于阴也久,其气不清,则欲瞑,故多卧矣。"即浊邪困阳,阳气瘀滞;或阳气虚,心神失荣,可致神倦嗜卧,治可用平胃散、附子理中丸、通窍活血汤等。

七、生殖功能调节研究

生殖功能是指机体发育成熟后具备的繁衍后代的能力。生殖功能活动是一个复杂的生理过程。《灵枢·本神》曰:"生之来谓之精",《灵枢·经脉》言:"人始生,先成精,精成而脑髓生"等均说明精是生命的本源。人体的产生,由精而始,精是构成胚胎,生成身形脏腑的基本物质。人出生后,随着后天之精的摄取,气血精津液的不断充盛,先天之精和后天之精相互依存、相互促进,共同滋养各脏腑组织器官,肾中精气得以充盛,产生天癸,生殖器官逐渐发育成熟,人体具备了生殖能力,男女交媾,胎孕乃成。所以,生殖功能受脏腑功能的正常发挥,精血充足,气机调畅,生殖器官的发育成熟,精神情志状态等因素的调控。

（一）理论研究

1. 精封藏于肾主导生殖调节 肾为"封藏之本",摄纳贮藏精气,精气是构成人体和维持人体生命活动的基本物质,对人体的生殖功能起着主导作用,其理论依据:一是肾中藏有先天之精,是生殖繁衍的物质基础。当先天之精在后天之精的培补下,逐渐充盛至一定程度,使之转化为生殖之精,此精是构成胚胎的原始物质。二是肾中产生"天癸"。这是一种随着肾中精气不断充盛,人体生长发育至青春期,产生的一种促进和维持生殖功能的精微物质。在天癸的作用下,生殖器官发育成熟,女子可按期排卵行经,男子能排泄精液,从而具备生殖能力。"天癸"是肾精充盛的产物,肾精旺则天癸足,肾精衰则天癸少;肾精的充盛与否,调节着"天癸"的至与竭以及生殖功能的盛与衰。其三,肾精是人体生长发育的根本。在人体生命过程中,随着肾精"初生—充盛—渐衰—耗竭"的变化,机体呈现出生、长、壮、老、已的生命过程。青壮年时期,肾精充盛,形体壮实,各脏腑组织器官功能健旺,生殖能力强;年老时,肾精衰少,形缓体弱,各脏腑组织器官功能降低,生殖功能衰退甚则丧失。

2. 肝主疏泄,调运生殖之精 精虽闭藏于肾,其施泄受着肝的调节控制。其理论依据:一是肝主疏泄,能条达气机,疏通经络,使肝肾藏泄协调,精窍启闭有度,生殖之精排泄有时,故《格致余论·阳有余阴不足论》说:"主闭藏者肾也,司疏泄者肝也。"说明生殖之精封藏在肾,疏泄在肝。二是肝主筋,足厥阴肝经绕阴器,前阴为众多筋脉汇聚之处。如《素问·厥论》说:"前阴者,宗筋之所聚。"《灵枢·经脉》说:"足厥阴之别……循经上睾,结于茎。"阴茎以筋为体,宗筋结于前阴,宗筋举则精窍开而精泄。三是肝主藏血,调节血量,足厥阴肝经联络冲任二脉。人体气血经冲任二脉下注胞宫或精室,在女子产生月经并能孕育胎儿,在男子则精满溢泻。若肝藏血充足,疏泄得宜,冲、任二脉得其所助而通利,女子月经有期,男子精泄有时,调节着生殖之精的施泄。

3. 脾主运化,培补生殖之精　后天之精的培补使生殖之精旺盛。其理论依据:一是脾胃为"后天之本",化生水谷精微,能滋养和培补先天之精,使其日渐充盛而转化为自身的生殖之精,藏之于肾。人体生殖之精源于先天,为孕育下一代,必须将禀受于父母之精,转化为自身的生殖之精,如此循环往复,人类代代繁衍,然而这个过程需后天水谷精微的充养,与脾主运化的功能密切相关。其二,脾运化的精微是化生精血的主要来源。脾运化功能正常,精血化源充足,聚于肾则化为精,聚于肝则化为血。如此冲任得养,"任脉通,太冲脉盛"(《素问·上古天真论》),精血以时下,维持人体正常的生殖功能。

此外,人的生殖功能还与心主血、藏神的功能密切相关。心主血,肾藏精,心肾之间相互资生、相互转化。心藏神,主宰人体各项生命活动,神全可以益精,积精可以全神。所以,心血充足可化生肾精;心神正常,可调控肾精施泄适度,使人体生殖功能正常发挥。

(二)临床意义

生殖功能的调控,除肾、肝、脾自身功能调节外,还需其功能之间的密切配合,如肝泄肾藏、心肾相交、精神互用、心脾互济等共同维持正常的生殖功能。任何一脏或是脏与脏之间的功能失调,均可致生殖功能活动的异常。若肾精亏虚,必然影响人体生殖功能,青少年时期可见生殖器官发育不良,性成熟迟缓等;成年后则见生殖功能减退,表现为男子精少不育、女子不孕或小产滑胎等。临床多从补肾入手,常用赞育丸、河车大造丸等随证加减。若肝疏泄不及,气机郁滞,气血不能充养宗筋,男女均可见性欲低下,或男子阳痿、精出量少或不射,女子月经不调甚或闭经等。若肝疏泄太过,气郁化火,相火妄动,则见遗精早泄等症。女子可见月经先期,或崩漏、梦交等症。若湿热蕴结肝经,则宗筋弛纵不举而致阳痿。《明医杂著·卷三》言:"男子阳痿不起,古方多云命门火衰,精气虚冷,固有之矣。然亦有郁火甚而致痿者。"《景岳全书·阳痿》指出:"亦有湿热炽盛,以至宗筋弛纵者"。若肝藏血不足,调节血量失度,冲任不充而失于通利,可致女子月经失调或男子精少等症。临床常选用逍遥丸、四物汤等方治疗。若脾运化失常,气血生化乏源,血不化精,可导致肾精不足,冲任二脉失养,致人性功能和生殖功能失常产生病变,男子可见精少或死精多、阳痿等症,女子可见月经量少、经期延后等症,临床治疗多用归脾丸、附子理中汤等运转脾气。此外,若肝肾藏泄失调,男子可见遗精、滑精,或精阻难泄,日久形成败精;女子可见月经不调,或闭经等。若心肾不交,可见男子梦遗、女子梦交、不育不孕等症。若心脾两虚,气血不足,可见女子月经量少、男子精少等症。故治疗生殖功能障碍的病证,除要考虑到肾、肝、脾的病变外,还应注重协调脏腑间的关系。

主要参考文献

1. 孟媛,于涛,韩景献. 精与三焦关系浅析[J]. 江苏中医药,2010,42(5):6-8.

2. 孙广仁,于少泓. 中医学精概念的内涵释义[J]. 中医药学刊,2002,20(5):560-56.

3. 孙广仁. 脏腑精气阴阳理论体系的构建[J]. 山东中医药大学学报,2000,24(5): 322-325.

4. 孙广仁. 关于中医学气概念中的几个问题[J]. 中医研究,1998,11(3): 1-3.

5. 薛武更,孙广仁. 谈卫气与五脏的关系[J]. 辽宁中医药大学学报,2006,8(4): 13-14.

6. 张登本. 论《黄帝内经》"神" 的内涵及其意义[J]. 中华中医药学刊,2008,26(8): 1636-1638.

7. 吕茂庸. 论《黄帝内经》惜精保真养生观[J]. 成都中医药大学学报,2014,37(1): 99-102.

8. 赵心华,王庆其,鲍计章.《黄帝内经》气精神生命核心理论研究[J]. 南京中医药大学学报,2014,15(4): 211-215.

9. 朱钰叶,张喜德,张登本. 解读《内经》之神[J]. 陕西中医学院学报,2007,30(6): 17-18.

10. 孙广仁,郑洪新. 中医基础理论[M]. 北京: 中国中医药出版社,2012.

第四章 中医气血理论专论

气和血是构成人体和维持人体生命活动的两大基本物质,生命物质虽有精、气、血、津液之分,但本源于气。《灵枢·决气》曰"余闻人有精、气、津、液、血、脉,余意以为一气耳。"气与精、血、津液的相互化生与转化,体现了生命活动中,形化为气,气化为形,形气相互转化的气化过程。精血同源,津血同源,精、津液化而为血,血涵蕴精与津液。故中医学对人体生命活动的基本物质,又常以气血概称。《医宗必读·医论图说》云"气血者,人之所赖以生者也。"中医气血理论是贯穿和实现整体观念的最佳体现,它通过气机、气化、气血关系理论的系统阐述,使由气血为主线贯穿连接的中医基础理论更加清晰,更加有效地指导辨证论治。

第一节 气机理论的研究

气的运动称为气机,升降出入是其基本运动规律。运动是气的根本属性,气的运动是自然界一切事物发生发展变化的根源,中医学家通过对人体大量的生理现象、病理变化的观察与医疗实践,认识到人体内也存在着气的运动;升降出入是万物变化的根本,是气化运动的基础,是生命活动的体现。从运动的角度认识生命,由此形成的气机理论,成为构成中医理论体系独特的思维模式。依据气机理论来阐释人体之生理、病理现象,并运用于各种疾病的辨证论治,指导治则治法的确立,归类药物属性和方剂的功效,观察和分析各种与生命有关的医学问题,至今对于临床各科疾病的治疗,仍然具有非常重要的指导意义。随着对气机理论认识的不断深化,将会更进一步加深对于中医学系统观、整体观、恒动观的理解,不仅可提高气机理论研究的水平,而且可提高运用中医理论指导临床的诊疗水平。

一、气机理论的源流

(一)气机理论的起源

气的运动称为气机。气的运动是自然界一切事物发生发展变化的根源,故称气的运动为气机。"气"在中国古代是人们对自然物质本质及其现象的高度概括。直观观察是探讨和研究物质本源的基础,古人对"气"的认识同样带有朴素直观的特性,以具体物质形态的气为依据,构想了气的聚散、氤氲、升降、振荡等运动形式,同时认为气是具有动态功能的物质实体。由此,"气"具有了抽象与具体的双重意义,是一种整体的本源性的概念,而不是结构性的物质概念。诚如《河洛原理》所言,"太极一气产阴阳,阴阳化合生五行,五行既萌,遂含万物"。所以天地万物皆本于气,人也因气而生。如《庄子·知北游》中所言:"人之生也,气之聚也。聚则为生,散则为死……故万物一也。"可见,气是指一种极细微的物质,是构成万物的本源,是天地万物统一的基础;生成人体之气就是运动着的精微物质,人体的脏腑、经络、形体、官窍等组织器官的功能活动,是其升降出入运动的外在表现,脏腑之气的升降出入贯穿于人体生命活动的全过程。这就是当时医家将"气一元论"思想应用到医学方面,用以说明生理、病理变化规律的思想基础,成为气机理论的起源。

(二)气机理论的形成

中医学气机理论是探讨和研究人体生命之气运动变化的基本理论知识。它建立在古人对气的朴素直观的认识之上,即气是构成宇宙和天地万物最基本的元素,运动是气的基本属性。由此《黄帝内经》认为,人生活在下降的天气和上升的地气相互交汇之处,和其他生物一样,都是由气构成的,是天地形气阴阳相感的产物,也是物质自然界有规律地运动变化的结果,正如《素问·宝命全形论》言:"天地合气,命之曰人"。它还认为,自然界一切事物的运动变化,均需遵循升、降、出、入的基本运动形式,人体亦然。如《素问·六微旨大论》曰:"气之升降,天地之更用也……升已而降,降者谓天;降已而升,升者谓地……出入废则神机化灭,升降息则气立孤危。故非出入,则无以生长壮老已;非升降,则无以生长化收藏。是以升降出入,无器不有。"经文说明《黄帝内经》成书时代的医家已经认识到,气的升降出入运动,可以推动事物的发展和变化;在自然界则体现于万物生生不息,在人体则体现于生命活动有序,由此确立了气机理论的基本思想内核。同时《黄帝内经》中已有了应用气机理论阐释人体之生理、病理现象,归类药物的性能,指导确立治则治法的初步记载。如《素问·阴阳应象大论》说:"清气在下,则生飧泄;浊气在上,则生䐜胀……清阳出上窍,浊阴出下窍;清阳发腠理,浊阴走五脏;清阳实四肢,浊阴归六腑。"还提出:"其高者,因而越之;其下者引而竭之……其在皮者,汗而发之;其慓悍者,按而收之;其实者,散而泻之。"综上所述,《黄帝内经》从理论到实践阐释了升降出入是维持生命活动的基本过程,将"气一元论"引入于医学理论之中,促进了中医学气机理论的形成和发展。

(三)气机理论的发展

在《黄帝内经》气机理论的基础上,历代医家都注意到气的升降出入运动,存在于一切生命活动的始终,诸如呼吸运动、饮食物的消化吸收、津液代谢、气血运行,无不依赖于气的升降出入运动才能实现。因此,在对生理、病理的描述,还是药性特点的分析,以及制方原理的运用等,都渗透着升降理论的应用,不断完善和发展了气机理论。

汉·张仲景在《伤寒杂病论》中,就将升降出入理论具体应用于临床。根据气机升降失常的外在表现,探索其内在的病变本质,并据此确立了调理升降出入的治则治法,创立了一系列疗效卓著的方剂。唐代王冰将气机升降理论用于解释人体的生命运动。如将自然事物的升降联系到人体,把升降出入并提:"出入谓喘息也,升降谓化气也",强调了呼吸出入、升降化气对于生命的重要意义。

金元时期医家们从不同角度发展了气机升降理论。金代刘完素对升降出入理论独具创见,并运用升降出入理论来指导确定治则。因此,可以说自刘完素始,升降出入理论在继《黄帝内经》之后真正在理论层面上发展起来。张元素依据《黄帝内经》"味厚者为阴,薄为阴之阳;气厚者为阳,薄为阳之阴"的论述,结合升降出入理论详细归类了药物的升降浮沉之性,创制了药类法象,成为后世临床用药的指南。李东垣在《脾胃论》提出治病必本四时升降浮沉之理,李氏论升降,突出了脾胃在升降中所起的重要作用,治疗内伤杂病重视升发脾之阳气,创制了补中益气汤等诸多有效方剂,而开创了"补土学派"。朱震亨对升降出入理论的论述是比较深刻的,他认为脾在阴阳升降当中起着关键作用。他在《格至余论·鼓胀论》中说:"脾具坤静之德,而有乾健之运,故能使心肺之阳降,肾肝之阴升,而成天地之交泰,是为无病之人。"朱震亨对金元气机升降理论进行了全面总结,把五脏六腑相生相益的关系归于一气之升降,大大地开拓了升降理论的临床应用,可以说朱丹溪为升降理论的成熟奠定了基础。金元医家对气之升降理论的突出贡献是把它与脏腑功能运动相结合,以阐述脏腑的整体关系。

明清时期大量医家不断应用气机理论,结合经验提出新的认识,李时珍继承了张元素的升降浮沉用药理论,对药性理论做了系统归纳。喻嘉言撰文告诫后学治病不可损伤胸中正气,否则会使气机不利,发生痞塞痹痛之证。叶天士也十分重视脾胃升降之枢纽作用,在《临证指南医案》中指出:"太阴湿土,得阳始运;阳明阳土,得阴自安。以脾喜刚燥,胃喜柔润也,仲景急下存津,其治在胃;东垣大升阳气,其治在脾。"黄元御对阴阳之升降认识颇深,认为阴阳二气之升降,化生木、火、土、金、水五行,而中气为阴阳升降之枢轴。周学海撰《读医随笔》,专立《升降出入论》一章,对升降出入理论进行归纳总结,并提出自己的精辟见解。周氏以升降出入理论概括病机,认为外感病机主要是出入失常,内伤病机主要在升降失常。并以此理论指导治则治法的确立。清末民国初期张锡纯汇通中西,著《医学衷中参西录》,非常重视脏腑气血之升降出入,且多有发挥。创制了一系列调理升降出入之名方,如治大气下陷之升陷汤方类,治肝风内动之镇肝熄风汤、建瓴汤等,皆为后世所常用。

建国后董建华教授遥承东垣之学,在继承中创新。首先,以升降理论阐述温病的病机和证治;其次认为"脏腑组织的气机升降运动,处于动态平衡状态,则能抵抗病邪的侵袭,适应自然环境变化的能力也就大;相反,脏腑组织的气机升降失常,则抗病的能力就弱"。寇华胜有感于气机升降理论散载于古今医学文献中,尚缺乏系统化、整体化,于是潜心研究多年,广收博采,加以整理提高,编著《中医升降学》一书。书中穷本溯源,撷取古今医学文献中有关气机升降理论的精华,深刻地论述了气机升降学说的普遍性和特殊性,并搜集古今名医治验案例佐证,诚有推陈出新之功。

二、气机升降学说的基本内容

(一)气机升降学说的概念

气机,指气的升降出入运动。升降出入为一切事物的共同属性,以研究气的升降出入运动变化、作用规律为主的学说,为气机升降学说。中医学气机升降学说重在研究气机升降在人体生命活动中的作用、地位、运动形式、病理变化、药物升降浮沉之性以及诊疗规律的一种学说。它从动态角度出发,以阴阳五行为基础,以藏象为核心,高度概括了人体生命活动的形式,反映了物质代谢的不同运动趋势,论述了疾病的病理转归,也丰富了治疗学的内容。

(二)气机升降的作用和意义

1. 气的升降出入运动是生命活动的基本形式　升降出入是宇宙万物之普遍现象与规律。四时季节的气候更替,动植物生长、繁衍乃至消亡,无不根源于气的运动。人体五脏六腑的生理、病理变化,也都是气之升降出入运动的结果,所以升降出入理论具有普遍的指导意义。对于人体来说,升降出入是人的生命活动的基本形式。

2. 气的运动是人体气化活动的基础　人体内气的运动称之为"气机"。人体通过脏腑之气的升降出入运动，完成"味归形，形归气；气归精，精归化；精食气，形食味；化生精，气生形"的转化，即气化为形、形化为气的形气转化过程。这个过程包括了气、血、津、液、精等物质的生成、转化、利用和排泄过程，以及物质和能量的代谢过程，即称之为"气化"。因此，气化活动关乎生理、生化等一系列人体生命的基本功能活动，气化是生命活动的基本特征。如《景岳全书》曰："夫人之有生，无非受天地之气化耳……凡神神奇奇，作于杳冥莫测之乡者，无非气化之所为。"天地之气是人体阴阳之气的源泉，人体各种活动，无论是已经被认识了的，还是仍未被揭晓的神奇莫测的现象，都是气化作用的结果，升降出入也是气化活动的基本形式，故也可以说气的运动是人体气化活动的基础。

（三）气机升降出入的特点

升降出入是生命之气运行的基本形式，升与降，出与入，升降与出入之间是密切相关的，其相互关系表现为对立制约、依赖关联、消长转化的特性。

1. 对立制约性　升与降，出与入，其运动方向是相反的；是气的纵向和横向运行，所以升降与出入之间也是对立的关系。正是由于升与降，出与入，升降与出入之间的对立性，从而导致了它们之间的相互制约。如人体之精气与自然界之间保持着相互通应的关系，在正常情况下由于人的活动，精气向外有一定的耗散，这表现为气之出，而人体正气又有防止精气向外过度耗散的能力，并且不断地纳入自然界之精气，通过气化作用转化为人体之精气，这也表现为气之入，是对出的制约。

2. 依赖关联性　升与降，出与入，升降与出入互为其存在的前提条件，相互依赖密切关联，同时存在不可分离。无出则无入，无入亦无出，无升则无降，无降亦无升，无升降则无出入。如《素问·六微旨大论》曰："出入废则神机化灭，升降息则气立孤危。"周学海在《读医随笔·升降出入论》亦曰："无升降则无以为出入，无出入则无以为升降，升降出入互为其枢者也。"

3. 消长转化性　升降出入之间保持着协调平衡的运动趋势，在相对平衡的范围内彼此消长。升多则降少，降多则升少，出多则入少，入多则出少。升降出入之间在一定条件下，阳气升于上，升极则转化为降；阴气降于下，降极则转化为升；阳气出于表，出极则转化为入；阴气入于里，入极则转化为出。如自然界春夏秋冬、寒暑阴阳的变化，都体现出升降出入的变化；在人亦然，如昼则卫阳出于表，表现为出多入少；夜则卫阳入于里，表现为入多出少。升降出入达到动态平衡状态。

（四）气机升降与脏腑的关系

1. 脏腑气机升降的一般规律　五脏六腑之气各有升降出入，而五脏六腑不是各自独立存在的，它们是机体的五个功能子系统，所以它们之间是密切联系的，相互之间有着生克制化的关系，而且与天地、四时、五方之间有着密切的时间和空间上的联系。五脏六腑之气的运行，在其相互作用的过程中，形成机体整体上的气的循环路径。《素问·天元纪大论》曰："天地者，万物之上下也；左右者，阴阳之道路也。"《素问·五运行大论》曰："上者右行，下者左行，左右周天，余而复会。"说明天地是和谐统一的，它们之间相互作用，相互影响。自然界阳气从右而降，阴气从左而升。人体升降出入在五脏六腑之气的相互关系中表现为：五脏属阳者，其气主降；属阴者，其气主升。脏气若主升，与其相表里的腑气则主降；脏气若主降，与其相表里的腑气则主升。《素问·玉机真脏论》曰："脾为孤脏，中央以灌四傍。"说明脾胃之气的升降构成人体整体气机的枢轴,使脏与脏,脏与腑,腑与腑之间的升降出入构成一个动态协调平衡,如此"五脏"系统气的运行如同车轮一般运转不息。

2. 脏腑气机升降的具体形式　五脏和六腑分别具有各自的升降特点,五脏六腑之气的升降趋势及规律又为其自身所具有的特殊性所决定,并通过它们各自的生理功能和特性来体现。如①心气的升降:表现在心气的推动和心火的下降。心为阳脏主血藏神,位于上焦,君火宜降。降则下温肾阳,使肾水不寒;心主通明,向上向外温养五脏。②肺气的升降:表现在肺气的宣发与肃降。肺主气,司呼吸,出入交替,升降有序,使息道通畅,呼吸调匀;肺气得以升降出入,辅助脾气并使气血津液布散全身,并能够将一些浊气以呼吸和汗液的形式排出体外。③肝气的升降:表现在疏泄与藏血功能的协调。疏泄向外,藏血向里,两者协调,不仅使全身气机条达,情志调畅,而且能调节血量保障血液运行的正常;使津液代谢,胆汁的分泌排泄,男子排精和女子月经得以调节而不过度。④肾气的升降:表现在肾性的潜藏与肾水的上承。肾性潜藏,保证生命之精的贮藏和呼吸的深沉平稳;肾水上承,以济心阴,制约心火使之不亢,并使所藏之元气能够上升致脾、肺,敷布于五脏六腑,周身上下,促进生长、发育与生殖,保证脏腑功能的正常运行。⑤脾气的升降:表现在脾气主升与统摄的功能。脾主升,将水谷之精气上输之心肺,对胃、大肠、小肠所吸收的水谷精微布达周身起着决定性的作用,还可升提诸脏腑之气,维持脏腑器官的位置。其统摄内收,以保证血在脉内循行,而不逸出脉外。朱丹溪在《格至余论·鼓胀论》中说:"脾具坤静之德,而有乾健之运,故能使心肺之阳降,肾肝之阴升,而成天地之交泰。"所以脾为上中下三焦气机升降之枢轴。综合五脏之功能,肺在上焦,脾在中焦,肾在下焦,三脏在气机升降中起到了重要的作用。

3. 脏腑间气机升降的相互作用和协调　五脏六腑之间具有密切的联系,他们间的气机升降是相互协调的,分别表现为五脏之间、六腑之间和五脏与六腑间的相互作用与影响。

(1)五脏间气机升降的相互作用和协调:五脏不仅分别具有升降特性,而且五脏中心肺在上,在上者宜降,肝肾在下,在下者宜升,脾胃居中,通连上下,为升降的枢纽。它们之间存在着一个内在的互相促进、相互制约的协调关系。这一协调关系是由气机升降相联系着。在五脏相互联系中,肾为先天之本,内寄命火,是气机升降的动力,脾为后天之本为气机升降的枢纽,肺主一身之气,气机升降受其治节。因此,气机升降联系以肺脾肾为重要。如心与肾的气机关系:心火下降以温肾水,肾水上奉以滋心阴,如此水火既济,阴阳相交,则五脏安和。明代周子干在《慎斋遗书·卷一·阴阳脏腑》中明确提出心肾相交的概念并指出:"心肾相交,全凭升降,而心气之降,由于肾气之升……"又如肝与脾的气机关系:肝主疏泄,能助脾的运化;脾主运化,又能散精于肝,肝脾相互为用,消化功能正常。肝主藏血,脾主统血,肝脾协同,共同完成血液的正常运行。

(2)六腑间气机升降的相互作用和协调:胃、小肠、大肠、膀胱、三焦五腑传化物而不藏,胆排泄胆汁,以促进胃之消化,六腑以通为用,以降为顺。降则腑气得通,糟粕得泻,成为新陈代谢的一个重要环节。在饮食物的传化过程中,六腑中的小肠与大肠也有吸收水谷精微、津液的作用,胆气主升,可见六腑的气机运动是降中寓升。

(3)脏腑间气机升降的相互作用和协调:五脏六腑之间通过气的升降出入保持着复杂的联系。从五行归属的角度而言,五脏配五腑形成固定的功能子系统,构成藏象理论的核心。它们的关系称为"脏腑相合",即《灵枢·本输》所言"心合小肠""肺合大肠""脾合胃""肝合胆""肾合膀胱",相互间通过经脉而表里、阴阳互相络属,相互为用,相互协同,共同完成功能活动。如以脾与胃的气机关系为例,脾与胃同为后天之本,气血生化之源,其关系表现为纳运相协,升降相因和燥湿相济。脾胃升降对全身气机影响较大。《四圣心源》说"脾升则肝肾亦升""胃降则心肺亦降",故为气机升降的枢纽。再如肾与膀胱同在下焦,肾通过气化作用,调节膀胱开合,将水化为气,清者复升至心肺再次利用,同时将代谢后生成的浊液废水下降至膀胱,以尿液形式排出体外,共同完成人体的水液代谢。

由于脏腑的功能活动并非单一,脏腑之间亦具有复杂的联系,所以脏腑气机的升降趋势也不是单一的升或降,具有升中有降,降中有升,升已而降,降已而升的多种形式。人体正常的生命活动离不开脏腑气机协调和升降运动,而脏腑气机的升降是相互依赖、相反相成的。每个脏腑都有升有降,升降中有出入,出入中又有升降。可见气机升降虽是一种运动形式,但能反映脏腑的特性。总之,具体脏腑的气机升降运动,是与该脏腑的生理特性相一致的。

三、气机升降失常的病因病机

(一)气机升降失常的病因

凡导致人体发病的各种病因皆可引起脏腑气机升降出入失常,包括六淫、疠气、七情、饮食、劳逸、外伤、诸虫、病理产物等。以上各种致病因素可单独致病,也可相合引发疾病。

常见的如外感六淫,风、寒、暑、湿、燥、火之邪,可引起肺气及太阳膀胱之气出入障碍,进而影响脏腑功能升降失常。再如情志刺激亦可引起气机升降失常,如《素问·举痛论》所云:"怒则气上,喜则气缓,悲则气消,恐则气下,寒则气收,灵则气泄,惊则气乱,劳则气耗,思则气结"。饮食劳倦也可影响气机升降,如过劳则可使真气耗散;过逸则可使气行迟缓,引起气机升降失常。此外痰饮、瘀血等病理产物易阻滞气机,外伤则令气血瘀滞等原因也是气机升降失常的病因。

(二)气机升降失常的病机

人体脏腑经络等组织器官的功能活动,脏腑经络以及气、血、津液、精、神的相互联系,无不是依赖气的升降出入运动。因此五脏六腑的生理功能、病理状态,都是气机升降出入运动的具体体现。气机失调即气的升降出入运动失调,气机失常是各种疾病的重要病机。正如《景岳全书·杂证谟·诸气》曰:"气之为用,无所不至,一有不调,则无所不病……凡病之为虚为实,为热为寒,至其变态,莫可名状,欲求其本,则止一气字足以尽之。"气机升降出入失常,常表现为气滞、气逆、气陷、气闭、气脱五种状态。

1. 气滞　气滞是指气的升降出入不顺畅,甚或在某一局部停滞而气郁不散,导致某脏腑、经络功能障碍的病理状态。气滞在明清以前多称为郁,如《丹溪心法·六郁》曰:"气血冲和,百病不生,一有怫郁,诸病生焉……郁者,结聚而不得发越也。当升不得升,当降不得降,当变化者,不得变化也。"气机郁滞的病理表现是多方面的,且可由气分波及血分或水分。如气滞于机体某一局部,可使经脉之气不畅,血运受阻,从而发为满闷、肿胀、疼痛,甚至引起血瘀、水肿,形成痰饮、瘀血等病理产物。根据气滞的脏腑部位可分为肺气壅滞、肝气郁滞、少阳气郁、脾胃气滞、心气郁滞等。肝胆最容易因七情所伤而郁滞不畅,出现情志抑郁不舒。气滞的主要特征为闷、胀、痛和情志不舒。

2. 气逆　气逆是指气的上升过度或下降不及,而致脏腑之气上逆的病理状态。气逆随所在脏腑不同而呈现出不同的症状,如肺气上逆、肝气上逆、胃气上逆、胆气上逆、心火上炎等。因气为血之帅,气逆可引起血随之上逆,出现咯血、呕血、倒经等症状。

3.气陷　气陷是指气的升举无力或下降太过为主要特征的病理状态。气陷之证多由素体虚弱或病久耗损,使正气虚损太甚而清气不升或下陷太过所致;亦可由于肝气下迫所致。如气陷证最常见中气下陷:脾气虚损,升举无力,降多升少的病理状态,出现脏器下垂等症状。也可见肝气下迫:指肝气下泄太过,引起脾失升清或肾失封藏的病理状态,临床表现为腹痛,腹泻,带下,崩漏,遗精等症状。脾为气机升降之枢,故各种气陷证均与脾气虚关系密切。

4.气闭　气闭主要表现为气的出入障碍。气闭的临床表现是多方面的,有因触冒秽浊之气所致的闭厥;有因突然遭受精神刺激而致的气厥;有因剧烈疼痛所致的痛厥。此三者皆为各种致病因素所致的气机出入受阻,气郁于心胸,清窍闭塞,而出现突然昏厥,不省人事,并可由于阳气内郁,不能外达,而见四肢厥冷或拘挛。

5.气脱　气脱是指正气严重虚损,气不内守,大量向外脱逸,从而出现突然衰竭的病理状态。气脱的病理表现为面色苍白、汗出不止、目闭口开、全身软瘫、手撒、二便失禁、脉微欲绝等症状。气脱又有阴脱与阳脱之分。阴脱多因津液大伤,真阴衰竭于下,无根之火飞腾于上所致,除上述脱证表现外,尚伴有发热、颧红、气促、手足厥冷而手足心热,汗出如油或汗热而黏等症状。阳脱多由素体虚弱,元气不足,或由阴脱、血脱转变而来,除上述脱证表现外,又增口鼻气冷、呼吸微弱、四肢厥逆、冷汗淋漓,昏睡或昏迷不醒等症状。

四、气机理论的临床应用

(一)气机失常的治疗原则

升降出入理论对于治则治法的确立具有重要的指导意义,已形成了比较详尽的调理气机升降出入失常的治则治法。

1.调节升降出入的一般原则　调节升降出入的一般原则包括逆势治则和顺势治则。所谓势,是指疾病升降出入的病变发展趋势。通过逆其势或顺其势以调节升降出入,使病势消失,阴阳二气的运动态势趋于平衡。逆势治则:指逆病势趋向而施治的法则。如《素问·至真要大论》曰:"散者收之,抑者散之……留者攻之……损者温之,逸者行之,惊者平之。"顺势治则:指顺病势趋向而施治的法则。如《素问·至真要大论》曰:"因其轻而扬之,因其重而减之……其高者,因而越之;其下者,引而竭之;中满者泻之于内。其有邪者,渍形以为汗;其在皮者,汗而发之。"即风寒、风热等轻清之邪,外束肌表,足太阳膀胱经气引机体正气抗邪于表,此时可因势利导,使用宣散之法以祛邪外出。如脾虚而湿浊中阻,或宿食、痰饮停滞于中脘,宜消走泄或消导之法以使痰食消散。

2.调节升降出入不可太过　人体气机升降出入失常,调治之法应适当有度,用之太过则会产生损害。如周学海在《读医随笔·升降出入论》中言:"况升降出入,交相为用也,用之不可太过。当升而过于升,不但下气虚,而里气亦不固,气喘者将有汗脱之虞矣;当降而过于降,不但上气陷,而表气亦不充,下利者每有恶寒之证矣……"所以调节气机升降出入之法要适度,过升则气上逆,过降则气下陷,过敛则气内郁,过散则气外亡,不可不慎。

3.调节升降出入当灵活变通　由于人体五脏系统内部之间以及五脏系统与外界环境之间具有十分复杂的联系,人体因外感、内伤等原因而发生疾病时,气机升降出入失常的病理状态也是相当复杂的,必须仔细辨别分析,周学海在《读医随笔·升降出入论》中给予了详尽的总结,并指出:"至于治法,则必明于天地四时之气,旋转之机,至圆之用,而后可应于无穷……气亢于上,不可径抑也,审其有余不足:有余耶,先疏而散之,后清而降之;不足耶,先敛而固之,后重而镇之……此皆治法之要妙也。"

(二)气机失常的常用治法

1.气机升降出入失常的常见病证 如气机升降出入失常的病理表现中所论,常见的气机升降出入失常的病证有郁证、中风、失眠、喘证、痞证、关格等,治法各有不同。

(1)郁证:是指由于气机郁滞,脏腑功能失调,而致心情抑郁,情绪不宁,胸胁满闷,胀痛,易怒欲哭等为临床表现的病证。郁证的根本病机在于心肝之气的郁滞不畅。

(2)中风:是指由于阴阳失调,气血逆乱,导致肝阳上逆化风犯脑所引起的以突然昏仆,不省人事,半身不遂,口舌歪斜,言语不利,偏身麻木为主要表现的病证。此病之根本病机为肝阳上逆化风犯脑,为肝气上升太过。

(3)失眠:是指因阳不入阴所引起的经常不易入寐,甚则彻夜不眠为特征的病证。其根本病机为卫气出入失常。

(4)喘证:是由肺失宣降,肺气上逆,或肺肾出纳失常所致的以呼吸困难,甚则张口抬肩,鼻翼煽动,不能平卧为主要临床表现的病证。此病之根本病机为肺失宣发肃降,肾失纳气归元,肺肾之气升降出入失常。

(5)痞证:是由于脾胃气机阻滞,升降失常,出现以胸脘痞闷,或伴有呕吐,下利等为主要症状的病证。此病之根本病机为脾胃升降失常。

(6)关格:是指由于肾气衰惫,升降出入失常,关门不利,湿浊瘀毒内蕴,侵凌心肺肝脾,导致一身之气机升降出入失常,而出现小便不通,呕吐腹胀,头晕头痛,喘悸胸闷,周身水肿为主要表现的病证。其根本病机肾气升降出入失常。

2.气机升降出入失常的常用治法 根据人体疾病升降出入的病理发展趋势,经过仔细辨证,确立调理升降出入的具体治法,选用合适的方剂以调节其升降出入,或顺其势以驱逐之,或逆其势以截断之。以调节气机失常的五种状态,分别给予理气、降气、升气、宣气、敛气的治疗大法,结合气机失调发生的相应脏腑确立具体治法。

(1)升气法:指针对正气亏虚而下陷,清气不能上升的病理趋势,而具有益气升清,或补气升陷作用的治疗方法。如代表方剂补中益气汤,和各种升陷汤。

(2)降气法:指针对邪气冲逆上升,或病邪蕴结体内不得外出的病理趋势,而具有降其逆气,或引邪从二便排出作用的治疗方法。如临床常用的具有降气作用的泻心汤、苏子降气汤、镇肝熄风汤等。

(3)宣气法:指针对病邪内侵,或气机郁滞不能外达的病理趋势,而具有透邪外出或透气外达作用的治疗方法。如临床具有这类治疗作用的解表类方剂:麻黄汤、银翘散、荆防败毒散等;宣通气机类方剂:治疗胸痹之栝蒌薤白白酒汤、栝蒌薤白半夏汤;开窍剂:安宫牛黄丸、至宝丹、苏合香丸等。这类方剂均为宣气法的具体体现,临床使用得当,每获佳效。

(4)敛气法:指针对正气亏虚,不能内守,气血津液向外耗散或亡脱的病理趋势,具有收敛精气作用的治疗方法。临床常用的具有敛气作用的方剂有涩肠止泻之方,如桃花汤、真人养脏汤;具有固表敛汗作用的牡蛎散等。

(5)调气法:指针对升降出入不顺畅,甚或局部停滞,导致某脏腑、经络功能障碍的病理状态,具有理气调和、疏肝解郁作用的治疗方法。临床常用具有疏肝解郁作用的柴胡疏肝散、逍遥散、四逆散等。

（6）和气法：针对气机升降出入同时存在失常的病理状态，具有升降出入同调作用的一类方剂，称为和气方。由于疾病的临床表现是错综复杂的，导致气机升降出入病机不是单一的，而是两种或数种情况交杂，此时应用单一的调气方药不能取效。故而和解类方剂皆属于和气方，如调和肠胃的半夏泻心汤、小柴胡汤、痛泻要方等，均用了升降出入共调之法。

3.气机升降失常的常用药物　药物具有升降浮沉的特性，可调整脏腑气机的紊乱，使之恢复正常的生理功能，或作用于机体的不同部位，因势利导，祛邪外出，达到治愈疾病的目的。具体而言，病变部位在上在表者宜升浮不宜沉降，如外感风热则应选用薄荷、菊花等辛凉升浮药来疏散；正气外脱，则宜敛不宜散，可选山萸肉、五味子、煅龙骨、煅牡蛎等敛气药。总之，必须针对疾病发生部位有在上、在下、在表、在里的区别，病势上有上逆、下陷的区别，根据药物有升降浮沉的不同特性，恰当选用药物，这也是指导临床用药必须遵循的重要原则。

第二节　气化理论的研究

纵观中医学理论体系，从基础理论之阐释到临床各科之应用，气化理论无不贯穿于始终，言生理则曰气化作用，言病理、病证则曰气化失常。大凡中医学生理、生化不明之变化，病机、病证难以阐明之机转，多可以气化正常与否以释之。重视气化论者，言其医理深邃，具有无穷之奥妙，应深入研讨，使之成为理论学说，以进一步完善中医学理论体系。然而由于历代医家的论述表浅，资料散在，未成系统，又给气化理论的研究造成困难，人们往往视为畏途。但从中医理论界和临床界的实践需求和中医学理论体系的发展来看，对于气化理论的认识与探讨十分重要，不可或缺，这已是中医同道的共识，有深入研究之必要。

一、气化理论的源流

（一）气化理论的起源

气化理论起源很早，《国语·周语》载西周末年伯阳父提出："夫天地之气，不失其序。若过其序，民乱之也。"然追溯其源，气化思想早在《易经》中已经形成。《易经》用阴阳对立的观点阐释自然界各种事物和现象，为"气化"理论的形成奠定了思想基础。《易经》以"易"命名的本义，就是讲"变易"，如开篇的乾卦，以龙的变化飞腾来说明事物发展变化的规律，明确指出事物的发展变化都有一个"潜""见"（现）"跃""飞"的向上发展过程；当事物发展到极端时，又会转为"悔"，开始走向反面。说明万物在阴阳两种势力的矛盾运动中发生、发展，这个过程是通过交感气化而实现的。从《易经》时代到春秋战国时期，人们对气及气化理论的认识虽不断有所深入，但主要还是停留在哲学层面的探讨。

（二）气化理论的形成

秦汉时期，哲学意义上的气化理论业已形成，并被引入于医学领域，用于阐释人体脏腑功能。《黄帝内经》中关于气化理论的阐述，实际上反映了当时对气化认识的理论水平。如《素问·四气调神大论》说："天地气交，万物华实。"《素问·六节藏象论》说："气合而有形。"合者，交也，又凝也，结也，说明了无形之气向有形的转化，是通过气自身阴阳对立双方相互交感,即气化活动而发生的,并从新陈代谢的角度,更深层次地探讨了人体的气化问题。《素问》的七篇大论则全面、系统地论述了自然界气候变化及气候变化对生物的影响,形成了天人相应的运气学说。运气学说所阐述的气候规律对人体生理、病理的影响,实际上是把人体的气化规律置于自然界整体的气化环境之中,因此,《黄帝内经》的"气化"理论,是把天体运行、数术理论与医学内容结合起来,用以预测气候变化,指导疾病防治,其理论和实践意义是非常深远的。

(三)气化理论的发展

北宋张载,首次把"气化"定义为"气有阴阳,推行有渐为化"(《正蒙·神化》)。把气化看成是阴阳二气在运动中逐渐产生的不易被察觉的变化,由这种运动变化可以产生出天地万物,并推动天地万物的运行变化。概言之,气化包括了一切物质形态的运动变化。程颐、朱熹等古代哲学家,在谈到万物的生成时也承袭张载的气化论观点,如程颐在《程氏遗书》中提出:"万物之始皆气化;既形然后以形相禅,有形化;形化长,则气化渐消"。朱熹则引用张载气化论观点具体解释天地万物的形成和发展,《孟子集注·告子》中说"气化流行,未尝间断,故日月之间,凡物皆有所生长也"。可以看出,气化理论,无论是哲学还是中医学,皆指物质形态在一定条件下的转化。同一气化概念在不同领域的具体规定不同,在哲学上是以大量自然科学事实为依据的高度抽象,是一般的哲学概念;而人体的气化则是以机体生理病理为依据的医学的具体学科理论。及至近代,关于"气化"的认识,经过整理和规范,《简明中医学辞典》中初步限定为"气化,泛指阴阳之气化生万物。通常表示生理性的气机运行变化"。故凡气、血、津液的生成和转化、津液代谢转化成汗液或尿液、饮食水谷转化成精微再化生出能量、水谷残渣转化成糟粕、脏腑功能的产生和维持、气血输布和经气流注的运行转化等,无不都是气化作用的具体体现。此一表述,实际上概括了机体生化过程中产生能量,维持生命活力和功能活动的全部内容。

二、气化学说的基本内容

(一)气化学说的概念

在统编五版《中医基础理论》教材中,气化概念是以气的生理功能气化作用而提出的。其概念明确为"气化是指通过气的运动而产生的各种变化"。气化思想在哲学层面,虽然主要是说明物质形态在一定条件下的变化和转化,但气化学说在中医学领域,则主要限定为精、气、血、津液等各自的新陈代谢及其相互转化。而气化的过程,实际上即是人体内物质代谢的过程,也就是物质转化和能量转化的过程。

(二)气化活动的动力

气化过程是一个自然过程。气化论所坚持的是一气之中含有阴阳,阴阳对立互根互用而产生万物,故气化的动力即在于气之本身。阴阳对立统一相互交感产生万物的观点,发端于《易经》而形成于《易传》。《黄帝内经》吸取了《易传》中关于阴阳对立的观念,以阴阳为"万物之能始",即把阴阳二气的相互作用看做"变化生成之原始"。认为万物之化生,皆由天地之气的相互交感所致,如《素问·天元纪大论》说:"在天为气,在地成形,形气相感而化生万物矣。"这里的"形气相感"即是阴阳二气的相互交感,与《易传》"天地感而万物化生"的观点完全一致。《黄帝内经》首先提出了气化的动力在气内部的观点。如《素问·天元纪大论》引《太始天元册》文曰:"太虚寥廓,肇基化元,万物资始,五运终天,布气真灵,总统坤元,九星悬朗,七曜周旋,曰阴曰阳,曰柔曰刚,幽显既位,寒暑弛张,生生化化,品物咸章。"太虚,即气。气是世界万物的本然状态,其中所含的阴阳二气对立统一,相激相荡,从而化生出万事万物。

人体气化,所反映的是在人体生命过程中血气之气与脏腑所发生的相互作用,人体气化的动力亦在于血气之气本身。如《灵枢·决气》指出:"上焦开发,宣五谷味,熏肤、充身、泽毛、若雾露之溉,是谓气。"所谓熏肤,即为气中之阳的温煦作用。泽毛,若雾露之溉,为气中之阴的濡润作用。从而说明人体血气之气本身亦即具有向上和向下,以及温煦蒸腾和滋润濡养等两种截然不同的趋势和作用。从而说明,一气之中含有阴阳,阴阳二气的相互交感作用,乃是气化的根本动力。

(三)气化活动的形式

1. 天地精气充养人体脏腑 人与自然界有着某些共同的规律,并在许多具体的气化代谢活动中具有着相互通应的关系。在自然界气化运动中,天地之精气进入人体,天气通于肺,地气通于脾,通过人体的气化作用,将其转化为气血,从而充养五脏六腑。正如《素问·六节藏象论》所说:"天食人以五气,地食人以五味,五气入鼻,藏于心肺,上使五色修明,音声能彰。五味入口,藏于肠胃,味有所藏,以养五气,气和而生,津液相成,神乃自生。"

2. 人体脏腑气化推动功能活动 人体脏腑之气的升降出入运动变化,具有固定的方式和一定的规律,从而推动了人体一系列功能活动。《素问·刺禁论》说:"肝生于左,肺藏于右,心部于表,肾治于里,脾为之使,胃为之市。"说明脏腑之间通过肝升肺降、脾升胃降及心肾相交等特定的气机升降变化,维持了脏腑功能和气化活动的正常进行。具体表现有:一是肝升肺降气化活动:《素问·平人气象论》说:"藏真高于肺,以行营卫阴阳也。"肺为华盖,以覆诸脏,位居最高,其气肃降。营卫之气自肺而输布于脏腑,依赖于肺气之降而使气向下运行。《黄帝内经素问集注》指出:"上升之气,自肝而出。"即指清阳之气上走脑髓而注空窍,使脑聪而目明。二是脾升胃降气化活动:脾胃升降,一阴一阳,是脏与腑气化活动相互作用形成的结构单元。它们在解剖部位上仅"一膜相连",同居中焦,严格说来并不存在上下感召,但却有阴阳更用关系。胃气之降,因于脾气之升,而脾气上升,又因于胃气下降。两者升降相因的气化,相辅相成,共同完成饮食物的受纳运化和水谷精微的气化活动。如《素问·经脉别论》说:"饮入于胃,游溢精气,上输于脾,脾气散精,上归于肺,通调水道,下输膀胱,水精四布,五经并行,合于四时五脏阴阳,揆度以为常也。"三是心肾相交气化活动:心肾二脏分别位于胸中和腹腔。在下者属阴,在上者属阳。心肾相交,即是阴阳升降、上下感召的气化过程。此一过程以心肾两脏经脉为沟通渠道,以气血运行为物质基础,通过阴阳之气的气化升降运动而完成。应当指出,心肾相交是后世医家在《易经》"水火既济"理论的启发下,根据其五行属性,配合阴升阳降的原理,以解剖学知识为基础所确立的概念,并广泛用于理论阐释和临床实践,从而形成了一个不可分割的结构单元。并以"气之升降,天地之更用"为理论基础,完善心肾阴阳相互气化作用对机体的重要影响。

(四)气化活动的特点

人体气化活动是一个复杂的过程,在气化活动过程中表现有如下特点:

1. 气化活动的"双向性" 指气与脏腑相互作用是双向的。在人体气化过程中,气由脏腑活动所产生,同时气的运动变化又推动了脏腑的功能活动,使之不断更新,产生新的物质和能量,一刻也不停地进行着新陈代谢。换言之,气在脏腑气化活动中不断地被消耗,气又在脏腑气化活动中不断地产生和运行,故气化活动具有"双向性"特点。

2. 同化和异化密切相关　在气化活动中,人体吸收来自天地之精气,即纳入自然界清气与饮食水谷,经胃、肠、脾、肺等脏腑气化共同作用,化生出人体生命活动所需要的基本物质——精气;在脏腑的气化作用下,人体又能输出能量信息,并排出代谢产物。这就充分体现了生命活动的特殊矛盾,即同化和异化密切相关。而两者具有不同的性质,前者主要体现出物质性,后者则主要体现出功能性,并贯穿于生命体生、长、壮、老的全过程之中。

3. 平衡与干扰同时存在　人体作为一个开放系统,它具有自组织能力,在气化活动中具有其固有的程序,但亦始终受到体内外各种因素的影响和干扰,并在动荡中维持着机体气化活动的动态平衡。

(五)气化活动的规律

气化是气的运动而产生的各种变化,表现为在人体系统各要素之间通过制约、选择和协同等相互作用的转化过程。因此,人体的气化活动过程具有如下的规律性。

1. 气化过程的连续性　是指人体的气化活动是连续进行而不可须臾中断的,无论是物质的代谢或能量的转化,都是持续进行的。人体系统的自组织性形成了内部结构的相对稳定,这对保持气化过程的连续性起着重要作用。如果进入人体的物质极为"混乱",破坏了人体系统的内部结构,则气化的程序便被打乱或者衰失,就会失去气化过程的连续性,即可导致疾病的发生,甚至死亡。如温热病的发生和逆传:"温邪上受,首先犯肺,逆传心包"(《温热论》),即是混有温热病邪的天地之气,有序性极差,侵袭人体后,即会严重地破坏机体内部的系统结构关系,从而使正常的气化过程被打乱,导致疾病的发生和反常传变。

2. 气化过程的不可逆性　人体的气化活动,包括外受天地之精气,内而生化运行,气与脏腑相互发生作用,并在相互作用的过程中与周围环境进行着物质能量的不断交换。在整个的气化过程中每一阶段都会有新的物质产生出来,又会有新的现象呈现出来,因而是一种不可逆的螺旋式的上升、前进,或渐衰的运动过程,并表现于生命活动的始终。《自然辩证法》指出:"不可逆性无疑在宏观层次上存在着,而且有着重要的建设性作用。因此,在微观世界里一定有着某种东西,它的表现就是宏观的不可逆性。"应当承认,对于人体气化过程中微观世界所存在的"某种东西"我们知之甚少,在此仅就气化过程的不可逆性作试探性阐发,以揭示气化活动的某些特征。

不可逆性,隐含着某些随机性和不稳定性。首先,人体的气化过程是一个随机的过程。从气的化生来看,地之精气(即饮食物)可以选择,或者说可使其相对固定,但天之精气(即自然界清气)却是随自然界气候变化而变化,在不同的时间里有所不同,因而无法选择,无法控制,完全是随机的,因此影响着人体的气化过程,使之呈现随机性。其次,人体气化过程具有不稳定性,此亦由其随机性所决定。应当看到,在生命活动中稳定是相对的,不稳定是绝对的。人体的脏腑组织系统表现出明显的自组织性,是个自组织系统,从而使气化活动在一定的限度内保持了气化过程的不可逆性,这是从随机性和不稳定性中所派生出来的。此观点或认识非常重要,因为只有承认气化过程的不可逆性,才能标示气化过程的方向性,从而能如实地把人体置于生命活动的动态过程中,去客观地考察和反映气化过程的螺旋式上升运动和人体生、长、壮、老、已的生命规律,从而在动态过程中,考察或把握气化活动的程序。

三、量化指标"气化熵"的提出和应用

（一）"气化熵"的概念

为说明和预测气化活动在人体生命过程中的量化关系，我们引入了统计力学的概念"熵"，将其称之为"气化熵"。控制论学家维纳曾经说过，信息量的概念非常自然地从属于统计力学的一个古典概念"熵"。正如一个系统中的信息量是组织化程度的度量，那么一个系统的"熵"，就是它的无组织程度的度量，后者正好是前者的负数。"熵"，表示系统的紊乱程度。"熵"值越大，说明系统越"乱"；"熵"值越小，则显示系统越有序。生命在于运动，并以气化和新陈代谢为主要特征，生命过程不仅表现为从有序走向无序乃至死亡的过程，更重要的是在生命过程中要努力避免其很快地衰退为惰性的平衡状态。在生命现象中，稳定状态是相对的，不是绝对。绝对的稳定状态只有在其气化的"熵值"极大时方可见到。

（二）"气化熵"的应用

从生命有机体的生命过程来看，人体始终在不断地增加其气化"熵"值，并逐渐趋于接近其最大气化"熵"值的危险状态，直至死亡。要延缓衰老，摆脱死亡，进行正常的生活，我们唯一的办法就是要从环境里不断地获取负"熵"，有机体就是依赖负熵而为生的。气化活动和新陈代谢本质的东西，即是使有机体能够成功地减缓或尽量地消除其自身不同年龄所增加的气化"熵"值。一个旺盛的有机体为使其自身稳定在一个相当高的有序水平的办法，就是要不断地适应其生活环境，规范其气化程序，尽量减缓"熵"值的增加，保持其生命活力。

然而，气化活动过程的量化是很难进行测定的，但如果我们能对机体不同年龄段的脏腑器质损伤和功能减退或紊乱的熵值加以量化，从而反推其负熵，即可把握气化活动不同年龄段的量化标准，如此研究，应该是能够做到的。

就人体气化过程而言，从气的生成到气与脏腑的相互作用，都要受到周围环境的影响。就整体而言，人体内部及人体与周围环境之间建立了动态平衡，人体气化活动即可表现出一定的程序，在生理调节限度内，维持其正常的气化活动。但是，由于外部环境的多样性和个体内部结构稳定性的差异，虽说在机体正常情况下，气化活动异常等大的"涨落"是少有的，但小的"涨落"却是可以经常发生的。如气候变化、情志刺激、饮食不节等因素，都有可能使机体气化活动发生轻度异常或增加其无序性。但是，由于系统可以从环境中不断地获取物质和能量，给系统带来了负熵，结果又可使系统的有序性不断增加，从而使人体在不断地被破坏又不断地被重新组织过程中自发地调整形成新的功能结构，以适应外部环境的各种变化，满足机体内部的各种生理需要。最终在人体这个远离惰性平衡态的开放系统中，通过不断地与外界交换物质和能量，从而形成新的气化程序。

四、气化作用的生理效应

（一）气化对气机运行的调控作用

气机，是指气在人体内运行的状态及方式。气机和利，是指各种气按一定规律调畅不息地运转，以维持机体的代谢平衡、生理功能正常，因而是身体健康的标志。气化作用对气机的调控主要体现在如下方面。

1. 对出入的调控　人体与外界的一切物质交换，都是伴随气机的出入而实现。由于气机的出入，才能维持呼吸，吸入清气，摄入水谷之精气，排出粪便糟粕浊物。如此出入有序，

生化不已。如呼吸功能与肺肾相关,肺气主呼,肾气主纳,肺肾阴阳之气调和,呼吸才能调匀;脾胃之气主受纳腐熟、运化水谷,化生气血;大肠之气主传化糟粕;膀胱之气主贮藏和排泄尿液,气化则能出矣。气机的出入正常,是人体完成水谷饮食摄入、消化及排泄的保证。

2. 对升降的调控　气机的升降是体内物质运转的重要方式之一。一般来说,阳气主升,阴气主降,即"清阳出上窍,浊阴出下窍"(《素问·阴阳应象大论》)。清气得升,浊气得降,使上焦头目七窍得养,下窍二阴通畅和利。如脾气主升清,胃气主降浊;肝气主升发,肺气主肃降;肾阳主升腾,肾阴主潜降。如此,机体内的物质升降不已,代谢不息。《素问·六微旨大论》说:"出入废,则神机化灭;升降息,则气立孤危。故非出入,则无以生长壮老已;非升降,则无以生长化收藏",气机的升降出入,是生命活动气化作用的最基本形式。

3. 对敛散的调控　敛,指气机的收敛、内敛、内收作用。散,指气机的宣散、外散、疏散。气机和利,敛散相配,可使体内物质内通外达,分布有序,从而使"清阳发腠理,浊阴走五脏";"清阳实四肢,浊阴归六腑"(《素问·阴阳应象大论》)。一般而言,阴气主敛,阳气主散,阴气主静,阳气主动。如肺气主宣发,脾气主散精,肝气主疏泄,此皆指各脏阳气的功能而言。心阴舍神,肺阴敛气,胃阴主濡润,肝阴主藏血,肾阴主藏精敛液等,皆属各脏阴气的功能,是阴气主敛的体现。

4. 对开合的调控　人体口目开合,腠理汗孔开合,膀胱尿道开合,手拳撒握等,都是气机开合的表现。正常人气机和利,开合有度。一般认为阳气主开,阴气主合,阳气盛则瞋目,阴气盛则瞑目。而卫气司腠理的启闭开合,肾脏之气、膀胱之气司膀胱尿道的开合。此外,其他诸如统摄、固摄,也是气机运转的不同方式。不过它们不是简单的方式,而是一种复合方式。例如,肾脏之气固摄精液和尿液作用,可理解为肾阳之升与肾阴之合的综合作用。

(二)气化对水液代谢的调控作用

津液代谢是人体内直接受到气化调控的非常复杂的生理过程,涉及多个脏腑。如《素问·经脉别论》说:"饮入于胃,游溢精气,上输于脾,脾气散精,上归于肺,通调水道,下输膀胱,水精四布,五经并行。"《素问·上古天真论》说:"肾者主水,受五脏六腑之精而藏之。"《素问·灵兰秘典论》又说:"三焦者,决渎之官,水道出焉。"故在津液代谢气化过程中形成了以肺、脾、肾、三焦、膀胱等脏腑组成的结构单元,津液代谢就是这些脏腑组成的结构单元与气相互发生作用的结果。

肾阳的气化作用最为重要。主要表现在两个方面:一是肾阳能够温煦和促进肺、脾、三焦、膀胱等其他脏腑的功能活动,间接地调节水液代谢;二是通过肾阳的蒸腾气化,升清降浊,影响尿液的生成与排泄,直接调节水液代谢,从而使体内水液代谢维持着相对的平衡。

《素问·灵兰秘典论》指出:"膀胱者,州都之官,津液藏焉,气化则能出矣。"对于膀胱气化的认识,历代医家多从肾的气化加以阐释。若单从膀胱气化本身来看,则它又是整体气化中的局部表现。三焦的气化作用在于通行元气和疏通水道。《难经·六十六难》说:"三焦者,原气之别使也,主通行三气,经历五脏六腑。"说明三焦是气升降出入之通道,人体之气是通过三焦通路而布达于五脏六腑,充沛于全身的。三焦为"决渎之官",说明三焦的气化作用主要体现在疏通水道,促进水液升降出入和环流方面。在三焦气化的促进和调控作用下,才能保证水液的升降环流、协调平衡。

(三)气化对神识灵机的调控作用

气化不仅对于人体之内的物质运动、生理活动具有重要的调控作用,同时也对人的神识灵机具有调控作用,因为精神活动的产生源于物质运动即气化运动。阴阳之气的和利,气化作用的正常,是神识或灵机健旺的必要前提。《管子·内业》说:"凡物之精,比则为生,下生五谷,上为列星。源于天地之间,谓之鬼神;藏于胸中,谓之圣人。是故民气,杲乎如登于天,杳乎如入于渊,淖乎如在于海,卒乎如在于已。是故此气也,不可止以力,而可安以德。不可呼以声,而可迎以音。"就是说,气是一种无所不在流行于天地之间的精灵之气,它既是构成万物的物质材料,也是产生精神活动的物质基础。清代张志聪吸取了《易传·系辞上》"阴阳不测谓之神"等理论观点,用"神化"来说明自然界乃至人体的生理活动与气化的关系。他说:"阴阳不测是谓神。明者,阴阳合而灵显昭著也。神化,天之五气,地之五行,以生万物……血者,中焦之精汁,奉心神而化赤,神气之所化也"(《黄帝内经素问集注》)。可见,气化活动正常,则人的精神活动才能正常进行。神识灵机对人的气化活动,同样也起着重要的调节作用,如《类经·摄生类》说:"虽神由精气而生,然所以统御精气而为运用之主者,则又在吾心之神。"王清任亦说:"目视耳听,头转身摇,掌握足步,灵机使气之动转也"(《医林改错·气血合脉说》)。

(四)气化对正气抗邪的调控作用

气化作用是人体正气抗邪的重要环节。人体之气旺盛,脏腑经络功能正常,防御和战胜邪气的力量就强,则不易受邪而患病;一旦外邪侵入机体,正气能够祛邪外出,使人体恢复健康。反之,若正气不足,防御和战胜邪气的力量减弱,则容易受邪而发生各种病变。故《素问·刺法论》说:"正气存内,邪不可干。"《素问·评热病论》又说:"邪之所凑,其气必虚。"阴阳之气存内,气化作用强健,邪气不能侵犯人体,则身体才能健康。而卫气的固表抗邪作用,亦是气化功能作用于体表的体现。

五、气化理论的临床应用

中医气化理论揭示了人体生命过程的本质与新陈代谢的机制,这一理论在临床上对于阐释疾病的病理变化以及指导疾病的治疗具有重要意义。

(一)治理水液代谢从调节气化入手

《素问·灵兰秘典论》指出:"膀胱者,州都之宫,津液藏焉,气化则能出矣。"唐代王冰注曰:"若得气海之气施化,则溲便注泄;气海之气不及,则便隐不通,故曰气化则能出矣。"然而,水液代谢是脾、肺、肾脏气化的共同作用,所以他还指出:"水土合化,上滋肺气,金气通肾,故通调水道,转注下焦,膀胱禀化,乃为溲矣。"特别是肾的蒸腾气化尤为关键,如他在注释《素问·水热穴论》时说:"肾主下焦,膀胱为府,主其分注,关窍二阴,故肾气化则二阴通,二阴闭则胃气满,故云肾者,胃之关也。"可见治理水液代谢,主要在于调节脾、肺、肾、三焦的气化,水气互化,治气即是治水,治水即是治气。

(二)恢复消化功能调节气化是关键

《灵枢·营卫生会》说:"中焦亦并胃中,出上焦之后,此所受气者,泌糟粕,蒸津液,化其精微,上注于肺脉,乃化而为血。"说明饮食物的消化,精微物质的化生,这种形气之间的转化,脾胃的气化是最为重要的。李东垣创建脾胃元气学说,把脾胃之气的盛衰与体内的各种气化过程联系起来。如果脾气虚弱,气化无力,则运化失常;脾胃升降失序,气化失司,则形气转化停滞。肾气真火的蒸化作用能推动人体精、气、血、津液的生成和转化,正如许叔微在《普济本事方·消渴》篇中所说:"譬如鼎釜之中,置诸水谷,下无火力,虽终日米不熟,其何能化。"故欲恢复消化功能的正常，关键在于调节脾胃气化和肾中阳气的蒸腾气化。

（三）促进精气互化可调节生殖功能

《素问·上古天真论》的"七七"、"八八"理论，奠定了肾藏精、主人体生长、发育与生殖的理论基础，指出人的生、长、壮、老、已的生命过程，不外乎是肾中精气互生与互化、旺盛与衰减的过程，换言之即是"气化"的过程。人生之初禀受于父母的先天之精化生元气，元气推动了人体的生长发育和脏腑功能。脏腑功能的旺盛使肾精不断充盈，肾精的排泄又赖气化的推动，人类方能不断地生殖和繁衍。所谓"气归精……精化于气"（《素问·阴阳应象大论》）。说明精气互化过程就是气化过程。所以补肾精、益肾气、促进精气的转化，可以调节促进生殖功能。

（四）气血循行依赖气化之激荡鼓动

气的运动是自然界一切事物发生发展变化的根源，故把气的运动称为气机。《素问·六微旨大论》说："物之生，从于化，物之极，由乎变；变化之相薄，成败之所由也。"气化活动是以气机升降出入运动为具体体现的，人体就是一个不断发生着升降出入的气化作用的机体。张景岳说："气化之源，居丹田之间，是名下气海，天一元气化生于此"（《类经·摄生类》）。而《素问·五脏生成》说："诸气者，皆属于肺"，故云"肺为气之主，肾为气之根"。气机的条顺畅达，又赖于少阳肝木春生之气的升腾。脾胃位于中焦，脾宜升则健，胃宜降则和，为一身气机升降之枢纽。所以气的循行升降失常，以调理肾、肺、肝、脾脏之气化为中心。血液生化于脾，宣布于肺，总统于心，藏受于肝，化精于肾，以调和五脏，洒陈于六腑。气的运动变化是血液生成和循行的动力，故曰"心主血""肝藏血""脾统血""肺助心行血""肾精化血"，概而言之，一切均源于气化。故凡血液循行失常之证，皆脏腑气化升降失常。资助心气、肺气、脾气、肾气可以化血、行血、摄血；宣降肺气、疏理肝气可以助血行之畅利，所谓"气为血之帅"是也。

气化学说理论，涵盖了所有精、气、血、津液等物质的生成、转化、利用和排泄过程及其伴随发生的能量转化，存在于生命过程的始终。脏腑经络等组织器官，无不在不同的角度、范围与深度参与了这类气化活动。因此，临床治疗疾病始终必须以气化理论为指导，以恢复、激发、推动脏腑的气化为宗旨，才能在辨证论治中取得良效。

第三节　气血关系的研究

气属阳，主动，主煦之；血属阴，主静，主濡之。两者虽性能有别，但都源于脾胃化生的水谷精微和肾中精气，故在生理上又是密切联系的，二者相辅相成，相互依存，相互资生，共同维系并促进生命活动。正如元·滑寿所言"气中有血，血中有气，气与血不可须臾相离，乃阴阳互根，自然之理也"（《难经本义》）。气与血的这种关系通常概括为"气为血之帅，血为气之母"。

一、气血关系的主要内容

（一）气为血之帅

1. 气能生血　指气参与并促进血的生成。其一，营气直接参与血的生成，它不仅是血的主要组成部分,也是促进血液生成过程中不可缺少的因素。正如《灵枢·邪客》所云:"营气者,泌其津液,注之于脉,化以为血,以荣四末,内注五脏六腑,以应刻数焉。"其二,气化作用是生成血的动力,在血的生成过程中,饮食物从摄入到转化为水谷精微;从水谷精微化生为营气和津液,汇入脉内与脉中精髓结合生成红色的血液,均为脾胃、心肺及肝肾等脏腑之气化作用的结果。首先是脾主运化的功能促进血的化生。正如《灵枢·营卫生会》所言:"中焦亦并胃中,出上焦之后,此所受气者,泌糟粕,蒸津液,化其精微,上注于肺脉,乃化而为血,以奉生身,莫贵于此,故独得行于经隧,命曰营气。"可见,除饮食物的优劣之外,脾胃运化功能强弱可直接影响血液的化生。除此,肾中精气促进血的化生。肾的蒸腾气化功能不仅促进精血之间的互生互化,还可以促进肾中精气化生元气,加强脾胃的运化功能,以化生水谷精微,进而奉心化赤为血。此外,肝气疏泄助血生成。肝在五行属木,应春日生发之气,《素问·六节藏象论》云:"肝……其充在筋,以生血气。"《素问·经脉别论》言:"食气入胃,散精于肝",脾胃为气血生化之源,但脾散之精,须得肝之疏泄所助,肝气疏泄还可助肾之施泄。如唐容川在《血证论》中说:"木之性,主于疏泄,食气入胃,全赖肝木之气疏泄之,而水谷乃化。"可见在血的生成过程中,肝气的疏泄调节不能忽视。

总之,气充,各脏腑功能活动旺盛,则化生血的动力亦强;气虚,脏腑功能活动减退,化生血的动力下降。故治疗血虚疾患,在用补血药的同时,常配益气之品,以促使血液的化生。如当归补血汤中重用黄芪,归脾汤中用黄芪、白术、陈皮就是气能生血理论的具体运用。

2. 气能行血　血属阴、主静,不能自行。气能行血,指气是推动血在脉中循行的动力。气一方面可直接推动血的运行,如宗气贯心脉行气血;另一方面是通过促进脏腑的功能活动来推动血的运行。举凡心气的推动、肺气的宣发肃降及肝气的疏泄调畅是气能行血之基础。首先是心气推动血循,指通过心(阳)气的推动作用使血在脉中运行于全身,心(阳)气是血运行的根本动力;其二是肺气宣发肃降,朝百脉助心行血。肺气不仅能促进血液的清浊气体交换,而且通过呼吸推动血脉的运行,也是血在脉内运行的主要动力;其三是肝气疏泄,调节血循。肝气的升发透泄,通过调畅气机来推动全身血液的运行。由上所述,若宗气不足、心肺气虚,则推动无力,可引起血行迟缓,其可凝涩引起血液瘀阻;肝失疏泄、肺气壅滞,气机郁滞,也会形成瘀血。此外,气机逆乱,升降出入失常,血随气行,还可导致血行异常。如气逆,血随气升,而见头胀、头痛、面红目赤,甚至吐血呕血甚或昏厥。气陷,血随气下,可见脘腹坠胀甚或尿血、便血、崩漏等症。故治疗血行失常的病变,常用理气之法,包括补气、行气、降气、升提等。如补阳还五汤重用黄芪,补气活血化瘀;血府逐瘀汤用柴胡、枳壳等行气活血化瘀;取代赭石降气之功效治呕血等,在血证治疗中,调气为上,调血次之。

3. 气能摄血　"气为阳,血为阴,阳主动,阴主静,人身之血不可妄动也"(《证治准绳·幼科》)。气能摄血,指气具有统摄血在脉中循行,防止其溢出脉外的功能。这是气之固摄作用的体现,另一方面要防止血溢出脉外,主要与脾气统血的功能有关,如《血证论·脏腑病机论》言"血之运行上下,全赖乎脾"。"脾统血者,则血随脾气流行之义也"(《医碥·血》)。脾为气血运行上下之总枢,其气上输心肺,下达肝肾,外灌溉四傍,充溢肌肤,所谓居中央而畅四方,血即随之而运行不息。若脾气亏虚,统摄无力,则血无所主,因而脱陷妄行,形成气不摄血之各种出血证候,如尿血、便血、崩漏等。此时,当治以健脾益气之法。若大出血时,本或因气虚,复因气随血脱而更虚,气虚则失于统摄之力,出血亦甚。此时当急投大剂补气之品,因气能摄血,"有形之血不能速生;无形之气所当急固"(《医学心悟》),气充则血止。

（二）血为气之母

是血对气关系的表述,具体含义有二:其一,血能养气、化气。人体各部,内而脏腑经络,外而肢节九窍的功能虽然都来源于气的推动,但亦必须得到血的濡养,才能发挥其生理效应。气存血中,血在其循行过程中,不断为气的生成和功能活动提供养料,使之气化功能活跃,不断地化生机体所需之气。所以,血盛则气旺,血虚则气衰。临床上,治疗血虚日久而致气虚或气血两虚者,常需养血与补气兼顾。其二,血能载气,血是气的载体。气的活力很强,易于脱失,气必须依附于血而不致散脱。如清·唐容川说:"载气者,血也","守气者,即是血"(《血证论·阴阳水火气血论》)。若血不载气,气将失去依附,浮散无根而脱失。临床上大出血的患者,常会发生气随血脱的危证,宜速以大剂独参汤峻补脱失之气。

二、气血关系理论运用的渊薮

对气血理论的认识及其运用,在《黄帝内经》中已有了大量的记载。如从气血功能方面看,《素问·调经论》说:"人之所有者,血与气耳",即气血乃人体生命活动的根本。《灵枢·天年》指出,气血调和,运行畅达是生命形成的基本要素,曰:"血气已和,营卫已通,五脏已成,神气舍心,魂魄毕具,乃成为人。"《灵枢·本脏》认为,机体在其复杂的生命活动中,内而脏腑,外而形体官窍,都是气血功能活动的表现,其言:"人之血气精神者,所以奉生而周于性命者也。经脉者,所以行气血而营阴阳,濡筋骨,利关节者也"。再有《灵枢·通天》认为气血不仅是脏腑组织活动的物质基础,而且个体的体质形态的不同也是由气血的盛衰决定的,其言:"盖有太阴之人、少阴之人、太阳之人、少阳之人、阴阳和平之人,凡五人者,其态不同,其筋骨气血各不等"。如从气血循行的角度看,《黄帝内经》已提出气血周流全身,循行有度,是人体能够适应自然环境的变化,维持机体内外环境统一的条件,如《素问·八正神明论》曰:"是故天温日明,则人血淖液而卫气浮,故血易泻,气易行;天寒日阴,则人血凝泣而卫气沉。月始生,则血气始精,卫气始行;月郭满,则血气实,肌肉坚;月郭空,则肌肉减,经络虚,卫气去,形独居,是以因天时而调血气也。"说明气血调和,是人体正气强盛的内在因素,也是人体抵御外邪的根本,正如《素问·生气通天论》言:"是以圣人陈阴阳,筋脉和同,骨髓坚固,气血皆从。如是则内外调和,邪不能害,耳目聪明,气立如故"。《黄帝内经》还从气血的强弱讨论与人体发病的关系,提出当人体气血虚弱,卫外功能减弱,易招致外邪入侵,如《灵枢·岁露论》言:"人气血虚,其卫气去,形独居,肌肉减,皮肤纵,腠理开……当是之时,遇贼风则其入深,其病人也卒暴"。因此,气血失调是各种疾病发生的根本原因,"血气不和,百病乃变化而生"(《素问·调经论》)。

《黄帝内经》的论述为中医学在气血关系理论的发展奠定了基础。后世医家在临床实践的基础上不断完善和发展了气血理论的内容,提出了自己独特的理论观点。南宋医家杨士瀛禀承《黄帝内经》之旨,阐发人身气血的重要性,在其《仁斋直指方论》中言"所以得全性命者,气与血也,血气者,乃人身之根本乎!"还据阴阳之理阐明气与血相互依存为用的关系,首次提出了"气者血之帅也,气行则血行,气止则血止,气温则血滑,气寒则血凝"之说,明确指出气对血的统率作用,气血关系是以气为主导的,"气有一息之不运,则血有一息之不行。病出于血,调气犹可以导达;病原于气,区区调血,又何加焉?故人之一身,调气为上,调血次之,先阳后阴也。"

金元时期医家李杲(李东垣)在气血相关理论中,尤其是主张"人以脾胃中元气为本",

强调补血应重视其化源,注重补益脾胃之阳气,其血虚证的代表方剂当归补血汤、十补丸等均以人参、党参、黄芪等补气药为主,配以当归、熟地等养血之品,以达补气生血之功。他的"补益中气"论,开辟了补气益血的途径,极大地丰富了气血理论的内容。除李杲之外历代医家在气血理论中重视脾胃者很多,李杲因"脾胃论"的提出而更受人关注。

明·戴思恭在丹溪"阳常有余,阴常不足""气有余便是火"的基础上,对气血的生理病理进行了深刻的阐述,指出气血失常与某些疾病的关系,而对气血盛衰的病机统于阴阳之变。在其《金匮钩玄》中戴氏立"气属阳,动作火论"与"血属阴,难成易亏论",认为"气之与火,一理而已,动静之变,反化为二",指出:"捍卫冲和不息之谓气,扰乱妄动变常之谓火",七情五志伤气,致郁结不舒是诸气病症的主因。此外,五脏皆有火,况情志之变动,均能引起脏气的火化,临证治疗当审五脏火化之候,求其属而分别进行治疗。同时,戴氏认为阴血"生化于脾,总统于心,藏于肝,宣布于肺,施泄于肾,灌溉一身",阴血"生化旺,诸经持此而长养,衰耗竭则百脉由此空虚",指出了保养阴血对人体的重要作用;对阴血不足的病变,戴氏认为是人在气交之中,常动多而静少,故阳动易化为火,阴血最易被耗,也即丹溪"阳常有余,阴常不足"之理,若阴血既亏,复受阳扰,则百病变生。戴氏虽宗丹溪之说,但其所论也颇有独见,对后世气血理论的发展很有影响。

明·缪希雍在《先醒斋医学广笔记·吐血》中提出了著名的治疗"吐血三要法",即:"宜行血不宜止血""宜降气不宜降火""宜补肝不宜伐肝"。缪氏认为,气有余即是火,若属吐血,不外乎火升气逆,气逆血逆,火升血溢,故治疗时除了凉血清热之外,还应首先降气,气降则火自降,"火降则气不上升,血随气行,无溢出上窍之虞矣"。反对一派降火,苦寒伤脾不能统血,血愈不能归经,后患无穷;其次,吐血是由于血不循经,气逆上壅,壅者宜行,逆者宜降,运用行血的方法,则血循经络,而无溢出之虞。若过用敛涩止血之剂,虽然或有疗效,但血止必凝涩,使脉道经络阻塞,血不循经,可导致反复出血;又肝主藏血,为刚脏,体阴用阳,用易有余而体易不足,治疗时不可独伐其用,当注意补其体之不足,"养肝则肝气平而血有所归,伐之则肝虚不能藏血,血愈不止矣。"缪氏所论治疗吐血三要法,是典型的"见血休治血"的方法,充分体现了气血相关的思想。

明·张璐临床经验丰富,其论血证自成系统,颇有见地。他在《张氏医通·卷五·诸血门》中说,"夫营卫者,精气也,血者,神气也,气主煦之,血主濡之,虽气禀阳和,血禀阴质,而阴中有阳,阳中有阴,不能截然两分",还说"人身阳气,为阴血之引导,阴血为阳气所依归",强调研究讨论血证,应该重视气血关系,不能离开人身之阳气。虽然在对血证病机的认识上,他提出从虚实两方面来阐发,注重气与火两方面,但是他强调气逆火旺与阳微火衰皆可致出血。出血之病因,可因人体禀赋有所偏盛,再加上劳役过度,损伤人之阴精阳气,致使血从偏伤偏衰部位而出,形成血证。或由于脏气之逆,或腑气之乖,致使脏腑气机失调,气逆则血逆,血随气逆而致出血;或阴虚则火旺,火旺动血,血随火性上炎而上溢,以致出血。或由于阳微而火衰,阳气不能统摄,致使血下脱而出血。总之,出血之病机,或气虚,或气逆,或实火,或虚火,血随气行,气逆火旺则血上溢,气微火衰则血下脱。

清·王清任倡"治病之要诀,在明白气血"(《医林改错·上卷·气血合脉说》)。对瘀血证的认识有气滞血瘀和气虚血瘀两端,尤其对后者的阐述颇深。因虚致瘀的学术观点受《黄帝内经》重视阳气、"阳主阴从"思想的影响。认为人体阳气具有与天体中阳气一样的作用,能护卫生命、温煦脏腑、抵御外邪、推动、升提、气化等。认为血在脉内流动,靠气的运行、推动和固摄,气行则动,气滞则止。在《医林改错·下卷·论抽风不是风》中说:"元气既虚,必不能达于血管,血管无气,必停留而瘀。"气之与血如影随形,气行则血行,气滞则血瘀。气滞、气虚都可使血液运行不畅而致瘀。故调气血也有行气活血化瘀和益气活血化瘀的区别。气滞血瘀证组方时活血药加行气药,根据瘀血所在部位不同,所配伍的行气(通气)药亦不同,如通窍用麝香、酒、葱辛香行散,温通开窍;在胸胁用柴胡、枳壳、桔梗宽胸利膈,通降胸胁之气;在膈下用乌药、香附、枳壳调理肝脾,疏肝理气,在少腹用小茴香、官桂以温通下焦。气虚血瘀则治以益气为主,辅以活血化瘀,其益气活血化瘀法主要用于中风病。王氏还告诫后人在中风病辨证时须明确病因,元气亏损是其本源。元气分布周身,左右各得其半,元气足则有力,元气衰则无力,元气归并左右则半身不遂,故见气虚诸态。其临床辨证,必审气血之枯荣、经络之通滞。王氏代表方补阳还五汤中重用黄芪四两至八两,大补元气,以补充亏损的元气,成为后世治中风后遗之半身不遂的经典方。

清·唐宗海在气血理论方面的贡献体现在对血证病机的认识及治疗上。对气血的相互关系,多从阴阳水火立论,他认为,阴阳是万物之本,在人身之中,阴阳的具体所指,即是水火,即是气血。气生于血,血生于气,阳气与阴血之间相互滋生。水火气血的关系,一方面相互对峙,同时相互维系。故在治疗气血水火的病变时,唐氏主张治血调气,调和阴阳。气血水火之间的协调,尚依赖脾土为枢纽。他认为,人身之气虽根于肾中,但需依赖脾胃水谷之精微下输于肾,而后才能化气而升清降浊。对于血证的病机,他认为常见的血证不外两大类,一类是血液溢于体外,如吐血、咳血、鼻衄、唾血等,一类为各种瘀血、蓄血等。血证的发生与脏腑有着密切的关系,又与人身气机运行、火热胁迫、瘀血阻滞等有关。具体而言,影响血证出现的主要病机,除脏腑功能失常之外,还应注意三个方面。一者气机阻逆,血随气行,多见血证。二者火热炽盛,迫血妄行。三者瘀血阻络,血失常道。因此,唐氏对血证病机的探讨,重视脏腑,抓住气滞、血瘀、火热之间的关系,同时重视气虚不摄,使血证病机归纳得十分得当,为该病的正确治疗奠定了基础。唐氏通过多种血证的治疗,摸索出血证治疗的四大法则,即"止血""消瘀""宁血""补血"四者。凡遇突然出血,在治疗时,首当使用止血之法。否则,血溢出不止,会导致血脱气耗。血证患者血止之后,其必然要有离经之血未排出体外,这些血液留于人体之中,则形成瘀血。这些瘀血的停聚,成为人体致病的重要因素。或壅而发热,或变而成痨,或形成结瘕,或使气血阻滞不通而刺痛,等等。还可以因瘀产生其他多种变证,甚至使新血不能正常运行,而再次出血。为了免除这些后患,唐氏主张于止血之后,应当消瘀,故将消瘀作为血证治疗的第二法。待血止瘀消之后,在数日或数十日之间,为防止血液再次潮动,须选用方药使血液得以安宁,故将宁血法作为血证治疗的第三法。血证患者,出血之后,其血必虚。血虚者其阴亦不足,阴者阳之守,阴虚则阳无所附,血虚则气无所依,亦可因之而亏。因此在血证后期,其血已止,亦未留瘀,而运用宁血法之后又无再次出血之顾虑,唯留下人体正气之虚衰,唐氏主张此时当用补血之法。总之,关于气血理论中气血关系的认识,自《黄帝内经》以降,后世医家代有发挥,对其研究又都具有各自的特色,为气血理论的发展做出了重要的贡献。

【附】：营卫之气的研究

(一)营气与卫气的概念及特性

1. 营气　营气的含义有二,一是指人体中有规律地循环营运之气,如《灵枢·营卫生会》有:"营周不休""如环无端"之说。《灵枢·营气》也说:"营气之道,内谷为宝。谷入于胃,乃传之肺,流溢于中,布散于外,精专者行于经隧,常营无已,终而复始,是谓天地之纪。"二是指水谷所化生的精气,有化生血液,营养周身和收舍神志的作用,故又称"荣气",《灵枢·邪客》也说:"营气者,泌其津液,注之于脉,化以为血,以荣四末,内注五脏六腑,以应刻数焉。"《素问·痹论》云:"荣者,水谷之精气也,和调于五脏,洒陈于六腑,乃能入于脉也,故循脉上下,贯五脏,络六腑也。"

营气的主要功能包括化生血液和营养全身两方面。一是化生血液,营气不仅是构成血液的主要成分之一,而且营气进入脉中,并吸收脉外津液进入脉中,共同成为血液的组成成分。对于血液的化生场所,《黄帝内经》有两说,一为肺脉,如《灵枢·营卫生会》所云:"中焦亦并胃中,出上焦之后,此所受气者,泌糟粕,蒸津液,化其精微,上注于肺脉,乃化以为血,以奉生身,莫贵于此,故独得行于经隧,命曰营气。"二为孙脉,如《灵枢·痈疽》所云:"中焦出气如露,上注溪谷,而渗孙脉,津液和调,变化而赤为血。"二是营养全身,营气是水谷之精气中富于营养的部分,运行于脉中后其性质柔顺属阴,为脏腑、经络等生理活动提供营养物质。五脏六腑得到营气的营养,以维持正常的生理活动;四肢百骸得到营气的营养,以维持感觉和运动。又《灵枢·本神》说:"脾藏营,营舍意",营气来源于中焦脾胃,发挥营养作用,又为精神思维活动的物质基础。

营气行于脉中,化生为血,为血中之气,故常"营血"并称。营气与卫气相对而言,营在脉中,卫在脉外,则营属阴,卫属阳,故又称"营阴"。有学者提出营气不应称为"气"。因为营由水谷精微中精专部分所化生,性质柔和不具活力,不同于气的性质,虽运行全身但只能"被动",不能自动;虽然营气的作用一般概括为营养和化生血液两方面,但显然此处的营养不应理解为推动、温煦、防御和固摄,而应理解为滋养、濡润一类作用,所以从生理效应看,营气不应归属于维持脏腑组织生理活动的气;而且营气是由水谷精微中精专部分所化,其存在于血脉之中是化生血的物质基础,本身对脏腑组织并无直接的生理效应。所以营气不应称之为气。也有学者提出营即血,卫即气。正如何梦瑶所言:"气无形而血有质,气为阳,主护卫于外,故名曰卫;血为阴,主营运于中,故名之曰营"(《医碥·卷一·气》)。

2. 卫气 卫气是指行于脉外、具有保卫作用之气。卫气与营气相对而言,因其行于脉外,故亦称"卫阳"。《素问·痹论》曰:"卫气者,水谷之悍气也,其气慓疾滑利,不能入于脉也,故循皮肤之中,分肉之间,熏于肓膜,散于胸腹。"《灵枢·邪客》也说:"卫气者,出其悍气之慓疾,而先行于四末分肉皮肤之间而不休者。"

《黄帝内经》率先提出"卫气"这一概念,相对于营气来说,由于卫气性质慓悍滑疾,不受脉道的约束,具有主动根据体内外环境的变化而发挥卫外的功能,所以卫气在《黄帝内经》中又称之为"人气""阳气"。卫主卫外而属于阳,其主要功能有三方面。

(1)温养作用:卫气具有温煦全身的作用,不仅温煦肌肤,而且温养内脏,"熏于肓膜,散于胸腹"(《素问·痹论》)。《灵枢·本脏》说:"卫气者,所以温分肉,充皮肤,肥腠理,司开合者也。"卫气充足,温养机体,则可维持人体体温的相对恒定。《读医随笔·气血精神论》说:"卫气者,热气也。凡肌肉之所以能温,水谷之所以能化者,卫气之功用也。虚则病寒,实则病热。"卫气虚亏则温煦之力减弱,"虚则病寒",出现畏寒肢冷,体温偏低;但若卫气在局部运动受阻,"实则病热",出现阳盛的热性病变。

(2)调节作用:卫气能够调节控制腠理的开阖,促使汗液有节制地排泄。卫气的这一调控作用,是对皮肤汗孔的双向调节作用,既有气的气化一面,又有气的固摄一面。通过汗液的正常排泄,使机体维持相对恒定的体温,从而保证了机体内外环境之间的协调平衡。因此,若寒邪袭表,卫阳被遏,汗孔闭塞,则无汗而身热;若卫气虚弱,卫表不固,汗孔开合失常,则自汗、漏汗。

（3）防御作用:肌肤腠理是外邪侵入的主要途径,也是机体抗御外邪的主要屏障。卫气布达于肌表,具有护卫肌表,抵抗外来的邪气,使之不能入侵人体的作用。《灵枢·本脏》说:"卫气和,则分肉解利,皮肤调柔,腠理致密矣。"因此,卫气充盛则护卫肌表,不易招致外邪侵袭;若卫气不足,防御功能减弱,则易感受外邪而发病。

卫气的上述三项功能是相互联系与协调的。卫气对皮肤肌肉的充养作用,使腠理致密,调节汗孔的功能正常,不仅汗液排泄适度,可以维持体温的恒定,而且汗孔开合适度,则可抵御外邪的入侵。所以临床卫气失常的病变常常是三个方面的综合表现。

此外,卫气的循行与人体的寤寐有关。卫气平旦由阴出阳,则寤;入夜由阳入阴,则寐。若卫气循行失常则可表现为寤寐异常。基于卫气的抗御外邪、防止病邪从肌表入侵人体,使人体能够主动适应自然界变化的基础,现代许多学者认为,卫气与现代免疫学之间具有惊人的相似与关联性。

（二）关于"卫出于下焦"

"卫出于下焦"语出《灵枢·营卫生会》,文中云:"黄帝曰:愿闻营卫之所行,皆何道从来?岐伯答曰:营出于中焦,卫出于上焦"。历代医家认识不一,大致有如下几种观点:

1. 卫出于下焦　主张卫气出下焦者,以张介宾为代表,其在《类经·经络类·二十三》注:"卫气者,出其悍气之慓疾,而先行于四末分肉皮肤之间,不入于脉,故于平旦阴尽,阳气出于目,循头项下行,始于足太阳膀胱经而行于阳分;日西阳尽,则始于足少阴肾经而行于阴分,其气自膀胱与肾,由下而出,故卫气出于下焦……卫气属阳,乃出于下焦,下者必升,故其气自下而上,亦犹地气上为云也。"张介宾主要从卫气循行而论,据卫气运行始于足少阴、足太阳经;而且卫气根源于下焦肾中精气,卫属阳,阳主升,必从下焦始。从气机升降规律来认识,此说也有一定道理。有学者认为卫气虽受后天滋补,赖上焦的开发,敷布于周身行其卫外功能,但卫气的循行出入皆属于肾,卫气循行之三焦出于肾,卫气温煦功能禀受于肾等,说明"卫气源于下焦"。

2. 卫出于中焦　此说主要根据《黄帝内经》"卫气者,水谷之悍气也"(《素问·痹论》),"人受气于谷……其清者为营,浊者为卫"(《灵枢·营卫生会》)的论述,认为营卫之气皆为水谷之精气的一部分,都是由中焦脾胃所化生的。

3. 卫出于上焦　持此说者,如《黄帝内经太素·卷十二》,注曰:"卫出于上焦者,出胃上口也。"张志聪根据《灵枢·决气》"上焦开发,宣五谷味,熏肤充身泽毛,若雾露之溉,是谓气"的理论,提出"卫气,阳明水谷之悍气,从上焦而出,卫出表阳,故曰卫出上焦"(《灵枢集注》),认为卫气本于上焦肺气宣发而发挥作用。

有学者认为"卫出下焦"指卫气根源于肾阳或肾精,则属后世学术见解而非《黄帝内经》本义。"出"当解为"运行出发之处",如是则"出于上焦"者,言其由手太阴肺而布全身;"出于下焦"者,言其由足少阴肾经而出入体表六阳经与体内脏腑,所指各异。若以中医基础理论范畴而言,则从整体观念的角度谓卫气生成于中焦脾胃,温煦于下焦肾阳,宣发输布于上焦心肺,亦正确不悖。故没有必要争"卫出下焦"与"卫出上焦"。

（三）营气与卫气的循行

1. 营气的循行

（1）十二经（十四经）循行：营气出于中焦，从中焦开始，通过十二经脉和任督二脉（合称十四经）而循行全身，贯五脏而络六腑。《灵枢·营气》云："营气之道，内谷为宝，谷入于胃，乃传之肺，流溢于中，布散于外，精专者行于经隧，常营无已，终而复始，是谓天地之纪。气从手太阴出，注手阳明，上行注足阳明……合足厥阴，上行至肝，从肝上注肺。"即按十二经之顺序运行为其主体路线。又云："其支别者，上额循巅，下项中，循脊入骶，是督脉也。络阴器，上过毛中，入脐中，上循腹里，入缺盆，下注肺中，复出太阴。"指出营气之行除十二经之外，尚有"支别"路线，即从足厥阴过督脉、任脉，复入手太阴经。"气从手太阴出"，而手太阴之脉"起于中焦"，故云："营出中焦"。

（2）二十八脉循行：营气循行在以十二经为运行主体路线的基础上，《灵枢·脉度》《灵枢·五十营》等篇又指出气行于二十八脉。即上述十二经左右各一、任督各一，为二十六脉。再加足少阴之别的跷脉左右各一，合为二十八脉。《灵枢·脉度》云："跷脉者，少阴之别，起于然谷之后……合于（足）太阳。"但跷脉有阴跷、阳跷二脉，其计算之法为男子只计阳跷脉，女子只计阴跷脉。营气循行如此自上而下，又自下而上，出阴入阳，又出阳入阴，相互顺逆而行，如环无端，每昼夜循行于人体五十周。关于营气的运行速度，五十周的计算方法，见于《灵枢·五十营》：① "呼吸定息"计算法：人体经脉总长度为十六丈二尺，一息（一呼一息）气行六寸，则二百七十息，营气运行一周。每昼夜大约一万三千五百息，则营气运行五十周。按照经文的记载，这个数字，与实际情况有所出入（人体每分钟呼吸十八次，每昼夜约二万七千息左右），存疑待考。② "漏下百刻"计算法：以铜壶滴漏计时，每昼夜一百刻。营气循行一周，则漏下二刻；营气循五十周，合每昼夜水下百刻之数。

2. 卫气的循行

关于卫气的循行，在《黄帝内经》中散见于多篇。其循行有如下几种：

（1）营行脉中，卫行脉外，营卫相偕而行：《灵枢·营卫生会》云："营在脉中，卫在脉外"；"上焦出于胃上口，并咽以上，贯膈而布胸中，走腋，循太阴之分而行，还至阳明，上至舌，下足阳明，常与营俱行于阳二十五度，行于阴亦二十五度，一周也，故五十度而复大会于手太阴矣"。说明卫气出于上焦胃上口后，上布于肺，循经脉路线，行于脉外而与营气俱行一周后仍归于手太阴肺经，再开始新的循环，这是卫气循十二经脉次序循行的主路线。《灵枢·胀论》也云："卫气之在身也，常然并脉循分肉，行有逆顺，阴阳相随。"又《灵枢·卫气》说"阴阳相随，外内相贯"，显然，"卫行脉外"的说法只是强调卫气以行脉外为主，但也贯于脉中。

（2）卫气"昼行于阳，夜行于阴"：《灵枢·卫气行》云："故卫气之行，一日一夜五十周于身，昼日行于阳二十五周，夜行于阴二十五周，周于五脏。是故平旦阴尽，阳气出于目，目张则气上行于头，循项下足太阳，循背下至小指之端。其散者，别于目锐眦，下手太阳，下至手小指之间外侧。其散者，别于目锐眦，下足少阳，注小指次指之间。以上循手少阳之分侧，下至小指之间。别者以上至耳前，合于颔脉，注足阳明，以下行至跗上，入五指之间。其散者，从耳下，下手阳明，入大指之间，入掌中。其至于足也，入足心，出内踝下，行阴分，复合于目，故为一周。""阳尽于阴，阴受气矣。其始入于阴，常从足少阴注于肾，肾注于心，心注于肺，肺注于肝，肝注于脾，脾复注于肾，为一周也。"卫气昼行于体表二十五周，夜行于内脏二十五周，但无论行阳、行阴,每周必交会足少阴肾经一次,其行阴则周于五脏六腑。卫气平旦自足太阳出,昼夜每周均交会足少阴一次,二经皆属下焦,是"卫出下焦"之根据之一。

(3)卫气散行而不循脉者:若要让卫气到达周身,行使其"温分肉,充皮肤,肥腠理,司开合"及卫护的功能,还需要卫气离经的散行。《素问·痹论》云:"卫者,水谷之悍气也,其气慓疾滑利,不能入于脉也,故循皮肤之中,分肉之间,熏于肓膜,散于胸腹。"《灵枢·邪客》云:"卫气者,出其悍气之慓疾,而先行于四末分肉皮肤之间,而不休者也。"

综上可见,卫气运行以脉外为主,其有循经而行者,有散行者,亦有与营气相偕而行的。其分布虽以体表、四肢为主,亦行于五脏六腑、肓膜、胸腹等全身各处,而无所不在。此外,卫气的运行与分布,尚与天地阴阳寒暑以及日月运行有关,天温日明则偏于表,天寒日阴则偏于里,月满则盛,月缺则虚。

(四)营卫关系及应用

营气与卫气,二者均以水谷精气为其物质基础,均由脾胃运化功能所化生,皆出入脏腑,流布经络。其中营气精粹柔和,行于脉中,静而守,属于阴;卫气慓疾滑利,行于脉外,动而温煦,属于阳。正常情况下,一阴一阳,内守卫外,互为其根;营中有卫,卫中有营,阴阳相随,外内相贯,并行不悖;二者须相互协调,不失其常,方能维持其正常的生理功能。

1. 太阳表证中太阳中风证的病机阐释 卫气敷布于人体的肌表,游行于皮肤肌腠之间,职司开合,为人体外藩,当邪从外入,营卫首当其冲,使营卫失调。故外感病初起太阳病的病机以营卫不和为主。如《伤寒论·辨太阳病脉证并治》中说:"太阳病,发热汗出者,此为荣弱卫强,故使汗出。"《伤寒论·辨太阳病脉证并治》中还说:"病常自汗出者,此为荣气和。荣气和者,外不谐,以卫气不共荣气谐和故尔。以荣行脉中,卫行脉外。复发其汗,荣卫和则愈。"此处的"卫强"是指由于风寒之邪侵袭,卫气外浮与之抗争于表,并非卫气强盛,究其病机的本质是营气不足,卫气不与营气谐合。故其治疗当和营调卫为大法。

2. 肌肤不仁证病变机理的阐释《黄帝内经》多处提及肌肤不仁,指明其病机是与营卫之气相关。如《素问·风论》说:"卫气有所凝而不行,故其肉有不仁也。"又如《灵枢·刺节真邪》说:"卫气不行,则为不仁";《素问·逆调论》言:"营气虚则不仁,卫气虚则不用,营卫俱虚则不仁且不用";《素问·痹论》谓"荣卫之行涩,经络时疏,故不痛,皮肤不营,故为不仁"。《黄帝内经》以降,历代医家对麻木的病因病机亦多述及与营卫的关系,如隋代《诸病源候论·风不仁候》称:"风不仁者,由荣气虚,卫气实,风寒入于肌肉,使血气行不宣流。其状搔之如隔衣是也"。显然营(荣)卫气虚、营(荣)卫气运行涩滞是导致不仁的根本病机。另偏枯,即中风后遗症半身不遂的具体表现,如不仁不用偏沮等也多和营卫失和有关,《灵枢·刺节真邪》曰:"虚邪偏客于身半,其入深,内居营卫,营卫稍衰,则真气去,邪气独留,发为偏枯"。说明偏枯的主要病机是营卫虚衰,运行不畅,从而失于对肢体的温养,使外邪乘虚而入或导致瘀血痰浊内生,脉络瘀阻、肢体失养发为偏枯,营卫之气的虚衰与运行涩滞是发病的基础。

3. 营卫运行与睡眠关系及其意义 营卫虽然运行途径不同,但其"阴阳相随,外内相贯"(《灵枢·卫气》),"五十而复大会"(《灵枢·营卫生会》),所以营卫的相互协调是保证卫气发挥正常生理功能的前提条件,"营卫之行,不失其常,故昼精而夜瞑"(《灵枢·营卫生会》)。《灵枢·卫气行》论述了卫气在人体循行的规律,"昼日行于阳二十五周,夜行于阴二十五周,周于五脏",即白天行于体表,夜晚则行于内脏,与营气相合,共助五脏之精,以涵养五脏之神,神安则能寐。卫气这种有规律的行阳入阴,与自然界阳气的昼夜变化相一致,正如《素问·生气通天论》所言:"故阳气者,一日而主外,平旦人气生,日中而阳气隆,日西而阳气已虚,气门乃闭",从而保证了人体正常的作息机制,即"气至阳而起,至阴而止"(《灵枢·营卫生会》),在生理上表现为白昼目张而寤,体表温热,功能旺盛,防御外邪能力亦较强,而夜晚则脏腑安和,目瞑而寐。如果营卫失调,运行紊乱,就必然会影响于睡眠。营卫失和导致失眠的病机主要有两方面:

（1）邪气内扰,卫气不得入于阴:《灵枢·邪客》云:"厥气客于五脏六腑,则卫气独卫其外,行于阳,不得入于阴。行于阳则阳气盛,阳气盛则阳满;不得入于阴,阴虚,故目不瞑。"如前述,卫气正常的出阳入阴规律应是昼卫其外,夜安其内。但若有邪气客于人体,内扰脏腑之气,则卫气奋而抗邪于外,不能入于阴分,形成卫气浮盛于体表,脏腑之精气虚于内,神气不得内守,故而不得眠。针对此,《黄帝内经》设半夏秫米汤,半夏化浊祛邪,秫米泄阳补阴,使阴阳通调,得以入眠。

（2）营气衰少,卫气内伐:《灵枢·营卫生会》云:"壮者之气血盛,其肌肉滑,气道通,营卫之行,不失其常,故昼精而夜瞑;老者之气血衰,其肌肉枯,气道涩,五脏之气相搏,其营气衰少而卫气内伐,故昼不精,夜不瞑。"前言营卫协调,气血充盈,内助五脏之精血,则神气安和,方能静而安卧;若营气衰少,卫气不足,则营卫循行失度,昼卫气不得振奋于阳分,则精神萎靡,夜营卫不能内助五脏涵敛其神气,神气浮越,则睡卧不宁,梦多纷纭。对于此病机,《黄帝内经》虽未直接提出其治疗方药,但对于目不瞑总的治则有:"补其不足,泻其有余,调其虚实,以通其道,而去其邪"(《灵枢·邪客》)。半夏秫米汤为"泻其有余"而设。仲景遵《黄帝内经》之旨,立和营补阴,调和营卫,摄纳心神之法,创桂枝加龙骨牡蛎汤治疗不寐之证。以桂枝汤调和营卫,使营卫充盈,循行有度,五脏得养;并加龙骨、牡蛎潜镇安神,使神气内敛,睡卧安宁。由于卫气的出阳入阴,营卫循行有度是形成良好睡眠的基础,所以对于失眠的患者,不仅可通过药物调治营卫,更重要的是应通过人体自身的调节机制,即昼加强体育锻炼,振奋阳气,夜"无扰筋骨,无见雾露"(《素问·生气通天论》),使卫气的出阳入阴形成良好的昼夜循行规律,从而使"昼精而夜瞑"。

主要参考文献

1. 李维武. 中国哲学史纲[M]. 成都: 巴蜀书社出版,1988.

2. 任继愈. 中国哲学史[M]. 北京: 人民出版社,1979.

3. 冯景远. 气与原子——中西哲学物质概念的比较[J]. 哲学研究,1984,（6）: 54.

4. 王雨田. 控制论信息论系统科学与哲学[M]. 北京: 中国人民大学出版社,1986.

5. 陈利国. 人体平衡问题探讨[J]. 山东中医学院学报,1990,11（1）: 17.

6. 曾庆宏. 从混沌到有序[M]. 上海: 上海译文出版社,1987.

7. 维纳. 控制论[M]. 北京: 北京科学出版社,1963.

8. 孙广仁. 普通高等教育"十五"国家级规划教材·中医基础理论[M]. 北京: 中国中医药出版社,2002.

9. 王新华. 中医药高级丛书·中医基础理论[M]. 北京: 人民卫生出版社,2001.

10. 孙广仁. 中医基础理论难点解析[M]. 北京: 中国中医药出版社,2001.

11. 童瑶. 规划教材教与学参考丛书·中医基础理论[M]. 北京: 中国中医药出版社,1999.

12. 张超群. 营气非气论[J]. 湖南中医学院学报,1995,12（2）: 68-69.

13. 徐江雁. 论营卫与气血、脏腑的关系[J]. 河南中医药学刊, 1997, 12(3): 15-16.

14. 李建国. 卫气学说研究进展[J]. 安徽中医学院学报, 2002, 21(1): 60-63.

15. 杨殿兴. 浅论卫气源于下焦[J]. 四川中医, 1998, (3): 2-4.

16. 吴弥漫.《内经》卫气学说的整理及研究[J]. 北京中医学院报, 1992, 15(2): 17-20.

17. 区永欣. 卫气生理病理的研究[J]. 中医杂志, 1994, 35(8): 490.

第五章 病因理论专论

病因理论主要是研究引起人体发生疾病的各种原因。为了揭示不同种类的病因的性质和致病特点，以指导临床实践，中医学在形成时期就开始对病因进行分类，其中以宋·陈无择的分类法影响最大，沿用至今，他将病因分为"外所因""内所因"和"不内外因"，后世称其为"三因学说"。在临床诊治中，医家也看到一些本是在疾病过程中所形成的病理产物，又会作用于机体造成进一步的损害，形成新的病理变化。因它们继发于原发病理过程而产生，故称其为"继发性病因"。这些为目前将病因分为外感性致病因素、内伤性致病因素和继发性致病因素，奠定了基础，也是值得深入研究的重点。

第一节 关于"审证求因"的研究

疾病的发生都是在致病因素的作用下，患病机体所产生的病理反应。由于病因的性质和致病特点不同，致病后机体的反应各异，故其所表现出来的症状和体征也就不同。因此，中医学认识病因，除了通过询问了解直接损伤机体的病因外，主要是以各种病证的临床表现为依据，通过分析疾病的症状、体征来推求病因，这种根据症状和体征来推求病因的方法，中医学称之为"辨证求因"或"审证求因"。

一、"审证求因"概念的研究

"审证求因"是在中国古代特定历史条件下形成和发展起来的，是中医辨证论治在病因探求时的具体运用，集中体现了辨证论治的灵活性及主体思辨性。《黄帝内经》中虽没有"审证求因"这一提法，但却多方面体现出这一独特的疾病病因的认识方法。"夫百病之始生也，皆生于风雨寒暑，燥湿喜怒"（《灵枢·百病始生》），指出所有疾病的发生，都是在一定的致病因素作用下，机体健康状况遭到破坏的结果。临床没有无病因的证候，任何证候都是在某种病因的影响和作用下，机体所产生的一种病理反映。《黄帝内经》对病因的认识，有的通过直接询问发病起因做出判断，如饮食所伤、过度劳累、七情内伤、房事太过、跌打损伤等，《素问·征四失论》对此已有详述。但多数病因只能凭借察病过程中所收集的相关证据资料加以分析所得，如"风胜则动，热胜则肿，燥胜则干，寒胜则浮，湿胜则濡泻"；"天之邪气，感则害人五脏；水谷之寒热，感则害于六腑；地之湿气，感则害皮肉筋脉"（《素问·阴阳应象大论》）；"风气胜者为行痹，寒气胜者为痛痹，湿气胜者为着痹"（《素问·痹论》）等，把"善行""数变"

者,归为风邪的致病特点;把"重着""黏滞"者,归于湿邪的致病特点;把刺痛固定、久则成块者,归为瘀血的致病特点等。

《伤寒论》所强调的"观其脉证,知犯何逆,随证治之",充分体现了中医学"据证而辨""审证求因"的独特方法论原则。《伤寒论》据此来诊治疾病,是对《黄帝内经》辨证病因学思想的继承并在临床实践中加以发扬的体现。《金匮要略》中的"审证求因"方法体现在以脏腑经络为纲的特点,如《水气病脉证并治》篇中,根据水肿形成的内脏根源及症状,提出了病发于五脏的五脏水之说。

宋金元时期,"审证求因"的临床辨证思想进一步发扬光大。朱肱十分重视辨脉与病因之间的联系,如他在《南阳活人书》提到"伤寒脉紧,伤风脉缓,热病脉盛,中暑脉虚。人迎紧盛伤于寒,气口紧盛伤于食,率以脉别之"。许叔微的"伤寒三书",将理论与实践紧密联系,突出体现了"审证求因"的学术思想。如他在《伤寒发微论》中说:"小腹硬满,小便不利者,膀胱有客热也;小腹硬满,小便利者,血证也。"他指出小腹硬满的发生有两种病因,区别的关键是小便利与不利。明清时期是辨证论治的鼎盛时期。明代张介宾集宋金元辨证思想之大成,强调"审证求因"的重要性,如在《景岳全书·心腹痛》中指出"胃脘痛症……因寒者居八九,因热者十唯一二"。

近年来,越来越多的学者致力于对"审证求因"的研究,以丰富中医基础理论及指导临床诊疗。关于"审证求因"的概念,目前主要有以下几种表述。一是探究和认识疾病病因的过程,即为"审证求因"。通过分析疾病的症状、体征来推求病因的方法,即所谓"审证求因",再据其推求之"因"来"审因论治"。二是以"四诊"为手段,收集患者临床所表现的各种证候(反馈信息),并对其进行系统的综合分析,再做出判断以推演病因,为进一步修正治疗提供依据的过程,为"审证求因"。三是认为"审证求因"是一种逆向的逻辑思维,临床诊断上常常是抓住病形(包括自觉和他觉的表现)的感知,通过医生头脑里的"慧然独悟",从而得出"证"的概念,然后审其所属脏腑、经络、气血的病机、病性、病势等情况,最终探析出致病之由,是一种执果求因之法。

基于以上论述,对于"审证求因"概念的界定,学界大都认为是指中医在整体观念指导下探求病因的方法,即除了解发病过程中客观的致病因素外,主要以临床表现为依据,通过收集、分析疾病证的症状、体征来推求病因,为治疗用药提供依据,亦称为"辨证求因"。综上所述,"审证求因"是中医探求病因的主要方法,这种辨证所求之因并非真正意义上的起始病因,它早已超越了自然因素的范畴,是疾病某一阶段病理本质的高度概括,具有病因和病机的双重含义。

二、"审证求因"内涵的研究

内涵,是反映于概念中的对象的本质属性的总和。"审证求因"的基本内涵,在于以疾病的临床表现为依据,探求、分析疾病发生发展的根本原因。这也是中医学寻求发病原因和论治疾病的重要原则和独特的思维方法,并成为中医学理论体系的一个重要的组成部分。对"审证求因"内涵的剖析与研究,将有助于我们更好地理解和掌握中医学的基础理论。

(一)分析病因的三个基本层次

依据"辨证求因,据因论治"的思维方法,中医学对病因的认识具有自身的独特性,即病因既是辨证的结果,又是论治的依据,成为辨证与论治之间的连接点。因此,对病因的分析必须关注三个基本层次,一是发病时的气象、地理环境。现代有关气象与疾病、地理与疾病的回顾性调查表明,气象、地理因素确实与疾病的发生、发展有关。二是发病与生态和社会环境。地球生态和微生态都会对疾病的发生、发展有明显影响;社会因素,在某些疾病的发生中不容忽视,如传染病的预防;社会生产、人与人的关系引起的心理性问题导致生理性病变等。三是发病与人体自身脏腑经络、气血阴阳盛衰状况。"人"在发病中处于中心地位,外界因素作用于人体,只有在人体作出反应之后症状才能表现于外,成为审证求因的依据。这也是中医学认识病因一个不同于其他医学的一个亮点,独特之所在。如钱潢在《伤寒溯源集》解释伤寒太阳病病因病机时指出:"外邪之感,受本难知,发则可辨,因发知受。"《医宗金鉴·订正仲景全书伤寒论注·辨太阴病脉证并治全篇》指出:"六气之邪,感人虽同,人受之而生病各异者,何也?盖以人之形有厚薄,气有盛衰,脏有寒热,所受之邪,每从其人之脏气而化,故生病各异也。"这里所说的"因发知受""从其人之脏气而化",即强调了人体自身状况对病证形成的影响。由此,即便是在同一时间、同一地区罹患感冒的病人中,中医辨治就有风热袭表和风寒束表的不同。据此,清代医家陈修园在《伤寒浅注》中辨析伤寒六经传变时,为了说明"所受之邪,每从其人之脏气而为热化、寒化",做了一个形象的比喻。"今试譬之于酒,酒取诸水泉,寒物也;酒酿以曲药,热物也。阳脏之人,过饮之不觉其寒,第觉其热";"阴脏之人,过饮之不觉其热,第觉其寒";"知此愈知寒热之化,由病人之体而分也"。陈氏之论,清楚地说明病证之为寒为热,主要取决于患者机体的偏阴偏阳。实际上中医学的病因,即是对病变证候的辨析,对机体反应状态的辨析。

(二)"审证求因"的立论依据

审证求因理论在中医病因学中运用的立论依据,主要表现在两个方面,一是抽象性,主要体现在三个对应性关系上,即病因对应病性、病因对应病位、病因对应邪正关系。首先是病因可以决定疾病的性质,如寒邪致病多为寒证,热邪致病多为热证等。其次,病因与疾病发生的脏腑有关。通过病因辨识病位,从病位分析病因也是中医辨证思维的一种基本方法。再次,病因也与邪正关系相关,如劳伤为虚证,食积为实证等。从病因审察邪正关系,从邪正关系以推求病因。也是审证求因对应性研究的重要方法,有时从邪正关系可以推求病因的从化趋势。二是系统性,从整体论角度观察分析人体的生理病理是中医学的主要特点之一,在发病上它认为是各种病因交互作用,既包括多病因共同致病,又包括多病因先后致病,相互影响,所形成的综合表现。这为认识中医病因,揭示审证求因的实质内涵提供了科学依据。

(三)"审证求因"的哲学基础

1. 整体宏观思维 运用望、闻、问、切四诊合参的方法观察病人,搜集病情资料,是"审证求因"方法运用整体宏观思维探求疾病的重要体现之一。因此,所谓"审证",就是整合分析患者机体上下、左右、内外的各种特异的"症",以把握"证"的依据;所谓"求因",即根据致病因素作用于人体后所能引起的机体整体反映状况,来认识病因的性质及特点。可见"审证求因"的本质,在于综合考察多样化的致病因素,全面分析,整体把握人体发病的原因。如有与自然环境相关的"六淫"因素、与社会环境相关的"七情"因素。还有其他如饮食、起居、人体自身固有的体质因素等。尤其是人体作为一个统一整体,其脏腑、经络,气血阴阳的强弱盛衰有别,在一定程度上可反映机体正气的盛衰偏颇,与病因与发病密切相关。因而在临床上,即使是相同的致病因素在不同的人身上也会产生不同的反应,形成不同的病证。"审证求因"从宏观整体层面考察病因,以根据人体反映状态,考察各方面的致病因素为核心,作为概括病因本质的依据。因此,在"审证求因"过程中"证"与"因"也必须达到对应统一。正如张介宾所说"有善求者,能于纷杂中而独治所归,千万中而独握其一"(《景岳全书》)。宋代陈无择《三因极一病证方论》所谓的"三因极一"也是如此,因为"凡病之初起,莫不有因,岁其因而推求之,则一可得矣"。

2. 形象类比思维　中医审证所得之"证",实际上是对病人现阶段状况综合认识所得的"象"的概括。《周易·系辞传》说:"易者,象也。象也者,像也。""夫象,圣人有以见天下之赜,而拟诸其形容,象其物宜,是故谓之象。"意象思维渗透到中医理论中,使审证求因之"证"具有宏观性、模糊性、类比性等特点。如眩晕欲仆、手足抽搐、震颤等病症,都具有动摇的特征,与善动的风相同,故可归为"风证"。审证求因之"因"也是形象类比思维的产物,其借助"取象比类"方法进行推测而来,具有形象性、整体性、直观性等特点。

3. 恒动变易思维　易思维中的"易"是中国古人对日往月来、阴阳变化这一自然现象循环运转的意象把握,由此强调事物的恒动变化。依据《素问·玉版论要》曰:"揆度者,度病之浅深也;奇恒者,言奇病也。"中医之"证"是通过取自然社会各种物象"揆度奇恒"进行征象而得。即取一般情况如正常人生理(恒),来考察人体当前状况的各种异常情况(奇),形象地概括为一个整体意象概念,即为证。所谓横向思维,是指突破问题的结构范围,从其他领域的事物、事实中得到启示而产生新设想的思维方式。横向变易思维对"审证求因"的影响,主要表现在针对同一致病因素作用于不同机体所引起的不同临床表现的分析。如《灵枢·五变》所云:"一时遇风,同时得病,其病各异……是谓因形而生病,五变之纪也。"不同人体受到各种因素刺激后,其发病情况不同,说明个体存在的差异性直接影响审证求因的过程。所谓纵向思维,是指在一种结构范围内,按照有顺序的、可预测的、程式化的方向进行的思维形式。纵向变易思维对"审证求因"的影响,主要表现在针对同一病人在同一疾病的不同阶段表现出不同的临床症状和体征。机体由于某种致病因素的影响而偏离正常生理状态,产生一个正邪交争的变化过程。在这个过程中原始病因不变,但是疾病的本质、主要矛盾可能会随之而变,它促使人们对因的认识就会不同。

在古代由于科学技术发展的制约,哲学思维对自然科学的发展具有很深的影响,也为中医病因学的发展,"审证求因"方法的建立提供了理论基础。

三、"审证求因"的应用与争议的研究

(一)关于临床应用

虽然西医学在关于疾病病因的研究方面取得很大成就,但时至今日,深入到基因、分子水平的生物学研究,仍不能揭示多种流行病及传染病的确切病因,可见疾病发生具有多因素复杂性,其诊疗规律也有很大的不确定性。所以当我们不得不抛开发现确切病因,直面生命复杂现象本身时,中医学"审证求因"的思想与方法值得借鉴。现代中医信息学研究表明:致病微生物的入侵与机体防御能力相互作用而出现临床表现,用四诊手段收集资料(信息输入),通过"审证求因"(信息储存和处理)、审因论治(信息输出)是符合信息论方法的。中医"审证求因"的病因学观点,能快速发挥中医辨证施治的优势。长期临床实践证实"审证求因"

是有效的,延续至今仍然是中医诊治疾病的主要依据。

对"审证求因"理论的应用也有学者提出,现代中医临床工作者首先应具备扎实的中医基本功,掌握现代检查手段的相关知识和技能;其次,运用现代检查手段的辅助诊断,进一步查明病因,与中医辨证相互印证统一。这是一种很好的思路,可谓达到了中西医双赢之目的,更主要的是能够提高临床诊疗水平服务于社会。

(二)关于科学性的争议

目前对于"审证求因"这一方法的科学性与否还存在很大争议。有人认为与西方医学病因认识方法相比,中医"审证求因"显得落后、笼统,没有存在的必要。"审证求因"思维方式是一种在文化认同下的方法论,包含了极大的主体思辨性和本质把握的模糊性。甚至有人认为这种文化认同下的方法论,对认识病因设置了无形的枷锁。

多数学者认为,"审证求因"是针对于疾病的可变性与动态性而产生的符合客观规律的认识疾病的方法,是中医学之精髓,也是辨证论治之实质,能够弥补西医认识疾病的不足。"审证求因"这一原则的形成,虽因古人受历史条件的局限,不能对致病外因和致病内因,像西医学那样对病因做深入的分析和研究。但这样一来,却无意中抓住了事物变化发展的关键,这个关键就是黑格尔提出的、恩格斯给予充分肯定的辩证法思想,即"相互作用"是事物发展变化的"终极原因",从而克服了一般追求严格的"因果关系"给人们思维中和实践中造成的麻烦。这一病因观不仅抓住了疾病发展的内因(根据),而且也决定着在感受外界致病因素作用于人体后是否发病,发病后的疾病类型及其转归趋势,因而具有现代针对"复杂系统"进行研究的复杂性方法特征,值得深入探讨和发扬光大。

中医学在"审证求因"的过程中,普遍运用"取象"的思维方法,对人体与自然界之间的现象,进行多角度的观察和感受,搜集极其丰富的有关疾病征象的种种信息。有学者指出,中医临床工作者需要熟练运用客观多元性思维方法,尽可能多地占有符合疾病本质的素材。不仅要用四诊客观收集临床病症,还要结合患者禀赋体质、时令地域以及精神情志等多种因素,进行综合分析研究。这样才能够较为客观地反映疾病的本质,做出最佳判断,找出病因。

总之,东西方文化有很大差异,思维方式更不尽相同,所以对于"审证求因"的科学性问题,不应该只用西医学的标准去衡量,而应该从多种角度对其进行分析,包括从文化方面、现代自然科学方面以及对于临床治疗的指导方面等。中西医诊治疾病的方式方法各有利弊,"审证求因"应发挥其优势,以提高传统医学对于当今临床的干预能力。当然,现代检查手段也应逐渐渗入到中医领域,而为广大中医临床医生所运用,以弥补"审证求因"的不足,为进一步准确辨证提供依据。

第二节 外感病邪的研究

外感病邪是存在于自然界的邪气,是通过肌表、口鼻等侵入人体而发病的致病因素。人在天地自然界中生存,无时无刻不受到自然规律的影响和制约,自然界气候的变化是致人生病的主要外因。故《金匮要略·脏腑经络先后病脉证》云:"夫人禀五常,因风气而生长,风气能生万物,亦能害万物,如水能浮舟,亦能覆舟。"外感病邪主要包括六淫和疠气。

一、六淫研究

(一)六淫概念的内涵及其源流

1. 六气与六淫 六气,是指风、热、暑、湿、燥、寒六种自然界气候变化。《素问·至真要大论》提出:"一岁之中,六气分治,司天地者。"《素问·天元纪大论》又说:"寒暑燥湿风火,天之阴阳也,三阴三阳上奉之。"指出三阴三阳是六气内在关系的属性特点,所以六气是天地阴阳之气相互运动变化的概括。为自然之主气,有益于天地万物的生长,人类亦赖此为生存条件,当六气变化异常,超越了人体的调节能力,就会导致外感疾病而成为六淫。如《灵枢·百病始生》所说:"风雨寒热不得虚,邪不能独伤人⋯⋯必因虚邪之风,与其身形,两虚相得,乃客其形。"

2. 六淫的概念及源流 六淫概念产生于《黄帝内经》六气为病理论的有关论述。对六气为病的认识可溯源至医和,其言:"天有六气⋯⋯淫生六疾"(《左传·昭公元年》)。《素问·阴阳应象大论》说:"风胜则动,热胜则肿,燥胜则干,寒胜则浮,湿胜则濡泻。"从气候致病角度,指出了风热燥寒湿之气的致病特点。《素问·至真要大论》说:"夫百病之生也,皆生于风寒暑湿燥火,以之化之变也",又有"风淫所胜""热淫所胜""湿淫所胜""火淫所胜""燥淫所胜""寒淫所胜"的论述,故《黄帝内经》论述中虽没有明确提出"六淫",但六气淫胜而成为外感病因的概念已确定无疑。

"六淫"名称的明确提出,首见于宋代陈无择,其《三因极一病证方论·三因论》说:"六淫,天之常气,冒之则先自经络流入,内合于脏腑,为外所因。"对于六淫的内容,陈无择在该书《外所因论》中强调说:"夫六淫者,寒暑燥湿风热是也",主张以"热"取代《素问·至真要大论》的"火"。其理由有:①从自然气候而言,六气皆无形之气,运行变化滋生万物,而火有形。《素问·天元纪大论》说:"在天为热,在地为火"是也。②从致病途径而言,六气皆从外感,而"火常由内生",从朱震亨"气有余便是火"及刘完素"六气皆从火化"等论述中皆可看出,火不是外感邪气。③林珮琴《类证治裁》指出:"风、寒、暑、湿、燥等外因,唯火多属内因。"而施桂棠《察病指南》、黄元御《伤寒说意》等著作中所论述的六淫,也均有"热"而没有"火",此说更准确地指明了六淫的性质。因此,六淫即指风、寒、暑、湿、燥、热六种外感邪气,为外感病邪的总称。

3. 六淫的病因病理双重性 六淫作为外感病邪的总称,概括了自然界气候异常变化的致病因素,属于病因学的概念。在中医病因学中有按照"审证求因"的方法,针对患者症状、体征的性质特征来推求病因,将发病与六气异常无明确关系的病证,归之于风、寒、暑、湿、燥、热等,并在治疗时将其作为病因,这是中医学认识病因的独特之处,但与六淫作为客观的致病因素有明显区别,后者包含病理学概念。因此,它具有特殊的病因病理双重性,既统一又可互证互别。

(二)六淫致病的理论基础

《黄帝内经》认为,自然界有三阴三阳和五行之气的变化,人体也有三阴三阳六经之气和五脏之气的运动。根据"天人相应"的观点,《黄帝内经》把人体脏腑组织与自然界有关事物密切联系起来,形成"四时五脏阴阳"的结构体系,其活动共同遵循阴阳对立协调、五行生克制化的法则。《黄帝内经》的"四时五脏阴阳"理论是六淫病因理论的基础。《素问·阴阳应象大论》说:"天有四时五行,以生长收藏,以生寒暑燥湿风;人有五脏化五气,以生喜怒悲忧恐。"即言人体五脏阴阳,在自然阴阳相对平衡的环境中,才能保持相互之间的协调平衡。若自然四时阴阳运动失序,六气即成为六淫,易打乱人体五脏之气与四时阴阳之气的协调相参关系而发病,故《素问·金匮真言论》说:"八风发邪,以为经风,触五脏邪气发病。"

"四时五脏阴阳"体系遵循的生克制化法则,使天地之间还具有一种调节、控制的横向联系,如《素问·金匮真言论》所言:"春胜长夏,长夏胜冬,冬胜夏,夏胜秋,秋胜春,所谓四时之胜也","四时之气,更伤五脏"。由此说明,五脏与五时之气相应,时令之气变化异常,或脏腑之气与其不和,则可伤及相应之脏而发病。正如《素问·四气调神大论》说:"逆春气,则少阳不生,肝气内变;逆夏气,则太阳不长,心气内洞;逆秋气,则太阴不收,肺气焦满;逆冬气,则少阴不藏,肾气独沉。"

(三)六淫性质与致病特点辨析

1. 善动不居是风邪性质与致病特点的核心　风为自然之气流动所形成,活动能力极强。风邪致病以"动"为其致病特点的核心。主要体现在四个方面。

(1)风动为阳,易袭阳位,其性开泄:《素问·疟论》云:"风者,阳气也",《素问·太阴阳明论》说:"故犯贼风虚邪者,阳受之"。指出风邪因轻扬、透泄,致病最易侵袭人体属阳的部位,包括头部、呼吸道、肌肤腠理及阳经等,表现为头痛、恶风、脉浮缓等症。风动则透达、开泄,易使人腠理疏泄、汗孔开张而气液外泄,表现为汗出、恶风等症状。

(2)风动而善行数变:善行,指风邪动而具有行无定处的特点,其致病表现为:为病众多、病位游移。如《素问·风论》云:"风之伤人也,或为寒热,或为热中,或为寒中,或为疠风,或为偏枯,或为风也。"病种繁多。病位游移,指风邪病症常现呈游走不定的特点,如风气偏胜所致的"行痹",其肌肉酸痛、关节疼痛等症呈游走性特点。数变,指风邪动而变幻无常,其致病表现为症状变化迅速、急骤无常的特点,如荨麻疹之此起彼伏,时隐时现,或小如粟粒、丘疹,或大如豆瓣成片。

(3)风"动"的症状:《素问·阴阳应象大论》说:"风胜则动",风动荡不定,其致病出现以"动摇不定"为特点的症状,如眩晕、肢体振摇、抽搐、角弓反张、目睛上视等。

(4)动而为百病之长:《素问·生气通天论》指出:"风者,百病之始也。"风邪善动,活动力强,最易突破人体体表屏障而使其他邪气乘虚而入,共同侵犯人体为病,所以风为百病之始,诸邪之先导,易兼他邪而形成风寒、风热、风暑、风湿、风燥等致病。

由此可见,风"动"之性,决定了风邪致病的急速性、动摇性和广泛性。究其机理,是风性最易导致人体之气急剧变动,"百病皆生于气",气之逆乱破坏了人体协调有序的阴阳稳态,导致疾病丛生。

2. 寒邪、湿邪致病比较　寒性阴寒、凝聚,湿性黏腻、重滞,在六淫中均属阴邪,两者对人体的影响有相似之处。但寒气为冬季之气,与肾气相通,湿气为长夏主气,通于脾气,其淫胜致病必有各自的不同。

(1)寒邪、湿邪之易伤阳气:寒、湿之邪皆属阴,所谓"阴胜则阳病"。《外感温热篇》指出:"湿胜则阳微",湿致"阳微",一是直接损伤阳气。二是阻遏阳气使之不能宣通。尤易于损伤和阻遏脾阳,使之运化无权,表现为纳呆、脘腹闷胀、泄泻、小便不利甚则水肿等症。寒邪则直接折损人体阳气,常有"伤寒"和"中寒"两种。寒邪侵袭肌表,郁遏卫阳为"伤寒",表现为恶寒、发热、脉浮紧等症;寒邪直中于里,损伤心肾脾等脏之阳气为"中寒",表现为脘腹冷痛、吐泻或恶寒蜷卧、手足厥冷、小便清长、神靡脉微等症。可见，寒、湿邪气虽皆伤阳气，对人体阳气损伤的病理和表现却不同。

（2）寒邪与湿邪对人体气机之影响：湿邪黏腻，侵袭人体，易于"滞着"于机体组织，使脏腑经络气行壅遏不畅，升降失常。常表现为：头昏重，胸闷、咳喘，脘腹胀、痞闷、吐泻，大便不畅、里急后重或小便胀急，肢倦、关节重痛等。寒邪收缩牵引，凝聚，其致病易导致人体气机收敛、气行凝滞。《灵枢·岁露》说："寒则皮肤急而腠理闭"，临床可表现为肢节、脘腹的疼痛，四肢厥冷，脉紧等拘急、收引的特征。

（3）寒、湿邪气对分泌物、排泄物之影响：寒、湿之邪可使分泌物、排泄物的量增多，但对其性状的影响却不同。寒邪使分泌物、排泄物澄澈、清稀、阴冷。如涕清、带稀、小便清长、汗出稀冷等。《素问·至真要大论》说："诸病水液，澄澈清冷，皆属于寒。"湿邪则使得分泌物、排泄物秽浊不清、黏滞不爽。如面垢眵多，小便混浊或滞涩，带下秽浊，大便黏滞不爽，甚至痢下脓血等。《医原·百病提纲论》说："湿微则物受其滋，湿甚则物被其腐。"此外，寒、湿邪气作为阴邪，都易于侵袭人体阴位、下部，俗话说："寒从脚起"，说的就是这个特性；湿因其"沉重"的特点，下趋之性尤为突出。

3. **暑性炎热升散多挟湿**　暑为夏季之主气，有明显的季节性。如《素问·热论》说："先夏至日者为病温，后夏至日者为病暑。"暑为夏季火热之气所化，《素问·五运行大论》曰："其在天为热，在地为火……其性为暑。"其与火热致病的区别在于暑气炎热蒸腾升散且又挟湿。明代医家张凤逵在《伤暑全书》中言，立夏以后，"盖天气浮于地表，故人气亦浮于肌表也"。《临证指南医案·暑》指出："天之暑热一动，地之湿浊自腾，人在蒸淫热迫之中，若正气设或有隙，则邪从口鼻入，气分先阻，上焦清肃不行，输化之机失于常度。"故暑邪致病，既有阳热之气亢盛而表现的一派热的症状，如身热、烦躁、面赤、脉大等。也有湿阻特点的各种表现，如汗多自出，身热不扬，四肢倦怠、胸闷泛恶、大便溏泄、舌苔厚腻等。可以说并非暑邪致病多挟湿，而是暑中本有湿，暑湿合邪为病乃夏季之常见。

另暑邪致病，病种繁多，有阳暑、阴暑之别，也有伤暑、冒暑、中暑之分，且有暑风、暑温、暑咳、暑瘵之异，临床应当详辨。

4. **燥易伤肺，其性属阴**　燥气为秋季主气，秋风敛肃，气凉少润，故燥邪是具有干涩、坚劲、敛肃特性的致病邪气。

（1）燥易伤肺：肺应秋与燥气相通，故燥邪侵袭人体，伤肺最多。正如《医门法律》所言："试观草木菁英可掬，一乘金气，忽焉改容，焦其上首，而燥邪先伤上焦华盖，岂不明焉？"且"肺受燥热，发热咳嗽，甚则喘而失血……肺受燥凉，咳而微喘，气郁不下"（《医醇剩义·卷二》）。

（2）燥邪的阴阳属性：对此历代多有争议，先说燥性属阴说，其依据有：一是以时令节气为依据，燥为秋季之主气。《素问·五运行大论》说："西方生燥，燥生金"，"其性凉"，"其化为敛"。《素问·天元纪大论》也说："西北方，阴也"。由此言燥的性质为阴。首倡秋令主气为燥气的喻昌，根据四时六气的演变，明确提出："春伤于风，夏伤于暑，长夏伤于湿，秋伤于燥，冬伤于寒"（《医门法律·伤燥门·秋燥论》）。可见，秋燥更接近于冬寒，而远于暑热。秋燥之凉，乃是时序发展的必然。"秋不遽燥也，大热之后，继之凉生，凉生而热解，渐至大凉，而燥令乃行"（《医门法律·伤燥门·秋燥论》）。秋凉而肃杀，使腠理收敛，闭密无汗而燥，正如王孟英所说"阴凝则燥"和"阴竭则燥"；二是从六气制化关系看，有"湿生燥""燥生寒"

的相生之序,及"热胜燥""燥胜风"的相制之序。湿、燥、寒相生,当皆属阴,热、风为阳,燥与之相胜,故燥当属阴。刘完素在《宣明论方·消渴论》中说:"风热火同,阳也;寒湿燥同,阴也。"王士雄《温热经纬·卷三》也说:"所谓六气,风寒暑湿燥火也。分其阴阳,则《素问》云寒暑六入,暑统风、火,阳也;寒统燥、湿,阴也。""燥"兼具阴阳属性。有的从"燥胜则干"的病机,分述凉燥、温燥说。认为导致"干"的成因有二:一为阴津不布,一为阴津耗损。正如王孟英所说的"阴凝则燥"和"阴竭则燥"。因此,凉燥为"凉极而万物反燥",即凉而津液不布成燥";温燥则为"风热耗损水液,气行壅滞,不得滑泽通利则皮肤燥裂"(《素问玄机原病式》),即温而津伤不润成燥。故有医家提出,燥邪伤人并非独见于秋季,冬夏春三季若气候干燥,亦能形成燥邪为患。如清代石寿棠在《医原》言:"如久旱则燥气生,干热、干冷则燥气亦胜。""在春为风燥,在夏为暑燥,在秋为凉燥,在冬为寒燥。"由于燥邪属性的特殊性,对外燥病证的辨治,应遵《黄帝内经》"燥者润之"的原则,圆机活法,方可取效。正如《重订通俗伤寒论·秋燥伤寒》中所说:"六气之中,惟燥气难明,盖燥有凉燥、温燥……凉燥者,燥之胜气也,治以温润……温燥者,燥之复气也,治以清润。"辨晰燥之特性及病因与病机,有利于指导临床的治疗。另也有学者提出讨论燥邪的阴阳属性,应该从病因、病机、病证及治疗等不同方面进行分析,尤其需要分辨燥邪与燥证的区别。

5. 热为阳盛,常易生风化火 热为夏季主气,但没有明显的季节气候限制。热邪是六淫中具有炎动、燔灼、上行特性的致病邪气,常易生风化火。

(1)热易生风:热邪侵袭人体,最易燔灼肝经,煎灼、耗伤阴液,使筋脉失于濡养而功能活动异常,表现出风的"动摇不定"为特点的症状,如抽搐、项强、角弓反张、目睛上视等。《素问·至真要大论》说:"诸转反戾……皆属于热。"

(2)热易化火:热与火皆为阳盛,在阳盛程度上,"火为热之极";从形象特点上说,热势弥散无形,火势集中有形。六淫邪气侵袭人体,皆可化火,而热邪化火最快最多。如热邪炽盛,聚而为火炎于上,可表现为口舌生疮、牙龈肿痛等症,"诸逆冲上,皆属于火"(《素问·至真要大论》)是也;热邪燔灼血分而积聚于局部,可腐肉败血,发为痈脓肿疡。《灵枢·痈疽》说:"大热不止,热胜则肉腐,肉腐则为脓,故名曰痈。"《医宗金鉴·痈疽总论歌》则曰:"痈疽原是火毒生。"

(四)六淫致病的转化规律和相兼关系

六淫病因本于四时主气之太过和淫胜,其致病除具有明显的季节性和地域性特征外,还具有转化性和相兼性特点。

1. 转化与体质的关系 转化性是指六淫邪气致病后,初受之邪所致的病证,其性质在一定条件下可以发生转化(甚至转化为相反的性质)。这种转化发生的关键因素,就是患者的体质。《医宗金鉴》曰:"六气之邪感人虽同,人受之而生病各异者何也?盖以人之形有厚薄,气有盛衰,藏有寒热,所受之邪,每从其人之脏气而化,故生病各异也。"明确指出了体质与六淫证候性质转化的关系。《素问·水热穴论》说:"人伤于寒而传为热何也?夫寒盛则生热也。"由于人的体质有偏阳、偏阴、多痰湿、多火热等复杂多样的差异,六淫致病后,证随质化,就有"寒化""热化""湿化""燥化"等不同的转化类型。此外,体质类型不同对六淫的易感性也不同。

2. 相兼及其病理变化特点 六淫邪气虽可单独致病,如伤风、中寒、中暑、伤燥等,但更常见的是相兼为患。风邪因易兼夹其他五邪共同为患而称为百病之长,其他邪气亦多相兼致病。如湿邪,其兼风、寒、暑、热合为风湿、寒湿、暑湿、湿热致病,其症状随风、寒、暑、热之兼夹而具有多向性。《医学摘粹·伤寒证辨》即有:"风寒二者,大率多相因而少相离"之说。另《三因极一病证方论·卷二》说:"所谓风寒、风温、风湿、寒湿、湿温,五者为并。风湿寒、风湿温,二者为合。"指出了六淫相兼为病,有二邪相兼,也有三邪相兼。二邪相兼致病称为"并",三邪相兼致病称为"合"。如《素问·痹论》说:"风寒湿之气杂至,合而为痹也。"

六淫邪气相兼为病所表现的病理变化,较单一邪气致病更加复杂,治疗难度亦更大。如湿与热相并,湿遏热伏,蕴结胶着而难解,且在一定条件下,既能从湿化寒伤阳,又可从热化燥伤阴,与纯为湿邪或热邪者比较,病机趋势显然不同。若为风湿热或风寒湿三邪相合,其临床表现类型及病机变化趋势的复杂更不待言。

(五)外感六淫与内生五邪之比较

内生五邪,又称"内生五气",是指在疾病发展过程中,由于脏腑功能失调,气血津液代谢失常而表现出类似于风、寒、湿、燥、热外邪致病症状特点的病理变化,包括风气内动、寒从中生、湿浊内停、津伤化燥、火热内生,简称内风、内寒、内湿、内燥、内火,因其病起于内,统称为"内生五邪"。内生五邪是一个综合性的病机概念,与六淫邪气不同。

1. 外感六淫与内生五邪之联系　一是临床表现具有一定的联系。如寒邪直中与阳虚生寒皆可见手足厥冷、下利清谷、脉微细;湿邪困脾与脾虚湿生,俱可现脘腹闷胀、纳少泛恶、大便溏稀等。二是发病过程相互影响。《黄帝内经》发病理论的基本思想,既强调正气的主导作用,又重视邪气为发病的条件。六淫邪气,往往在机体正气不足,调节能力低下时乘虚侵袭为病;而脏腑功能异常,机体阴阳偏盛偏衰时,也易招致外邪来犯。如《金匮要略心典·痉湿暍病脉证治》言:"中湿者,亦必先有内湿而后有外湿。"

2. 外感六淫与内生五邪之区别　一是概念迥异,这也是最本质的区别。"六淫"是指风、寒、暑、湿、燥、热六种外感致病邪气,是病因学概念。"内生五邪",是脏腑功能失调、气血津液代谢失常的体内病理变化状态,是病机的概念。二是形成原因及发病机制不同。六淫形成于自然六气太过不及的异常变化,其由人体之外侵入,由表及里,发为外感病证,故发病之初,多为表证。内生五邪则形成于机体气血阴阳的偏盛偏衰、脏腑功能的紊乱失调。其发病涉及的范围更广泛,起病即为里证,一般无表证。

此外,外感六淫为病,发病可有一定季节性,病程多较短,病情较轻浅,一般较少涉及肝、肾等内在脏腑;内生五邪病变则无季节性可言,病程长短不一,病常涉及肝、脾、肾等脏腑。从病机之虚实而言,六淫邪气致病多为实,内生五邪病变多属虚或虚实夹杂。

二、疠气研究

(一)疠气的含义与源流

疠气,即疫疠之气,是一类具有强烈传染性的外感邪气。《瘟疫论·原病》说:"疫者感天地之戾气……此气之来,无论老少强弱,触之者即病。"指出疠气所致疾病即所谓疫疠、瘟疫。对于疫疠疾病,《黄帝内经》已有认识,《素问·刺法论》说:"五疫之至,皆相染易,无问大小,病状相似。"但其对于疫疠病因的认识,仍不脱于"六气"。宋朝陈无择认为疫疠主要是感受"天行不正之气","夫疫病者,四时皆有不正之气,春夏有寒清时,秋冬亦有暄热时,一方之内,长幼患状率皆相类者,谓之天行是也"(《三因极一病证方论·叙疫论》)。明代以前的医家,多随同于此而持"不正之气"说。疠气致病说首先由巢元方提出,《诸病源候论·疫疠病候》说:"一岁之内,节气不和,寒暑乖候,或有暴风疾雨、雾露不散,则民多疾疫,病无长少,率皆相似,有如鬼疠之气,故云疫疠病。"《诸病源候论·温病诸候》又说:"人感乖戾之气而生病,则病气转相染易,乃至灭门。"明末吴有性是首创瘟疫病因疠气学说的医家,他在《瘟疫论·原序》开篇即言:"夫瘟疫之为病,非风,非寒,非暑,非湿,乃天地间别有一种异气所感。"在《瘟疫论·杂气论》中说:"疫气者,亦杂气中之一,但有甚于他气,故为病颇重,因命之疠气。"又说:"杂气为病,更多于六气。"明确指出疠气乃是六气之外的一种邪气,这种邪气是疫疠疾病的直接致病原因。吴有性的疠气致病学说,突破了"百病皆生于六气"的传统病因观念。疠气的种类繁多,其种类不同,引起疫疠病证及侵犯脏腑部位也不同。一种疠气引起一种疫疠疾病,其可导致疫疠病证众多。

(二)疠气入侵与传变的特点

疠气入侵人体,有经空气传染,有因接触病人传染,但总由口鼻而入。吴有性在《瘟疫论·原病》中说:"此气之来,无论老少强弱,触之者即病。邪自口鼻而入";"其所客,内不在脏腑,外不在经络,合于夹脊之内,去表不远,附近于胃,乃表里之分界,是为半表半里,即《针经》所谓横连膜原是也"。疠气侵入,常犯于膜原。清·戴绪安《医学举要·时邪合论》也说:"疫疠之邪,都从口鼻而入,直行中道,流布三焦"(《瘟疫论·原病》)。

疠气之传变,《瘟疫论·行邪伏邪之别》说:"方其浸淫之际,邪毒尚在膜原,必待其或出表,或入里,然后可导引而去,邪尽方愈。"指邪离膜原,或从表解,或内陷入里,有从表从里两大传变途径,另据记载具体方式有九种:但表不里,表而再表,但里不表,里而再里,表里分传,表里分传再分传,表胜于里,先表后里,先里后表。故须明此九传,方能知病位所在。

(三)疠气的传染性特点

疠气致病比一般邪气重笃且紧急,传染性强、易于流行是疠气致病最根本特征。一旦传染,便形成流行而发为瘟疫。如《黄帝内经·素问·刺法论》说:"五疫之至,皆相染易。"《肘后备急方》还指出,某些罹患疠气之人死后仍具有传染性,说疠气"死后复传至旁人,乃至灭门。"《瘟疫论·论气盛衰》也指出:"其年疫气盛行,所患者众,最能传染,即童辈皆知其为疫。"以空气或食物为媒介,通过与患者接触,经口鼻传染而致病这是第二大传染特点,如《瘟疫论·原病》说:"邪之所着,有天受、有传染,所感虽殊,其病则一。凡人口鼻之气通乎天气。"

(四)疠气致病之特异性和选择性

1. 病位特异性 指疠气种类繁多,但不同种类的疠气,对于脏腑、经络的侵害,具有病位上的特异性。即同一种疠气为患,侵犯部位相同,病人症状相似,传变规律相同,所谓"一气一病也"。故《瘟疫论·杂气论》说:"为病种种,是知气之不一也。盖当某时,适有某气专入某脏腑经络,专发为某病,故众人之病相同。"

2. 种属选择性 指不同种类的疠气,对不同种属的动物易感性有选择,有的是"人病而禽兽不病",即使"偏中于动物者",也可"牛病而羊不病,鸡病而鸭不病"(《瘟疫论·论气所伤不同》)。动物种属不同,其疫疠之病互不染易。推原其中道理,吴有性指出:"穷其所伤不同,因其气各异也"(《瘟疫论·论气所伤不同》)。

（五）疠气与六淫之比较

六淫与疠气是引起外感疾病最主要的病因。有说六淫本质上属于物理性致病因素,疠气本质上属于生物性致病因素,不管这样比对是否妥当,六淫与疠气的性质有别是显而易见的。

1. 六淫疠气之别

（1）病邪的形成与性质有别:六淫的形成,与时令季节有关,如气太过或不及、非其时而有其气。感则为普通的外感疾病。吴有性在《瘟疫论·杂气论》中说:"夫寒热温凉,乃四时之常,因风雨阴晴,稍为损益,假令秋热必多晴,春寒因多雨,较之亦天地之常事,未必多疫也。"疠气的形成,与"乃天地间别有一种异气所感"有关,如《瘟疫论·杂气论》言:"不可以年岁四时为拘,盖非五运六气所能定者,是知气之所至天时也。"感则为瘟疫病。故《瘟疫论·原病》说:"伤寒与中暑,感天地之常气;疫者感天地之疠气,在岁运有多寡,在方隅有厚薄,在四时有盛衰。"

（2）侵入途径有别:《瘟疫论·辨明伤寒时疫》说:"伤寒之邪,自毫窍而入;时疫之邪,自口鼻而入。"即言六淫邪气侵袭人体,多经肌表毫窍,由表入里侵入,或从口鼻而入。而疠气侵袭人体,或经空气传染,或由病人接触感染,总以口鼻为入侵途径。

（3）发病及传变有别:六淫致病,病多发于表,发病之前常有诱发因素,或单衣风露、或因劳浸浴、或临风脱衣等;病以由表及里,由浅入深传变,或有循六经之序传变。疠气为病,邪常伏膜原,起于半表半里,病发突然。由膜原向表、里分传而表现为"九传"。

（4）预后有别:六淫邪气致病,一般不具传染性,偶有传染者,其传染性也较弱。疠气有强烈的传染性,可引起广泛流行。疠气暴虐,其致病多凶猛紧急,病势危重,预后较差,死亡率高;相比之下,六淫为病,病情较轻,病程较短,预后亦较良好,病易于痊愈。

2. 六淫与疠气之相同点 首先两者均属中医外感邪气的范畴,致病亦均须从外侵入人体。其次,疠气或六淫侵袭发病,与人体正气的盛衰或体质的强弱有相关性。《瘟疫论·原病》说:"本气充满,邪不易入……正气被伤,邪气始得张溢。"这种观点,与《黄帝内经》的"正气存内,邪不可干""邪之所凑,其气必虚"是一脉相承的。总之,六淫和疠气均属外感之邪,相互关联;但两者性质有别,致病途径、传变规律不同,临床须加以分辨。

第三节　内伤七情的研究

七情分属五脏,每当七情过激,超过人体自身的调节范围时,直接可导致脏腑气血阴阳失调,伤及五脏而发病。七情又生于五脏,故中医学认为其病发于内,称其为"内伤七情"。

一、七情的内涵与作用的研究

（一）关于七情基本内涵的研究

1. 七情的基本概念 有关七情的概念早在先秦著作中即有,《礼记·礼运》说:"何为人情,喜、怒、哀、惧、爱、恶、欲,七者弗学而能。"这是说七情是人类对外界事物及机体内环境变化自然产生的情绪情感反应,也是脏腑功能活动的表现形式之一。在中医学中,七情指人的喜怒忧思悲恐惊七种情志活动,一般用来概括或指代人类的全部情志活动。

　　喜,是个体脏腑气血功能协调,且愿望实现、紧张解除的轻松愉快的情绪体验及行为变化。怒,一般指因愿望受阻、行为受挫所致的紧张而带有敌意的情绪体验及行为变化。忧,是对所面临问题找不到解决办法及身体状况不佳时,以心情低沉为特点的复合情绪状态。思,是指对所思问题不解,事情未解决产生的担忧焦虑的心情,是一种思虑不安的复合情绪状态。悲,是个体丧失所热爱的人或物与所追求的愿望破灭及脏腑精气亏虚时,哀痛的情绪体验。恐,指遇到危险而又无力应付及脏腑气血大虚时产生惧怕不安的情绪体验。惊,指突然遭受意料之外的事件,尤其心神欠稳、脏腑功能失调复遇异物异声时,产生的伴有紧张惊骇的情绪体验。七情活动各有其自身的含义和固有的特性,可以单独出现,但情志表现复杂,多种情志常组合出现于人们的情志活动中。

　　2. 七情发生的生理学基础

　　(1)七情的发生与阴阳:《黄帝内经》一贯重视阴阳平衡及阳气的主导作用,认为阴阳平衡是机体正常生理功能活动的基础和保证,也是情志活动和谐的前提,如《素问·生气通天论》说:"阴平阳秘,精神乃治。"七情的发生,首先在于物质与功能的统一。物质属阴,功能属阳。人体精气产生七情是通过脏腑的阳气运动、气化过程来完成的,如《素问·阴阳应象大论》所言:"人有五脏化五气,以生喜怒悲忧恐"。"化"即"气化",此指脏腑功能。即言精气物质通过脏腑阳气作用,变化产生七情现象。因此,正常的七情活动是人体物质与功能相统一的表现,也即阴与阳协调统一的外在反映。此外,个体体质存在着阴阳偏盛偏衰的差异,使机体在应对外界事件发生某种情志活动时具有一定的倾向性和个性特色。

　　(2)七情的发生与五脏: 情志活动根源于五脏,是脏腑功能活动的外在表现。故五脏的禀赋素质和功能活动状况,是七情发生和调控的重要基础。五脏禀赋充足,精气充盛,相互间协调配合,功能正常,那么人体对外界事物的反应就适度,喜怒忧思皆动而有节,不离常度。《黄帝内经》不仅将七情根据其各自的特性分属于五脏,即心为喜,肝为怒,脾为思,肺为忧,肾为恐,又指出七情依据五行属性具有相克关系,如《素问·阴阳应象大论》说:"悲胜怒""恐胜喜""怒胜思""喜胜忧""思胜恐",成为自我调控和维护七情常度的一个重要环节。五脏与七情虽有对应联系,但在情志调控系统内又相互影响,并在七情发生过程中发挥着各自不同的作用。心是五脏六腑之大主,也是七情发生的先导和主宰。人对客观事物的感知是在心神的主导下完成的,《灵枢·本神》说:"所以任物者谓之心"。情志与五脏气血的密切联系,也是通过心神调节来实现,张介宾在《类经》中提出:"忧动于心则肺应,思动于心则脾应,怒动于心则肝应,恐动于心则肾应,此所以五志随心所使也"。心通过统领脏腑,主持血脉,协调各脏腑之间的功能活动,适应内外环境变化而产生不同的情志活动。肝主疏泄,能调畅全身气机,促进气血的正常运行,故其功能正常则使志意通畅,七情表达正常。脾胃是人体气机升降的枢纽,影响和决定着情志活动的协调适度。肺主气,主持调节一身之气运动变化的正常节律,辅助心脏、肝脏,共同保证全身气血运行通畅而促进情志活动正常。肾所藏精气是情志活动的物质基础,其所藏之元气是情志活动的原动力。可见五脏功能活动的协调一致和相互作用是七情发生的根本前提和基础。

　　(3)七情的发生与气血: 情志活动固然是脏腑功能活动的表现或外在反映,而脏腑功能活动又依赖于人体气的推动、温煦和血的滋养、濡润,故脏腑所藏、所运之气血,是七情得以发生的物质基础。《素问·调经论》说:"血有余则怒,不足则恐。"《灵枢·本神》则说:"肝气虚则恐,实则怒……心气虚则悲,实则笑不休。"具体地指出了气血盛衰对人体情绪、情志变化的影响,表明气血状况在情志发生过程中的作用不可忽视。所以现代有学者在定义七情时,加入了气血状况作为一个内容,如喜使"气血功能协调"、怒使"气血上逆不畅"等。《灵枢·平人绝谷》也说:"血脉和利,精神乃居。"《素问·六节藏象论》也说:"气和而生,津液相成,神乃自生。"均说明了气血津液是七情赖以产生的物质基础。情志活动是以气机调畅、气血平和为基本条件的,气血旺盛、和畅,人体才能及时地适应环境的变化而表现为七情的正常表达。可见,七情发生与气血盛衰状况密切相关。

(4)七情的发生与体质:体质即个体的固有特性,体质的偏倾,可使机体形成某种情感情绪好发的潜在环境,让个体对外界某种刺激的反应相对增强,从而使七情的发生具有一定的倾向性。《灵枢·通天》根据人体阴阳偏多偏少的差异,提出将人划分为太阴、少阴、太阳、少阳、阴阳和平五种类型,其情绪状态各有不同的特点。阴阳和平人,"婉然从物",情志活动较和谐平静;太阳、少阳人,阳气偏多,情绪状态多喜多怒;太阴、少阴人,阴气偏多,情绪状态常含悲忧愁思。脏腑功能的偏盛,脏气的偏聚,也可影响七情的发生而形成倾向性。《素问·宣明五气》指出:"精气并于心则喜,并于肺则悲,并于肝则忧,并于脾则畏,并于肾则恐",阐述的就是个体脏气盛衰对七情发生的影响。

(二)七情的生理作用

七情既为人类对外界事物及机体内环境变化产生的情绪情感反应,即属于人体的生理现象,是人性的自然表露,也是脏腑活动的产物,不会致人生病。陈无择《三因极一病证方论·三因论》说:"七情者,喜怒忧思悲恐惊是也,若将护得宜,怡然安泰。"费伯雄《医醇剩义》也说:"夫喜怒忧思悲恐惊,人人共有之境,若当喜而喜,当怒而怒,当忧而忧,是即喜怒哀乐发而中节也,此天下之至和,尚何伤之有?"不仅如此,七情若能"发而中节",情绪情感的适度宣泄,还能舒畅人体气机,调节脏腑功能活动,保护机体与环境的平衡。如所爱丧失或所求破灭时,悲的情绪状态及其伴随的如号哭、倾诉等的行为,可有效排解心中的哀痛和郁闷,使人体恢复宁静,达到"至和"。《灵枢·本脏》说:"志意和者,则精神专直,魂魄不散,悔怒不起,五脏不受邪矣。"故在适度的范围内有意识的调动和调节情绪活动,可促进人体内外环境的协调,有益身心健康。七情是人体生理活动不可缺少的重要内容。

二、内伤七情的含义及其源流研究

(一)内伤七情的含义

内伤七情,是指异常的七情刺激转化而形成的直接致病因素。即突然、强烈、持久的七情变化作用于人体,超越了人体生理、心理的自我调节能力,使脏腑功能失调、气血阴阳失常,导致疾病发生,此时过激的七情变化成为致病因素,属于病因学的范畴,称为内伤七情。

(二)内伤七情的渊源

内伤七情致病理论首见于《黄帝内经》,中医理论形神合一的整体观念,是内伤七情理论的基础。《荀子·天论》说:"形具而神生,好恶喜怒哀乐藏焉。"《黄帝内经》虽然没有"七情"的名称,但对七情致病已有较为系统的论述,如《素问·举痛论》曰:"余知百病生于气也,怒则气上,喜则气缓,悲则气消,恐则气下……惊则气乱……思则气结。"论述了情志致病的病机特点,结合其他篇章的相关论述,《黄帝内经》已基本确立了内伤七情的中医学概念和理论内容。隋·巢元方在《诸病源候论·七气候》中秉承《黄帝内经》的思想将病因概括成七气，指出"七气者，寒气、热气、怒气、恚气、忧气、喜气、愁气"，将怒、恚、忧、喜、愁等情志因素包含其中。并在《诸病源候论·气病诸候》中将郁称为结气，指出忧思会导致结气。其言，"结气病者，忧思所生也。心有所存，神有所止，气留而不行，故结于内。"唐·王冰在对《素问》的注释中把"悲恐喜怒，想慕忧结"等情志活动明确作为病生于内的致病因素之一；他还认为"五气，谓喜怒悲忧恐。然是五气更伤五脏之和气矣"，"思虑心虚，故外邪因之而居止亦"，说明当情志受伤后，更容易感受外邪，即后人所说的"淫情交错"，这为中医病因学"三因说"的形成打下了基础。宋·陈无择不仅首倡"三因论"，提出了"七情"的病因概念和致病特点，指出"七情内伤"是内伤杂病主要致病因素的观点。在《三因极一病证方论·三因论》中说："七情者，喜、怒、忧、思、悲、恐、惊"；"七者不同，各随本脏所生所伤而为病。故喜伤心其气散，怒伤肝其气击，忧伤肺其气紧，思伤脾其气结，悲伤心胞其气急，恐伤肾其气怯，惊伤胆其气乱。虽七诊自殊，无逾于气"；"七情，人之常性，动之先自脏腑郁发，外形于肢体，为内所因也"。其后金元四大家对七情致病多有论述，使七情学说渐趋定型。而明清时《类经》首次提出"情志病"病名，该书详论"情志九气"，书中专列"情志病证"29条，对后世产生较大的影响。其另一著作《景岳全书》中的《脉神章》论述情志致病的脉象及机制，也有"情志之郁证治"的记述，并已有像张履和《七情管见录》这样的专著面世。

三、关于内伤七情的形成和致病机制的研究

七情是常人皆有的情志活动，内伤七情是病因。关于七情之常与七情之变之间的关系，一直是情志性疾病研究关注的要点。

（一）内伤七情致病因素的形成

1. 与情志刺激的强度和持续时间相关 内伤七情致病的外部条件包括情志刺激的强度和时间两方面。七情刺激太过，强烈而突然的喜、怒、悲、恐等刺激作用，可使机体在短时间内发生"五脏空虚，血气离守"等病理变化；或某些情志刺激因素如悲、忧、怒等作用时间持续、长久，造成"积累损伤"而导致脏腑气血发生病理变化，都可使七情转变为内伤七情因素。也就是说，只有那些强烈程度超过了机体耐受能力，或加上时间积累效应后强度超过了机体耐受能力的七情刺激才可能致病而成为"内伤七情"。故七情活动应动而中节，若动而太过，失却常度，就会损害脏腑气血的平和，致人生病而成为内伤病因。

2. 与体质因素相关 同样的七情刺激强度及作用时间，对于不同的人结果时有不同，可因刺激太过而发生病变，也可通过自行调节而安然无恙，这与个人的体质相关。个体体质不仅有强弱的不同，更有类型的差异，它使机体面对七情太过时的耐受力有大小。以五脏功能为主的体质强弱是七情太过能否致病的一个前提。由于五脏功能及其相互间的协调配合是七情发生和调控的生理基础，因而五脏禀赋素质和功能状态直接影响人体对七情刺激的反应。《灵枢·经脉别论》说："当是之时，勇者气行而已，怯者则著而为病也。"吴琨解释勇、怯时说："壮者谓之勇，弱者谓之怯。"如果体质弱，脏腑功能不足，情志刺激不能及时调节，人体对外部刺激的敏感性就会增加，因而易于发生情志内伤疾病。如《杂病源流犀烛·诸郁源流》所说："诸郁，脏气病也，其原本于思虑过深，更兼脏气弱。"《灵枢·本神》说："肝气虚则恐，实则怒"，"心气虚则悲，实则笑不休"，指出了脏气的偏盛偏衰类型不同，使七情刺激对脏腑损伤的选择有异，可发为不同类型的情志内伤疾病。这种因体质类型的差异对内伤七情疾

病发生的影响,还表现在个体气质特征和人格类型的差异。如《灵枢·阴阳二十五人》把人分为木、火、土、金、水五种人格类型,火形人阳气偏多,性急、情绪急躁,对"怒"志致病有明显的易感性;水形人阴气偏甚,性沉静,情志常郁闷不舒,对"悲""忧"之志致病有明显的易发倾向。气质类型的差异不仅使人体在情志致病的易感性方面表现不同,而且对情志内伤疾病的病证类型也产生影响。

总之,个体体质状态,包括体质的强弱、脏腑禀质及功能状态、心理气质特征等,不仅决定着内伤七情致病是否发生,也影响着其损伤的部位和类型,是内伤七情致病的内在依据。

(二)内伤七情的致病机制

七情由内在五脏所发,所以其导致疾病的特点,往往与五脏直接相关。

1. 影响脏腑气机　内伤七情致病,首先影响脏腑气机,使体内气机逆乱,升降无序。《灵枢·寿夭刚柔》说:"忧恐忿怒伤气,气伤脏,乃病脏。"指出七情异常变化,损伤脏腑功能而致病,以气机失调为先导。《三因极一病证方论·七气叙论》说:"喜伤心,其气散;怒伤肝,其气出;忧伤肺,其气聚;思伤脾,其气结;悲伤心包,其气急;恐伤肾,其气怯;惊伤胆,其气乱。虽七诊自殊,无逾于气。"说明不管哪一类情志异常,都是导致气机紊乱而致病。不同的情志内伤刺激,对机体气机变化的影响不尽相同。如《素问·举痛论》所说:"怒则气上","喜则气缓","悲则气消","思则气结","恐则气下","惊则气乱"。所致气机的异常,主要表现为气滞不行、气机紊乱及升降反作等形式。由此导致脏腑功能失常,血气分离,阴阳失衡,发为种种内伤病证,《黄帝内经》所谓"百病皆生于气"。

2. 损伤脏腑功能　《灵枢·百病始生》说:"喜怒不节则伤脏,脏伤则病起于阴也。"七情以脏腑气血为物质基础,内伤七情使病从内发,亦直接损伤脏腑,使脏腑功能紊乱。根据其五行配属规律,不同的情志刺激,易损伤不同的脏器。如《素问·阴阳应象大论》说:"怒伤肝""喜伤心""思伤脾""忧伤肺""恐伤肾"。

郁怒不解,可致肝气郁滞,胸胁满闷;大怒则肝阳升发,血随气涌,耗伤肝阴,故曰"怒伤肝"。《素问·本病论》说:"人或恚怒,气逆上而不下,即伤肝也。"《灵枢·邪气脏腑病形》也说:"若有所大怒,气上而不下,积于胁下,则伤肝。"若肝的升发条达之性不及,出现气郁为主的病理变化,多见郁郁不乐、多疑善虑等,若升发无制,甚则出现呕血、昏厥等;也可出现亢奋为主要特点的异常变化,如急躁易怒、失眠多梦、甚则暴怒等。

过喜暴喜,损伤心阳,使心气涣散不收,神无所主而心神散荡,可见狂乱之症,故曰"喜伤心"。《医碥·气》说:"然过于喜则心神散荡不藏,为笑不休,为气不收,甚则为狂。"大喜尤其是突然狂喜,不能自控者,则会使心气散乱弛缓。轻则运气无力,心神失养,出现心悸怔忡、乏力、精神不能集中、失眠等,甚则使心神浮越,神不守舍,以致时喜时泣,哭笑无常,如神灵所作。若暴乐暴喜,阳气不收,则致昏厥、癫狂之疾。

劳神费思,思想难遂,则脾气郁结,运化失司。《医述·卷七》说:"思则气结,结于心而伤于脾也。"故曰"思伤脾"。"思"一旦伤脾,则易伤及脾之精血,导致其运化功能失常,而又出现胸闷口淡、食后胀饱、大便溏泄、饮食减少等症状。

忧伤悲哀过度,使上焦不通,气机闭塞,则耗损肺气。《素问·举痛论》阐释说:"悲则心系急,肺布叶举而上焦不通,营卫不散,热气在中,故气消矣。"《医宗金鉴·卷三十四·四诊心法要诀上》说:"肺白善悲,脐右动气,洒淅寒热,咳唾喷嚏,喘呼气促,肤痛胸痹,虚则气短,不能续息。"可见胸闷、太息、短气等症。故曰"(悲)忧伤肺"。《医醇剩义·劳伤》也说:"悲则气逆,膹郁不舒,积久伤肺。"

"恐则精却"(《素问·举痛论》),精为肾所藏,若恐惧不解则使肾气损伤,气虚不固而精失所藏,可出现腿软、大小便失禁、遗精、滑泄之症,故曰"恐伤肾"。《灵枢·本神》说:"恐惧而不解则伤精,精伤则骨酸痿厥,精时自下。"《医宗金鉴·卷三十四·四诊心法要诀上》说:"肾黑善恐,脐下动气,腹胀肿喘,溲便不利,腰背少腹,骨痛欠气,心悬如饥,足寒厥逆。"

综上可见,七情过激内伤脏腑,五脏均可受其害,虽有一定的选择性,但其间又相互影响,关系十分复杂,一种情志刺激可以伤及多脏,多种情志刺激又可同伤一脏,有常有变,不可完全拘泥于五行对应。情志致病损伤脏腑,亦必然影响气血阴阳,致气血逆乱、阴阳失调。正如《灵枢·口问》说:"大惊卒恐,则血气分离,阴阳破败,经络厥绝,脉道不通。"

(三)致伤心神为主导

《医门法律》言"心为五脏六腑之大主,而总统魂魄,兼该志意"。故中医有七情活动分属于五脏而主宰于心的说法。情志活动虽复杂多变,分属于五脏,但为心神所调节。故内伤七情致病,多以损伤心神为主导,使心神失常。正如《类经·疾病类·情志九气》说:"情志之伤,虽五脏各有所属,然求其所由,则无不从心而发。"各种情志过激皆可伤心,《灵枢·本神》说:"心怵惕思虑则伤神,神伤则恐惧自失。故悲哀愁忧则心动,心动则五脏六腑皆摇。"强调七情太过首先影响心的功能,心神受损则可引发相关脏腑的病变。

四、内伤七情致病特点的研究

内伤七情致病的显著特点可概括为以下几方面:

(一)选择性与广泛性

中医学早在《黄帝内经》中就指出了内伤七情致病具有选择性,怒伤肝,思伤脾,恐伤肾等。情志所伤不同,病机症状各异,"各随其本脏所生所伤而为病",如恼怒伤肝,则气逆阳动,阴血暗耗,可见眩晕、头痛、甚至卒中等;恐惧伤肾,则肾气不固,气泄精却,可见二便失禁、遗精等。内伤七情致病又相当广泛。七情过极,最易导致气机逆乱,影响心神对情志的调控,表现以情志变化为主的病证。但病久及形,可造成形质的病理损伤,使脏腑功能紊乱,气血津液失常,甚至水湿、痰饮、瘀血形成,致病就相当广泛,导致心身疾病的病种复杂多样。表现其一,一种情志可以伤及多脏,如暴怒伤肝,亦可横逆,乘脾犯胃,出现脘胀、呃逆、呕吐等证。其二,多种情志过极可同伤一脏,七情伤脏,均先影响心神,心神受损必涉及其他的脏腑产生各种病变。另《灵枢·营卫生会》说"血者,神气也",所以情志所伤为害,又以心、肝、脾胃和气血的功能失调为多见。

(二)易感性与可制性

七情本为人性之常,当人体为外物所感时而发生。对人体而言可谓时时有、事事有,情有怫郁太过,事悖己意或深情牵挂,亦为常事,若值机体正气不足,调节失度,即易转变成为内伤七情因素而致病。故人体对于内伤七情具有较强的易感性,自《黄帝内经》以来即论述颇多,是中医病因学重要的内伤病因。七情过激,在一定程度上能被身心自控力调节,使之不成为发病因素而表现为可制性。中医学认为一般情况下,正气在情志过激致病中占主导地位。情志刺激的强弱或久暂本来就是相对的,没有绝对的衡量标准,是相对于个体的自我调控能力而言。认识内伤七情的可制性,对于情志疾病的治疗及养生均有积极的意义。

(三)单纯性与相兼性

内伤七情可以单独致病,一般多损伤五行所属之脏和五行所胜之脏,病变较为单纯。但情志表现又复杂微妙,各种情志变化往往可分不可离,多种情志每每组合相兼而致病。如"悲哀愁忧""怵惕思虑"并存,或"悲喜交集""喜怒交加",其所伤非单一某脏,而是多脏影响,致使病证缠绵难愈,错综复杂。

五、内伤七情与六淫的区别与联系

内伤七情与六淫,一者发于脏腑功能的失调,人体的调节能力下降;一者来自外界自然气候的异常和人体的适应性减低。因此,两者作为病因既有独特性又有相关性。

(一)内伤七情与六淫之异同

内伤七情与六淫都是致病因素,属病邪的概念。六淫是天之常气——六气所变;内伤七情是人之常性——七情所化,变化的关键都取决于人体正气的强弱。《黄帝内经》根据天人相应的思想,运用五行学说把六淫、内伤七情与人体疾病联系起来,指出了它们的致病特性,即"喜怒伤气,寒暑伤形"(《素问·阴阳应象大论》)。

六淫邪气由外而感,主要从皮毛或口鼻侵入人体,发病之初多为表证,是外感病的主要致病因素;内伤七情由内而生,直接损伤脏腑气机,发病即为里证,是内伤杂病的主要致病因素。在传变途径上,六淫由皮毛肌表自经络流入,内合于脏腑;内伤七情动之则从脏腑郁发,外形于肢体。

(二)"淫情交错"致病

内伤七情与六淫既可单独作用于人体致病,又往往淫情交错,内外相并而为病,其间有着密切的联系。情志失调可诱发六淫外感。七情过激,将损伤心神及相应脏腑,脏腑功能失调,气机升降紊乱,从而引起正气不能祛邪,外邪乘虚侵入与情志因素相并,导致发病。《素问·五脏生成》说:"思虑而心虚,故邪从之。"《汉书·东方朔传》也记载道:"臣闻乐大甚则阳溢,哀大甚则阴损。阴阳变则心动,心气动则精神散,精神散而邪气及。"外感六淫邪气也易引发内伤七情致病。《素问·生气通天论》说:"俞气化薄,传为善畏,及为惊骇。"外邪入侵,亦可损伤脏腑精气,使七情活动的物质基础受损,气血功能紊乱则七情变动异常,六淫与内伤七情相互作用,疾病由此而生。"淫情交错"引起的疾病普遍存在,其治疗亦要考虑双方面的因素而相对复杂,在中医发病学上应引起重视。

总之,中医学非常重视人的心理状态与心身疾病的相关性,很早就认识到情志活动对健康的积极影响及其与疾病的关系,对于错综复杂的情志内伤病机具有独到的认识。中医内伤七情致病理论,是中医理论体系中的一个重要组成部分。

六、内伤七情理论与临证诊治

七情,是机体对客观事物的刺激在情志方面的应答反应,一般来说是不会致病的,但是在突然地、剧烈地或持久地情志刺激下,可导致机体的气机紊乱,以及气血、阴阳失调而致病。由于七情致病,病从内发,是内伤疾病的主要致病因素之一,故称"内伤七情"。毋庸置疑,对于内伤七情引起的身心之变,临床上应当身心同治。治身者,则选遣方药,重在调治脏腑气血,恢复阴平阳秘的生理常态;治心者,着重精神调理和心理治疗。治身与治心二者密不可分。内伤七情,所伤脏腑主要是脾、肝、胆、心等,尤以前两者多见。因而,内伤七情所致相关病证的病机虽各有特点,但总体上均以肝气郁滞、肝郁化火为主要病机,同时均可见脾胃气虚、心脾两虚及肝肾阴虚等病机,治以肝脾为主。另因内伤七情致病损伤脏腑而且易于传变,所以脏腑受损有时不仅仅局限于某一脏腑,亦不可用五行一概而论,因此,临证治疗不可拘泥,一定要根据各脏腑之间的内在联系,多脏并调。同时治疗以纠正躯体病理状态为主,着重心身并治。此外,在诊疗过程中加强对病人心理的关注和医患沟通,重视心理因素在治疗中的运用,巧用心理治疗也不可忽视。

第四节　病理产物的研究

病理产物,主要指在疾病发展过程中形成的"痰饮""瘀血""蕴毒"等,它们不仅是一些疾病病理变化的产物,而且,这些产物一旦形成之后,又会成为致病因素,引起新的病理变化,因而也称其为病理产物性病因,或称继发性病因。

一、痰饮的研究

痰饮是人体脏腑气血失调,功能障碍,津液代谢失常所形成的病理产物。一般黏浊稠厚的称为痰,质清稀薄的则称为饮。"痰饮"一词,出自东汉·张仲景《金匮要略》:"夫饮有四,何谓也? 师曰: 有痰饮,有悬饮,有溢饮,有支饮"。秦汉以前无"痰"字,一般作"淡""澹"。《文字集略》:"淡,胸中液也。"《神农本草经》:"巴豆,味辛温,主伤寒……留饮,淡癖……"晋·王叔和《脉经》、唐·孙思邈《千金翼方》论痰饮均作"淡饮"。痰饮的概念有广义和狭义之分。广义痰饮包括很多病证;而狭义痰饮,则是"饮"中的一种类型。

(一)痰饮的内涵研究

1. 痰饮的形成　中医学认为水、湿、痰、饮同源而异流,分之为四,合之为一,它们均可是人体的津液在输布和排泄过程中发生障碍,停留于体内而形成的病理产物。就形质而言,稠浊者为痰,清稀者为饮,更清者为水,而湿乃水液弥散浸渍于人体组织中状态,其形质不如痰饮和水明显。一般认为湿聚为水,积水成饮,饮凝成痰。因水、湿、痰、饮均为津液在体内停滞而成,许多情况下水、湿、痰、饮并不能截然分开,故常常统称"水湿""水饮""痰湿""痰饮"。如张景岳《景岳全书》所言:"痰即人身之津液,无非水谷之所化。此痰亦即化之物,而非不化之属也。"

2. 历代医家对痰饮的认识　痰饮一说,萌芽于战国秦汉晋唐,兴盛发展于宋金元,完善成熟于明清,近现代则取得了长足的发展。

(1)战国秦汉晋唐时期——萌芽雏形: 此时对痰的症状、病因病机以及治疗有了初步认识。如《素问·至真要大论》:"岁太阴在泉,草乃早荣,湿淫所胜,则埃昏岩谷,黄反见黑,至阴之交。民病饮积……"《素问·气交变大论》:"岁土太过,雨湿流行,肾水受邪。民病腹痛,清厥意不乐,体重烦冤,上应镇星。甚则肌肉痿,足痿不收,行善瘛,脚下痛,饮发中满,食减,四肢不举。"再如张仲景《金匮要略·痰饮咳嗽病脉证并治》:"病痰饮者,当以温药和之。"巢元方《诸病源候论》对痰的论述较为详细,是中医学关于痰病最早的证候分类和病因病机专论。如:"痰者,涎液结聚,在于胸膈;饮者,水浆停积,在膀胱也。"孙思邈《备急千金要方》载有治痰的经典名方"温胆汤"。

（2）宋金元时期——兴盛发展:宋金元时期学术气氛活跃,关于痰饮的论述很多。陈无择《三因极一病证方论》对痰病的病因、证候都有所发展,如:"内则七情泊乱,脏气不行,郁而生涎,涎结为饮,为内所因。外有六淫冒犯,玄府不通,当汗不泄,蓄而为饮,为外所因。或饮食过伤,嗜欲无度,叫呼疲极,运动失宜,津液不行,聚为痰饮,属不内外因。"张从正首创"痰迷心窍"论。李东垣指出:"足太阴痰厥头痛,非半夏不能疗,头旋眼黑,风虚内作,非天麻不能除",自创半夏白术天麻汤治疗气虚痰厥头痛。元代王珪所著《泰定养生主论》是我国最早的痰饮病专论,将痰病理论推向一个新的阶段,提出了"因痰致病"和"因病致痰"的标本先后论。朱丹溪在其多本著作中均有对痰病的精辟论述,创立"六郁"之说以及"痰夹瘀血,遂成窠囊"的痰瘀相关说,治疗提倡"治痰先治气""治脾为本""痰瘀并治"等,如《丹溪心法》言:"善治痰者,不治痰而治气,气顺则一身之津液,亦随气而顺矣","治痰法,实脾土,燥脾湿,是治其本也","治痰为先,次养血活血"。

（3）明清时期——完善成熟:明清时期的医家对痰饮的各类文献进行系统的整理,完善了痰病的论述,治则治法趋于成熟,中医痰饮已成为一门学科。陈梦雷《古今图书集成·医部全录》:"肾生痰多虚痰,久病多痰……非肾水上泛为痰,即肾火沸腾为痰,此久病之痰也。"此外还有陈士铎《石室秘录》以及沈金鳌《杂病源流犀烛》等。同时,痰饮一说因温补学派与温病学说的兴起增添了新的内容,突出表现在:温补医家重视脾肾,温病大家倡导清热,外科疾患从痰论治,这些新进展对现代临床治疗仍具有指导意义。痰饮病的理论研究与临床应用进入前所未有的全面发展阶段,医家们在理论上提出新观点,在辨证论治中多有特色,在临床上应用更为广泛,特别是对怪病和疑难杂症"从痰论治"取得了独特疗效,积累了丰富的经验。

（4）近现代——发展提高:中医痰饮理论在现代科学元素的注入下,逐渐步入系统化、科学化、标准化。痰病学专著《论中医痰病学说》《痰证论》《中医痰病学》等痰病学专著相继问世,全国各类型中医痰饮病学术研讨会相继召开,制作了中医痰饮病动物模型,提出了痰病的临床诊疗标准。

（二）痰饮病因病机的研究

1. 水湿凝聚化痰　痰饮多由外感六淫、疠气,或七情内伤,或饮食不节,或劳逸不当等,致使脏腑功能失调,气化不利,水液代谢障碍,水液停滞而形成。肺、脾、肾及三焦与水液代谢关系最为密切,故由肺、脾、肾及三焦功能失调,所致的水湿痰饮更为多见。故有脾为"生痰之源",肺为"贮痰之器",肾为"生痰之本"之说。

2. 气机失常生痰　气的升降出入失去协调平衡,机体的水液代谢会发生障碍。气滞、气郁、气逆、气虚、气闭,均可导致气机阻滞,不能行水,可使水液潴留成饮,饮凝成痰。

3. 火热炼液为痰　外感风热,或寒、湿之邪入里郁而化热,或气郁化火,或五志化火,或阴虚火旺等,继而与水搏结,耗灼津液,炼而成痰,热与痰结,壅阻体内而成。临床上,痰热、痰火、湿热痰证亦较多见。

4. 因瘀致痰　痰饮和瘀血均是疾病过程中形成的病理产物,二者往往相互影响,可因瘀致痰。血瘀日久,气机不行,可致津液输布代谢障碍,水液停蓄,形成痰饮。

5.体质因素 由于生活环境,饮食文化等的差异,个人的体质不同。体质类型在形体特征、生理特征、心理特征、病理反应状态、发病倾向等方面各有特点,如所谓的"肥人多痰""肥人多湿""瘦人多火"即是如此。

（三）关于痰饮的分类

历代以来痰饮主要分类有:张仲景《金匮要略·痰饮咳嗽病脉证并治》提出了痰饮、溢饮、支饮、悬饮的分类;孙思邈《千金翼方》将痰饮分为:留饮、辟饮、淡饮、流饮、溢饮五类;张从正《儒门事亲》以病因分痰为风、热、湿、酒、食五类,此外还有气痰和郁痰;李中梓《医宗必读》以痰的证候性质分类,提出五痰:湿痰、燥痰(气痰)、风痰、热痰、寒痰;何廉臣《通俗伤寒论》以症状命名,提出"十痰":痰晕、痰厥、痰胀、痰结、痰喘、痰哮、痰躁、痰串、痰注、痰膈;另外有以痰的形质分类,可有滑痰、稠痰、清稀痰、泡沫痰等;有按兼邪与病因定痰的性质,可分为风痰、寒症、热痰(或痰火)、湿痰、燥痰、郁痰、瘀痰、食痰、酒痰等;有以发病规律分类,可有初病之痰、已病之痰和久病之痰;另有以其外在的表现形式,分为有形之痰和无形之痰。有形之痰,视之可见,闻之有声的痰液,如咳嗽吐痰、喉中痰鸣等,或指触之有形的痰核,多见于呼吸系统疾病,无形之痰,只见其征象,不见其形质的痰病,如眩晕,癫狂等。痰饮形成后,饮多留积于肠胃、胸胁和肌肤;痰则随气升降流行,内而脏腑,外而筋骨皮肉,无处不到,病变复杂多变。

（四）痰饮的致病特点

痰饮分布广泛,《杂病源流犀烛·痰饮源流》:"其为物则流动不测,故其为害,上至巅顶,下至涌泉,随气升降,周身内外皆到,五脏六腑俱有。"其致病特点有以下几个方面:

1.易影响水液代谢 痰饮本为水液代谢失常的病理产物,其形成之后,作为继发性致病因素作用于机体,进一步影响肺、脾、肾三脏的功能,使水液代谢障碍更加严重。

2.易阻遏气机 痰饮为病理产物,产生后可随气流行,停滞于脏腑经络,既可阻滞脏腑气机,又可阻碍气血运行,从而导致一系列病证的产生。

3.易蒙蔽心神 心主神明而清静,痰饮却为浊物。痰饮内停,尤易随气上逆,蒙蔽清窍,扰乱心神,出现一系列神志失常病证。痰迷心窍,可见胸闷心悸、或呆或癫等症;痰火扰心,可见失眠、易怒、喜笑不休,甚则发狂。

4.易兼夹他邪 痰饮致病易兼他邪,与六淫邪气互结可成风痰、热痰、寒痰、湿痰、燥痰等;与瘀血互结可致胸痹、中风等证。

5.致病广泛,变化多端 "百病皆由痰作祟"。痰饮所致病证广泛,随着气的升降,内至五脏六腑,外至四肢百骸、筋骨皮肉,无所不至,随其停积部位不同,可引起诸多的病证,如咳、喘、悸、眩、呕、膈、积、癫、狂、痫、痛、痹、瘰、疽、瘿等。痰饮致病复杂多样,久治不愈之痼疾沉疴、精神神志失常等,均可由痰饮所致,可从痰入手施治,《杂病源流犀烛·痰饮源流》曰:"故痰为诸病之源,怪病皆由痰成也。"

6.病程较长,缠绵难愈 痰饮由体内水湿积聚而成,其性阴秽黏滞、胶着难去,再因其致病变幻多端,故痰饮为病,病程较长,缠绵难愈,治疗较为困难。

（五）痰饮的现代研究

痰饮与机体功能失调所致代谢障碍有关,它的产生某些方面与炎症过程极为相似,与炎症的渗出、浸润、增生等病理变化有一定程度的相关性;有研究表明高脂血症痰浊内阻型的痰浊生成可能与血中脂质水平增高,脂质代谢紊乱相关;痰证的发病机制可能与体内自由基、黏多糖及细胞黏附分子的异常增多有关；对肥胖人痰湿体质研究发现肥胖人痰湿体质与代谢综合征的发生具有较强的相关性。此外，水液代谢异常、水钠潴留等可属于痰饮病。

（六）有关痰饮理论与临证诊治

中医痰病范畴甚广，历来有"痰生百病""百病皆由痰作祟""怪病多从痰治"之说。临床表明，一些奇难杂症，其病机多与痰有关，从痰论治，往往可以取得意想不到的效果。《医宗金鉴》云："稠浊为痰，阳之盛也；清稀为饮，阴之盛也。有痰无饮，当以凉治之；有饮无痰，当以热药温之。若痰而兼饮者，此不可纯凉，又不可纯热，故当以温药和之可也。"戴思恭曰："病痰饮而变生诸证，不当为诸症所牵制，妄言作各，宜以治饮为先，饮消则诸证自除。"《丹溪心法》云："善治痰者，不治痰而治气，气顺则一身津液病随气而顺……气顺则津液流动，决无痰饮之患"；又云："治痰法，实脾土，燥脾湿，是治其本"。综上可见，诊治痰饮，重在形成机理，并依据痰饮的属性从痰从饮，既可分治，亦可合治。

二、瘀血的研究

瘀血，在历代文献中又有凝血、著血、留血、恶血、死血、积血、衃血、干血及蓄血等名称。对瘀血的研究，因疾病病谱的改变，对瘀血认识的深化，越来越受到人们的关注和重视。

（一）瘀血内涵的研究

1. 瘀血的概念与形成　瘀同"淤"，凝滞。原为郁积、停滞之意。《说文解字》中有"瘀，积血也。从疒，於声。"因此，瘀血狭义指血运行不畅而停止于内。随着对瘀血认识的深化，从发病学角度看，瘀血似指因多种病因导致血运行不畅，或积于脉内，或溢于脉外，以及血的相关系统异常，使血的功能、性质、成分发生改变，导致脏腑气血阴阳功能紊乱而形成的一种致病因素。瘀血已不单指停滞之血之意，它包括以下四方面：血运行不畅，有所停积；由于血的成分或性质的异常变化引起血行不畅而瘀滞，通常谓之"污血"；由于脉络的病变而造成的血行瘀滞不畅，即所谓"久病入络"；已离经脉而未排出体外而瘀滞的血。

2. 历代医家对瘀血的认识　《黄帝内经》中就有凝血、著血、恶血、衃血、留血等记载。《素问·调经论》曰："寒独留，则血凝泣，凝则脉不通，其脉盛大以涩，故中寒。"《灵枢·百病始生》曰："肠胃之络伤，则血溢于肠外，肠外有寒，汁沫与血相搏，则并合凝聚，不得散而积成矣。卒然外中于寒，若内伤于忧怒，则气上逆，气上逆则六输不通，温气不行，凝血蕴里而不散，津液涩渗，著而不去而积皆成矣。"《灵枢·禁服》曰："陷下者，血脉结于中，中有著血。"《素问·调经论》曰："血气未并，五脏安定，孙络外溢，则经有留血。"《灵枢·贼风》曰："若有所堕坠，恶血在内而不去。"《素问·五脏生成》曰："是故多食咸，则脉凝泣而变色"，故色"赤于衃血者死"。张仲景《金匮要略》有"瘀血""干血"，《伤寒论》有"蓄血"等记载。《金匮要略·惊悸吐衄下血胸满瘀血病脉证并治》曰："病人胸满，唇痿，舌青，口燥，但欲漱水不欲咽，无寒热，脉微大来迟，腹不满，其人言我满，为有瘀血。"《金匮要略·血痹虚劳病脉证并治》曰："五劳虚极羸瘦，腹满不能食……内有干血，肌肤甲错，两目黯黑。"《金匮要略·妇人产后病脉证并治》曰："产后腹痛……此为腹中有干血著脐下。"《伤寒论·辨太阳病脉证并治》曰："太阳病不解，热结膀胱，其人如狂，血自下，下者愈。外解已，但少腹急结者，乃可攻之，宜桃仁承气汤。"《伤寒论·辨阳明病脉证并治》曰："阳明证，其人喜忘者，必有蓄血，所以然者，本有久瘀血。"

巢元方《诸病源候论》论述妇人瘀血诸证甚详。在《卷三十七·妇人杂病诸候》认为妇人的小腹痛候、月水不调候、月水不利候、月水来腹痛候,均为"劳伤气血,致令体虚而受风冷,风冷之气客于胞内,伤冲脉任脉,手太阳少阴之经也","月水不通,久则血结于内生块,变为血瘕,亦作血瘕"。在《卷四十二·妇人妊娠病诸候》的妊娠堕胎后血不出、腹痛、胎衣不出候,皆由宿有风冷或堕胎触冒风冷,风冷搏于血气所致。在《卷四十三、四十四妇人产后病诸候》中的产后恶露不尽、产后恶露不尽腹痛、产后血瘕痛、产后月水不利或月水不通等候,一般都是妊娠当风受凉,胞络有冷,或新产受风凉,令冷风搏于血,使血不宣消,蓄积在内所致。王清任《医林改错·方叙》将血瘀证归纳为"头面四肢,周身血管,膈膜上、膈膜下"三类。他对瘀血诸证的治法作出了极大的贡献,丰富和发展了治瘀之法,突出地表现在补气活血和祛瘀活血等治法,立通窍活血汤治头面四肢、周身血管血瘀之证,血府逐瘀汤治疗胸府中血瘀之证,膈下逐瘀汤治肚腹瘀血之证,少腹逐瘀汤治少腹积块疼痛,身痛逐瘀汤治疗痹证,补阳还五汤治半身不遂和瘫痪等。唐容川《血证论·卷五》有专篇论述瘀血。吐血篇说"其离经而未吐者,是为瘀血。"《血证论·卷三·跌打血》指出"世谓血块为瘀,清血非瘀;黑色为瘀,鲜血非瘀。此论不确……既是离经之血,虽清血、鲜血,亦是瘀血。"治疗"总以去瘀为要"。并详述了瘀血在不同部位的证候及治法方药。对跌打折伤认为"凡是疼痛,皆瘀血凝滞之故也"。又曰:"离经之血,与好血不相合,是谓瘀血"。

(二)瘀血的分类

归纳历代医家对瘀血的认识,大致有四类,一是内结为瘀血。由《金匮要略》所言"内结为血瘀",常因气虚、气滞、血寒、血热或痰浊内阻或跌仆损伤或产后恶露不下,而导致血行不畅,血液停滞而为瘀血;二是污秽之血为瘀血。由王肯堂《证治准绳》提出"污秽之血为瘀血",其性质是败血、毒血、恶血,故概括为"污秽之血"。可分为外源性"污秽之血",内源性"污秽之血"和复合性"污秽之血";三是离经之血为瘀血。由唐容川《血证论》所言"离经之血为血瘀",因内外伤、气虚失摄或血热妄行等原因造成血离经脉,积存于体内而形成的瘀血;四是久病入络为瘀血。由王清任在《医林改错》中提出"久病入络为血瘀",久病入络的观点源于《黄帝内经》,经清代著名医家叶天士总结完善,形成"久病入络为瘀"学说,指病久不愈,病邪深入络脉,气血运行失常,血滞为瘀血。

(三)瘀血的致病特点

瘀血形成之后,不仅失去血的濡养作用,而且反过来又会影响全身或局部血液的运行,产生疼痛,出血,或经脉阻塞不通,或内脏发生瘀积,或脏腑出现癥积,在体表可见瘀肿或肿疡,以及产生"瘀血不去,新血不生"等共同的特点。如瘀阻于心,可见心悸,胸闷,真心痛,口唇指甲青紫;瘀阻于肺,可见胸痛,咳血;瘀阻胃肠,可见呕血,黑便;瘀阻于肝,可见胁痛痞块;瘀血攻心,可致发狂;瘀阻胞宫,可见少腹疼痛,月经不调,痛经,闭经,经色紫黯成块,或见崩漏;瘀阻肢体末端,可成脱骨疽;瘀阻于肢体肌肤局部,则可见局部肿痛青紫。

(四)瘀血的现代研究

瘀血的现代研究主要集中瘀血证动物模型研究、瘀血证证候实质研究、瘀血证诊疗标准化研究。瘀血证动物模型研究方面主要采用中医致瘀病因、西医学致瘀病因制作瘀血证动物模,并研究模型病理生理变化;瘀血证证候实质研究方面,基于疾病瘀血证候,从凝血与纤溶、炎症、遗传、血管损伤、血液流变学、血液动力学、心肺功能等方面,研究疾病瘀血证微观指标变化,阐明瘀血证实质内涵;瘀血证诊疗标准化研究方面,采用临床中医证候学、循证医学、血液相关指标检测等方法分析总结瘀血证证候特征及诊疗标准。

(五)有关瘀血理论与临证诊治

瘀血,作为继发病因,是气血运行障碍所形成的一种病理产物,它可导致脏腑气血阴阳功能紊乱发病。因此,对瘀血的诊治依据其形成机制,在以阴阳、脏腑、病机为本的基础上,以通行气血,化瘀除滞为主。故对瘀血的治疗必须辨明有无瘀血的存在,若无瘀者,不可滥用。《医学心悟》指出:"凡攻病之药,皆损气血,不可过也。"活血化瘀法有促进血行作用,故月经过多及诸种失血和血虚者,应当慎用,孕妇应当忌用。应用活血祛瘀药时,还需根据辨证施治的原则,分清标本、虚实,掌握邪正消长,适当配伍理气、散寒、清热、扶正等法,灵活应用,才能收到更好的疗效。

三、蕴毒的研究

蕴毒是指由外邪、七情、饮食、劳倦等导致机体在代谢过程中或代谢失常所产生的,未能及时、有效地清除而停留于体内,对机体造成损害的一类具有毒性的致病物质,蕴积郁滞而化为蕴毒。随着近年来对中医基础理论研究的深入,对病因学中蕴毒的研究明显受到关注。

(一)蕴毒内涵的研究

1. 蕴毒的概念和形成 在古代医药典籍中,毒具有多重含义,或言病因,或言病证,或言药物,或言治疗等。就病因学而言,毒是指较严重的病邪。传统毒邪主要指六淫之甚及六淫之外的一些特殊致病物质,如"风气相搏,变成热毒"及疫疠之毒、蛇毒等。随着现代医家对毒邪认识的深化,毒邪内外之分已渐明确。历代医家对外毒认识较一致,指由外而来,侵袭机体蕴积体内并造成毒害的一类病邪。外来之毒除传统之毒外,现尚包括伴随社会发展引起的环境空气污染、化肥农药及噪声、电磁污染等。近现代医家研究认为,蕴毒除由外来之毒侵袭机体蕴积体内,造成毒害的一类病邪之外,还包括由体内脏腑功能和气血运行失常,使代谢废物不能及时排出,蕴积体内而化生之毒。如粪毒、尿毒、痰毒、瘀毒等。

2. 历代医家对蕴毒的认识 古代医家对内外之毒邪没有明确的区分,对毒邪的认识偏重于外来毒邪,提出了寒毒、热毒、湿毒、燥毒、大风苛毒的概念,如《黄帝内经》认为偏盛之气为毒,如《素问·生气通天论》言:"风者,百病之始也……虽有大风苛毒弗之能害,此因时之序也。"东汉·张仲景在《金匮要略》中提出阳毒、阴毒致病及其证治方药,并根据证候的属性把毒邪分为阳毒和阴毒,对后世颇有启发。至晋代王叔和提出了寒毒概念,"寒毒藏于肌肤,至春变为温病"。到隋唐宋金时代,对毒邪的分类、致病及治疗有了深入的探讨,如《诸病源候论》对毒的认识较为深刻,提出温毒、热毒、湿毒和寒毒与六淫之温、热、湿、寒有质的不同,开始对蕴毒有一定的认识。《伤寒杂病论》发挥了王叔和的寒毒说,认为严冬之时感受寒毒,寒毒与营卫相搏,即时而发者名伤寒,不即时而发则寒毒蕴于肌肤之间,可形成"温病""热病""中风""湿温"等病证,对蕴毒又有了进一步认识。明清以降,有了较为系统的对外毒病因理论的认识,在对外感温热病的预防和诊治发挥了重要的作用。在临床实践中不少医家对"内生毒邪"也有所探讨,如喻昌谈到疮疡的内因时认为:"内因者,醇酒原味之热毒,郁怒横逆之火毒也"。文中涉及了内生毒邪,但没有形成较为完整的理论体系。目前对蕴毒的提出丰富了病因学理论体系。

(二)蕴毒的分类

蕴毒多是在疾病过程中产生的,既是原有疾病的病理产物,又可成为新的致病因素,既能加重原有病情,又能产生新的病证。主要分为两大类:一是外来之毒蕴积体内而成。如六淫外袭过于强烈转化为毒邪,即邪化为毒;或外邪内侵,久而不除,往往蕴积成毒,即邪蕴为毒。如湿蕴日久变成湿毒、湿热交蒸而成毒等,此类蕴毒或因盛而变,或因积而成,都是在原有病邪的基础上化生而又保存了原有病邪的特点。除此,属外毒范畴还有一些特殊的致病物质,如气毒、水毒、药毒、食毒、虫兽毒、漆毒等。二是由内而生之毒。如五志过极化火成毒(热毒、火毒)、痰浊郁久而成痰毒、瘀血蕴蓄日久而成瘀毒、湿浊蕴积而成湿毒等。若人体气虚或气机不畅,津液代谢失常,水饮停积,聚湿生痰成毒,即为痰湿毒。血行不畅或离经之血停于体内,"血行失度"引起瘀血毒。当血不足以充脉或脉道不通,心气虚或宗气不足,气机郁滞,血热或血寒,均可形成瘀血,积久蕴毒。由于骨髓、脏腑功能障碍形成的非正常之血,其质地腐败者为败血毒。气行不畅可产生滞气,因气无形而动,滞气的部位较难定,但其毒害作用却是广泛的,不可忽视。另外,男女生殖之精排泄不畅,郁滞于生殖道中,化腐变质而成败精毒;机体阳气功能亢奋而使机体火热有余而成火热毒;六腑传化失职,糟粕不能外传而结于肠内而成燥屎毒。脏腑功能紊乱或衰退,气化不利,排尿障碍形成的尿毒。凡因机体自身物质代谢机制失常,所致的败血毒、滞气毒、败精毒、火热毒、燥屎毒、尿毒等,均属内生蕴毒。

(三)蕴毒致病特点

蕴毒在致病的过程中,可以出现某一种毒邪致病,也可以出现两种或多种毒邪联合致病,而临床上以后者更为多见。多种毒邪联合致病导致病情更加复杂多变。毒邪致病具有其独有的临床发病特点,其共性主要表现在以下几方面:

1. **发病急骤,传变迅速**　毒邪致病一般都具有发病急骤、传变迅速的特点,尤其是外来的风毒、寒毒及火热毒邪这一特性表现得更为明显。

2. **证候危重**　内生毒邪致病后危害严重,变证丛生,毒邪常伏气血,耗伤阴液,败坏脏腑,其病情多呈急、危、疑难之象;多见较危重的临床症状。内毒致病可见身体羸瘦,肌肤甲错,面色黧黑,身痛如刺,脉结、代、涩等(瘀毒);咳吐痰涎黏稠而量多,或皮下包块、瘰疬、痰核或关节肿痛,甚或癫、狂、痫等(痰毒)。

3. **涉及广泛**　致病区域宽广,常见脏腑、经络、四肢同时病变。

4. **多易侵袭内脏**　内生毒邪一般邪性暴烈,常易侵入脏腑,导致病情迅速恶化。

5. **病程迁延,缠绵难愈**　由于内生毒邪致病性强,易损伤人体的正气,因此容易出现邪盛正虚之格局,致使病程较长,病情反复,迁延难愈。

6. **善变性**　指内生毒邪致病,病变无常,变化多端,无明显的时间性和季节性,并根据所害客体的状况而表现出多变的临床特征。

7. **趋内性**　指毒邪暴烈,常毒害脏腑,导致疾病迅速恶化。

8. **趋本性**　毒由邪生,保留原病邪的某些特点,如热毒常犯人体上部,痰毒蒙蔽清窍。

9. **兼夹性**　毒邪常以气血为载体,无所不及,壅滞气机,败伤血分,又善入津液聚集之处,酿液成痰,故内生毒邪为病常有夹痰夹瘀之特点。

10.顽固性　毒邪内伏,营卫失和,气血亏损,脏腑败伤,其病多深重难愈,后遗变证蜂起,治疗难度较大。

（四）蕴毒致病传变

蕴毒致病后在体内传变过程,主要可分为气、血、精三个阶段。在毒邪致病的不同阶段,其临床表现也各不相同。

1.毒邪侵及气分　此时毒邪主要损伤人体气的推动、温煦、固摄、防御及气化等功能,不同性质的毒邪对气的功能的损伤不同,相应的临床证候也不同。如寒毒多易致气的推动、防御、温煦及气化等功能减弱,气的生成与运行障碍,出现恶寒或畏寒、四肢厥冷、脉沉迟或细弱无力等;热毒则易致气的推动、温煦及气化等功能过亢,出现高热神昏、甚或抽搐、面红目赤、口渴喜饮、大便秘结、小便短赤、舌红苔燥、脉洪数等。痰毒则主要引起气的推动及气化功能减弱,出现气机阻滞、津液代谢障碍,临床可见咳嗽、咯痰（痰多而黏稠）、胸闷气短,或一身浮肿,或关节肿痛、屈伸不利,或见痰核瘰疬,舌苔滑腻、脉多弦滑等。

2.毒邪深入血分　此时多见毒邪对血的正常运行及血的濡养功能的损伤,出现血液的瘀滞,肌肉关节及脏腑失养,可见畏寒,肌肉或关节瘀肿刺痛,或肌肤甲错、毛发枯槁、身体羸瘦,或吐血、咯血、便血、尿血、衄血,神昏谵语,或心神不安、失眠多梦、梦游,舌红干绛,或青紫瘀斑,脉细数、或芤、或涩、或结代等。

3.毒邪深入精分　此时毒邪常损害精的功能,使机体生长发育异常,临床可见身体各部位有形包块（各类肿瘤、囊肿等）的生长,其发展可致气血津液的生成运行及脏腑功能失调,可见全身性的临床症状。如单一或多发性包块呈进行性增大,精神不振,身体逐渐消瘦,面色晦黯或黧黑,身体局部或全身性巨痛,毛发枯槁,肌肤失荣,纳食渐减,二便失调等。

另外,因毒邪的性质及侵犯的脏腑不同,在临床上还可出现不同的兼夹症状。如:寒毒犯肺,可见肺部包块、畏寒、四肢厥冷、胸闷胸痛、咳嗽、咯痰,甚或咯血等;热毒犯肝,右胁疼痛、包块触之可及、身热心烦,甚或黄疸、腹大如鼓、腹壁青筋暴露等。还需要指出的是,"内毒"致病并不一定按气、血、精三个阶段依次发展,可不经过"气"这一阶段而直接进入"血"或"精",也常出现气血同病、精血同病或气血精同病等状态。其具体的发病形式受"内毒"的强度及患者体质两方面的因素影响。若毒邪直接犯精,发病初期因机体脏腑气血的功能尚未受到影响而无明显外在临床症状,难以被发现,此时常需借助一些西医学诊疗手段加以鉴别。

（五）蕴毒现代研究

结合西医学及临床实践的研究,认为蕴毒一为机体代谢过程中产生,而又不能及时清除的有毒病邪。如在脑卒中过程产生的导致细胞中毒性脑水肿的物质,有氧自由基、兴奋性氨基酸等;尿毒症过程中产生的毒素,如胍类、尿素、胺类等;恶性肿瘤晚期体内产生TNF-α增多,导致恶病质。二为机体内正常存在的,但在一定条件下出现量或质的变化成为有毒病邪。如机体内正常菌落受内外因素影响异常增多或产生变异成为致病菌,引起严重急性炎症,甚至中毒性休克。三是外来之毒长期反复少量侵袭机体,在机体中逐渐积累,最终成为造成机体严重损伤的有毒病邪,如重金属、放射元素等。蕴毒是机体在代谢过程中或代谢失常所产生的,未能及时、有效地清除而停留于体内,成为对机体造成损害的一类毒性物质,蕴积郁滞而化的认识越来越得到人们的重视。

(六)关于蕴毒论治

近几年来,对蕴毒邪气与某些内科疾病的相关性研究日渐增多,涉及中风、眩晕、血证、消渴、痴呆、尿毒等多个病种。有关蕴毒所致疾病的诊治也多有研究,其相关的观点提出如下:

1. 中风后可产生瘀毒、热毒、痰毒等,毒邪可破坏形体,损伤脑络,包括浮络、孙络等。脑络瘀阻导致营卫失和,卫气壅滞而化生火毒进一步损伤脑络是中风病康复困难的原因。

2. 老年期血管性痴呆发生与发展的根本原因是肾虚,而痰浊停聚和脉络瘀阻后所产生的"内生之毒"为害,恰为该病发病过程中的基本病理环节。

3. 传统中医理论认为肿瘤的发生与寒凝、血瘀、痰结、毒邪有关,恶性肿瘤的直接病因是癌毒,其中耗伤正气和易于扩散是癌毒诸多特性中最为突出的两个方面。

4. 解毒治法、解毒方药是中医诊断和治疗的特色,有极为丰富深刻的内涵和内容。近年来,与毒邪病因学理论相应的解毒法被广泛应用于临床各科,并且取得了显著疗效。

5. 从毒论治肿瘤受到学者的关注,如对白血病按"热毒炽盛"病变展开"以毒攻毒"的治法的系统整理与挖掘,研制成癌灵1号注射液,其临床疗效得到国际医学界的承认。

但也存在一些值得商榷问题,就毒邪概念而言,有两种观点需进一步商榷:一是认为凡是邪气即是毒,实即"万病一毒说"。二是将西医学中的病理产物等同于中医的毒邪。前者将毒邪泛化,处处是毒,其结果会使毒邪难有真正的内涵。后者很容易在进行从毒论治研究时过多重视现代研究中病理产物的微观变化,甚至寻求纯粹的清除病理产物的方法和药物,而从根本上忽略了中医本身毒邪理论的发展和创新。毒与非毒之间如何界定,仅以毒邪致病特点为标准是远远不够的,因为毒邪种类、属性、所涉及的部位不同及机体正气强弱的差异,毒邪为患在不同疾病、不同证候的表现上,自然就有不同的特点。较为恰当的研究方法可能是:在参照毒邪致病特点与共性的基础上,从相应病理因素的发生、演变过程和相应临床表现等方面,并结合西医学对相关疾病病理生理机制的认识研究其个性,这样的研究结果才会对临床有实际指导意义。因此明确毒邪的界定,把握解毒药物的应用时机,是从毒论治在临床提高疗效,减小副作用的关键。

痰饮、瘀血和蕴毒,在疾病发生发展过程中可以单独致病,也可相合致病,如胸痹的痰瘀互结,肺积的瘀毒互结,甚至三者合而为病,如乳岩痰瘀毒互结,使病证更为复杂,治疗更为棘手。痰饮、瘀血和蕴毒的研究既要运用现代生物学技术与方法阐述其科学内涵;也要依据中医病因病机特点,加强临床证候学和临床疗效分析评价,以进一步提高临床诊疗水平。

主要参考文献

1. 李顺保,王自立. 中医痰病学[M]. 北京: 学苑出版社,2003.

2. 刘艳骄,李茵. 中医痰病病名的内涵及临床诊断方法研究[J]. 中国中医基础医学杂志,2005,11(4):305-306.

3. 李印珊. 痰饮的因机证治及其相关的理论探讨[J]. 光明中医. 2006,5,21(5):11-12.

4. 陈可冀. 活血化瘀研究与临床[M]. 北京: 北京医科大学与中国协和医科大学联合出版社, 1993.

5. 张允岭, 常富业, 王永炎, 等. 论蕴毒损伤络脉病因与发病学说的意义[J]. 北京中医药大学学报, 2006, 29 (8): 514-516.

6. 敖海清, 朱艳芳. "毒邪" 的内涵及其致病特点[J]. 山东中医杂志, 2008, 1(27): 5-6.

7. 冯学功. 毒邪研究概述[J]. 山东中医药大学学报, 2001, 6(25): 475-477.

8. 李运伦. 毒邪的源流及其分类诠释[J]. 中医药学刊, 2001, 1(18): 44-45.

第六章　病机理论专论

病机,即疾病发生、发展和变化的机理。以研究和探讨疾病发生、发展、变化和结局的基本规律为主的病机理论,是中医学理论体系中一个重要的内容和组成部分,素为历代医家所重视,《素问·至真要大论》强调应"谨候气宜,无失病机","谨守病机,各司其属"。

第一节　中医病机与病机学说的研究

中医病机学说,是以探讨疾病的发展变化规律为主的中医学基本理论知识,它依据中医学基本理论所形成的病理观,有别于其他医学,对其研究将有助于临床对疾病的诊断和治疗。

一、病机学说内涵与特点的研究

(一)病机学说的内涵

病机学说,是研究和探讨疾病发生、发展、变化和结局的基本规律的学说。它认为疾病的发生、发展和变化,与患病机体的体质强弱和致病邪气的性质相关。病邪作用于人体,机体的正气奋起而抗邪,正邪相争,破坏了人体相对的阴阳平衡,或使脏腑气机升降失常,或使脏腑经络、气血津液功能紊乱,从而影响及全身脏腑组织器官的生理活动,产生全身或局部的多种多样的病理变化。但是,尽管疾病的种类繁多,临床征象千变万化,然而从总体来说,离不开邪正斗争、阴阳失调、气血津液失常和脏腑经络功能紊乱等病机变化的一般规律。

疾病本身是一个不断变动的过程,病机是这个变动过程中整体和局部病变状况的反映,与疾病的本质密切且相连。由于发病部位、病邪性质及气血津液盈亏之种种不同,所产生的病理变化亦不一样。因此,认识和研究病机,必须结合脏腑、经络、形体、九窍等不同情况,结合阴阳、气血、津液及邪正的变化,进行深入的、具体的分析。另外,还应看到,影响病机的因素,除上述邪正、阴阳、气血津液及病变部位之外,天气、地区、环境,以及人体的性别、年龄、体质等,亦都会对疾病的发生和发展产生明显的影响。由此说明,要把握住疾病的本质,必须综合患病机体各方面的情况,对其病机进行具体而细致的分析判断。

(二)病机学说的整体观和辩证观

中医病机学说中的整体观和辩证观是中医学认识和研究疾病发生、发展、变化机理的主要特点。其内容为,一是把局部病理变化同机体的全身状况联系起来,从脏腑组织与经络的相互联系和制约关系来探讨疾病的发展传变规律,从而形成了注重患者自身整体联系的病理观。二是强调患病机体以及疾病本身的发生、发展与自然、社会等外界环境因素是相互关联的一个整体。三是提出疾病的发展与传变,有病理传变一般规律,也有疾病突变的特殊传变。

因此,中医病机学说认为,疾病是局部和全身的综合病理表现,没有单纯的局部病变,也不存在没有局部病变的全身性疾病;局部病变可影响全身,全身性疾病常通过局部而反映出来,还有外界天时、地理、人事的影响和调节。这种强调立足整体,从整体联系和运动变化来认识疾病发生、发展过程,认识和研究疾病的病理观,符合中医理论体系的建构模式。

二、病机层次与结构的研究

在对中医病机理论的研究中,应该看到中医理论体系对病机的分析,具有层次与结构。所谓病机的层次和结构,是指机体的病理变化在整体,或局部,或具体病证中的位置和次序,及其在病机理论体系中的组成和内涵。要掌握中医病机学说对疾病机理发展变化的客观规律的理解和认识,近年来的研究提出可从基本病机、系统分类病机及症状发生机理三个层次,去归纳整理,从而形成了完整的中医病机学说的理论构架,以及研究分析疾病发生、发展和变化规律的基本方法。

(一)基本病机的层次与结构

基本病机,即基本的病理反应过程,是指某些具有共性的病理发展过程。我们知道临床病证虽然繁多,其病理表现亦千差万别,但当我们对众多疾病的发生发展过程进行剖析后,即会发现许多不同的病证都有着某些共同的病理过程。病变机体对于各种不同的致病因素发生反应,都是以脏腑经络的阴阳气血功能失调为病理基础。邪正盛衰、阴阳失调、气血失调及津液代谢失常,成为机体对致病因素发生反应的基本病理过程,是疾病发生、发展和变化的根本,组成了病机的第一层次结构。其中邪正盛衰,是指疾病过程中机体的抗病能力与致病邪气之间由于相互斗争所发生的消长盛衰变化。如《素问·通评虚实论》言"邪气盛则实,精气夺则虚",说明邪正盛衰是虚实两种病理状态形成的关键,影响着临床病证的虚实变化;正胜则邪退、邪胜则正衰,说明邪正盛衰还决定着疾病的进退和转归。阴阳失调,是指机体在各种致病因素的作用下,导致人体阴阳消长失去相对的平衡,从而出现阴不制阳、阳不制阴、阴阳互损、阴阳格拒、阴阳亡失等病理变化过程。同时又是脏腑经络气血等相互关系失去协调,以及表里出入、上下升降等气机运动失常的病理概括。气血失调,是指气血虚损、气或血功能失调以及气和血互根互用的功能失常而言。气的功能失调表现为气虚、气机失常(包括气滞、气逆、气陷、气闭和气脱)等方面;血的功能失调表现为血虚、血瘀、血热等方面;气血互根互用的功能失常则表现为气滞血瘀、气不摄血、气随血脱、气血两虚,以及气血不荣经脉等几方面。津液代谢失常,主要是指津液的生成和排泄失于平衡,或津液的气化和输布失常,从而导致体内津液生成不足,或耗散、排泄过多,以致津液在体内环流缓慢,形成水液的滞留、停积、泛滥等病理变化而言。同时津液代谢失常,亦包括津液与气血的功能失调等病机在内,例如津停则气阻、气随液脱、津枯则血燥和津亏则血瘀等。

(二)系统分类病机的层次与结构

系统分类病机,主要是指某些侧重于机体脏腑经络组织等不同方面的病理反应过程,这些病机与基本病机相比,应属于病机的第二层次结构。它主要包括外感病机、内伤病机、经络病机、疮疡病机，以及肿瘤病机等几方面。所谓外感病的病机，主要包括伤寒六经病机、温热卫气营血病机及湿热三焦病机在内，主要是阐释外感病邪（即风寒、温热与湿热等病邪）侵袭人体以后，所引起的疾病发生发展的一般规律。内伤病机，则主要包括"内生五邪"病机和脏腑病机在内。"内生五邪"病机，是指由于气血津液和脏腑的生理功能异常，所产生的类似外感"六淫"致病的某些病理反应，由于病起于内，故分别称之为"内风""内寒""内湿""内燥""内火"等，统称为"内生五邪"。所谓脏腑病机，则是指脏腑的生理功能失调的内在机理，主要表现于两方面：一是指脏腑功能的太过或不及，以及各功能间相互关系的失调；二是指脏腑本身的阴阳气血的失调和脏腑病机的相互影响等方面。所谓经络病机，主要是指致病因素（包括外感性和内伤性致病因素）直接或间接作用于经络系统而引起的经络气血病理变化，主要包括经络气血的偏盛偏衰、经络气血的运行逆乱、经络气血的运行阻滞、经络气血的衰竭等几方面。所谓疮疡病机，是指由于邪毒（包括风、寒、湿、痰、火等）的侵袭，与机体血热、气郁等因素共同作用，以致邪毒搏于血脉，营气不行，逆于肉理，卫气归而不得复返，毒热壅滞血脉，使局部组织发生肿胀疼痛，以及肉腐化脓等病理过程。所谓肿瘤病机，这是一种特殊的病理过程。中医学认为，肿瘤的发生主要是由于气滞、血瘀、痰浊或邪毒等，留结于经脉、肌腠或脏腑组织之中，因而导致局部组织突然增生所致。

（三）症状发生机理的层次与结构

这是与疾病症状发生相关的机理，属于中医病机学说的第三个层次。症状发生的机理可以分为两个方面：一是指全身性病理反应产生的机理，如阴阳失调基本病机所产生的发热、恶寒、厥逆等；气血失调基本病机所产生的痛痒、麻木、肿胀、昏厥等；津液代谢失常所产生的水肿、痰饮等（痰饮属于病证范畴，但亦多由水液代谢失常所致，反映了水积为饮，饮凝成痰的病理过程）；二是指分类病机如脏腑病机、经络病机等所产生的常见症状的发生机理。如六经病机三阴三阳症状产生的机理、卫气营血及三焦病症的产生机理、"内生五邪"病机所见不同症状的产生机理，以及脏腑病机常见症状的发生机制等，皆属于此范畴。

证候，简称证。它是中医学对疾病发展的不同阶段，概括病机变化的一个特有名词，也是临床认识疾病和分析疾病，从而决定治疗方法的前提和根据。临床上，要辨别出不同证候，一定要能准确地分析病机和掌握病机的变化规律。

三、病机与证候关系的研究

（一）病机与证候的关系

证候，是反映机体在疾病发展过程中某一阶段病机变化特征的症状集合，是反映这一阶段病变本质的外在表现。它标志着这一阶段病变的部位，病因的变化、病情的性质，以及正邪斗争的情况和疾病发展的趋势等。因此，临床通过疾病所反映的不同证候，可以分析疾病内在机理的变化。两者之间的关系是，证候为内在病机反映于外的征象，是临床据以分析内在病机的依据，而病机是外在证候的内在本质。

证候、症状与疾病之间存在有机的联系。症状，简称"症"。它虽然也是内在病机变化反映于外的征象，但它和"证"具有不同的含义。从文字上说，"证"和"症"，是可以通用的，所以历代医家对此并不加以严格区分。近几十年来，为了能阐明证候和症状的关系及二者的不同含义，因而将其区分开来。症状，是病变反映于体表的个别体征。临床上就是将这些个别体征的内在病机联系起来分析，就成为一个证候。例如恶寒、发热、咳嗽、鼻塞、流涕等，都是症状,根据这些症状的内在病机,综合起来就成为证候——外感表寒证。临床的辨证,就是根据患者反映出来的一些症状,通过内在病机的分析,综合而推论出一个证候。由此可见,证和症是两个不同的概念,但症状又是组成证候的要素。前者是不同阶段的病机变化的概括,反映出这一阶段的病变本质,后者仅是不同阶段病机变化反映于外的各个体征。

（二）影响病机与病证的因素

《灵枢·五变》说:"余闻百疾之始期也,必生于风雨寒暑,循毫毛而入腠理,或复还,或留止,或为风肿汗出,或为消瘅,或为寒热,或为留痹,或为积聚。奇邪淫溢,不可胜数",又说:"夫同时得病,或病此,或病彼"。此以外感病为例,指出人体受邪后,受多种因素的影响可出现不同的病机变化及不同的证候表现,故临床证候千变万化。主要有以下几方面:

一是个体差异。个体体质的差异,对病机的变化和证候的形成,起着决定性的作用。《灵枢·五变》说:"肉不坚,腠理疏,则善病风","五脏皆柔弱者,善病消瘅","小骨弱肉者,善病寒热","粗理而肉不坚者,善病痹"。经文指出了人体体质的差异,对各种邪气的易感性不同,证候的形成也有其趋向性。体质的差异,对同一邪气受病,其病变的发展过程,也有明显的不同。例如同样感受寒邪发病,由于患者体质的阳盛或阴盛,其发病及其变化就不同;素质阴盛者,则多从阴化寒;素质阳盛者,则多从阳化热。这里所说的"从化",就是随从体质的不同而变化,这是临床极为常见的现象。

二是病邪性质及受邪的轻重。病邪的性质不同,人体感受后的病机变化也不尽相同,所导致的病证也不一样。例如感受风邪,则多表现出多汗、恶风的中风证,这是因为风为阳邪,其性开泄的缘故。又如感受暑热之邪,则多表现身热、汗出、烦渴、乏力,甚则晕厥的中暑证,这是由于暑为阳邪,其性炎热升散,耗气伤津,气随津泄,扰动心神之故,如《素问·举痛论》说:"炅则腠理开,荣卫通,汗大泄,故气泄矣"。又《素问·六元正纪大论》:"炎火行,大暑至……故民病少气……甚则瞀闷懊恼,善暴死"。受邪的轻重与病证的轻重一般是成正比,也就是邪轻则病轻,邪重则病重,如《灵枢·邪气脏腑病形》篇说:"虚邪之中身也,洒淅动形,正邪之中人也微"。"正邪",这里指因体虚抗邪能力衰减而致病的正常气候变化。上述风与暑虽都为阳邪,但又有各自不同的特性,而形成不同的证候。

三是病邪所中部位。病邪所中的部位不同,对发生的病理机制及其表现出的证候也有着决定性的作用。如:《灵枢·刺节真邪》篇说:"虚邪之中人也……内搏于骨,则为骨痹。搏于筋,则为筋挛。搏于脉中,则为血闭不通,则为痈。搏于肉,与卫气相搏,阳胜者则为热,阴胜者则为寒"。又如《灵枢·五邪》篇说:"邪在肺,则病皮肤痛,寒热,上气喘,汗出,咳动肩背……邪在肝,则两胁中痛,寒中,恶血在内,行善掣节,时脚肿……"前者指出了邪中皮肤筋骨部位的不同,则出现的病证不同;后者则指出了邪中不同的脏腑,病脏不同,其发病的证候也不一样。由此,说明了邪中部位与病变、病证之间具有对应的关系,这是中医药研究中必须引起重视的基本理论。

第二节　阴阳失调病机的研究

阴阳失调,是中医学的基本病机之一。阴阳失调病机主要是研究阴阳盛衰与寒热变化之间关系与规律为主的基础理论。

一、阴阳失调为病变的根本

阴阳失调,是人体阴精、阳气的关系遭到破坏,失去平衡协调的病理状态,也是对脏腑、经络、气血、津液等相互关系失去平衡协调,以及气机升降出入失常的病理概括。所以,阴阳失调是对人体各种生理性矛盾和关系遭到破坏的高度概括,也是疾病发生、发展的内在根据。因此,阴阳失调是人体各种病变最基本的病机。一切疾病都可以用阴阳失调来概括说明其发病机制。阴阳失调的病理变化甚为复杂,但偏盛、偏衰是其最基本的病理类型。阴阳的盛衰变化决定着病证的寒热性质。

二、阴阳盛衰病机与寒热病变的研究

在中医学病机理论和辨证体系中,阴阳既是辨证的纲领,又有特定的具体内容。阴阳失调的病理变化中,阴主要表现为机体脏腑器官系统功能减退或热量不足的一种反应状态;阳主要表现为机体脏腑器官系统功能亢进或热量过剩的一种反应状态。可见,阴阳的盛衰决定着病证的寒热性质,《素问·疟论》称:"阳胜则热,阴胜则寒",《素问·调经论》说"阳虚则外寒,阴虚则内热,阳盛则外热,阴盛则内寒"。阴阳盛衰变化是产生寒热病变的根本机制,寒热是阴阳盛衰变化表现于外的临床征象。

(一)阳盛病机的概念与阳盛则热的研究

"阳胜则热",是指阳邪亢盛易于出现化热、化火的病理变化。阳证是以热、动、燥为其特点,其病机特点多表现为阳盛而阴未虚的实热证。反映于临床,阳盛可出现热象及燥、动之象,如壮热,面红,目赤,烦渴,尿赤,便干,苔黄,脉数等症。其病理基础是阳邪亢盛,功能亢奋,邪正相搏激烈所致,表现或表热,或里热,或表里俱热,共同点是以热为主。

"阳盛则外热",就是指病邪客于体表,则卫外之阳气,充盛于肌表,起而与邪气抗争,从而引发表现于外的发热症状。《素问·调经论》阐释说:"上焦不通利,则皮肤致密,腠理闭塞,玄府不通,卫气不得泄越,故外热。"阳可以盛于里也可以聚于外,所以,临床证候有表热、里热与表里俱热的不同,但其共同的病理表现是以热为主。

"阳胜则阴病",是指阳热亢盛过久,势必耗伤阴液,使人体的阴津受到或轻或重的损耗的病理状态。这是阳盛不能解除,病机发生变化的结果。临床病人在出现热象的同时,虽已有口渴,小便少,大便干燥等阳盛伤阴,阴津不足的症状,但其病变的关键仍是阳盛。如阳热亢盛,使津液大伤,阴精亏损,其病机可发生转化,形成实热兼阴亏病证或虚热病证。若热邪炽盛,正不胜邪;或邪热久留,大量煎灼阴液,使阴液突然大量脱失,出现全身功能活动突然严重障碍的病机变化,即亡阴,亡阴是阳热亢盛至极所致的危重证候的病理表现。

(二)阴盛病机的概念与阴盛则寒的研究

"阴胜则寒",是指阴寒邪气亢盛使脏腑组织功能抑制或障碍,温煦气化作用不足的病理变化。阴证以寒、静、湿为其特点。其病机特点多表现为阴盛而阳未虚的实寒证。反映于临床,阴盛可见寒、湿、静之象,如恶寒,喜暖,肢冷,腹冷痛,泄泻,水肿,痰液清冷,舌淡,脉迟等症。其病理基础主要是阴邪过盛或阳气为外寒郁遏所伤,卫阳不能发挥其温煦形体作用所致,表现或表寒,或里寒,或表里俱寒的不同,但其共同点是以寒为主。

"阴盛则内寒",是指阴寒之邪直中于里,伤及阳气,阴盛阳虚,从而产生表现于内的寒证。其病机,《素问·调经论》分析道:"寒气在外,则上焦不通,上焦不通,则寒气独留于外,故寒栗。"事实上,内寒可产生于寒邪直中脏腑,亦可在机体阳气虚弱的情况下出现,阴可以盛于里也可以凝于外,临床证候有表寒、里寒与表里俱寒的不同,但其共同的病理表现是以寒为主,治疗就应以祛寒为主,在表者宜温散,在里者宜温中,凝聚者宜温通。

"阴胜则阳病",是指以阴寒内盛的实寒病证,久而不去则损伤阳气,机体生理功能减退,阳热不足的病理状态。这是阴盛不能解除,病机发生变化的结果。临床常可伴见阳虚征象,出现畏寒肢冷,面色㿠白,溲清便溏,口淡不渴等症状;若伤及气化功能,可致痰、涎、涕、尿等排出物皆澄澈清冷。其病机是阴偏盛为主的阴盛实寒病证。外寒郁遏,卫阳不能温煦形体;或阴寒入里损伤阳气,其病机发生转化,可形成实寒兼阳虚病证或虚寒病证。假若寒邪亢盛,正不敌邪,阳气突然大量耗伤而脱失;或因素体阳虚,正气不足,疲劳过度伤气;或过用汗法,汗出过多,阳随津泄,阳气骤虚而外脱,致使阳气严重耗散而衰竭,虚阳外越可成为亡阳病证。亡阳是阴寒亢盛至极,阳气衰竭,虚阳外越所致的危重证候的病理表现。

(三)阳虚则寒的研究

中医学认为人体阳气虚衰时,表现为温煦、气化、推动和兴奋功能的减退,其病理基础是阳气虚衰不足,温煦作用减弱,气化功能减退,产热减少,因而导致人体热量不足,全身出现寒象。中医病机理论概括为"阳虚则寒"。阳虚病机形成的关键是阳气的不足和阳气自身功能的下降,所以全身出现寒象是其主要的病理表现。病者畏寒喜暖,全身清冷,并以四肢逆冷最为明显。若阳气虚衰,推动作用不足,脏腑、经络等组织器官生理活动亦因之而减退,血液和津液的运行无力而迟缓。加之温煦作用不足,气化作用减弱,因而虚寒内生,则更易使血液凝滞,脉络蜷缩,脉搏跳动微弱或沉迟而无力。或津液停聚不能气化而成水湿痰饮。若阳气虚损,兴奋作用减弱,则可见精神不振,喜静萎靡之象。

1. "阳虚则外寒"的研究 关于"阳虚则外寒",是指全身性阳气虚衰,出现阳虚外寒的病理表现。症见畏寒喜暖,形寒肢冷,面色㿠白,舌淡脉迟等寒象,以及蜷卧神疲,小便清长,下利清谷等虚象。由于阳虚气化无力,阳不化阴,津液代谢障碍或减退,可导致水湿留滞,发为水肿病变。阳虚则寒与阴盛则寒两者在病机上有区别,症状上有不同。一般来讲,阴盛则寒是以寒为主,虚象不甚明显;阳虚则寒是虚而有寒,以虚为主,一派虚寒之象。

2. 阳虚与气虚的异同 就中医病机理论分析,阳虚与气虚的关系非常密切。气无形而恒于动,就其性状属阳,具有温煦、推动与兴奋的功能,故阳虚其根本在于气虚和气化作用的减弱。故中医学把具有温煦、推动与兴奋等功能属性的气,称之为"阳气"。气盛则阳亢,气衰则阳虚,气有余便是火,气不足便是寒。故《素问·刺志论》说:"气实者,热也;气虚者,寒也。"但是,气的功能是多方面的,除属于阳的功能外,还有属阴的功能。可以认为,阳虚必以气虚为基础,而气虚则并不一定会发展成阳虚,其病理表现亦非必有虚寒之象。

3. 阳虚和脾、肾阳气虚衰病理的分析 从临床来看,阳气不足一般以脾、肾阳虚为主。脾主后天,肾主先天,故脾阳虚和肾阳气虚衰是导致全身性阳气不足的主要因素。其中尤以肾阳虚衰最为重要。这是由于肾阳为诸阳之本的缘故。阳虚的病理表现除具有阳虚失于温煦之虚寒征象外,多伴见本脏腑生理功能减退或衰弱之表现。如脾阳虚衰,除少数因肾阳不足,命门火衰,不能温煦脾阳所致外,多数由脾气虚损发展而成。脾阳虚的病理表现主要有两方面,一是表现为机体失于阳气温煦之形寒肢冷等虚寒症状;二是脾阳虚损,出现健运之功能低下的表现,如腹胀脘痞、食少纳呆,大便溏薄,甚至水湿不化,泛溢于肌肤,则发为周身浮肿,或妇女白带量多而质稀等。肾阳虚衰,则多由年老肾亏,或先天不足,或房劳过度,或素体阳虚,或久病损伤阳气所致。肾阳虚衰病理表现,首先以一身阳气虚损,即全身功能低下为特征。故《笔花医镜·肾部》指出:"命门火衰者,虚象百出。"由于肾阳为一身阳气之根本,故肾阳虚常表现为全身性阳气衰弱之虚寒征象。其次,则多表现为生殖、主水及司二便等功能的减退或低下。生殖功能减退,多见男子阳痿、滑精、早泄,女子宫寒不孕;肾阳虚衰,蒸腾气化无力,水液不能化气而泛溢于肌肤,则可发为水肿;肾阳一虚,温煦无力,封藏失职,还可见久泄不止、完谷不化或五更泄泻等。

（四）阴虚则热的研究

中医学认为人体阴气虚衰时,其滋润功能、宁静功能减退,机体制约阳热的功能不足,阳热之气偏亢,从而出现虚热、干燥等虚性兴奋之象。中医病机理论称之为"阴虚则热"。阴虚病机形成的关键是阴精的不足和阴精自身功能下降,阴虚则阳相对偏盛,全身出现虚热为主的病理表现。症见五心烦热、潮热、盗汗的虚热之象。关于"阴虚则热"的机理,《素问·逆调论》分析:"是人者阴气虚,阳气盛。四肢者阳也,两阳相得,而阴气虚少,少水不能灭盛火……逢风而如炙如火者,是人当肉烁也。"这里的少水,指阴气衰少;肉烁,即肌肉消瘦,如火烁肌肉而干枯。朱丹溪在《格致余论·养老论》中对阴虚发热病机也有阐述:"人身之阴难成易亏,六七十后阴不足以配阳,孤阳几欲飞越。"如《素问·疟论》所言:"阴虚而阳盛,阳盛则热矣。阴虚则内热";《灵枢·刺节真邪》说:"阴气不足则内热。"

1. 阴虚与津液不足、精血亏虚的异同 就中医病机理论来讲,阴虚与津液或精血亏损密切相关。一般来说,阴偏衰时成形、滋润、濡养等功能均减退,津液、血、精的产生皆可不足。但津、血、精三者之不足,在阴虚的病机中亦有主次之分。津液有形而静,又属水类,故性状属阴,其功能亦以滋润和濡养为主,故作用亦属阴。而且津液是在阴气的作用下化生的,阴气盛则津多,阴气虚则津少,阴气竭则津枯,故称津液为阴液。津液不足则滋润功能减退,所以津液亏耗是阴虚的最主要的病理基础;血有营养和滋润作用,血虚时,营养和滋润作用都减退,可见阴虚的病理表现,但血虚并不都表现为阴虚,不一定出现虚热征象;精为有形之物,也是在阴气成形功能的作用下,由气聚而成。精主要藏之于肾,化生肾气,肾气经三焦而流行全身,肾气中含有肾阴和肾阳。肾阴充沛,则机体各种阴的功能都会得到促进,肾阴亏虚,则机体各种阴的功能都会减退。肾阴虚源于肾精不足,可见肾精不足与阴虚密切相关。同理,阴虚虽然可来源于精亏,但精亏并不都表现为阴虚内热。

2. 阴虚与肺阴虚、肝阴虚、肾阴虚的分析 阴虚病变,五脏皆可发生,但一般以肺、肝、肾之阴虚为常见,其他脏腑之阴虚,久延不愈,最终亦多累及肺肾或肝肾,故临床上以肺肾阴虚或肝肾阴虚为多见。由于肾阴为诸脏阴液之本,所以,肾阴不足在阴虚病机中又占有极其重要的地位。如《沈氏尊生书·杂病源流·脏腑门》说:"阴虚者,肾中真阴虚也。"

肺主气,司呼吸,性喜润而恶燥,故内伤咳嗽,久咳不愈,或外感热病,一旦伤及阴液,极易影响及肺。肺失阴津之滋润,常见干咳,或咳嗽少痰,或痰黏难咯。若内热灼伤肺络,则痰中带血,甚则咳血;若咽喉失其阴津濡润,虚热内蒸,则可致声音嘶哑,甚则失音。故《理虚元鉴·干咳嗽论》说:"干咳者,有声无痰,病因精血不足,水不济火,火气炎上,真阴燔灼。"同时伴有阴液不足,阴虚阳亢的全身性病理表现。

肝主疏泄,体阴而用阳,故无论是外感温热煎耗阴液,还是情志不遂,气郁化火,或者是湿热侵犯肝经,只要伤及阴液,就易致肝阴亏。其病理表现,除一般性阴虚内热的表现外,则多与其"开窍""所主"及肝经循行部位的症状密切相关。在症状上见到,肝阴虚不足以上濡头目的头晕耳鸣,两目干涩;络脉失养的胁肋灼痛;筋脉有失濡养,虚风内动的手足蠕动等肝阴虚的病理表现。

肾所藏之阴精,为人之真阴、元阴,乃生命活动之基础物质。故肾之阴精亏虚,为脏腑阴虚病变中之最严重者。肾阴为脏腑诸阴之本,肾阴不足会导致全身性阴液亏损,引发他脏阴亏病变丛生。此外,由于阴虚易导致阳亢、变生阴虚阳亢或虚热内生等病理变化,而虚阳亢扰反过来又会耗阴,致使阴更亏而阳越亢,形成恶性循环,导致病情加重。肾之阴精不足,无以充养腰膝,故见形体消瘦而腰膝酸软或酸痛;阴虚不能敛阳,则可见盗汗、潮热,五心烦热,咽干颧红,舌红少苔;阴虚阳亢,虚火上扰,则可见眩晕耳鸣,失眠多梦;阴虚阳亢,命火相火妄动,则男子阳强易举;精关不固,封藏失职,则可见遗精、早泄;肾阴虚亏,冲任虚损,天癸暗竭,则可见经闭;肾阴虚亏,冲任不固,则可见妇女崩漏等病症。

第三节 脏腑病机的研究

脏腑是人体五脏、六腑、和奇恒之腑的总称。依据中医学基本理论,它既包含着人体内视之可见、触之可及的实体器官,又包括着人体生理活动的系统功能,因此,脏腑是一个形态与功能的综合概念,是人体生命的中心。人体一旦发病,要判明病变的部位、性质和对机体功能活动的影响,必须将病机分析落实到脏腑上,才能保证其有较强的针对性。可见,对脏腑病机的研究,对于临床诊治疾病有着重要的意义。

一、脏腑病机内涵的研究

(一)脏腑病机基本概念

脏腑病机,是指在疾病的发生、发展和变化过程中,脏腑生理功能紊乱及其阴阳、气血失调的内在机制。任何疾病的发生,无论是由外邪所引起,还是由内伤所导致,最终都会致机体脏腑生理功能活动的紊乱以及脏腑阴阳、气血的失调。因此,根据脏腑的不同生理功能来分析和归纳其病理状态的发生发展规律,就成为中医病机学和临床辨证学的主要依据。

(二)脏腑病机的形成与历代医家的认识

脏腑病机理论,首见于《素问·至真要大论》的病机十九条,其中如"诸风掉眩,皆属于肝;诸寒收引,皆属于肾;诸气膹郁,皆属于肺;诸湿肿满,皆属于脾;诸痛痒疮,皆属于心。"就是根据临床不同病证的五条脏腑病机,构成了脏腑病机学说的基础。实际上其他十二条有关六淫之病机,如"诸病水液,澄彻清冷,皆属于寒"等,也没有脱离脏腑病机之范畴,因为凡鼻流之清涕,或上吐之水液,或下泄之尿液、粪便等澄沏清冷者,亦多与肺、脾胃及肾有关。或是寒邪伤及肺卫,肺气失宣;或是寒邪伤及胃腑,阳不化阴,胃中寒甚,以致和降失职,清水上泛;或是脾肾阳虚,肾气失固,阳虚阴盛,因而尿液清长,粪便清稀,完谷不化。诸如此类,说明多与脏腑的功能失常有关。

汉·张仲景著《金匮要略》,首篇《脏腑经络先后病脉证》即以脏腑病机论点作为总论,并将腑腑病机学说贯穿于全书各病之专论中,用在络、在经、入腑、入脏来分析其病变的发生发展规律,在其很多篇章中亦多以五脏功能失常来分类和归纳临床病证,进行辨证论治,并阐发了《难经·七十七难》"见肝之病,则知肝当传之于脾,故先实其脾气,无令得受肝之邪"

的著名论点,结合其临床实际,论述了脏腑虚实及其病证传变规律。华佗著《中藏经》,载有《五脏六腑虚实寒热生死逆顺之法》,从辨证的角度来论述脏腑病机,分析其脏腑病证的发展与转归,对后世脏腑病机学说之研究亦有较大的影响。

宋金元时期的钱乙著《小儿药证直诀》,提出以五脏为纲总结儿科疾病的辨证方法。张元素著有《脏腑标本寒热虚实用药式》,系统地归纳了药物的归经、补泻作用与脏腑喜恶之关系,使脏腑病机理论与临床证治有机地结合起来。李东垣著《脾胃论》,提出"脾胃为元气之本","脾胃之气既伤,而元气亦不能充,诸病之所由生也"的内伤病机论点,为后世五脏病机之探讨,尤其以脾肾为主兼及肝肺的一派学术观点打下了基础。朱丹溪著《格致余论》,对心肝肾之病理生理进行了探讨,并提出了"阳常有余,阴常不足"之著名论点。所谓"阴不足",即指肾所藏阴精易亏。所谓"阳有余",则主要是指肝肾所寓之相火易于妄动而言,而相火之妄动实由心火易为物欲所动之结果。因此,丹溪认为肾精之易于亏损,心火之易于煽动,相火之易于妄动,实为机体发病之关键。陈自明著《妇人大全良方》,以脏腑经络病机为纲,论述妇产科疾病的发病原理,继承和发展了《黄帝内经》的脏腑病机理论。

明清时期,薛己著《内科撮要》,以脾胃肾及命门病机为主来论述内科病证;赵献可之《医贯》,独重于肾水、命火病机之阐发;李中梓的《医宗必读》,倡先天后天根本论;张介宾著《景岳全书》对肾阳肾阴病机之卓越论述;汪绮石著《理虚元鉴》,对虚劳病机之阐发;王泰林之《西溪书屋夜话录》,对肝脏病机之专论等,无不对脏腑病机学说各有阐发,确能启迪后世对脏腑病机理论之研讨。清代医家唐容川在《血证论》中,设有《脏腑病机论》专篇,可谓脏腑病机学说之总结。文中不仅探讨了各脏腑病机与血证的关系,而且从各脏腑之主气、经脉、部位及特征等方面,论述各脏腑的常见病证及其病理变化,同时将五脏六腑的生理功能、生理特性,与其病证反映、病变机理联系起来进行研究和探讨。实践证明,这对中医脏腑病机学说的发展、完善和提高有重要的意义。

总之,古代医家所遗留下来的这些宝贵的病机资料,为我们系统整理中医病机学说的层次和结构,阐释其理论内容和规律,提供了丰富的素材和保证。

(三)脏腑病机与脏腑阴阳气血关系的研究

脏腑生理功能的紊乱是导致五脏阴阳、气血失调,脏腑发生病变的病理基础。但由于各脏的生理功能各有其特点,故在其失调时亦不尽相同。如心的病机,主要在于心主血脉的异常和精神情志的改变;肺的病机,主要表现为肺气的宣发肃降失常及肺气、肺阴的虚损;脾的病机,主要表现为饮食物和水液运化功能的失常、气机升降的紊乱及血液统摄的失权;肝的病机,主要表现为疏泄功能的失调、肝血濡养功能的减退及肝的阴阳制约关系的失调;肾的病机,主要表现为藏精、主水功能的失调,以及肾的阴阳失调等方面。临床实践证实,掌握五脏病机的各方面病理变化,对于认识疾病,把握病变的本质具有十分重要的意义。

依据六腑以通为用,以降为顺的生理功能特点,六腑病变多影响及气机的调畅、水谷消化吸收排泄的顺畅,以及水液代谢的通畅等方面。其中尤以胆汁的排泄障碍,胃的腐熟、和降失常,大肠的传导失职,以及膀胱的气化失权等影响最大。故通畅六腑气机,成为临床施治的重要一环。奇恒之腑的功能活动与脏腑之生理功能密切相关,故其病机往往相互影响。如脑、髓、骨的病变,多与肾精之亏损有关。肾精不足,无以生髓、养骨、充脑,故可见某些神志及骨骼虚弱等病证。脉之病机,则多与气血之运行逆乱或障碍有关。胞宫的病机,则主要在于气血失调;心、肝、脾、肾功能失调,以及冲任失调所引起的胞宫功能失常或紊乱,这为妇科经、带、胎、产等病证的分析,提供了重要的途径。

人体是一个有机整体,人体各脏腑之间,在生理上密切联系,病理上互为影响。因此,研究脏腑病机,不仅要关注脏腑本身的病理变化,还要重视脏腑之间以及气血阴阳之间的相互影响,反映了疾病的传变及各脏腑病证兼见的复杂性,这也是临床分析脏腑兼病的先后主次、原发病与继发病的理论依据。

二、脏腑气血阴阳与内生"五邪"的研究

(一)内生"五邪"的概念

所谓内生"五邪",并非是指致病邪气,而是在疾病过程中由于脏腑气血阴阳的功能失调所产生的五种病理状态,即是中医临床上所常见的内风、内寒、内湿、内燥、内火等病证之病理机转。风气内动,主要是体内阳气亢逆变动所形成的一种病理状态。其病理表现多见动摇、抽搐、震颤、眩晕等症;寒从中生,是指机体阳气虚衰,温煦气化功能不足,脏腑功能减退,因而造成生理功能活动抑制或衰退,或阴寒之邪弥漫的病理状态。其病理反应是既可见虚寒性证候,又可见阴寒性病理产物积聚,从而导致水湿、痰饮等疾患;湿浊内生,是指脾的运化功能和输布津液功能减退或障碍,导致体内水谷津液代谢失调,从而引起水湿痰浊蓄积停滞的病理状态。其病理反应,即为内湿证候,亦因其湿滞部位不同而异;津伤化燥,是指机体津液不足,人体各部组织器官和孔窍失其濡润,从而产生干燥枯涩之病理状态。其病理表现,即为内燥证候;火热内生,是指机体阳盛有余,功能亢奋,或邪郁化火,或五志过极化火,或阴虚火旺之病理状态。且由于火热郁结的部位不同,故其病理反应可表现为多种实火或虚火证候。

(二)内生"五邪"与外感六淫

1. 内风与外风的区别(表上-6-1)

表上-6-1　内风与外风的区别

类型	病因病机		临床表现
外风	风邪外感,营卫失和,肺气失宣		发热恶风,汗出,脉浮缓
内风	热极生风	邪热炽盛,煎灼津液,伤及营血,燔灼肝经,热极生风	高热神昏,抽搐,甚则颈项强直,角弓反张
	肝阳化风	肝肾阴亏,水不涵木,肝阳升动无制,阳亢化风	眩晕,震颤,或为口眼㖞斜,甚则仆倒,半身不遂
	阴虚风动	热病伤阴久病伤阴,筋脉失于濡养,阴虚风动	筋挛肉瞤,手足蠕动。伴见阴虚内热症状
	血虚生风	生血不足、失血过多、或瘀伤营血、肝血不足筋脉失养或血不荣络,血虚生风	肢麻肉瞤,手足拘挛不伸,伴见眩晕眼黑,唇淡面白等血虚症状

外风是六淫之首,四季皆能伤人,经口鼻或肌表而入。经口鼻而入者,多先侵袭肺系;经肌表而入者,多始于经络,且常兼夹其他外邪侵袭人体。正虚邪盛则内传脏腑,此两种途径又可同时兼有,因外风作用部位不同,临床上可有不同的表现。内风系自内而生,多由脏腑功能失调所致,与心肝脾肾有关,尤其是与肝的关系最为密切。其临床表现以眩晕、肢麻、震颤、抽搐等为主要特征。

2. 内寒与外寒的区别（表上-6-2）

表上-6-2　内寒与外寒的区别

类型	病因病机		临床表现
外寒	伤寒	外感寒邪,卫阳被束	恶寒,发热,无汗,头身痛,骨节疼痛,脉浮紧
	中寒	寒邪直中于里,伤及脾胃阳气升降失常	脘腹冷痛,呕吐少食,肠鸣腹泻,常伴见恶寒,头身痛
内寒		脾肾阳虚,温煦失职,阴寒内盛,功能衰退,阳气虚衰,气化功能减退或失司,水液代谢失常或障碍	虚寒性病理反应:形寒肢冷,畏寒喜暖,蜷卧,面色苍白,腹泻便溏,舌润不渴等。阴寒性病理产物:如水肿痰饮,并见涕唾痰涎稀薄清冷,大便泄泻,尿频,或小便清长等症

外寒,常有伤寒和中寒之别。外寒侵犯人体,虽然有表里内外,脏腑经络之异,但其病变均以寒胜为主。内寒,必有虚象,是虚而有寒;外寒主要以寒为主,且多与风、湿等邪相兼。外寒与内寒,两者之间又有所联系,主要是寒邪侵犯人体,必然会损伤机体阳气,最终导致阳虚;而阳气素虚之体,则又因抗御外邪的能力低下,易于外感风寒而致病,或外寒易于直中脏腑,引起内寒而发病。

3. 内湿与外湿的区别（表上-6-3）

表上-6-3　内湿与外湿的区别

类型	病因病机	临床表现
外湿	湿伤肌表	恶风寒,发热,头身困重,四肢酸楚
	湿滞关节	关节重痛,屈伸不利
内湿	脾失健运湿浊内困	口腻纳呆,胸闷呕恶,脘腹痞满,头身困重,腹胀便溏,小便不利,水肿等

外湿多由气候潮湿,或涉水冒雨,居住潮湿等外界湿邪所致。内湿则是湿从中生,多由脾失健运,不能运化精微,以致水湿停聚,即所谓"脾虚生湿"。但外湿和内湿又相互影响,外湿发病,必伤及脾,脾失健运,则湿浊内生;而内湿由于脾虚,脾阳虚损,水湿不化,又易于感受外湿。

4. 内燥与外燥的区别（表上-6-4）

表上-6-4　内燥与外燥的区别

类型	病因病机	临床表现
外燥	外感燥邪,肺卫失宣	恶寒发热头痛,口咽干燥,干咳少痰,或痰胶黏,小便短少,脉浮
内燥	外病耗伤阴液、大汗、大吐、大下或亡血失精而致阴液亏少,热病伤阴或温邪化燥。津亏液少,脏腑、组织、孔窍失于濡养,功能滞涩不利。阴亏则虚热内生	皮肤干燥不泽、口燥、咽干、唇焦、鼻干、目涩,舌干无津或光红龟裂,爪甲脆折,大便干结,小便短赤,干咳无痰或痰中带血,消瘦。伴见心烦不寐,手足心热,或骨蒸潮热,脉细数等

外燥是感受外界燥邪所致,多发生于秋季的外感疾病,故称秋燥。外燥有温燥和凉燥之分,燥而偏寒者为凉燥,燥而偏热者为温燥。外燥偏重于犯肺,内燥多由高热、大汗、剧烈吐泻,或失血过多,或年高体弱,阴血亏损所致,临床上表现出一派津伤阴亏之候,如皮肤干燥、口干咽燥、毛发不荣、肌肉瘦削、尿少、便干等。内燥遍及全身,以肺、胃、肾及大肠多见,伤及血脉,则与肝肾有关。

5. 内火(热)与外热的区别(表上-6-5)

表上-6-5　内火(热)与外热的区别

类型	病因病机	临床表现
外热	外感风热、火热之邪,引发机体阳热过盛,功能亢奋	初起发热重,恶寒轻,头痛脉浮,继则壮热、烦渴,脉洪数,常易生风动血
内火(热)	阳气过盛化火,邪郁久从阳而化热、化火,五志过极化火,多属实火	可见面红目赤,心烦口渴,尿赤,便结,舌红苔黄,脉数等症。多见心、肺、肝、胆、胃等实热证候
	精血亏耗,阴虚阳亢,因而虚热、虚火内生	可见五心烦热,或骨蒸潮热,失眠盗汗,舌嫩红少苔,脉细数。或见虚火上炎之牙痛,咽痛颧红升火等

外火多由感受温热之邪或风寒暑湿燥五气化火,临床上有比较明显的外感病演变过程。内火则为脏腑阴阳气血失调或五志化火而致,通过各脏腑的病理变化反映出来。但外火和内火又相互影响,内生之火可招致外火,而外火亦可引起内火。

第四节　病机"从化""传化""转化"的研究

疾病在演变当中由于各种因素的影响,往往使疾病的发展产生偏离其原有的规律,从我们研究的提示,可以出现"从化""传化"和"转化"三种形式。

一、病机"从化"的研究

(一)"从化"的概念

"从化"是指病邪的性质依从病人体质而发生的变化,这是很多疾病之所以有始同终异,或始异终同,或病的中间、或最后出现相同证候的原因所在,并可以用同样的方药来进行治疗。这在外感热病中最为明显,内伤杂病中有时也有"从化"问题,如由寒转热,由热转寒,由燥化湿,由湿化燥等,也都是属于"从化"问题。

(二)发生"从化"的原因

外邪有风、热、暑、燥、湿、寒的不同,人的体质也有阴阳、虚实、寒热之异,阳虚外寒,阴虚内热,阳盛则热,阴盛则寒,这不但是病理现象的反映,而且在正常的生理范围内有时也会显现出来。例如:冬天有人穿的很多,有人穿的很少,夏天有的人怕热,又有人就不怕热,这都不是病理现象,但已说明人的体质是有差异的。由于人的体质不同,因此,当外邪侵入,矛盾激化以后,体质所起的作用就最容易显现出来。在很多疾病的发展变化中,是由体质来支配着的,这就叫"从化"。

（三）产生"从化"的条件

"从化"是矛盾和斗争的产物，因此，没有矛盾就不存在"从化"的问题。一般在阳盛之体感受了阴寒之邪，或者是阴盛之体感受了阳热之邪，在体质和病邪发生了根本矛盾的情况之下，"从化"的现象才更为突出。假使离开了这个条件，就不会出现明显的"从化"问题。例如：伤寒化热，是在病人体质阳热的基础上发生的，湿热化燥，是在病人体质阴虚血热的基础上产生的。湿热化寒，就是在病人体质阴寒的基础上产生的，温热夹湿的从燥化与从湿化等，也都是与病人体质的燥湿有关的。

二、病机"转化"与"传化"的研究

（一）转化

"转化"，是指事物在运动变化中由量变到质变的过程。就人体生理活动而言，其抑制过程和兴奋过程亦是相互转化的，抑制属阴，兴奋属阳；又如在生命活动中，物质与功能之间的新陈代谢过程，也是一个转化的过程。在此过程中，营养物质（阴）不断地转化为功能活动（阳），而功能活动（阳）又不断地促进着营养物质（阴）的转化。就疾病的发生发展过程而言，由阳转阴或由阴转阳的证候变化，则更为常见。如某些急性温热病。由于热毒极重，大量耗伤机体元气，在持续高热的情况下，可突然出现体温下降，面色苍白，四肢厥冷，脉微欲绝等阳气暴脱之危象，此种病证变化，即属于由阳而转阴。当此之时，若抢救及时，处理得当，病者四肢转温，色脉转和，则说明病者阳气得以恢复，病情已出现好的转机。再如寒饮中阻患者，本为阴证，若寒邪郁滞可以化热，其临床表现亦可以由阴证转化为阳证。此外，由于疾病在发展过程中，邪正双方的力量处在相互斗争的变化状态，因而疾病的虚、实病理状态也常会产生转化，发生由实转虚或因虚而致实的病理机转。

临床常见病证的由实转虚（如急性肝炎的脾胃湿热证或肝郁气滞证，迁延成慢性肝炎之脾虚不运而见腹胀、便溏）、由虚转实（如慢性肝炎脾虚不运证，发展成肝硬化，由于气滞血瘀兼致水邪停蓄而产生腹水，形成虚实夹杂病证）。这些转化的例证说明，病证的转化，与机体抗病能力的强弱、病邪性质的差异、治疗方法的正误等因素和条件所相关，并能导致病情的寒热、虚实、表里等发生转化。所以，转化是以一定的条件为前提的，不具备内部或外在的一定的条件，其疾病的属性就不会转化。

（二）传化

"传化"，是指疾病在发展变化过程中，由轻到重，由浅入深，由表入里等依次传递变化的病理过程，也称为传变。比如伤寒论中的六经传变，外感病邪，由表入里，逐步深入发展。太阳病是外感疾病初期，邪居表卫阶段；阳明病是病邪入里化热的极期；少阳病为邪居半表半里之间的过渡阶段。邪气深入，正气已虚，则可传入三阴经而成三阴病变。太阴病为脾虚湿盛阶段；少阴病为心肾阳衰阶段；厥阴病是寒热错杂，阴阳胜复的病理阶段。在温热病中，有按卫、气、营、血次第相传的，这就是根据温热病邪伤人的特点，先伤津而后及血，由浅及深，由卫到气，津伤及血，而后邪入营血，标志着病变逐渐深入，由浅而深，病情逐步加重。在湿热病中，也有一部分是沿上、中、下三焦相传的，自始至终都还是湿热，这说明在病人体质的阴阳寒热上，没有很大的偏差。因此，矛盾和斗争，就不是在这个方面的矛盾，在病邪传变时，也就是基本上不受体质所左右，故而也就不存在明显的"从化"问题。以上是我们对变化多端的外感热病及其产生变化的原因做的一点探讨，这是在前人经验基础上加以阐述。

这个道理,在《医宗金鉴·伤寒心法要诀》中,开宗明义就提出这个问题,它把"从化"叫"从类化",把体质叫"形藏",把外邪叫做"气"。原句是:"六经为病尽伤寒,气同病异岂期然,推其形藏原非一,因从类化故多端。明诸水火相胜义,化寒变热理何难,漫言变化千般状,不外阴阳表里间。"

临证诊治首先要辨证,掌握辨证的要领在于我们对病机分析的能力,然而疾病在演变当中由于各种因素的影响,使疾病的变化偏离其应循的规律,如按这个病变的一般规律治疗效果就差,这就是病机转化的结果。其中"从化"就是一个值得注意的问题,它也是引起同病异证的一个重要方面。

主要参考文献

1. 李其忠. 中医基础理论研究(上海研究生教育用书)[M]. 上海: 上海中医药出版社,2002.

2. 王新华. 中医基础理论[M]. 北京: 人民卫生出版社,2001.

3. 司富春. 中医基础理论[M]. 北京: 人民军医出版社,2005.

4. 印会河,童瑶. 中医基础理论[M]. 北京: 人民卫生出版社,2006.

5. 刘燕池,雷顺群. 中医基础理论[M]. 北京: 学苑出版社,2004.

6. 梁嵘. 中医诊断学[M]. 北京: 人民卫生出版社,2006.

第七章　治未病与治则治法理论专论

第一节　治未病理论的研究

一、治未病理论的源流

治未病是中医学重要的预防思想和原则,在医疗卫生工作向预防前移的今天,对中医治未病理论的研究尤其重要。

(一)《黄帝内经》奠定了"治未病"的理论基础

治未病的概念可以追溯到《黄帝内经》。如《素问·四气调神大论》言:"圣人不治已病治未病,不治已乱治未乱,此之谓也。夫病已成而后药之,乱已成而后治之,譬犹渴而穿井,斗而铸锥,不亦晚乎!"该篇所谓"治未病"指未病先防,即通过养生保健来增强正气,避免邪气侵犯,从而防止疾病的发生。《素问·刺热》篇则提出:"肝热病者左颊先赤,心热病者颜先赤,脾热病者鼻先赤,肺热病者右颊先赤,肾热病者颐先赤,病虽未发,见赤色者刺之,名曰治未病。"在此的"治未病"是指既病防变,即在疾病早期,发现某些症状时,就该及时治疗,避免病情发展加重。

《黄帝内经》"治未病"概念的提出,反映了当时的医学家们已经从实践的经验教训中认识到预防保健和已病早治的重要性。进一步从《黄帝内经》大量论述的外感病、五脏病的传变理论看,实质上蕴含了及时治疗、阻止传变的思想;再从《素问·热论》记载热病复发的原因、热病饮食禁忌看,病后防复的思想也已经具备了。

(二)后世医家充实了"治未病"的理论和实践

《黄帝内经》奠定了"治未病"思想的理论基础,《伤寒杂病论》则不断发展"治未病"的理论和实践。在《金匮要略·脏腑经络先后病脉证第一》中就将治未病的脏腑作为已病防变的重要措施,提出"夫治未病者,见肝之病,知肝传脾,当先实脾,四季脾王不受邪,即勿补之。中工不晓相传,见肝之病,不解实脾,惟治肝也。"明确了"未病先防""既病防变"的重要性。概括仲景所强调的寓防于治、见微防著的"治未病"思想,其核心内容有三点:无病先防、欲病防作和已病防变。这三点从某种程度上说,正是现代预防医学中"三级预防"概念的雏形。诚如,"适中经络,未流传脏腑,即医治之","四肢才觉重滞,即导引、吐纳、针灸、膏摩,勿令九窍闭塞"等观点就体现了"无病先防"的思想;以"病人脏无他病,时发热自汗出而不愈者……先其时发汗则愈,宜桂枝汤"为代表的治疗方法则表明治疗应及早阻断疾病发展的趋势,体现了"欲病防作"的思想;而通过针刺调补胃气,以防止太阳病邪再入阳明经,就是"已病防变"思想的具体应用。

之后，唐代著名的养生和临床医疗大家孙思邈，将疾病分为"未病""欲病""已病"三个阶段，且非常重视治未病。他认为"上医医未病之病，中医医欲病之病，下医医已病之病"，所以要求人们应"消未起之患，治未病之疾，医之于无事之先"。他对治未病的贡献主要是从养生防病和欲病早治出发，创造了较为系统的预防保健、养生延年的方法。

金元四大医学家之一的朱丹溪，对"治未病"有深刻的理解。在他的著作《丹溪心法》中专撰"不治已病治未病"一节，论述治未病的概念和优越性。指出了所谓"治未病"，就是要通过摄生而预防疾病，医生的任务不仅是治疗已发生的疾病，更重要的是要懂得居安思危，掌握和运用摄生之法来预防疾病的发生。

明代医家张介宾也认为"治未病"就是疾病预防之道，能治未病，则用力少而成功多。还提出治未病的关键之一是"谨于微"，即要谨慎地对待不利于健康的微小变化和征兆，将疾病消除于萌芽状态，这样做就掌握了医学之纲领、生命之枢机。

明末清初医家喻嘉言将"治未病"的理念运用于杂病治疗中，其著作《医门法律》贯穿了未病先防、已病早治的精神。例如，他在中风门创制人参补气汤扶正气、御风邪，以防中风的发生。在血痹虚劳篇中告诫男子平人警惕患虚劳的可能。一旦有病，宜速早治，不能等虚劳病成。当处于虚劳将成之际者，则更应调荣卫，节嗜欲，保精养神，以避虚劳形成。

清代温病学家叶桂也重视"治未病"的疾病防变研究，提出了"先安未受邪之地"的观点，强调先证用药的原则。如"烦渴烦热，舌心干，四边色红，中心或黄或白者，此非血分也，乃上焦气热烁津，急用凉膈散，散其无形之热。"意为病虽在上焦，但应三焦同治，注重泻下，釜底抽薪，以防无形邪热积于肠腑，与肠中糟粕相结而成阳明腑实之证，故清下合用以及早截断病势，正是"治未病"思想的体现。

综上所述，《黄帝内经》奠定了"治未病"的理论基础，历经后世医家不断的充实和完善，逐步形成了"治未病"的理论体系。这一体系可以归纳为四个主要层次，即"养形调神，未病先防"，"察微杜渐，先病而治"，"既病防变，先传而治"，"综合调理，瘥后防复"。"未病先防"着眼于未雨绸缪，养生保健，是"治未病"的第一要义；"先病而治"重于早期诊查，采取措施，将疾病消灭于萌芽状态；"既病防变"着力于掌控病机，阻截传变，防止疾病发展和恶化；"瘥后防复"立足于综合调理，扶正健体，防止疾病复发。"治未病"的核心，就是一个"防"字，充分体现了"预防为主"的医学思想。

"治未病"的理念，重在指导人们应防患于未然，"消未起之祸，治未病之疾，医于无事之前，不追于既逝之后"。这既是古代医家的真知灼见，也是现代医家认识的理想境界，更是衡量医学水平的重要标志。强调"治未病"，并非忽视"治已病"。"治未病"与"治已病"相辅相成，互相促进，是医学的共同组成部分。"治未病"不仅可以减轻"治已病"的压力，还是"治已病"的更高境界；"治已病"过程对疾病机理和诊疗技术的探索，则可以有效地指导"治未病"，拓展"治未病"的范围。

二、治未病原则和措施的研究

中医学在临床实践中逐渐形成了与自身理论体系相合的治未病的原则与方法，具体如下：

（一）养生保健，未病先防

养生是未病时的自身预防保健活动。中医学从《黄帝内经》所论的养生原则，到马王堆的导引图、华佗的五禽戏,以及后世医家提炼倡导的包括起居、饮食、心理、药物、运动诸方面的系列养生方法,形成了独具特色的养生防病文化。为治未病思想的形成奠定了基础。

1.顺应自然,整体调摄 人与自然是一个整体,在自然变化的直接或间接的影响下,人体反映出不同的生理活动或病理变化,故人应顺应自然规律而行事,应当在把握人与自然的整体关系基础上养生防病。另外,人的组织结构与功能活动之间、脏腑之间、形体与精神之间都存在密不可分的关系,养生应从整体上调摄,才能维护和保证机体的生理状态正常。

(1)顺应天时:《黄帝内经》认为,五脏与外在四时相应,五脏各有所主之时,四时气候亦能分别影响五脏功能,故在不同的季节里,人的形体和精神都应与之相适应,以保护和促进五脏功能。《素问·四气调神大论》中的四时养生法,就是这一原则的运用。自然阴阳之气的规律性变化,对生物界有很大的影响,故《黄帝内经》提出在一月之中,月有朔、望、晦,人体营卫气血的运行与之相应,月朔、月晦之时人体血气相对较虚,易受外邪侵犯,所以更要注意保养。一日之内,早、中、晚阳气盛衰不同,人体阳气也随之相应,在入夜时阳气入里,体表阳气不足,防御能力较弱,此时不宜过度疲劳或触冒风寒雨露,以免邪侵。

(2)调和阴阳:养生重在维护阴阳的协调平衡,因阳气有向上、卫外、抗邪、固精的作用,故协调的关键是阳气的固密。调和阴阳的具体运用,如衣服的增减,天热则减衣,天寒则加衣,以此保持内外阴阳的平衡;秋冬饮食温暖,春夏多清凉,避免暴喜暴怒、劳累过度,则可以调节阴阳的平衡。饮食养生也应注意,春夏饮食要有利于阳气的保养,秋冬饮食要有利于阴精的保养。

(3)形神兼养:《黄帝内经》认为,养生尽天年的最高标准是"形与神俱",达到这一标准的途径可概括为调养身体,外避邪气以养形;调摄情志,内养真气以养神。从《黄帝内经》所述到后世医家所创造的许多养生方法看,都是把养形和养神紧密结合在一起的。

2.协调脏腑,畅通经络

(1)协调脏腑:脏腑功能协调是人体生理活动的基础,协调脏腑,在五脏中尤要重视心、肾和脾胃功能的协调。心为君主之官,藏神,主血脉,所以心的功能正常与否和人的生死寿夭密切相关。正如清·尤乘《寿世青篇·养心说》所强调:"夫心者,万法之宗,一身之主,生死之本,善恶之源,与天地而可通,为神明之主宰,而病否之所由系也。"养生防病不但要维护和促进心、肾、脾胃的功能,还必须重视这些脏腑的配合协调关系。明·万全《养生四要》记载:"今以养生者曰:心者,神之主也;肾者,精之府也;脾者,谷气之本也。三者交养,可以长生。"由此提示,协调和关注五脏之间、脏与腑之间的关系,对于"治未病"也十分重要,如四季养生中春季重在养肝,其目的是为了奉养夏长之心气;夏季强调养心,目的是为了奉养秋收之肺气,等等。此外,及时调整失和的脏腑功能,恢复其协调关系,可使营卫气血免受损伤,使正气重归和顺。《素问·刺法论》提出:"十二脏之相使,神失位,使神彩之不圆,恐邪干犯,治之可刺。"其方法是按脏腑刺其源,以补神固根,协调脏腑功能,增强抗病能力。其他如精神调摄、运动、气功锻炼均可调整脏腑功能。

(2)畅通经络:经络畅通,才能使气血如水之流,运行不息,才能使脏腑相通,阴阳交贯,生机不息。经络闭塞,则气血运行受阻,脏腑不相交通。可以通过运动、针灸、按摩等方法,既可疏通经络,又能调理虚实,促进营卫气血在经脉中的流动,增强经脉与脏腑官窍的联系,使正气易于恢复,健康才有保证。明代李时珍著有《奇经八脉考》,阐发总结了畅通奇经八脉的养生意义。他认为,人能通任督两脉,则水火交媾,阴阳升降,提出要通过运动、气功使任督通畅,以收健体长寿之效。所谓"鹿运尾间,能通督脉;龟纳鼻息,能通任脉,故二物皆长寿"。

3. 积精全神,保养真气　积精,指护养精气,使之充实,不致妄泄而耗伤。全神,即通过养神使精神活动保持正常状态。真气亦即元气,是生命之本源之气。精、气、神禀受于先天,养育于后天,决定人的生长、发育、生殖、衰老,在生命过程中起着十分重要的作用。只有精气充盈,神气旺盛,身体才能健康,延年益寿才有希望。故古人称精气神为人之三宝。

(1)积精保精:人的先天之精禀于父母,后天之精源于水谷。先天之精是否充足,取决于父母精气。欲使后代先天充足,禀赋强壮,孕育之前就应保养肾精。前人尤以节欲保精、房事适度有节为要。如孙思邈在《备急千金要方》提出:"求子之法,男子贵在清心寡欲以养其精,女子应平心定志以养其血。"如果纵欲无度,不但耗伤夫妇肾精,更易导致后代先天之本不固。人身精气化生于五脏而主藏于肾,积精保精,一方面要注意保护五脏精气,避免损伤五脏,一方面要保养肾精,不使妄泄。积精保精须通过避外邪、慎起居、调饮食、和情志、节房事等环节才能达到。

(2)清静养神:养神,指通过主动调节保持志意、情志活动的正常状态。由于神为一身的统领,人的各种生理功能活动都受到神的支配和调控,神又具有易动难静的特点,故需通过清静养神来避免神的过用。清静养神的具体措施,一是节嗜欲。《素问·上古天真论》强调"恬淡虚无""志闲而少欲",就是要求人们思想闲静,没有过分的欲望。如果不时御神,轻用而纵欲,则精神容易耗散。二是少思虑。《黄帝内经》认为焦虑忧思最能伤神,如《灵枢·本神》说:"心怵惕思虑则伤神。"宋·陈无择在《三因极一病证方论·五劳证治》中从病理角度提出:"五劳者,皆用意施为,过伤五脏,使五神不宁而为病……以其尽力谋虑则肝劳,曲运神机则心劳,意外致思则脾劳,预事而忧则肺劳,矜持志节则肾劳。"可见养神要求少思虑,但并非思虑越少越好,而是要求人们通过各种修养,掌握正确思想方法,探索事物规律,能理智地待物处事。这样,伤神的思虑自然就能避免或消除。三是调情志。其要求是和喜怒、心安而不惧、以恬愉为务。所谓"和"有控制调节之意,主观上应要求自己保持乐观、愉快、宁静的情志状态,对于那些难以避免的精神刺激,要通过平时修养增强自我控制调节情志反应的能力,化消极的情志因素为积极的情志因素。

(3)调养真气:真气由先天之气和后天之气结合而成,是身体健康的根本。《黄帝内经》论养生强调"真气从之",即真气充足、运行调顺,才能温煦五脏,抵御外邪,使病无由生。调养真气包括养气和调气。养气就是保养真气,使之充盛而不损耗,具体途径包括顺应四时、谨慎起居以固阳气,节制房事以固肾气,调理饮食以补脾胃后天之气。所谓调气,指通过呼吸之气的调节来促进真气的运行。肺主一身之气,司呼吸,宗气积于胸中,通过呼吸吐纳,调理肺气,使气机协调,经脉通畅,真气能周流全身而发挥其生理功能。《素问·上古天真论》还载有"呼吸精气"的养生方法。

综上所述,保精可以生气,养气可全神,心神宁静又可保养元气,促进精的化生和固藏。养生应精气神三者兼养,如明·龚廷贤在《寿世保元·老人》中所要求的"惜气存精更养神"。

4. 调摄饮食,补精益气　维持人体生命活动的营养物质来源于饮食五味,饮食调摄不当,是疾病的重要原因之一。《素问·平人气象论》云:"人以水谷为本,故人绝水谷则死。"

陶弘景《养性延命录》认为："百病横夭,多由饮食。"因此,调摄饮食是治未病的上策。

饮食讲究有节制,饥饱适宜,五谷荤素搭配。如《素问·脏气法时论》所说要做的是:"五谷为养,五果为助,五畜为益,五菜为充,五味合而服之。"调摄饮食还需注意调和饮食的五味阴阳,忌偏食偏嗜。中医认为:温热性食物属阳,寒凉性食物为阴;食物性味属阴而质较浓的,善走人体下部、内部;性味属阳而质较轻的,善达人体上部、外部。从五味上看,辛味食物能宣散,甘味食物能补益缓急,咸味食物能软坚散结及补益,酸味食物能收敛固涩,苦味食物能清热及消食。五味和五脏又有着特殊的配合关系,如《灵枢·五味》云:"五味各走其所喜,谷味酸,先走肝;谷味苦,先走心……"此外,过于寒凉的饮食,易损伤脾胃之阳,酿生肠胃病;过热则易伤胃阴,嗜食滚烫食物,还可能诱发消化道癌症,均应避免。《灵枢·师传》概括为"饮食者,热无灼灼,寒无沧沧"。另进食时心情愉快,利于增进食欲,增强肠胃功能。食后应散步或轻微活动。如陶弘景《养性延命录》所说:"人食毕,当行步踌躇,有所修为,为快也。"调摄饮食以防病,要注意调阴阳,和五味,防偏嗜,合理选择饮食品种,充分发挥食物对人体的补益、滋养作用。

5.动静相宜,强身健体 动指运动、动用,静则为安静、休息。中国古代养生文化非常重视"动"在养生学中的意义,提出"流水不腐,户枢不蠹"的思想。《素问·上古天真论》指出:"形劳而不倦,气从以顺",可见适度的劳动工作和体育锻炼可以促进脏腑功能,使气机调畅,血脉周流,精神快慰,从而增强体质,预防疾病的发生。如果过度劳累,劳动锻炼不当,超过身心所能承受的限度,反会造成伤害。如《素问·宣明五气》指出:"久视伤血,久卧伤气,久坐伤肉,久立伤骨,久行伤筋";《素问·生气通天论》也指出:"因而强力,肾气乃伤,高骨乃坏"等,都是因劳累过度,形体活动过分剧烈所致。所以动静相宜,主要强调形体活动要有劳有逸。

6.积极防范,主动避邪 《素问·上古天真论》云:"虚邪贼风,避之有时"。"避",即躲避、避开,防止。由此可见,中国很早就有了规避邪气,免遭伤害的预防医学思想。

（二）历代医家对早期诊治,防止传变的运用

早期诊治,防止传变的原则是基于对疾病全过程的审察及疗效的优势而建立的。《素问·阴阳应象大论》中有曰:"故邪风之至,故疾如风雨。善治者治皮毛,其次治肌肤,其次治筋脉,其次治六腑,其次治五脏,治五脏者,半死半生也……"明确指出:疾病的传变有其轻重变化过程,需抓紧时机,积极治疗,只可图于萌芽之先,不可施于大危之后。若治疗不及时,病邪就有可能由表传里,步步深入,进而侵犯脏腑,乃至危及生命,以致"针石不能治,良药不能及"。汉·张机《金匮要略》强调早治、调理、慎养。晋、唐及其以后的医家,对早期诊治原则在重要性和方法论方面阐述发挥者良多。如晋·葛洪《肘后备急方》载有大量治瘟疫初起的治法;隋·巢元方《诸病源候论》载辟除病邪的养生导引方。唐·孙思邈《备急千金要方·序例·诊候第四》论述早期诊治:"夫欲理病,先察其源,候其病机。五脏未虚,六腑未竭,血脉未乱,精神未散,服药必治。"宋·成无己《注解伤寒论》强调治疗要不分昼夜,抓紧时机:"凡作汤药,不可避晨夜,觉病须臾即宜便治,不等早晚,则易愈矣"。明·袁班辑著作《证治心传·证治总纲》中也提及:"欲求最上之道,莫妙于治其未病。大凡疾病虽发于一朝,已实酿于多日,若于未发之先必呈于形色,遇明眼人预为治疗,可消息于未萌也。"指出疾病的发生非一朝一夕所成,在酝酿阶段必先有形色的改变,此时高明的医生可以及时予以治疗,消灭疾病于萌芽状态。清·徐大椿《医学源流论·防微论》告诫人们:"凡人少有不适,必当即时调治,断不可忽为小病,以致渐深,更不可勉强支持,使病更增,以贻无穷之害。此则凡人所当深省,而医者亦必询明其得病之故,更加意体察也。"清代名医王清任十分重视观察病人发病前的细微异常表现,在其《医林改错》中有"治未病以前之形状"一节,罗列中风三十余种先兆症状,并拟方补阳还五汤,及早防治。

预防外感病的传变,发病起始阶段是关键。如伤寒病在太阳经、温病在卫分或上焦之时是病发之关键时期,正确的防治可控制病势。如《伤寒论》中的大青龙汤,功能发表兼清里热,注家柯琴认为本方以石膏清胃热,"是仲景于太阳经中预保阳明之先着",能有效地防止太阳之邪深入阳明。后世温病学家针对许多温病病情重、传变快的特点,提出:"客邪贵乎早逐","急急透斑为要","下不嫌早","畅便为度","提前用清,卫兼清气,气顾凉营"等原则,对于截断病邪传变道路、早期逐邪外出有积极意义。叶天士主张温病治疗"务在先安未受邪之地",旨在强调掌握各个疾病的传变特点,才有可能在未出现下一阶段证候之前便及早用药。如根据乙型脑炎的病变规律,在治疗全过程均加用息风、豁痰、醒脑之品;有的则根据实验室检查,及早运用清热解毒、清营凉血治法,均取得良好效果。

防止内伤病的传变,要以五脏的生克乘侮规律、脏腑经络系统的整体性联系规律为依据,分析具体疾病的脏腑经络病机,掌握疾病的传变规律,灵活运用相应治法。如《金匮要略·脏腑经络先后病脉证》所云"见肝之病,知肝传脾,当先实脾"是指肝病易犯脾,适当健脾,可防脾受邪。当然也要注意"四季脾脏不受邪,即勿补之"。肝病有多种情况,根据五脏生克关系,治肝虚可滋水涵木,养血濡肝;治肝实可用清金制木,泻脾实脾之法。其他脏腑疾病的防传变也可由此举一反三,及时发现传变的趋向进行治疗。

(三)疾病初愈,需防复病

中医认为疾病初愈未复发状态也属于"未病"阶段。此时,正气尚虚,邪气留恋,机体处于不稳定状态,人体功能还未完全恢复。若不注意调摄,不但可使病情复发,甚至会加重而危及生命。因此,适当的善后调治,避免有损机体健康诱因的形成,也属于"治未病"的范畴。《素问·至真要大论》提出:"有者求之,无者求之,盛者责之,虚者责之。必先五胜,疏其血气,令其调达,而致和平。"这是说要推求邪气的存留,判定证候的虚实,首先分析五气中所胜之气,疏通其血气,使之调达舒畅,就可巩固平衡,避免疾病复发。因此,疾病初愈后,在康复阶段给予患者正确调治,对预防疾病复发,达到完全康复,意义重大。

《黄帝内经》之后,对防治疾病复发的认识更为深入,如张仲景在《伤寒论》于六经病篇后,设有"辨阴阳易差后劳复病脉证并治",指出伤寒热病新愈,正气未复,脏腑余邪未了,气血阴阳未平,若起居作劳,或饮食不节,就会发生劳复、食复之变。诚如《伤寒论·辨阴阳易差后劳复病脉证并治》398条所云:"以病新差,人强与谷,脾胃气尚弱,不能消谷……" 393条曰:"大病差后,劳复者……"明确指出饮食不当,劳累过度会引发疾病复发。把病的复发,分为食复、劳复、复感等。除此,还常见有药复。药复一词,古代虽无明确记载,但药复之事,则于历代医论中屡见不鲜。特别是滥用补药而复病者,最为常见。

鉴于上述复病的情况,进而告诫人们疾病初愈应当扶正强卫、谨避外邪;注意避神劳、防体劳、忌房劳;还要慎起居、节饮食;药物调理中还应善于辨证施调,不可急躁孟浪。总之,积极做好疾病后期的善后治疗与调理,方能巩固疗效,防止疾病复作,以收全功。

第二节　治则治法理论的研究

中医治则治法理论的形成与发展,是人们长期于疾病防治的实践中逐步发展完善的。

一、中医治则治法源流的探讨

(一)战国秦汉时期奠定了中医治则治法理论基础

《黄帝内经》奠定了中医治则治法的理论基础,提出"治病必求于本""调整阴阳""三因制宜"等中医治疗的基本准则。《难经》提出"虚实补泻治则与五脏治则"。《伤寒杂病论》建立六经、脏腑辨证治疗体系,创立理论与实践相统一的中医治则基础。《神农本草经》提出"治寒以热药,治热以寒药,饮食不洁以吐下药",开医药结合确立治则之先河。

(二)两晋隋唐时期中医治则治法理论得以充实与发展

《千金方》在《伤寒论》的基础上又收集《小品方》等内容,将伤寒治则治法条理化,同时汲取《黄帝内经》《中藏经》《伤寒论》等论治杂病的有关治则治法加以汇集,还融入个人的临床心得。《外台秘要》则沿袭了《千金方》的这一方法,从而使中医治则治法理论自成体系,内容上更为充实。

(三)宋金元时期中医治则治法理论渐趋完善

宋金元时期学术气氛活跃,创立了不同的治则治法流派。刘完素提出用寒凉药物治疗火热病的学术思想。张元素阐述各脏腑的治疗法则,并提出在治疗中应重视调理脾胃。张从正提出"攻邪已病"的治则理论,并提出了汗、吐、下攻邪三法。李东垣提出"内伤百病,脾胃由生"的观点,治疗上以调补脾胃为主,主张"升阳益气""甘温除热"。朱丹溪力倡滋阴降火。众多的治疗原则使中医临床对复杂的证候群有多种应对措施。

(四)明清时期中医治则治法理论继续发展

李中梓首先明确提出了"治则"一词,专设"治则"一节。并在阴阳、虚实之真假证候的治疗及对"正治""反治"的辨析方面作出了卓越的贡献。张介宾提出以温补为主要治则的新思想,治疗重在滋阴补阳。吴又可提出"九传治法",成为瘟疫治疗的重要原则。叶天士详细论述了温病的卫气营血传变规律,提出了"在卫汗之可也,到气才可清气,入营犹可透热转气,入血直须凉血散血"。

(五)清末以来治则治法研究更趋完备

王清任确立了活血化瘀的治疗原则,为后世医家所推崇;王泰林总结出治肝三十法,丰富了中医肝病的治疗手段;唐容川提出了止血、宁血、消瘀、补血的治血四法;张山雷提出了中风治疗八法。随着新中国的成立及中医事业的振兴,中医治则治法理论的研究也在不断进展。特别是近年来,不仅从临床角度加以研究,而且注重从理论上对治则治法进行探讨,对中医治则治法的含义、具体内容和范畴、与病机方药关系、层次的划分,以及治则与治法的关系等问题展开了探讨,较深入地开展对经典与新的治则治法作用机制、不同治法比较及治则治法临床疗效研究。

二、标本理论与治则的研究

（一）标本的含义

中医学引入"标本"，最早见于《黄帝内经》。《黄帝内经》不同篇章多次提及标本，但不同篇章所指不同，《素问·至真要大论》就运气而言，六气为本，三阴三阳为标；《灵枢·卫气》以经脉起处为本，过处为标；《素问·汤液醪醴论》以病人为本，医工为标；《素问·标本病传论》就病理过程而言，以先发之病为本，后发之病为标。后世医家在此基础上进一步发挥，认为标本是一个相对的概念，其丰富的内涵可以用来说明复杂的生命活动和病理变化过程中各种矛盾双方的主次、先后及因果关系，因而标本所赋予的内容在不同的条件下有不同的含义。这些相对的标本概念体现了中医在认识和治疗疾病过程中，对各种关系和因素的辨证思想。掌握疾病的标与本，对正确分析病情，辨别病证有十分重要的意义，诚如《素问·标本病传论》所言："知标本者，万举万当，不知标本，是谓妄行。"

（二）标本治则的内容

关于标本治则的内容最早载于《素问·标本病传论》，《圣济总录》言"病有标本，治有缓急，知所先后，乃得其宜。"由此指出，临床疾病是复杂的，标本之间存在着缓与急的关系；疾病又是多变的，治疗疾病总以"治本"为首要，病本一除，标也随之而解。另也指出因病情的发展变化，标本可以互相转移变化，一旦标转化为主要方面，此时"治标"又成了当务之急，可见针对不同具体情况，灵活变换治标或治本的先后，即所谓"标本相移"。因此，标本治则即是指在临证时，分清疾病的标本主次、轻重缓急，以确定治疗的先后次序，即后世常言之"标本先后"，体现了对疾病过程中各种矛盾灵活而适宜的处置方法。

（三）标本先后治则的应用

标本先后的运用原则，《素问·标本病传论》曰"谨察间甚，以意调之。间者并行，甚者独行"。即对于病势轻缓者，可标本并治；病重者根据情况或治本，或治标，但证之临床，对于治本和治标的具体运用必须根据病证的邪实与正虚的主次关系等各方面灵活应用，不可一味拘泥于上述原则。

1. 病势急重的标本治则

（1）标急治标，本急治本：卒病且病情严重，或疾病在发展过程中，出现危及生命的某些症候，此时不管这种危急症候属标还是属本，均应根据实际情况，标急独治其标，本急独治其本，是谓"独行"。如大出血，前人秉"有形之血难以速生，无形之气所当急固"之理，急用独参汤大补元气，待出血停止，病情缓解后，再治出血之因或出血导致的其他病变。《素问·标本病传论》提出"先病而后生中满者治其标""小大不利，治其标""先中满而后烦心者治其本""先小大不利而后生病者治其本"，其"中满""小大不利"两症，不管其属标属本，均应先治。张介宾《类经·标本类》解释说："诸病皆先治本，而唯中满者先治其标，盖以中满为病，其邪在胃，胃者脏腑之本也，胃满则药食之气不能行，而脏腑皆失其所禀，故先治此者，亦所以治本也。"又说："盖二便不通，乃危急之候，虽为标病，此所谓急则治其标也。"《伤寒论》93条有"伤寒，医下之，续得下利清谷不止，身疼痛者，急当救里；后身疼痛，清便自调者，急当救表"。按发病时间，后病为标分，表证身疼痛为先病，属本；里证下利清谷为后病，属标。现标病为急，故先以四逆汤救里治标，待里病缓解则相对地说本病为急，故继以桂枝汤救里治本。

（2）标本俱急，标本同治：肠胃热结便秘而阴液大伤，若仅用泻下，则有耗竭津液之弊；若仅用滋阴，又不足以泻里热之邪，故当标本兼治，既清泻实热以治本，滋养阴液以治标，两者相辅相成，方可达邪去液复之目的。又如伤寒少阴病兼太阳表证可用麻黄附子细辛汤回阳救逆兼解表。对于标本俱急而重者，病情复杂，标本兼治，若面面俱到，易致药多杂乱，相互牵制，影响功效，而单治独行，用药精专，收效更佳，故应"谨察间甚，以意调之"。

2. 病势轻缓的标本治则

（1）先治其本：通常情况下，病证之本在疾病过程中占主导地位，为主要矛盾或矛盾的主要方面，因此在病情比较平稳，病势趋于和缓的情况下，应先治其本。一般适用于慢性疾病，或当病势向愈，正气已虚，邪尚未尽之际。

（2）先治其标：对于标病虽不急重，容易治愈，但易于变化；本病较稳定，一时又难以根治时，可先治其标后治其本。如患者原有慢性疾病，后又复感外邪。虽后发之外感病属标病，但不及时治疗，则会步步深入，并影响对本病的治疗，所以当先治之，待标病得解，再缓图本病。如张仲景所言："夫病痼疾加以卒病，当先治其卒病，后乃治其痼疾也"。

（3）标本兼治：一般用于病势轻缓者。如脾虚腹泻，脾虚之本与泄泻之标俱缓而轻，治疗时可益气健脾以治本，化湿敛泻以治标，两者相得益彰，既除病症之源，又解腹泻之苦，收效尤速。标本兼治的原则，体现了"间者并行"的精神，对后世医家立法处方颇有启发，如伤寒论对于素有咳喘宿疾，复中风邪，用桂枝加厚朴杏子汤；此外诸如补散并用之参苏饮，消补兼行之枳术丸等都体现了标本兼治之精神。

3. "标本"之"本"与"治病求本"之"本"的关系 治病求本的"本"尽管有不同的含义，但它代表的是疾病发生、发展过程中的本质，是单一性绝对概念；而来源于《素问·标本病传论》中"病有标本"之"本"，与"标"相对而言，两者并称，构成一个相对的概念。如从正邪关系来说，正气为本，邪气为标；从新病和旧疾的关系来说，新病为标，旧疾为本，而且这种具有相对性的标本在一定条件下可相互转化。因此，"治病求本"与"病有标本"的"本"不是同一概念，不能混淆。可认为"治病求本"的"本"是广义之本，包括"标本"之"本"在内，而标本"的"本"是狭义之本"。

总之，标本先后治则体现了治病求本的精神。强调临证时面对错综复杂的病情，要善于分析各种矛盾，辨明病证标本主次关系，以确定治疗上的先后步骤。一般情况下可直接治本；有时需先治其标，再治其本；有时又应标本兼治。因此，必须掌握标本先后治则，恰当运用，才能达到治愈疾病的目的。

三、阴阳理论与治则的研究

（一）阴阳学说对治则的影响

阴阳学说贯穿于中医理论体系，成为中医学认识人体生命、疾病、防治的独特的思维模式。由此，中医学认为人体阴阳之间平衡协调，"阴平阳秘"是健康的保证。机体阴阳失去平衡，是发病的根源。因此，调理阴阳，以期达到"阴平阳秘"是中医学防治原则的基础。

（二）阴阳治则的应用

调理阴阳治则具体运用时，应在扶正祛邪原则指导下，借药性之偏来调整阴阳之偏，通过扶正以补充人体阴阳之偏衰，通过祛邪以祛除阴阳之偏盛，从而达到恢复阴阳相对平衡的目的。具体运用过程中，调整阴阳包括损其有余、补其不足、损补兼用三个方面。

1. **损其有余**　是依据阴阳对立制约的规律,针对阴阳偏盛,所设立的治疗原则,"实则泻之"是其基本的思想。具体用法包括热者寒之,寒者热之两个方面。关键要明确此治疗原则,是针对虽然阴或阳一方偏盛而其相对的另一方没有构成虚损的病证。

2. **补其不足**　是依据阴阳互用和消长规律,针对阴阳偏衰,所设立的治疗原则,"虚则补之"是其基本的方法。具体用法有补阳配阴、补阴配阳,阳中求阴、阴中求阳;阳病治阴、阴病治阳的不同。关键要明确此治疗原则,是针对阴或阳一方虚损而相对的一方不虚的病证。

（1）阳病治阴,阴病治阳:阳病治阴适于阴虚之证,阴虚不能制阳而致阳亢者,属虚热证,治当滋阴以抑阳。一般不能用寒凉药直折其热,须用"壮水之主,以制阳光"(《素问·至真要大论》王冰注)的方法,补阴即所以制阳。如肾阴不足,则虚火上炎,此非火之有余,乃水之不足,故当滋养肾水。《黄帝内经》称这种治疗原则为"阳病治阴"(《素问·阴阳应象大论》)。阴病治阳适用于阳虚之候。阳虚不能制阴而造成阴盛者,属虚寒证,一般不宜用辛温发散药以散阴寒,"益火之源,以消阴翳"(《素问·至真要大论》王冰注),即用扶阳益火之法,以消退阴盛。如肾主命门,为先天真火所藏,肾阳虚衰则现阳微阴盛的寒证,此非寒之有余,乃真阳不足,故治当温补肾阳,消除阴寒,《黄帝内经》称这种治疗原则为"阴病治阳"(《素问·阴阳应象大论》)。

（2）阳中求阴,阴中求阳:根据阴阳互根的理论,阴阳的偏衰又可互相影响,临床上治疗阴虚证时,在滋阴剂中适当佐以补阳药,即张介宾所谓"善补阴者,必于阳中求阴,则阴得阳升而泉源不竭"。治疗阳虚证时,在助阳剂中,适当佐以滋阴药,即谓"善补阳者,必于阴中求阳,则阳得阴助而生化无穷"。故临床上治疗血虚证时,在补血剂中常佐以补气药;治疗阳虚证时,在补阳剂中也常佐以滋阴药,即为此理。

3. **损补兼用**　针对阴阳失调中出现的虚实错杂病理变化而制定的治疗原则。

（1）实夹虚证的治疗:疾病发展中偏盛的阴阳之邪损伤人体正气,就形成了以邪气实为主,正气虚为辅的实中夹虚的病理变化,此时可采用损补兼施的治则。如阳邪盛导致实热证,损伤阴液,形成实热兼阴虚的证候,治疗宜清热兼养阴;同样,阴邪盛导致实寒证,损伤阳气,形成实寒兼阳虚的证候,治疗宜祛寒兼助阳。

（2）虚夹实证的治疗:疾病发展中机体在阴阳虚衰的基础上,产生相应的内邪,形成虚夹实的证候,也可采用损补兼施的治则。如阴虚不能制阳而阳盛,严重者导致火热内生,形成阴虚火旺的虚实夹杂证候,治宜补阴扶正的同时兼清火邪,以兼顾内邪偏盛的情况。

四、五行理论与治则的研究

五行理论认为事物都具有五行的属性,事物的运动遵循五行生克乘侮制化的规律,同时强调事物在运动中相互之间存在关联性,这一观点同样反映在中医学的治则和治法中。

（一）五行学说对治则的影响

五行生克乘侮是脏腑相关学说的理论依据之一,五行学说对中医治则的影响,主要是发展和丰富了五脏相关治则的内容,强调立足运动的整体相关性制定治则治法。如张仲景在《金匮要略·脏腑经络先后脉证第一》中就提出"见肝之病,知肝传脾,当先实脾"的治疗法则。肝性属木,脾性属土,木克土。因此,这是运用五行理论于治则治法的一个明证。

（二）五行治则的具体应用

1. **相生规律与治疗原则**　依据相生规律制定的治疗原则,也称为补母泻子,其基本方法是"虚者补其母,实者泻其子"(《难经·六十九难》)。

(1)补母:用于母子关系的虚证。如针灸疗法,凡是虚证,可补其所属的母经或母穴,如肝虚证取用肾经合穴(水穴)阴谷,或本经合穴(水穴)曲泉来治疗。这些虚证,利用母子关系治疗,即所谓"虚则补其母"。相生不及,补母则能令子实。

(2)泻子:用于母子关系的实证。如针灸治疗实证,可泻其所属的子经或子穴。如肝实证可取心经荥穴(火穴)少府,或本经荥穴(火穴)行间治疗,即所谓"实者泻其子"。

根据相生关系确定的治疗方法,常用的滋水涵木法、益火补土法、培土生金法、金水相生法。临床上运用相生规律来治疗,除母病及子、子盗母气外,还有单纯子病。相生治则的运用,主要是掌握母子关系。凡母虚累子,应先有母的症状;子盗母气,应先有子的症状;单纯子病,须有子虚久不复原的病史。这样,三者治则相似,处方则有主次之分。

2. 相克规律与治疗原则 根据相克规律确定的治疗原则,也称为抑强扶弱。其基本方法是抑制过强之"所不胜",扶助过弱之"所胜"。这是根据五脏之间失去生理平衡,发生乘侮而出现的病理状态所制定的治则。临床由于相克规律的异常而出现的病理变化,虽有相克太过、相克不及和反克之不同,但总的而言,可分强弱两个方面,即克者属强,表现为功能亢进,被克者属弱,表现为功能衰退。因而,采取抑强扶弱的手段,并侧重在制其强盛,使弱者易于恢复。另一方面强盛而尚未发生相克现象,必要时也可利用这一规律,预先加强被克者的力量,以防止病情的发展。

(1)抑强:用于相克太过。如肝气横逆,犯胃克脾,出现肝脾不调,肝胃不和之证,称为木旺克土,用疏肝、平肝为主。或者木本克土,反为土克,称为反克,亦叫反侮。如脾胃壅滞,影响肝气条达,当以运脾和胃为主。抑制其强者,则被克者的功能自然易于恢复。

(2)扶弱:用于相克不及。如肝虚郁滞,影响脾胃健运,称为木不疏土。治宜和肝为主,兼顾健脾,以加强双方的功能。

根据相克规律确定的具体治疗方法,常用的抑木扶土法、培土制水法、佐金平木法、泻南补北法。运用过程中必须分清主次,或是抑强为主,扶弱为辅;或是扶弱为主,抑强为辅。但是又要从矛盾双方来考虑,不得顾此失彼。

五、正邪理论与治则的研究

(一)正邪理论与治则治法

疾病发生与否,取决于人体正气的强弱和邪气的性质与盛衰,故邪正之间力量的对比及斗争,影响着疾病的发展和转归。中医学既强调邪气的作用,更重视正气对发病的影响。"邪之所凑,其气必虚",各种病邪侵袭是发病的条件,人体正气不足或功能失调则是发病的关键,这与《素问·刺法论》中"正气存内,邪不可干。"《灵枢·百病始生》:"相虚相得,乃客其形"的论点一样,认为疾病是正邪相争的过程,但强调外因必须通过内因而起作用,突出了正气在发病中的主导地位。因而中医治病的关键在于改变正邪双方力量的对比,调动一切可能的因素,恢复人体正气功能,使邪去正安,疾病才能痊愈。

邪正斗争中,邪正相搏贯穿疾病的全过程,邪正双方力量对比的消长盛衰变化,可致机体表现出或实或虚的病理状态。《素问·通评虚实论》曰"邪气盛则实,精气夺则虚"。当病邪有余而人体正气充足,机体代谢活动增强以抵抗病邪,表现为亢盛的实证;当人体正气不足而邪气也不盛,机体代谢活动减弱抵抗病邪力弱,表现为不足的虚证。然而疾病种类虽多过程复杂,邪正的盛衰变化错综多变,但总的治疗原则不外乎扶正祛邪。

(二)扶正祛邪治则的内容

扶正即培补正气,针对机体正气不足而设,是通过扶助正气的药物,或针灸等其他治疗方法,配以适当的营养和功能锻炼等,提高机体的抗病力,从而驱逐邪气,恢复健康的治疗原则。祛邪即消除病邪,针对邪气有余而确立,是运用祛除邪气的药物,或其他疗法,以祛除病邪的方法。扶正与祛邪是中医的治疗大法,是"补不足,损有余"的"权衡相夺",符合中医生理观和病理观,其应用体现了"谨察阴阳所在而调之"的原则。

(三)扶正祛邪治则的应用

扶正与祛邪是治疗疾病的两种不同法则。扶正是为了祛邪,但扶正不同于单纯使用补法,而是要求医者在任何时候都要注意维护正气,使其不致耗伤或消亡。祛邪是为了扶正,通过消除致病因素的损害而达到保护正气的目的。因此临床应用扶正祛邪治则时,要仔细权衡邪正盛衰及发展趋势。一般情况下,扶正用于虚证;祛邪用于实证;若属虚实错杂证,则应扶正祛邪并用,用时要分清虚实的主次缓急,以决定扶正祛邪的主次、先后。

1. 扶正祛邪单独使用

(1)扶正:适用于以正虚为主,而邪不盛实的虚证。如气、血、精、津液等亏损,导致脏腑功能低下,此时采用扶正的方法,可使正气旺盛,邪气自除。但临床具体运用时,还应根据患者的具体情况,采取针对性的治疗。如气虚、阳虚证,宜补气、壮阳;阴虚、血虚证,宜滋阴、养血。临床所用的各种补法,以及治疗升散太过的收敛法、治疗正气脱失的固涩法、治疗津液亏耗的濡润法、治疗气虚下陷的升举法等,均属于扶正范畴。

(2)祛邪:适用于以邪实为主,而正气未衰的实证。一般见于疾病的初期或中期,病程较短,临床表现为亢盛有余的实证,如发热、腹胀拒按,大便秘结、脉实有力等。凡行气、散火、逐水、开郁以及治疗上焦实邪的吐法、治疗邪在皮毛的汗法、治疗肠中有燥屎的攻下法、治疗实热壅滞的清法、治疗气滞血瘀的行气活血等,都是在这一原则指导下,根据邪气的不同情况制定的,属于祛邪范畴。

但临床中应注意以下情况:一是正气衰弱,邪气尚盛时,正气被邪气所迫,有迅速消亡之虞,此时当急"祛邪",以维系式微之正气。如伤寒、温病之急下存阴,即属此类。另一种情况是邪气虽已衰微,但正气也所存无几。此时无论邪正力量对比如何,均须先护正气,《温病条辨》下焦篇中诸复脉汤即为此而设。

2. 扶正祛邪先后使用

(1)先攻后补:即先祛邪后扶正。临床某些病证,由于邪气嚣张,或性质毒疠,如不急速祛除,会过多地伤害正气;或因病邪阻滞,导致不能进一步采取治疗措施;当此之时,虽然邪盛、正虚,但正气尚可耐攻,以邪气盛为主要矛盾,则可先泻其邪气,后补其正。如腹满、大小不利之证,属于"实",其虽有正气之虚,也当先治此二症。又如瘀血所致的崩漏证,因瘀血不去,出血不止,故应先活血化瘀,然后再进行补血。

(2)先补后攻:即先扶正后祛邪。适用于虚实错杂证,此时正气虚衰不耐攻伐。先祛邪则更伤正气,必须先用扶正治则,使正气恢复到能承受攻伐时再攻其邪。如臌胀病,当正气虚衰为主要矛盾,正气又不耐攻伐时,必须先扶正,待正气适当恢复,能耐受攻伐时再泻其邪,才不致发生意外事故。

3. 攻补兼施　扶正祛邪兼用　扶正祛邪兼用。适用于正虚邪实,且邪正主次地位大体相当的病证。在此情况下,单纯祛邪更伤正气,单纯扶正又会助长邪气,故只能根据病情,采用攻补兼施之法。具体运用时还必须区别正虚邪实的主次,灵活运用。如以正虚为主要矛盾,单纯用补法又恋邪,单纯攻邪又易伤正,此时则应以扶正为主兼祛邪。气虚感冒,以补气为主兼解表,即属于此类情况。若以邪实为主要矛盾,单攻邪又易伤正,单补正又易恋邪,此时治当以祛邪为主兼扶正。

扶正与祛邪是针对疾病基本矛盾而确立的治则。临床运用,还要注意扶正药物应该"无太过""无不及",以免造成"关门留寇"之弊;祛邪药物使用太过、太久,也会损伤正气,而犯"虚虚实实"之戒。总之,应以"扶正不留邪,祛邪不伤正"为原则。

六、藏象理论与治则的研究

(一)调理脏腑治则的内容

藏象学说,是研究脏腑经脉形体官窍的形态结构、生理活动及其相互关系的理论。脏腑是人体生命活动的中心,是人体结构的重要组成部分,也是各种疾病发生的部位所在。脏腑病变主要包括脏腑自身功能的改变及脏腑之间关系的失调。另一方面,脏腑之间病理上也会相互影响,一脏有病可影响他脏。因此,脏腑的病变,不但要治疗某一脏某一腑,还需注意调理彼此之间的关系,进而促进机体的平衡协调。调理脏腑即是在整体观指导下,针对疾病过程中出现的脏腑功能失常而确立的治疗原则。

(二)调理脏腑治则的应用

1. 调理脏腑气血阴阳

(1)益损脏腑虚实:脏腑气血阴阳是人体生命活动的根本,其失调是脏腑病证的基本病机。因此,应据脏腑阴阳气血阴阳失调的病理变化,予以相应的治则治法。①补益脏腑之虚。针对各种原因导致机体正气不足,造成脏腑功能低下病理变化而确立的治则,即"虚则补之",据脏腑气血阴阳不足的具体情况,或者补气、或补血、或补阴、或补阳等。如肾精不足,宜补肾填精;心血亏虚,宜养血安神。②祛除脏腑之实。针对病邪亢盛于体内,邪正斗争剧烈,造成脏腑功能活动失常的病理变化而确立的治则,即"实则泻之"。以祛邪为原则,根据病邪性质,采用适当的治法。如肝火亢盛,宜清肝泻火。③补虚与泻实兼用。此为针对虚实夹杂之证确立的治则。如,肝主疏泄,主藏血,其性体阴而用阳,喜条达而恶抑郁,其病理特点为肝气肝阳常有余,肝阴肝血常不足,病变有关气和血两个方面,气有气郁、气逆,血有血虚、血瘀等。治疗重在调气、补血、和血,配合予以清肝、降肝、镇肝等治法。

(2)顺应脏腑特性:脏腑生理特性各不相同,五脏藏精气而不泻,满而不实;六腑传化物而不藏,实而不满。临床病变特点上,脏病多虚,腑病多实,治疗脏病多用补益,治疗腑病多用祛邪。具体来说,五脏和六腑又有各自不同的阴阳五行属性、气机升降出入规律等生理特性不同,故相应的病理变化和治则治法亦不同。如心为火脏,性喜清宁,若火扰心神,方用清营汤清心解毒以宁心;若痰、瘀阻心窍,清窍不利,神识不"明",方用瓜蒌薤白半夏汤、丹参饮、涤痰汤等化痰祛瘀,宣窍以醒神。又如肺位居上,其气主降,五行属金,其性收敛,治疗应顺其性,多用杏仁、苏子等降其气,用麻黄根、白果等敛其性。又如脾胃属土,脾为阴土,阳气易损;胃为阳土,阴液易伤。再如脾喜燥恶湿,胃喜润恶燥,脾气主升,以升为顺,胃气主降,以降为和。故治脾常宜甘温之剂以助其升运,而慎用阴寒之品以免助湿伤阳;治胃常用甘寒之剂以通降,而慎用温燥之品以免伤其阴。

2. 调理脏腑之间关系

（1）调理脏与脏之间关系：五脏各有五行属性，五脏之间生理上的联系，病理上的相互传变，基本遵循五行生克制化的规律。①根据五行生克规律调节：运用五行生克规律，调理脏腑，可单独"补母""泻子""抑强""扶弱"，亦可将补母泻子及抑强扶弱结合起来，调整彼此之间的关系。如肝脾肺三脏功能失调，既可抑木扶土，又可培土生金、佐金平木，促使三者达到协调平衡。②根据五脏生理协同性调节：机体完成某项生理功能是多个脏器共同参与的结果，但又有主从之分。如呼吸运动，《难经》指出："呼出心与肺，吸入肝与肾"。肺主气司呼吸，与肾主纳气密切相关。肝调畅气机，使之升降相宜。脾运化水谷精微，参与生成宗气。心主血脉而藏神，血为气母，心神又为呼吸调节之主宰。故五脏均参与调节呼吸，但以肺肾为要。所以，呼吸功能失调，可调理五脏，常重在调治肺肾两脏。

（2）调理腑与腑之间关系：六腑具有传化物而不藏的功能特点，在饮食物的消化、吸收和排泄过程中的密切配合，具有六腑以通为用、以降为和之性。病变多为腑气不通、气机上逆之证。治疗重在恢复气机通降之性。

（3）调理脏与腑之间关系：脏腑之间的关系，体现在脏腑生理上表里阴阳相合，病理上相互影响和传变。根据脏腑相合理论调理脏腑治则，主要有脏病治腑，或腑病治脏，或脏腑同治的方法。具体有健脾和胃、疏肝利胆、温肾利水、提壶揭盖、清心导赤、心胃同治等。脾与胃，纳运相得，燥湿相济，升降相因，故脾病必及胃，胃病必累脾。如肾合膀胱，膀胱气化功能失常，水液代谢障碍，治肾即所以治膀胱。此即治脏先治腑之谓。

六腑以通为用，以降为和，五脏以藏为贵。同时由于脏行气于腑，腑输精于脏。因此，还可以根据脏腑生理特点，确立实则泻腑，虚则补脏的治则调理脏与腑之间的关系。不仅六腑之实泻腑以逐邪，如阳明腑实证之胃肠热结，用承气汤以荡涤胃肠之实热；五脏之实亦可泻腑以祛邪，如肝经湿热，清泄肠道，渗利小便，使湿热从二便而出。五脏之虚自当虚则补之，六腑虚亦可补脏以扶正。如大肠传化功能低下，多从脾肾治之。

七、气血理论与治则的研究

（一）调理气血的内容

气血是构成生命的基本物质。人之病无不伤及气血，故"治病之要诀，在明气血"（《医林改错》）。调理气血即是根据气血不足及其运行失常，以及气血关系失常等病理，采取相应的治疗法则。恢复机体气血充盈、保持气血畅通，是治疗疾病的基本原则。气血病变的治疗，一方面，不能孤立地治气治血，还应顾及相互间关系失调的一面，调理气血关系。另一方面，气血的生成与运行，依赖于脏腑经络的生理功能，所以调理气血又须与调整脏腑、阴阳等治则结合运用。

（二）调理气血的应用

气血病变，可表现为单纯的气病、血病，也可气血同病，临证应根据它们病症的特点，采取相应的措施。

1. 调气　调气主要是两个方面，一是补气。针对气虚病理变化而设立的治则，气虚宜补气。肺主一身之气，脾为后天之本，气血生化之源，故补气主要是补脾肺之气，而尤以培补中气为重。元气的化生，依赖于肾藏精气的生理功能，故元气不足，又要从补肾入手。二是调理气机。针对气机失调病理而确立的治则。全身气机以调畅为贵，气机失调可表现出多种病理状态,如气滞、气逆、气陷、气闭、气脱等。治疗应顺应其运动规律,针对不同性质而予以调理。调气之法众多,如《读医随笔·升降出入论》曰"气之亢于上者,抑而降之;陷于下者,升而举之;散于外者,敛而固之;结于内者,流而散之"。概而言之,即气滞则疏,气陷则升,气逆则降,气脱则固,气闭则开。

2.理血

(1)补血:针对血虚而设立的治则,血虚宜补血。脾胃运化水谷是血液化生重要基础,临床补血之法多从调理脾胃入手。肝、肾、心、肺在血液的化生过程中也发挥重要作用,如《灵枢·营卫生会》曰"此所受气者,泌糟粕,蒸津液,化其精微,上注于肺脉,乃化而为血。"《张氏医通》亦有"气不耗,归精于肾而为精;精不泄,归藏于肝而化清血。"的论述。有血生于脾,宣于肺,统于心,藏于肝,化精于肾之说。因而,补血强调后天之本的调补,但又不可拘泥于调理脾胃一端。

(2)调理血运失常:针对血液运行失常病理变化确立的治则。血液运行失常,以出血和血瘀病理常见,分别采用相应的调理方法。①出血的治疗:出血宜止血。首先要分清出血的原因和性质,出血多与火、气有关,"血动之由,惟火惟气耳"(《景岳全书·血证》),外伤、气虚等也可导致出血。治疗出血,不能单用止血,应随证采用收涩止血、补气摄血、凉血止血等法。此外,还必须分清出血的部位,有咳血、衄血、吐血、便血、尿血、崩漏下血等,不仅有寒热虚实之异,而且所累脏腑也不尽一致。再者出血虽以属热者为多,寒凉药亦不可久用,以防止瘀血内停,损伤脾阳,脾愈伤则血愈不归经,更忌单纯用收涩止血之品,对出血而兼血瘀证尤须如此,以防"闭门留寇"。②血瘀的治疗:应以活血化瘀为要。在运用活血化瘀法时,必须分清其病位之脏腑经络、病性之寒热、病势之或虚或实。如寒性凝滞致瘀,应温经散寒活血;痰浊阻滞致瘀,应化痰活血通络。又如瘀血有轻重缓急之分,治疗应根据瘀血程度轻重不同,分别按和血行瘀、活血化瘀、破血逐瘀三法治之。再者瘀阻部位不同,治疗亦有差别,瘀在头部,用通窍活血汤;瘀在胸部,用血府逐瘀汤;瘀在腹部,用少腹逐瘀汤,以提高临床用药针对性。

3.调理气血关系　气血之间生理上相互依存,病理上相互影响,气血关系失调,常表现为气血同病。气血同时调理,是临床常用的治则。

(1)气病治血:血具有化生、运载气的作用。血虚无以载气,血瘀气亦随之而滞,血脱气无所附,必随之脱逸等。故《医家四要》曰"治气药中必兼理血之药"。如,气虚宜"精中求气",气郁宜兼活血。

(2)血病治气:气具有温煦、化生、推动、统摄血液的作用。气病则血随之亦病,气虚则血弱,气滞则血瘀,气陷则血下,气逆则血乱,气温而血滑,气寒而血凝。血虚者,补其气而血自生;血滞者,行其气而血自调;血溢者,调其气而血自止。至于下血不止,崩中漏下,诸大出血,皆属血脱,血脱必然导致气脱,甚则阴竭阳脱,出现亡阳亡阴之危候,急当用固脱益气之法。

总之,气之与血,两相维附,气为阳,血为阴。临证时,应综观全局,调理阴阳,使阴平阳秘,气调血和,则其病自愈。

八、环境因素与治则的研究

人赖以生存的外在环境,包括自然环境和社会环境。人与环境构成一个有机的整体,疾病的发生、发展与转归,受时间节律、气候、地域、社会等环境因素的影响。因此,诊治疾病应考虑自然界节律变化、气候变化、地理环境和社会环境的差异,确立相应治则治法。

（一）时间节律变化与治则,即"因时制宜"

1.时间节律变化对生理病理的影响 自然界有四时更替,气候变迁、物候生长化收藏的规律,与之相应,人体也呈现出阴阳消长的周期性变化。时间节律变化包括日节律、月节律以及年节律等。如人体卫阳之气的运行规律与昼夜晨昏变化具有一致性;五脏之气的盛衰虚实亦随着四时气候变化而改变。疾病与病证均依天时而变,一般病理变化多白天病情较轻,夜半加重;一年四时有多发病和常见病,时间节律影响着病情的变化及预后。

2.时间节律变化对治则的影响

（1）顺应四时而养:根据四时阴阳变化,《素问·四气调神大论》提出"春夏养阳,秋冬养阴"。春夏天地阳气生长,人体亦应养生养长以适应之,作为秋冬收藏之根,秋冬天地阳气收敛、潜藏,人体亦应收养潜藏以适应之,天人合一,则能长生少病。

（2）治疗因时而异:"因时制宜"是临床须遵循的法则。《素问·六元正纪大论》提出"热无犯热,寒无犯寒"及"用寒远寒,用凉远凉,用温远温,用热远热,食宜同法"等原则。张仲景根据四季气机升降浮沉规律提出"春宜吐、夏宜汗、秋宜下、冬宜补",随时令加减用药。刘河间制方用药强调"当顺时令而调阴阳";朱丹溪指出治病"若失四时寒热温凉之宜,乃医家之大误"。以感冒为例,冬季以风寒表实证为主,表现为鼻流清涕,咳嗽痰稀,恶寒重而发热轻,无汗,苔薄白,脉浮紧,治以辛温解表、宣肺散寒的葱豉汤、荆防败毒散为主;夏季感冒则常兼暑湿,表现为鼻流浊涕,咳嗽痰黏,身热不扬,汗出不畅,口渴尿赤,苔黄腻,脉濡数,治须清暑祛湿解表,用新加香薷饮、藿香正气散之类;秋季感冒,燥邪居多,除一般感冒症状外,还可见到鼻咽干燥,干咳无痰,口干舌红等肺燥阴伤之症,治宜疏风清燥,养阴润肺,用杏苏散、桑杏汤化裁。另外,推拿治病根据不同季节施用不同轻重的手法,如春夏时节,气候温热,阳气发泄,气血易趋向于表,人体腠理疏松,肌肉筋脉弛缓,承受外力作用的能力弱,手法宜轻,推拿时少用摩擦类手法;秋冬时节,气候寒冷,阳气收藏,气血易趋向于里,腠理致密,肌肉筋脉坚固,承受外力作用的能力强,手法宜重,推拿时宜多用按法、揉法、摩法、擦法以兴奋周围神经,使血管舒张,血流畅通,皮温增高。

（3）择时选药给药:根据昼夜阴阳消长节律,临床提出择时给药。一方面,根据脏腑经脉时间节律给药,如足少阴肾旺于酉时,衰于卯时,故叶天士提出早温肾阳、晨滋肾阴、晨补肾气等服药方法。另一方面,因气血阴阳盛衰气机升降节律给药,补阳、行水利湿、催吐和益气药,宜清晨服用;升阳药、发汗解表药,宜于午前服用;清泻大肠通腑之剂,宜午后服用,以符合机体阴阳气血的消长盛衰节律,利用机体营卫的运行、借助人体气机升降之势以提高疗效,均体现"因时制宜"的用药原则。

（二）地域、气候因素与治则,即"因地制宜"

1.地域、气候因素对生理病理的影响 地理、气候因素是人类生存的重要条件,影响着个体甚至是人种的差异性,包括生活、饮食习惯、宗教信仰、体质、发病及传变等。

不同的地域,其土质与水质不同。刘安《淮南子》曰"坚土人刚,弱土人肥……沙土人细,息土人美";不同的地域,有不同的气候,如《素问·阴阳应象大论》记述我国五方气候的基本特点,即东方生风、南方生热、西方生燥、北方生寒、中央生湿。地势高低和气候寒热影响天地万物生化迟早缓急,导致不同地域的物产种类分布不同,人们饮食、生活习惯和社会风俗差异,进而影响体质和发病,使人的寿命亦受此因素的影响。地理、气候环境不同,亦可引起地域性常见病、多发病及流行病。《素问·五常政大论》云："是以地有高下,气有温凉,高者气寒,下者气热,故适寒凉者胀,之温热者疮。"指出寒凉之地多犯胀病,温热之地多患疮疡。《素问·痿论》云："有渐于湿,以水为事,若有所留,居处相湿,肌肉濡渍,痹而不仁,发为肉痿",《灵枢·百病始生》亦云："清湿袭虚,则病起于下"。指出湿病的产生与地域环境相关。

2. 地域、气候因素对治则的影响

(1)环境、气候不同,治有差异:临床治疗当随地域差异有所变通。如西北之地"气寒气凉",多因寒邪外束而热郁于内,故治宜"散而寒之","治以寒凉,行水渍之";东南之地"气温气热",多因阳气外泄而内生虚寒,治宜"收而温之","治以温热,强其内守"。张景岳认为"西北气寒,气固于外,则热郁于内,故宜散其外寒,清其内热。东南气热,气泄于外,则寒生于中,故宜收其外泄,温其中寒。此其为病则同,而治则有异也。"意指西北方天气寒冷,病人多为外寒而内热,故治疗时宜发散外寒,清解里热;东南方天气温热,病人多阳气外泄,寒从内生,故治疗时宜收敛阳气,温其内寒。

(2)环境、气候不同,药有轻重:西北地区,地势高而寒冷,人体肌肤腠理致密;东南地区,地势低而多湿多热,人体肌肤腠理疏松,故风寒感冒,北方多用麻桂发汗峻剂,南方则以荆防轻剂为主,因后者机体腠理疏松如用麻桂发汗太过,则易汗出伤阳,损伤正气,与体无补,与疾有益;前者机体腠理致密,非重剂则不能开泄腠理,使邪气从汗而解。

(三)社会、人文因素与治则

1. 社会、人文因素对生理病理的影响　人具有社会属性。社会环境和人文状况,如政治经济状况、文化修养、宗教信仰、人格类型、心理特点、社会经历和家庭环境等,影响着人的生活,进而形成个体差异。精神人文因素可以影响个体对事物的认识方式,性格特征等。积极乐观的生活态度、良好的心理素质能使我们精神愉悦,有利于身体健康。如不能保持精神守持于内,则会产生各种疾病。

2. 社会、人文因素对治则的影响　中医诊治疾病强调以病人为诊治对象,不是孤立地看待疾病,而是着眼于生病的人。历来就有为医应该"上知天文,下知地理,中知人事"之说。《素问·征四失论》曰"不适贫富贵贱之居,坐之厚薄,形之寒温,不适饮食之宜,不别人之勇怯,不知比类,足以自乱,不足以自明,此治之三失也。"提出治病必须考虑生活条件、体质、饮食喜恶、性格特点及社会环境等因素的影响。

诊治病证关键在于了解致病原因及疾病发生发展的经过,在此基础上,对患者"严"以"动神",进行心理疏导,并针对具体病情,确立适宜的治则治法。《医学求是》提出"膏粱藜藿病体不同论",体现"因人制宜"的治疗原则。随着人们的生活水平提高,精神压力也逐步加大。医生不但要掌握精湛的医疗技术,诊治过程中还要根据治疗的不同对象,考虑个体本身,仔细地寻求、分析病因,通过引导病人确立正确的思维方式,调整行为规范,合理安排饮食,消除心理致病因素,才能实施个体化的治疗。

九、体质因素与治则的研究

中医学界对体质概念主要有两种观点。一是认为体质是个体生命过程中,在先天遗传和后天获得的基础上表现出的形态结构、生理功能和心理状态方面综合的、相对稳定的特质,即"身心统一论"。二是指出体质可界定为人群中的个体在其生长、发育过程中,所形成的形态、结构、功能和代谢等方面相对稳定的特性。生理上表现为在功能、代谢以及对外界刺激反应等方面的个体差异性；病理上表现为个体对某些病因和疾病的易感性或易罹性，以及疾病传变转归中的某种倾向性，即"身体素质论"。

（一）体质与治则治法的联系

体质因素是疾病发生、发展的关键因素之一，临床实践表明，"因人制宜"的治疗观点，正是体现了中医从整体观念出发，联系病人体质进行辨证论治的特点。正如《灵枢·通天》说："古之善用针艾者，视人五态乃治之"。清·徐灵胎谓："天下有同此一病，有治此则效，治彼则不效，且不惟无效，而反有大害者，何也？则以病同而人异也……一概施治，则病情虽中，而人之体质迥乎相反，则利害亦相反矣。故医者必细审其人之种种不同，而后轻重缓急，大小先后之法，因之而定。"清·章虚谷更具体地指出："面白而阳虚之人，其体丰者，多痰湿，若受寒湿之邪，非姜附参芪不能去；若湿热也必黏滞难解，须通气以化湿，若过凉则湿闭而阳更困矣。面苍阴虚之人，其形瘦者内火易动，湿从热化，反伤津液，与阳虚治法正相反也。"可见，中医在治疗上不单纯追求祛除病邪，而着重于调整体内阴阳偏倾。

（二）体质因素在治则治法中具体体现

中医学认为立法处方用药要考虑到致病因素和体质状态，既要有效治疗疾病，调整纠正病理体质，又要避免针药对体质的不良影响，使机体恢复到生理状态，以达到治疗的目的。

1. 治病求本，本于体质　"治病求本"就是在治疗疾病时抓住疾病的本质进行治疗。清·喻昌《医门法律·卷一》所谓"故凡治病者，在必求于本，或本于阴，或本于阳，知病之所由矗生而直取之，乃为善治"。治本即是求其阴阳动静、失衡的倾向性而治，而阴阳偏颇，证候表现无不关系于体质。因此从某种意义上说，治本与"治体"相联系。究其原因：①体质影响证的形成，个体体质的特殊性，往往导致机体对某种疾病因素的易感性。特殊体质与相应病邪之间就存在这种同气相求的现象。②体质制约了证的传变与转归。辨证论治，证的产生、传变和转归无不受着体质的影响和制约。故有治病求本，本乎体质之说。

临床用药应重视体质因素，辨体质与辨证相结合，可以说是"治病求本"的具体体现和运用。如中医治疗疮疡，其局部红、肿、热、痛，应清热解毒。但对某些寒性脓疡，体质多虚，须用温补托毒的方法，方能取效。又如应用解表法常因人而异，若其人平素阳虚，当用助阳解表法；若素体阴虚，则用滋阴发汗法。这足以说明是根据病人体质和邪正消长情况来制定治则治法。此外，某些患者的体质，也可以通过方药的调理得以改善。可以预防或减轻某些体质的发病，如玉屏风散是治疗虚人易感冒的常用方剂，临床多用调理气虚体质者等。

2. 同病异治，异病同治　"同病异治"和"异病同治"，与体质关系十分密切。当同一种疾病在某一阶段为体质个性所左右时，就会产生不同的病理变化，表现为不同的证。如因个体体质差异，可见偏盛偏虚等体质的不同特性，即使在相同的环境，相同的时令，同感风寒而致咳嗽，除具有咳嗽、咯痰、寒热等共同症状外，在阳热偏亢之体，则会出现咳黄黏痰，口渴咽痛，苔薄黄，脉浮数等症状；在阴寒偏盛之体，则会见咳痰清稀、口不渴、苔薄白、脉浮等症状；而素体脾虚湿困之人，则会见咳痰量多，胸闷肢重等症，故在治疗时治法多异。此为"证"随体质而化，故有"同病异治"。

不同的疾病在某一阶段为体质共性所影响时，就会产生相同的病理变化，表现为相同的证，或者不同的病因或疾病，在其发展过程中，因患者体质等影响，可出现相同的病机变化和证候，治疗上则采用相同的方法进行治疗，谓之"异病同治"。如咳嗽、喘、哮是中医三种不同的病，如果阳虚体质存在肾气不足的内在因素，那么这三者均可累及肾而成为肾不纳气证，治疗则同取温阳补肾,一法而三病皆可获效。

3. 因人施治,权衡制宜 人类的发展在共性之中存在着不同的个性,不管是从形体上还是从心理上,都有个体特点,存在强弱之异,偏寒偏热之殊,阴阳盛衰之别,这些因素都会影响疾病的治疗。如年龄不同,体质有异,小儿生机旺盛,但气血未充,为"稚阴稚阳"之体;稚阳未充,则肌肤疏薄,易于感触毒气而致病,稚阴未长,则脏腑柔嫩,感病之后,易于传变,易寒易热,易虚易实,病情变化较快,易于伤阴。中年时期人体体质的变化特点是由盛到衰的转折时期,从女子五七、男子五八进入中年时期,此时阳明脉衰,肾气衰,以精血暗耗,元气损伤为特点,因此,对中年治疗应抓住振元、养形、避免早衰、预防老年病。老年人大多肾气已衰,生机减退,既易受邪致病,而既病之后,多见虚证,或虚中夹实,治病用药尤须审慎。再如,男女体质、生理特点有所不同,因人施治时也要考虑到男女体质上的差别。男子阳旺,要慎用大辛大热之品,以免助阳生火;女子阴盛,要少用寒凉之物。又如对虚人感冒的治疗,在方药应用上不同常人感冒。单纯解表祛邪,则犯虚虚之戒,而邪必不除。治当扶正解表,标本兼顾,其本为"素禀体质"。气虚者宜益气解表,用人参败毒散或参苏饮,甚或补中益气汤,阳虚者宜温阳解表,用麻黄附子细辛汤,或再造散。因此,临证治病,必须审度患者的体质,权衡强弱而治,做到"因人制宜"。

(三)体质与治疗反应性

用相同的药物或针刺方法,治疗同样的病证,但在不同的个体,可出现不同的适应性和反应性,显示不同的治疗效果,这就是所谓治疗学上体质反应性差异。

1. 针刺得气反应性差异 《灵枢·逆顺肥瘦》指出:"血清气浊,疾泻之,则气竭焉……血浊气涩,疾泻之,则经可通也。"说明同以疾泻法刺之,但在血气清浊、滑涩有别的个体,可产生不同的效应,血清气浊者,疾泻之则易损元气;血浊气涩者,疾泻之则使血脉畅通。另外,因人之"血气各不同形",针刺之后,其得气反应所以各有不同,此与被刺者体质阴阳特性的差异密切相关。阳气滑盛的"重阳人",反应敏感,得气迅速;阴盛阳弱者,得气缓慢,或于出针后始有反应,或于数刺之后方有针感;而阴阳和调者,得气反应则往往适时而至。近年来人们通过经络感传以及针刺镇痛现象的研究,也证实了体质差异在针刺反应中具有重要影响。体质类型与针刺感传之间具有一定的相关性,如太阴之人,相当于经络失感型;少阴之人,相当于经络迟钝型;阴阳和平之人,相当于经络敏感型;少阳之人,相当于经络高敏型;太阳之人,相当于经络超敏型。

2. 药物适应性差异 《黄帝内经》认为,由于各人的"肠胃之厚薄坚脆亦不等",所以在对药物性味的适应性方面也往往表现出差异,胃厚脏坚者,体质强盛,故既病则能适应各种对证的药物;而形瘦胃薄者,气血每多不足,脏气每多脆弱,所以既病则往往不能适应峻猛之剂。验之临床,确不乏见其例,如张景岳曾有这样经验总结,用黄连为君以治"吐酸"之证,"若年壮气强,偶有所积,酒湿不行而酸楚上泛者,或用此法,未必即伤胃气,而亦可坠引下行,即权宜用之亦无不可……若气体略有虚弱及内伤年衰之辈,而患吐酸者,必不可妄用芩连再残阳气,虽暂得苦降之力,而胃气愈伤,则病必日甚而五可为矣。"可见,同是苦寒清降之剂,体质壮实者,用之未必即伤胃气,而体质虚弱者,用之非但难于奏效,反有再残阳之虞,反映了药物适应性方面的差异。

3. 疗效反应性差异 临床疗效不同的原因是多方面的,但体质差异性是其中关键性因素之一。《素问·评热病论》在论及"劳风"病的治疗时,曾指出同样采取利肺气、散邪气的措施,但疗效上的反映却有"巨阳引精者三日,中年者五日,不精者七日"的不同。此处所谓"精者",应指少年之辈或体质强壮者,因其精气充盛,机体自愈力强,故"三日"即可见效。"中年者"精气渐趋衰弱,所谓"年四十而阴气自半",其体质状态和自愈能力都不及"精者",所以须"五日"方能奏效。而"不精者",当指老年或素体虚弱者,因其精气不足,机体反应性和自愈力较差,因而疾病痊愈所需的时间就显得更长。

主要参考文献

1. 王琦. 治未病解读[M]. 北京: 中国中医药出版社,2007.

2. 王洪图. 黄帝研究大成[M]. 北京: 北京出版社,1997.

3. 刘立昌. "治未病"的内涵及现实意义[J]. 深圳中西医结合杂志,2007,17(8):214.

4. 洪蕾,冼华. 中医"治未病"的理论研究[J]. 中国中医基础医学杂志,2007,13(2):94.

5. 陈斯宁. "治未病"在慢性阻塞性肺疾病防治中的意义[J]. 吉林中医药,2008,28(7):474.

6. 贾立群. "治未病"在恶性肿瘤预防中的作用和意义[J]. 北京中医药,2008,27(6):411.

7. 项平. 南京中医药大学中医学家专集[M]. 北京: 人民卫生出版社,1999.

8. 黄江荣,向楠,杨帆,等. "治未病"与甲状腺机能亢进症的防治初探[J]. 辽宁中医药大学学报,2008,10(7):1.

9. 李晓.《黄帝内经》关于"因时制宜"治则的理论内涵[J]. 山西中医学院学报,2014,15(3):9-10.

10. 赵景伟,胡凌云. 时间药理学与"因时制宜"用药研究新进展[J]. 安徽医药,2012,16(9):1357-1359.

11. 王琦. 中医体质学[M]. 北京: 中国医药科技出版社,1995.

12. 何裕民,刘文龙. 新编中医基础理论[M]. 北京: 北京医科大学中国协和医科大学联合出版社,1996.

13. 王键. 内经关于体质差异对若干方面影响的认识[J]. 安徽中医学院学报,1989,8(3):14-16.

14. 王琦. 中医体质学[M]. 北京: 人民卫生出版社,2005.

下篇　中医基础理论现代研究

中医基础理论研究在中医学的发展中,应该起到发扬自身特色的导向性和对临床诊治的指导性作用。以基础理论研究为引领,带动学科发展是当代科学进步的总模式,也是中医学发展的路向。近几十年来,众多学者对中医基础理论的现代研究,通过多角度、多层次、多学科的研究,取得令人瞩目的成果,踏勘于生命科学之前沿,以其超前性、带动性推引中医学的发展,不仅是临床理论之凭持,还反映了当代中医学发展的主导趋势。下篇将重点介绍中医基础理论研究思路、方法和现代实验研究进展,与同道一起研讨。

第一章　中医基础理论现代研究的基本特点

中医基础理论作为中医药学理论体系的核心内容,几十年来,众多学者对其源流脉络、学术内涵、临床意义等方面做了大量的研究,但与快速发展的中医临床医学相比,基础理论的研究进展则明显滞后,严重制约整个中医药学的发展。为此,不少学者就中医基础理论的研究思路和研究方法进行了深入探索,兹就其梗概做一介绍。

第一节　中医基础理论现代研究的思路

中医基础理论在其形成和发展的过程中,结合天文、历法、气象、农业、数学等古代自然科学,与儒、释、道、兵、理学等人文学科,以及长期的临床医疗经验的积累形成了一个多元化,多层次的相互交叉渗透的学术体系。因此,对于发祥于中国灿烂古代文化,植根于民族特有思维模式的中医基础理论,其研究思路明显有别于西医学及其他自然科学。总体研究思路是:以继承为基础,坚持自身优势特色;以解决关键理论问题为突破口,坚持中医学的创新、发展和完善。

一、坚持自身特色

在中医基础理论的现代研究过程中,当务之急的问题是保持自身特色,坚持中医学自身的道路,把握好自主发言权,实现中医基础理论在现代条件下的新发展,而力避在现代研究过程中迷失自我,淡化自我。比如在现代研究中,无疑要使用现代科学技术及方法,甚至多学科的合作。但必须明确的是,在运用这些研究方法时,绝不能机械地、静止地、割裂地看待这些方法所取得的研究结论,而必须运用中医基础理论的整体观、辩证观、恒动观对其加以凝练与升华,使之更好地为中医基础理论的发掘和发展服务。所有这些研究方法和工作,只是研究和发展中医基础理论的手段,目的是发展和完善中医基础理论。

现代科学的发展,必然会为中医学的发展提供可借鉴的因素和新的发展机遇。在中医基础理论研究进程中,我们可以汲取相关学科的长处和研究成果,但必须经过消化与吸收,使之融合于中医学的理论体系之中,深化其科学内涵,提升其实用价值,以便更有效地指导临床实践,而不能淡化中医基础理论自身的完整性与系统性。

就中医基础理论研究的现状来看,必须冲破"以西解中"的局限。近年来,众多学者从多学科多角度运用现代研究方法,对中医基础理论做了大量研究。其结果不仅验证了中医的科学性而且对发展中医学做出了杰出的贡献。但这些研究只能称得上"研究中医",而不是"中医研究"。迄今为止,在中医学的研究中,尤其是理论研究,占主导地位的思路还是"以西解中",而不是"衷中参西"。中、西医学体系的目标都是防治疾病,保持人类健康,医理应该相通,由于两者的哲学背景、认识问题的方式与思维模式的差异,结果形成了从基础理论到治疗理念都存在差异的两大医学理论体系。因此,用西医学的知识和方法作为验证与解释中医基础理论评判标准,显然失之偏颇,有失公允。这种研究思路也给中医理论的现代研究、中医临床的疗效评判带来一定的困惑和阻碍。

总之,在中医基础理论的现代研究中,应该坚持自身特色和自主话语权,开拓自主发展道路,处理好自主与开放、继承与创新等关系,坚持"以我为主""为我所用"的研究思路。

二、发扬自身优势

中医学与西医学是两个不同的医学体系,各有其长短优劣。在中医基础理论的现代研究中,必须立足于中医学理论体系的思维模式,掌握自身的优势与特色,才能发挥和提高中医药学在世界医学体系中的作用和地位;在人类的防病治病、养生保健中展示中医药的魅力。

就中医的优势而言,首先是中医学理论体系的优势。在于它所蕴涵的天人相应、形神合一、取法自然、辨证论治等的有机联系性和理法方药的合理系统性。这种有机联系性和合理系统性与现今所公认的"生物—社会—心理医学"模式极其相似,这为中医基础理论的现代研究打下了良好的基础,为中医学的发展提供了指导思想。

第二是具有坚实的临床实践优势。中医基础理论的形成与发展,源于历代医家千百年来对生命现象的观察与临床实践的总结升华而来。比如对人体所处的自然、社会环境中多种因素相互作用的观察;对人与自然、人与社会、人体内部组织器官与意识、精神、情感间的相互联系和作用的观察;对内外环境作用下机体综合反映功能状态的观察等。总之,从神农尝百草,仲景治伤寒,金元四大家,直至今日的屠呦呦对青蒿素的发掘,实践使中医学积累了大量人体生命活动的丰富信息。受历史条件的限制,其表述形式较为朴素、直观,其理论的可信性和可靠性正是现代研究的坚实基础。

第三方面的优势是整体辨证的认知规律与思维模式。中医基础理论植根于中国文化,运用自然科学与社会、人文科学高度融合和统一的思维模式,认识生命的形成与生长、疾病的预防与治疗,成为中医理论体系独特性形成的基础。按照中医学理论框架的不同层次的优势与特色。从其内容分析基本可分为三个层次:第一层次,也是最高层次,是思辨方法,如气一元论、阴阳学说、五行学说等。这些属于哲学与方法论范畴的内容,在医学中的应用与融合,成为中医学优势特色形成的基石。由此可见,在研究方法上,不应该也不可能采用还原分析、实验研究等方法来验证,只能在现代科学方法论的指导下,进行科学的归纳与整理,使之规范化、标准化,增强其逻辑完备性。第二层次,也是最基础的层次,是对各种具体事物的实际观察。包括对人体的生理病理、人与周围环境关系,以及临床疗效的观察等,成为中医学优势特色形成的依据。对于客观事物的观察也是现代研究必须遵循的研究基础,对于客观观察事实的追踪、反思与分析,可采用现代科学的研究方法与评价指标进行实证的还原与分析性研究,并有望在近期内取得进展,从而为中医基础理论的现代研究奠定基础。其第三层次,可以说是引领中医学优势特色继承发展的层次。它是在上两个层次长期交互作用中逐步形成、充实、发展起来的,其包括了历代医家创立的各种学说、各种流派,更多的是无数个人的经验体会和各种假说。有些经过长期实践检验而成为相对固定的中医学基本理论,已延续运用千百年,至今仍有强大的生命力。在这些特有的理论知识之中,大多为中医的精华所在,但也存在以偏概全,甚至谬误的内容,需要去粗取精、去伪存真。现代研究对于其中属于基础理论部分的内容,若要取得突破性进展,或许要跳出既往单纯用实验验证的模式,应在更广阔的科学领域中,从中医学自身的理论特色出发,找到新的研究热点。运用系统的整体性的探讨,比零散性的、肢解性的研究,更可能取得实质性的进展。

第四是中医学文献资料的优势。中医学拥有经过历代医家大量临床实践和理性总结所撰述的医学著作,这些浩如烟海的医学文献,为中医现代研究提供了大量可靠的信息资料,并使以计算机为工具,运用现代数理统计方法进行研究成为可能;也为我们在现代研究中,确立研究方向、开拓研究思路、优化研究方案,提供了可借鉴的经验与教训,奠定了理论基础。

以上优势可以看出中医学不但具有极强的科学性,而且在许多方面提示和反映了现代人体科学、现代生物学、西医学以至现代科学发展的方向和研究的前沿。

三、勇于正视不足

任何事物都有正反两个方面,诚如中医学理论体系具有一定的优势和特色一样,其自身也存在着在其发展过程中受时代局限所导致的缺陷与不足。中医药学术体系在几千年的形成发展过程中,经历了一个从开放系统向封闭系统逐步转化的过程。《黄帝内经》的问世,《伤寒杂病论》的成书,金元四大家的争鸣,温病学说的崛起,均为历代医家在总结当时临床经验的基础上,吸收其他学科的理论与研究成果的结果。没有历代医家广纳百川的胸襟和吞吐古今的气势,中医学的理论体系就不可能如此完备。然而,随着中国封建社会发展到顶峰阶段之后,整个传统文化渐趋保守,中医药学术体系也随之不可避免地趋于封闭。至清代温病学派形成后,中医药学理论基本没有新的进展与突破,中医药高等院校教材历经数十年,总体内容如故,面貌依然。中医药临床研究的新进展,实验研究的新发现,其他现代科学的新技术、新理论、新方法、新成果,难以被中医药学固有的理论体系所吸收、所融合,均无可辩驳地说明了这一点。

另有学者认为,中国古代辩证逻辑体系指导下的中医理论思维形态,是以阴阳这对辩证矛盾的概念、范畴为逻辑的开端,以阴阳学说的基本内容为思维规律。这种辩证逻辑体系,是在对人体组织结构了解不甚详备的情况下,运用矛盾分析的方法,在对立统一中认识生命运动,揭示生命规律。从中医药理论历经千年而不衰,并继续显示其强大生命力的事实来看,古代辩证逻辑体系的辩证思维及逐级矛盾分析,为认识生命运动的整体和辩证矛盾提供了正确的思维方法和形式,体现了自身的优势,这种理论思维模式,既有优势,又有缺陷。其不足大致有三:一是缺乏严密的逻辑学论证,导致许多名词概念缺少明确的内涵与外延;二是在推理过程中经常运用取象比类和意会推演作为判断的依据,易导致判断结果的直观性和模糊性;三是这种辩证逻辑体系缺乏否定之否定的思维规律指导,与现代辩证逻辑体系存有一定距离。内容上的客观真理性、结构上的逻辑完备性及功能上的科学预见性,是公认的现代科学理论的三大基本特征,用这一标准衡量,逻辑完备性的缺乏是中医药学理论的主要缺陷。

四、正视中西医差异

中医学属于自然科学范畴,它是研究人类生命过程及其与疾病斗争的一门学科,具有独特的理论体系和丰富的临床经验,是以生物学为基础,与理数化学交融,受人文哲学渗透的科学。由于历史、文化背景的不同,思想方法的不同,发展轨迹的不同,使得中医学与西医学之间存在明显的差异,有些是本质性的差异。西医学是在文艺复兴之后,开始从经验医学向实验医学转变,它主要倾向于还原论思想,强调分析、实验、定量的研究,对于人的健康和疾病的认识注重生物学内容,注重形态结构和解剖定位,注重特异性的病理改变,针对特异性病因的分析与治疗等。它也属于自然科学范畴,更多地偏向实验科学。可见中医学是以自然科学知识为主体、与人文社会科学知识相交融的科学知识体系;西医学是立足于现代科技,偏重于生物学实验的实证性科学知识体系。因此,中医学和西医学是两种不同的医学体系。目前,在对中医的研究中,常出现一是"拿来主义",机械地将现代实验研究方式搬进中医研究之中;二是采用西医的思维模式规范中医研究,以为这就是中医"科学化"。这两种思路可以说脱离了中医自身形成时的哲学思维和临床实践基础,脱离了中医学理论的基本点,也就丧失了中医的灵魂和特色。对此有学者提出,这是中医学的"西化",不是中医的现代化研究,而不能接受。应该以坚持自身特色为前提,搞好中医经典思维模式继承的工作,正确认识中西医的区别,有机的相互借鉴,才是中医基础理论现代研究的重要课题。

五、继承为基础,力求自身创新

中医学学术发展必须坚持以中医理论为指导,正确处理好继承与创新的关系。继承不泥古,发扬不离宗,要尊重中医药学自身的规律,保持中医特色,在继承中发展,同时积极吸取并融汇现代科学技术成果,使中医学术随时代进步而发展。

继承的目的是创新发展。中医学几千年来的发展历史就是一个不断继承和创新的历史。从历史角度来说,每一个新观点、新理论的出现无不是创新的结果。《难经》的问世不仅对《黄帝内经》中疑难问题进行解释,还弥补了《黄帝内经》的不足之处,尤其在脉诊及针灸治疗方面。张仲景的伤寒六经辨证,是对《素问·热论》的创新。温病学派的卫气营血和三焦理论,赋予了《黄帝内经》中营卫气血和三焦理论崭新的含义。没有创新,中医学就没有生命。可以说,自先秦时期至今,每一次的创新就是对中医学理论的一次完善。因此,我们应该在求实的基础上鼓励创新,鼓励不同的学术见解,鼓励不同的研究手段和方法,消除门户之见,消除不同学术派别的互相诋毁和牵制,一切以有利于中医药事业的发展为前提。比如目前提倡多读多看古代文献,院校教育与师承教育相结合,将传统的个体化的师徒教授与系统的院校教育融为一体等,有利于在继承的基础上创新。总之,继承要文化先行,良好的学术氛围不仅能夯实继承的基础,还有利于创新人才和创新理论的出现。

中医基础理论的创新并不容易,但应有创新的意识、思路和火花,尤其要扶持、鼓励、容纳有创新性的探索与争鸣。亘古不变、因循守旧,或脱离临床、脱离实际,只会加速中医药理论的消亡。对中医基础理论的发展,不能急于求成,一蹴而就,应充分估计到研究过程中的困难与曲折。从目前世界科学发展的趋势来看,中医学的理论、中医学的思想、中医学的疗效正在显示更加强大的生命力,而生命力又来自不断的创新。依照中医基础理论自身学科体系特点,运用现代科学的技术与方法研究中医学,揭示其理论的内在规律与特色,更好地为人类健康事业服务,这是中医基础理论进行现代化创新的一个重要途径。

第二节　中医基础理论研究方法

中医基础理论研究,是一项艰巨而复杂的系统工程,重要环节是运用现代科学方法对其进行系统的发掘整理、分析研究、阐发评价和开拓创新。近年来,一大批有识之士为此做了许多尝试,并取得了众多成果,由此也形成和发展了一系列中医基础理论现代研究的方法。兹归纳整理如下。

一、文献研究方法

此为中医理论研究的重要方法之一,主要涉及两个方面:第一是传统文献研究方法,以古代文献为基础,从理论体系的发生演变规律、概念体系结构形成、思维方法体系、病证论治用药规律、中医理论的诠释与创新以及中医经典中科学问题的梳理等方面加以研究。第二是现代文献研究方法,结合数据挖掘技术,对中医理论现代研究文献进行梳理、总结、挖掘研究,也包括对近现代名老中医经验的发掘整理,进行理性升华,成为揭示基本规律的学术理论,从而更好地进行学术传承和理论创新。

文献研究法是一种古老、而又富有生命力的科学研究方法,主要指搜集、鉴别、整理文献,并通过对文献的研究形成对事实的科学认识的方法。传统文献研究在汉代已初具规模,常运用训诂学、校勘学、版本学、目录学、辑佚学、考据学、辨伪学、阐经学及历史学等方法,注重对历代医学文献资料进行挖掘、整理和研究。由于其中大多数方法源于"经学"研究,故有学者称之为经学方法。传统文献学既是一种实用方法,更是一种研究思路,其中蕴涵着很多科学求证的思想。历代医学文献浩如烟海,据考现存医学文献即有万部之众,大量科学内容蕴涵其中,是中医药学术体系的载体与宝库,也是继承与发扬中医学术的基础与借鉴。借助文献研究方法,对历代中医典籍进行系统发掘整理、阐释评价,确为当前继承中医理论的重要环节,研究中医理论的前提条件,丰富和发展中医学术理论的重要途径,发展中医的基础性工作。中医基础理论的现代研究,无论侧重于实验,还是临床研究,无论是群体研究,还是多学科合作,在确定研究方向、遴选研究内容时,都必须以扎实的古今文献支持为依据。

纵观历史古今,中医文献研究史上有许多成功的例子,如王冰整理《素问》,成无己整理《伤寒论》,都是严格遵循着文献学的规则和方法。20世纪50年代,在国家组织下,开始进行中医古典医籍的点校工作,由人民卫生出版社系列出版,现已完成经典医著和历代名著500余种的点校工作,获得了高水平研究成果。20世纪80年代(1982年)原卫生部制定《中医古籍整理出版规划》,首批《黄帝内经素问》《难经》等十一部古医籍进行重点校注出版,也是成功运用这种方法取得的丰硕成果。敦煌医学简帛、马王堆汉墓出土的医学帛书等的整理出版,运用的也是文献研究方法。《经典医籍版本考》《中国医籍通考》《中华本草》《新编简明中医辞典》《三国两晋南北朝医学总集》等属目录学、工具类及断代医学史的大部医籍的出版,更是文献研究的显著成果。中医文献研究方法,总体来说一是通过纵向梳理归纳,将中医理论在各个不同的历史发展阶段的学术特点进行概括梳理,从历史进程中去探讨中医理论体系的形成和发展轨迹;二是采用横向分析,将中医药文献资料与某一历史阶段的理论研究、临床治疗、研究方法相结合,分析其学术发展规律。

现代文献研究已广泛应用计算机技术,在传统文献学的规则和方法基础上,运用数据挖掘方法,为文献研究的深入化和细致化提供了手段。中医文献数量众多,且分散庞杂,从历代文献中归纳、总结有价值的信息是当前中医药文献研究的热点。数据挖掘方法作为一种有效的信息处理技术,通过分析信息特征,提炼出其中蕴藏的新理论、新方法,实现中医理论的有效总结与传承,为中医药现代化在文献整理、证候分类、用药规律、疗效评价等方面的发展提供了强有力的证据,为中医理论的进一步发展提供新的研究思路和参考。数据挖掘技术的应用,不仅提高了中医病证诊断的客观性和准确性,也有力地推动了中医药研究的规范化进程。但需要明确的是,计算机技术只是帮助研究者实现研究目的的手段,研究者的思路在研究过程中无疑应居于主导地位。

中医的继承与创新一直以来都是中医发展的关键问题,其中对近现代名老中医经验的发掘整理是一个重要内容。名老中医是将中医理论、前人经验与当今临床实践相结合的典范,是中医学术造诣深、临床水平高的群体,其临证经验具有鲜明的中医属性。在理论研究中,通过运用数据挖掘等方法,对名老中医学术思想和临证经验进行研究,分析名老中医个体化诊疗信息特征,提炼出临证经验中蕴藏的新理论、新方法、新知识,以深化和拓展名老中医经验的内涵,促进了学术理论的升华和创新。

文献研究为古医籍普及和理论挖掘,以及临床运用起到一定的指导作用,为中医基础理论研究提供重要的参考资料。但从整个中医基础理论研究来看,文献整理仅是整个医学研究的一部分,它所记载的许多医学理论仍需要在医学研究和实践中得到验证和发展,文献研究的方法仍有待创新,如此才能在中医这座宝库中挖掘出更多的精华。文献研究有一定的局限性,其原则是尊重原著、原貌、原意,力图确切、清晰地再现医家的本来认识和经验。其研究结果能给人提供可靠史料,给人带来某种启示,或给进一步研究提供一定线索、依据,而不是医学研究的科学结论。对文献研究的结果,必须放回临床实践中加以验证和评判。

二、临床研究方法

临床研究的雏形可追溯至医学发端之初。历代医家在行医实践时,一定程度上均有临床研究之意,只是大多属于自发性质而已。这里所说的临床研究方法的运用,则须更为广泛、严谨、合理。现代临床研究方法必须事先有明确目的,进行严密的课题设计,甚至做出预初试验。为使研究结果真实可靠,需遵循5大基本原则,即随机(randomization)、对照(control)和盲法(blind),以及伦理学和重复性原则。研究中对临床数据产生、采集、存储和管理、应用的过程、解决临床诊疗中各种临床数据全面、规范、准确采集与应用问题,是临床研究的关键技术。通过实践来检验评价已有理论及经验的过程,是逼近本质、获得新知的重要环节,这一方法在中医学现代研究中具有突出意义。因此,中医学界对临床疗效评价吸纳了许多西医学公认的评价指标,如生存质量,患者报告结局等也给予了高度的关注。

中医基础理论源于临床又高于临床,其理论的发展与创新更离不开临床研究。脏腑功能等的生理基础、经络腧穴等的感应传导、脾虚肾虚等的病变机理、瘀血热毒等的病因研究,若离开了临床研究,就不可能最终最大限度地揭示其本质。针对目前临床研究方法中存在的问题,逐步的建立和完善中医临床自身特点和优势的中医药临床疗效评价方法和体系,是当前和未来中医临床研究方法的主要任务。尤其要注意两个方面,一是注重建立科学、客观的评价终点指标和生存质量的疗效评价体系;二是注重建立中医药个案评价体系。临床研究是中医基础理论形成的重要途径,面对现代疾病谱以及人类健康需求的变化,中医临床环境的变革,临床阵地缩小,中西结合治疗方法的普遍使用,加之部分中医临床资料的失真,使从临床实践经验总结提炼中医理论的途径也遇到了前所未有的障碍。现代背景下,中医理论基础研究既要符合中医学自身发展的规律,也要对其科学内涵作出解释,能与现代自然科学沟通。因此,中医理论研究需兼容传统和现代,研究成果更要经得起临床实践的检验。

三、实验研究方法

实验研究是西医学研究的一种基本的常规方法,是根据研究目的,一般以动物为对象,采用科学仪器、设备和手段,人为地模拟自然现象,在特定条件下研究事物现象和规律的方法。这一方法在中医学现代研究中,能起到阐发理论认识,检验临床结果,探讨病变机理,阐明药物作用,增加诊疗手段等作用。近几十年来,中医基础理论的实验研究,已全面展开,涉及阴阳五行学说、藏象经络学说、病因病机学说、气血相关理论、"证"本质、诊法、治法等诸多方面。如目前开展较多的多种"证"的实验研究,尤其是肾阳虚、脾气虚、肝郁证等的动物模型的实验研究,在一定程度上揭示了不同"证"的内在病理机制,从而验证了中医辨证论治理论的科学性。如"肺与大肠相为表里"、"肾开窍于耳"、经络实质及针灸麻醉、瘀血湿浊病因等的机理探讨,经大量实验研究,均有不少可喜成果。总之,研究水平囊括了"器官-细胞-分子"各层次,研究方法包括微循环研究方法、血液流变学研究方法、免疫学研究方法、病理学研究方法、分子生物学研究方法、组织培养研究方法、超微结构研究方法、膜学研究方法、核技术研究方法,以及纳米技术和脑功能成像技术等各种现代研究方法。

此外,由现代科学发展形成的实验动物学,给医学研究提供了方便。受其影响,动物实验方法也成为中医药研究的重要手段,自从20世纪60年代开始研制出以中医"阳虚证"为主的动物模型以来,已制作成中医证候的动物模型约有十几种,归纳起来可分为四大类,即单纯的中医证候动物模型、病症结合的动物模型、状态反应性动物模型以及自然病态性动物模型或证候纯系动物模型。中医的实验动物模型也有了长足的发展,据不完全统计,有关中医动物模型已达150余种。

实验研究已成为当代中医理论研究的方法之一,也是理论发展的加速器。然而在实验研究的发展过程中也暴露出一些问题,诸如不少中医证的动物模型的制作,还不能尽如人意;有些动物模型实用性还不大;动物实验结果与临床实际情况往往有一定差异;实验过程中难免忽略诸多因素之间的内在联系,以致容易造成实验结果的误差或片面;对动物模型的选择也还存在很大分歧;用实验分析法获得的微观层次的分子运动规律很难合理地阐明中医学宏观整体层次的运动规律;以整体论"象"思维为基础建构的中医理论,与以西方还原论为指导思想形成的实验研究之间,具有一定的不可通约性,如何消除二者之间的屏障而实现融通,至今还是尚待破解的难题,对此除需要特别重视研究方法之间的互补效应之外,其关键是如何准确地提炼中医理论中的科学问题,并进行科学的实验设计。

四、群体调研方法

群体调研借助现代流行病学调查方法为基础,以群体现象为研究目标的医学研究方法。其特点是从宏观入手,以人群为对象,以对比分析为核心,以严格的调查研究为主要手段,对获得的可信结果加以描述和统计处理,从而验证或提出某些假说,从而使原有的认识产生从定性到定量,从感性到理性,从表面到本质的升华或飞跃。因此,群体调研不仅在临床研究前期需要,在中医基础理论的现代研究中也有其特殊的意义。

中医学作为一门传统医学,古代医家主要借助整体观察、援物比类、内景返观、外揣内司、试探反证等方法逐步建立并不断完善中医理论体系。这些独特的方法赋予中医理论较强的直观性、思辨性和经验性。其定性理论往往缺乏量化分析,其学术观点往往缺乏客观评价,其经验成分往往缺乏理性升华,故群体调研成为不可或缺的研究方法之一。如中医体质研究,群体调研应是最合适的研究方法,有学者对"肥人多痰湿"一说,组织大样本的群体调研,证实其有普遍意义。

事实证明,中医学中大量通过直接观察获得的定性结论迫切需要借助群体调研方法加以论证和阐发,以使其能与现代科学理论沟通,并获得继续发展的可能。只要选题确切,设计合理,态度严谨,工作细致,对比分析符合逻辑,并持之以恒,群体调研有广泛的应用前景。

五、多学科研究方法

中医学本身具有基础学科和应用学科的双重特点,是自然科学和社会科学的交叉产物,故在中医学的现代研究过程中,应该运用一切于我有用的多学科的知识和方法。实践证明这是行之有效的。如运用控制论、系统论、信息论对中医理论进行分析研究;运用非平衡热力学来探讨"天人关系"和"气机"理论;运用天文学、气象学知识来整理阐述中医的时间医学、气象医学的丰富内容;运用心理学进展来论证中医"形神"理论的科学性;运用美学知识来揭示中医理论体系结构的和谐。运用一般理化方法研究中医学理论的则更为普遍。所有这些研究均或多或少取得一定成果。运用多学科知识和方法来研究具有复杂学科特性的中医学理论,有其广阔的研究前景。比如目前利用人工智能对大量的中医数据和信息进行计算处理;以其多样性和价值性为特点的大数据技术的应用;数理统计、人工神经网络、从定性到定量的综合集成法、模型构建等复杂性学科技术的引入与应用,都极大地拓宽了中医的研究范围,增强了中医的研究手段和方法,促进了中医基础理论的现代研究。

主要参考文献

1. 李德新,刘燕池. 中医基础理论[M]. 北京: 人民卫生出版社,2014.

2. 孙广仁. 中国古代哲学与中医学[M]. 北京: 人民卫生出版社,2009.

3. 郭霞珍. 中医基础理论专论[M]. 北京: 人民卫生出版社,2009.

4. 傅俊英. 中医学必须坚持走符合自身特色的发展之路[J]. 云南中医学院学报,2007,30(5): 10.

5. 赵雯,韩庆杰,胡志希. 浅谈中西医结合的思路与方法[J]. 辽宁中医杂志,2015,42(3): 555.

6. 吴杞纳,刘丽,梁民联,等. 中西医思维差异之我见[J]. 浙江中医药大学学报,2013,37(9): 1066-1067.

7. 王灿,苗艳艳,苗明三. 中医药动物实验研究的再思考[J]. 中医学报,2015,(4): 548-550.

8. 旺建伟,叶虹玉,胥风华,等. 中医动物模型建立的研究进展及思路[J]. 中医药信息,2014,(4): 80-84.

9. 康洁,高碧珍. 病证结合动物模型研究概况[J]. 中华中医药学刊,2009,27(11): 2357-2359.

第二章　中医基础理论现代研究进展

在中医基础理论的现代研究中,运用多学科知识和方法来研究具有复杂学科特性的中医学理论越来越受到研究者的关注。比如通过运用完善精确的实验设计,中医基础理论研究实现了定向研究,结束了"经典形态"靠总结经验,由经验加哲学升华为理论,在注疏中增益的发展模式;再如实验方法的采用现已成为中医学基础研究的重要手段,而使实验研究成为发展基础理论的强有力的动力机制。近几十年来,许多学者运用各种研究方法,对中医基础理论阴阳五行、藏象经络、病因病机、治则治法等,从文献的整理,原理的挖掘,到临床的运用和动物实验的开展,进行了大量的有益的探讨,现就其研究进展概述如下。

第一节　阴阳学说的研究进展

阴阳学说的研究进展

阴阳学说是中国人的宇宙观和方法论。近代以来国内外学者引入了现代科学的原理和方法,对阴阳学说的核心内容进行了客观化探讨,从微观层面揭示阴阳的实质和阴阳学说的客观物质基础与原理,对于推动中医学术思想的发展和创新,具有不可低估的作用。

（一）数学模型与阴阳研究

数学是研究现实世界的空间形势与数量关系的科学。马克思说过:一种科学只有在成功地运用数学时,才算是真正达到了完善的地位。所谓数学模型就是利用数学工具对研究对象的本质、特征和关系进行数学描述,进而用于逻辑推理。

1. 阴阳属性的表达　《易·系辞上》:"一阴一阳谓之道。"进而"阴阳者,一分为二也"(《类经·阴阳类》)。周敦颐《太极图说》:"太极动而生阳,静而生阴。"朱熹《朱子类语》云:"阴阳虽是两个字,然却是一气之消息,一进一退,一消一长。进处便是阳,退处便是阴;长处便是阳,消处便是阴,只是一气之消长,做出古今天地间无限事来,所以阴阳做一个说亦得,做两个说亦得。"因此,阴阳观念可以用数学模型表达为: $A=(\bar{A})+(\underline{A})$。其中,A表示阴阳的统一体,$(\bar{A})$表示阳,为正值;$(\underline{A})$表示阴,为负值。当$A>0$时,事物的属性为阳, $A<0$时,事物的属性为阴,$A=0$时,事物处在阴阳平衡状态。$(\underline{A})$去掉括号之后则变为-A,表示阴的可分性;$(\bar{A})$去掉括号之后则为+A,表示阳的可分性,仍可用上式表达。如《素问·阴阳离合论》所云:"阴阳者,数之可十,推之可百,数之可千,推之可万,万之大不可胜数,然其要一也。"

2. 阴阳消长与转化　《素问·天元纪大论》云：阴阳是"动静相召，上下相临，而变化由生也"。春夏属阳，秋冬属阴，"是故冬至四十五日，阳气微上，阴气微下；夏至四十五日，阴气微上，阳气微下"（《素问·脉要精微论》）。再者《素问·生气通天论》："阳气者，一日而主外，平旦人气生，日中而阳气隆，日西而阳气已虚"。《素问·金匮真言论》亦云："平旦至日中，天之阳，阳中之阳也；日中至黄昏，天之阳，阳中之阴也；合夜至鸡鸣，天之阴，阴中之阴也；鸡鸣至平旦，天之阴，阴中之阳也。"阴阳之间彼此消长的交替规律可以用正弦函数表达：$A=B\sin(\omega t+\varphi)$。式中，B表示阴阳周期的振幅；$\omega$为角频率，是阴阳转化的速度；t为时间自变量，表示阴阳转换时间的函数；φ为初相角，表示阴阳起步初始。如果B=1，$\omega t+\varphi=-0$，那么，年、月、日不同时刻的阴阳属性可以做出正弦图。

3. 阴阳属性的叠加　时间是延续的年、月、日阴阳属性的统一，表现为"天地相参，日月相应"的紧密联系，可考虑阴阳相互叠加。$A=B_1\sin(\omega_1 t+\varphi_1)+B_2\sin(\omega_2 t+\varphi_2)=B_3\sin(\omega_3 t+\varphi_3)$……Aa+Ab。式中，$B_n$分别表示年、月、日阴阳周期的振幅不同；$\omega_n$分别表示年、月、日周期角频率不同，$A_n=0$时的初相角$\varphi_n$表示$A_n$的相位不同；Aa+Ab……表示其他非周期性因素的影响。本公式可求得阴阳瞬时值的轨迹，虽是一条较为复杂的曲线，但可能更为真实和精确。

4. 人体阴阳属性的表达　《灵枢·岁露》："人与天地相参也，与日月相应也。"因此，人体生理功能的阴阳属性是随着自然界阴阳的波动而同步变化，其水平可以用上述表达式表示，但是也有几点不同。首先，自然界A_0具有原动性，人则随其同步变化，可能会滞后或超前一些时相，表现为初相角即相位不同，可用φ_n表示；其二，人体还受到非周期性社会因素的影响，因此"Aa+Ab……"所代表的相式增多；其三，人体不同的年龄时期阴阳水平不同，表达式为：$A_0=B_0\sin(\alpha+\Pi/2)$（$0\leq\alpha\leq\Pi$）。式中，$B_0$为人体生命"生、长、壮、老、已"五个时期，每个时期占$\Pi/5$弧度；当$\alpha=0$时，表示人体在生命之初，即"两神相搏，合而成形，常先身生"（《灵枢·决气》）时期功能活动最强，阳的水平最高，这样人体功能阴阳属性表达式为：$A=B_0\sin(\alpha+\Pi/2)+B_1\sin(\omega_1 t+\varphi_{11})+B_2\sin(\omega_2 t+\varphi_{22})=B_3\sin(\omega_3 t+\varphi_{33})$……Aa+Ab。可以简化为：$A=A_0+A_1+A_3+$……Aa+Ab+Ac……此外，中医阴阳学说的核心内容可以概括为：节奏律（阴阳消长）、稳定律（阴阳平衡）、演化律（阳生阴长，阳杀阴藏）三定律。那么，阴阳消长的三角函数表达式：$X=X_0+\sum X_n\sin(n\omega t+\varphi)$，$Y=Y_0+\sum Y_n\sin(n\omega t+\varphi)$。其中n=1，2，3……$\varphi$为X的初相位，$\varphi$为Y的初相位，$\omega$为与周期（年月日）对应的角频率，$X_n$和$Y_n$为系数。根据付立叶级数推导出阴阳消长的正弦函数：$X=X_0+X_0\sin(\omega t+\varphi)$，$Y=Y_0+Y_0\sin(\omega t+\varphi)$。

（二）控制论与阴阳研究

系统自组织理论认为，一切自然开放系统不是既定事物的集合体而是过程的集合体，其有序稳定状态的建立，维持和破坏都是自主运动的过程，是各种过程流在不同时点上的不同状态。系统自主运动源于系统内部的非线性相互作用及其与外部的相互作用，系统的自主运动具有许多特性，特别是系统的终末状态可以不受初始条件制约的"自组织性"，把系统推向一个"预定"状态的"目的性"，或系统在受到干扰的情况下，可以把系统拖回并制定在"目标环"上的自我调节等。由于人体阴阳自主运动的存在，使机体与环境进行物质、能量和信息交换之中，阴阳自主达到"阴平阳秘"的目的环。即使由于涨落的影响，一时偏离目的环，阴阳的自主运动能力也能够使人体系统恢复到目的环状态，机体表现为抗病能力、自愈能力和修复能力等，以保持机体有序状态（健康）。由于大的涨落或强烈的刺激，阴阳自主运动状态不能使系统恢复到目的环状态,就会发生"阴阳离决"的病理状态。

根据阴阳学说的原理,阴阳动态平衡包括阴阳平和、阳稍强、阴稍强、阳稍弱、阴稍弱五种类型,据理无论何种类型,只要阴和阳的值处在稳定域的上限和下限之间,阴阳就处在动态平衡之中。人体随时会受到外界刺激或变化的影响,如阳代表功能活动,阴代表物质基础,阳要发挥正常功能活动,必须向阴发出控制信号,促使阴物质分解,从而产生一定的能量,能量的不断释放推动产生各种功能活动;当阴物质分解到某一最低限度时,即刻向阳发出反馈信号,使阳的功能活动减弱和受到限制,阴物质的消耗也相对减少,更因为阳功能的作用结果,使阴物质化生增加,反之,若以阴为控制方,阳为被控制方,控制方向正好相反。

(三)分子生物学与阴阳研究

1956年Suther land发现了作为肾上腺素及胰高血糖素对糖原磷酸化酶作用的中介物环磷酸腺苷(cAMP);1963年Price发现了环磷酸鸟苷(cGMP)。研究发现cAMP与cGMP具有相互拮抗、相互制约的生物调节机制,被称为"第二信使"效应。1973年美国生物学者Goldberg深入研究发现了cAMP与cGMP的双向调控作用与含量浓度高低相关,据此提出了"阴阳学说与cAMP/cGMP双向调节关系假说",认为cAMP/cGMP是阴阳学说的物质基础。1975年Elliot认为cAMP/cGMP双向调节机制是一切生物细胞调控作用的统一基础,明确指出cAMP为阳,cGMP为阴。1976年Kim认为cAMP/cGMP双向调节方式是"推—拉"(Push-Pull)方向相互作用的。因此,许多国内外学者认为中医阴阳学说可从分子水平上加以探讨和阐明。

阴阳学说与DNA/RNA代谢有内在联系。有人用氢化可的松复制小鼠"阳虚动物模型",发现DNA的更新率显著降低,约为对照组的50%,而且用助阳药可以纠正和显著改善到接近正常水平。国外学者发现癌症的发生是由于细胞中出现了"阴虚阳亢"的状态。在阴阳平衡状态下,细胞核内DNA分子通过转录作用而形成mRNA分子链,但是阴虚阳亢时,细胞核内RNA分子的信息超过DNA,而且多余的RNA主要来自病毒RNA,使通过逆转录的作用把病毒RNA信息"逆转录"到细胞核DNA分子上,于是产生了癌症。因此,1977年Cook认为在任何事物上都需要保持阴阳平衡,否则便会出现异常。

(四)量子物理学与阴阳研究

德国物理学家尼尔斯·波尔在1937年造访中国时,受到阴阳学说的启发,在量子物理学中创立了关于事物互补性观念的"对应原理"。波尔认为经典力学必须作为一种极限情况包含在量子力学中,在微观领域里,粒子流的"波动性"与"微粒性"是互补的两个侧面,即粒子流同时既有波动性又有微粒性,波动性是粒子流的运动方式,属阳;微粒性反映了物质的量化程度,属阴。量子力学中海森堡测不准原理实质上也符合阴阳学说的基本原则,即阴阳互根、消长、制约等规律。海森堡测不准原理认为,存在着各种成对的变量,它们不能同时无限准确地知道,这些变量可以称为阴阳互补量。测不准关系是量子力学中的基本关系,反映了微观粒子的波微二象性,是成对变量消长的互补关系,因此阴阳就是物质微观领域里的"波动性"和"微粒性",阴阳学说可以属于广义互补原理。

首先,任何数学模型都只能是真实情况的一种近似的线性化处理,也可以用非线性函数、离散模型、随机模型等,把数学模型这一极为有效的工具应用于阴阳学说的研究,还只是一个开端,还需要更多、更深刻的探索。其次,生命在整体、器官、细胞以及分子基因水平上都存在着正负反馈有序调节机制。在宏观上表现为机体域外环境相互作用的调节,在微观领域表现为遗传信息的表达调节,这都与阴阳的对立、消长、转化和制约等惊人的相似。用细胞内cAMP/cGMP双向调节机制来阐明阴阳学说,至今仍是一种假说,可部分地说明阴阳之间的对立、制约、互根、消长、转化以及平衡原理或物质实证。当下国内外学者的观察和研究结果不太一致,甚至矛盾和冲突。不过还是发现了不被前人认识的事实,也不能说已发现中医阴阳的实质,不能简单地只注重是否实现了研究者的初衷,应该看到研究过程中发现的新事实和形成的新思想,因为新事物和新思想比旧事物得到验证更能够推动科学的进步。

第二节　五行学说的研究进展

我国古史辨学派创始人顾颉刚先生在《古史辨》中说:"五行,是中国人的思想律,是中国人对于宇宙系统的信仰;二千余年来,它有极强固的势力。"20世纪末以来,运用数学、物理学、控制论、信息论以及网络结构模型等对五行学说进行了探索,说明中医学理论体系的形成运用了五行学说。故对中医基础理论及临床诊治多个领域的研究都会涉及五行学说,值得我们做进一步的探索。

一、数学与五行研究

将"集合论""拓扑学"和"联立微分方程"等数学方法引入五行学说的相关研究,创建五行生克制化关系的数学模型,说明五行系统的实质是"数"的和谐。有学者认为,五行系统有图有数,与"洛书"九数和"河图"十数高度相关。五行的图数可以阐明五行的有序性和万物的生化之理。集合论是关于无穷集合和超穷集合的数学理论。如果设 a, b, c, d, e 分别代表木、火、土、金、水,用集合A表示这五种物质的整体,则有 $A=\{a, b, c, d, e\}$。A中的二元关系 R_1 表示五行相生关系, R_2 表示五行相克关系, R_3 表示五行相侮关系。从集合论角度直观的验证了五行学说的生、克、乘、侮。通过拓扑学定理,研究五行相生相克关系:①各行之间均存在关系,即生克关系;②一行与四行间存在我生、生我、我克、克我四种关系;③任意两行间关系单一,非生即克,绝无既生又克,即或相生(我生、生我),或相克(我克、克我);④生克关系均可循序,以成循序渐进、循环往复之相生闭合环、相克闭合环;⑤相生相克顺序均可一笔画出相生相克闭合环,且相生相克两个闭合环内部及其之间的笔画完全独立、互不重叠,具有稳定调节性。刘可勋将美籍奥地利学者贝特朗菲所提出"一般系统论"的联立微分方程引入到五行藏象体系的研究中:任何一脏的功能状态量 Q_i(i=肝、心、脾、肺、肾)的变化必然是所有功能状态量Q(Q肝、Q心、Q脾、Q肺、Q肾)的函数;反之,任何一脏的功能状态 Q_i 的变化,必然承担着所有其他脏腑功能状态的变化。因此,中医学应用五行藏象进行辨证时,常从多脏关系来考虑,不是割裂脏腑关系而孤立地看待脏腑;论治是既治脏病也治腑病,甚至不治本脏病而先调节他脏达到治疗的最终目的。

二、非线性动力学与五行研究

临床医学的诊治方法,大多习惯性的建立在线性科学思维模式之上,其弊端和缺陷日益显现。自从美国科学家Leon Glass将非线性动力学理论引入到机体生理生化的核心理论研究后,该理论日益受到研究人员的重视。有学者研究认为:①五行非静止五行,而是运动五行,其运动过程包括常态的生克制化和非常态的乘侮胜复;②五行生克制化是一种典型的模糊数学思维模式,体现着显著的非线性动力学特征;③五行学说揭示并描述了机体生理系统之间存在着更为丰富的非线性动力学相互作用关系,同时也提供了一个使我们能够把现代非线性动力学的研究成果应用于生物医学领域的桥梁。

三、系统论与五行研究

所谓系统是指一定数量的各种要素(部分)通过相互联系而形成一个统一的整体,并且具有综合属性和功能。系统论旨在确定系统的各种要素,阐明系统的所有联系,揭示系统的结构、功能和规律。随着系统科学的发展,阴阳五行模型的科学内涵与意义正逐渐被重新发现和揭示。有学者在表述"最佳自稳态系统"时所画的模式图,与中医概括五行生克关系时常用的五角星样的"模型图"惊人的相似。五行学说的形式结构方法,是根据五行之间的生克制化、乘侮胜复关系来确定,与系统科学的形式构造方法大有融通之处:①五行的单相递性的生克关系类似于"因果长链"关系;②五行整体间的生克关系类似于"因果环链"关系;③五行的生克制化关系类似于"因果网络"关系;④五行的复杂系统调控机制,生中有克,克中有生,化中有制,制中有化,生克制化,生生不息。五行学说基本上体现了一般系统论的理念和思维方式,并借此观念和方法来分析和概括人体内部结构、联系方式以及与外部自然、社会环境的依存关系,使中医学对人体生命规律的认识具有整体结构和普遍联系的特征,对中医基础理论的构建、发展和创新,具有深刻的意义。

四、控制论与五行研究

控制论的同构理论就是应用类比和模拟的方法,在不同对象中寻找同构性,即相同的属性、功能和行为,并以此来分析、揭示或阐明自然系统和人体系统中所进行的信息整合过程和控制过程的一般规律。五行学说的"取象比类"与控制论的"同构理论"是极为相似或一致的构建系统的基本法则和方法。目前可从以下三个方面来分析:

一是控制与反馈。五行系统的调节机制的核心是生克制化。五行系统中每一行既是控制系统,又是被控制对象。假设"生"代表控制信号,则"克"为反馈信号;反之,亦然。从控制论的观点来看,所谓五行生克制化就是控制对象和被控制对象所形成的复杂的控制调节机制和过程,调控着机体各种生理功能活动,以维持人体内外环境的自和、平衡、稳定。五行系统中每一行可同时发出或接受相生和相克两种相反的控制信号,即正反馈、负反馈。当某一行发出相生或相克信号,另一行接受也是相生或相克信号时,则反馈作用是加强正反馈;当某一行发出相生(或相克)信号,另一行接受是相克(或相生)信号时,则反馈作用是减弱的负反馈。正反馈导致系统偏离越来越大,负反馈则使系统的偏离向正常状态靠近,从而保持了五行系统的稳定结构。

二是内稳平衡控制。控制论学者艾什比提出"内稳定器"概念,即模拟"结构复杂而又能自动保持稳定"的系统。内稳定器又称为超稳定系统,有两个特点:①如果系统中的某一要素A,对平衡态发生较小的偏离,此时其他子系统对要素A发生作用,帮助A恢复到平衡态;如果A偏离过大,短时间内通过其他子系统的相互作用不能使A恢复到平衡态,那么由于A的影响,其他一个或几个系统也会偏离平衡点;②只要系统处于非稳定状态,系统就会不断运转,自动寻找稳定态,最终恢复和达到稳定状态。五行系统分别由木、火、土、金、水五个子系统组成,相生相克、相反相成、运行不息,故人体五行系统也是个内稳定器模型。

三是主客观协同控制。主客观协同控制论是在运用系统科学理论研究阴阳五行过程中建立起来的。研究表明：①任何一个相对独立的控制系统，其发展过程都有初级和高级两个发展阶段；②初级阶段是自由运动阶段，高级阶段是膨胀运动和自由运动的对立统一，此时膨胀运动占主导地位；③自由运动对整个系统的控制为客观控制，膨胀运动对整个系统的控制为主观控制；④任何一个自动控制系统在其发展的高级阶段都是一个主客观协同控制系统。

主客观协同控制论是运用现代系统科学理论的模式化的思维方式，是对中医阴阳五行理论的哲学内涵进行全面阐发而形成的一个新理论。它将整个宇宙看成是一个主客观协同控制的大系统，任何一个相对完整的客观事物都是这个大系统中的支系统，也都是由主观和客观两个控制系统协同控制的，更容易解读阴阳五行的科学内涵，在自然科学和社会科学方面都有很高的研究价值。

五、计算机模拟与五行研究

《素问·玉机真脏论》所言："五脏受气于其所生，传之于其所胜，气舍于其所生，死于其所不胜"，说明五行母子之间既有相生关系，也有相乘和反侮关系，两者之间因果关系是双向的，此生克乘侮关系反映了现代研究中的网络结构理念。这与学者艾根所提出的"生物催化超循环理论"相符，即生物体是一个自催化或自动复制单元通过复制循环的联系系统。借鉴生物催化超循环理论，可对五行网络结构进行计算机模型算法研究。常应用的程序有C语言，有学者分别进行了"正常状态下""干扰状态下"和"调节功能下"的计算机模拟运算观察，各种观察运算都在200个循环以上。结果表明：①五行网络是一个具有抗干扰能力的网络，并且将模型网络的行为与中医学的疾病传变、五行乘侮所引起的疾病传变与脏腑虚实的相关性以及治疗中用药剂量的合理性等，进行了对比讨论；②五行网络虽具有一定的抗干扰能力，但是网络结构特性以及运动联系不能完全抵御干扰，必须加上合适的网络调节能力，才能使网络具有真正的抗干扰能力和恢复常态的能力。

现代生物学认为在生命系统中，存在着线形、环形和网络型三种类型的因果结构。环形（反馈）和网络因果关系是生物体中常见的类型，尽管这是在现代科学发展下的新认识，研究却发现五行系统中的生克制化、亢害承制关系符合这种网络因果结构。

六、耗散平衡理论与五行研究

耗散平衡理论来源于比利时物理学家普利高津对耗散结构的研究，并提出一个远离平衡的开放系统，在外界条件变化达到某一特定阈值时，量变可能引起质变，系统通过不断与外界交换能量与物质，就可能从原来的无序状态转变为一种时间、空间或功能的有序状态，这种远离平衡态的、稳定的、有序的结构称之为"耗散结构"。这种学说回答了开放系统如何从无序走向有序的问题，使人们注意的焦点正从"实体"转移到关系、信息、时间上来。他强调：①中国传统的学术思想是着重于研究整体性和自发性，研究协调和协同；②现代科学的发展，更符合中国的哲学思想。我们正站在一个新的综合、新的自然观的起点上，也许我们最终有可能把强调定量描述的西方传统，和着眼于整体性和自发性的中国传统结合起来；③这种"新的综合"的方法，与中国的阴阳五行学说惊人的一致，即是五行一体主导下的耗散平衡，耗散各"行"，以平衡五"行"。

七、五行研究展望

五行学说实际上描述的是"天地人一体观"的开放的巨系统,其研究已然扩展到数学、系统论、控制论、耗散结构、网络结构以及计算机模拟等学科领域。中医学引入五行学说建立了中医学的理论核心"藏象理论",其核心是在五行学说的基础上,结合人体的生理、病理特性而加以展现;因此,中医学的五行学说不可避免的拥有了有别于哲学五行的中医学独特的五行属性。如有学者从临床出发,对五行学说在中医学中体现出的"五脏非均衡性"等做了探讨,非常符合临床实践,值得中医理论研究者重视。研究还表明人体五行结构不是"实物中心论模型"而是"功能中心论模型",表征和模拟了生命复杂系统的功能过程和调控机制,多学科的研究能够在一定程度上初步揭示五行学说的合理性和科学性,可是怎样才能全面、深刻、准确、量化地阐明五行系统的调控原理,或者将五行学说纳入到现代科学体系之中,仍然还有很长的路要走。总之,要加强应用研究,大力开展五行学说的内涵及外延研究,高度重视五行学说的应用研究,赋予五行学说在中医学领域中新的适用力和生命力。

第三节　藏象学说的研究进展

藏象学说的现代研究是中医基础理论体系中最有代表性的系统研究,近年来,取得了许多重要的成果。本部分重点介绍五脏系统的研究进展。

一、心系的现代研究

在心系的实验研究中,诸多学者做了大量的探索工作,为心藏象的实验研究积累了科学数据,奠定了基础,并丰富和发展了中医心藏象学说。

(一)关于心气

历来对心气的作用论述频丰,面对心气的概念讨论较少。那么,"心气"究竟指什么呢?从古到今,多数医家倾向于认为心气是指心的功能。不仅心气,中医理论中涉及的肺气、肝气、脾气、肾气等莫不如此。心气是元气的一部分,是元气运行到心,并在心发挥特定作用的表现形式。心气是元气的一种分化形式;心气是元气所具有的生命力在心的体现,是完成心的生理功能(主要指心主血)的原动力。研究表明古人认识气,显然不是用通常手段测度、观察得来的,而是通过抽象或其他特异认知方法发现的。即使认定气是物质,它可能也不是我们今天用肉眼(加上精密仪器)所能观测到的。人们用各种手段,更深入仔细地观测到的是与心气有关的现象,但对这些现象的本质认识不够。即使我们用多种尖端的科技手段,找到与心气有关的更深层次上的征象,也只是增加了诊断的准确率,而这些微观的"征象"与宏观的"症状"并无本质区别。因此,现代对心气的研究多数是从"心气虚证"的角度来探求心气。比如从心功能方面的研究,发现心气虚患者存在着心的收缩和舒张功能减弱。有学者提出肌浆网Ca^{2+}转运的变化与冠心病心气虚证的发病机制具有某种相关性;心肌细胞内兰尼碱受体2(RyR_2)调控Ca^{2+}浓度对心肌的兴奋收缩偶联起关键作用,RyR_2功能失调可导致心功能下降,与中医学心气亏虚导致心功能减退,形成心气虚证相吻合。从自主神经方面的研究,表明心气虚证存在着自主神经功能紊乱,其特征为交感肾上腺系统的兴奋性虽见升高,但交感神经的敏感性下降,且迷走神经功能受损。在基因表达方面的研究,通过检测心气虚细胞模型β受体、ET和NOS基因表达情况,显示心气虚细胞模型较对照组的β_1受体mRNA显著降低($P<0.01$),ETmRNA和NOSmRNA则显著升高($P<0.01$)的现象。由此认为心气虚证的分子基因水平的病理生理学基础与β_1受体、ET和NOS基因表达有关。对于心气虚的研究比较多,除了上述几个方面,还有在脉图监测、微量元素、心功能、血清洋地黄因子、细胞免疫功能等许多方面做了研究,这些指标与正常人相比都有显著差异,但是特异性不高,难以与心的其他证候相鉴别。

(二)关于心血

心血,是指对心起着营养和滋润作用,并能维持心生理功能所需的基本物质。心血涵养心,是保证心主血和藏神功能正常的基础。虽然推动血行的直接动力是心气,但是心血与心气两者相辅相成,心血通过与心气的相互化生间接推动血液的运行。有研究者在对38例心血虚患者做心功能检测时,发现心血虚组在静息时心脏收缩时间间期(STI)各指标测值与正常人比较无显著性差异($P>0.05$),但施加负荷后(完成双倍Maste二级梯运动),其STI各指标与正常人比较有显著或非常显著差异($P<0.05\sim0.01$)。心血虚组负荷试验后,左心室射血时间(LVET)缩短,(Qu)延长,Qu/LVET增大,提示该证患者心脏储备功能劣于正常人。心血不足势必虚弱,活动则可耗气,故静息时STI虽正常,运动后左心功能则呈低下状态,STI指标显异常。研究表明,心血虚患者有潜在的左心功能不全,这符合中医气血相关理论,是该证患者特征性症状和体征的病理基础。另外,心血虚组负荷试验也证明"血之与气,异名同类",气虚和血虚虽病性不同,但病理上却相互影响,治疗心血虚证在补心血的同时配合补心气其负荷STI指标的改善程度均优于单补心血组,LVET,Qu,Qu/LVET等反应左心功能状况较敏感指标与正常人比较无显著差异。

心血是保证"心主神明"功能正常的基础。从西医学的角度来看:心、血、脑、神明之间有着密切的联系。脉不只是血运行的通道,而且也是个内分泌器官,血管内皮细胞可以合成与分泌多种生物活性物质,如内皮细胞舒张因子(EDRF)、内皮素(ET)、血管内皮生长因子(VEGF)、神经生长因子(NGF)、脑源性神经生长因子(BDNF)等与白细胞相互作用,参与炎症反应;在脑内参与构成血脑屏障。神明的物质基础是脑,而脑的主要成分是神经细胞,自2002年美国国立神经病学与卒中研究所提出神经血管单元的概念,打破了以往神经系统结构和功能取决于神经元的认识,明确神经血管单元在脑卒中治疗中的意义,找到了"心—脉—内皮细胞—内皮细胞因子—神经细胞—脑—神明"的联系通路,这些研究值得参考运用。

(三)关于心阴

心阴具有滋养心,令心阳潜藏而避免过于亢奋,使心脏搏动保持正常节奏,且能宁静心神的作用。心血虽也属阴,但以涵养为主,而心阴的作用则以宁静潜藏为主。故心阴不足,往往使心阳偏亢,或心火偏旺,表现为心搏加快、脉象细数、心悸不宁、烦躁不寐等症。故心阴与心血虽均属阴但作用不同。现代实验研究也发现一些与心阴有关的征象:如在心功能检测方面,有研究者采用心肌图叠加技术,观察了25例心阴虚患者。其结果与正常组相比左心室射血时间(LVET)缩短,Qu、射血前期预测值(PEPP)延长,Qu/LVET、PEPP/LVET比值增大,差异有显著性。提示左心功能潜在或明显低下是其本质之一。实验从心阴虚组的心电图中发现,心室从去极化开始到复极化结束所需的时间与电机械收缩时间的比值(Q-T/

Q-S2）异常增大。此两者比值增大，反映心肌能量代谢障碍，复极不良，机械收缩无力。这可能与心阴虚证的特殊病理实质有关。研究还发现心阴虚患者存在着自主神经功能紊乱，而以交感肾上腺系统的兴奋性增高为特征。另有研究发现：①心阴虚病人血红蛋白与白细胞总数下降，血沉增快，血清丙种球蛋白升高；血糖升高，血清胆碱酯酶降低。中医认为阴血同源，从心阴虚病例血红蛋白与白细胞减少；血沉、血糖、丙种球蛋白的升高的现象，提示可作为阴虚阳亢现象在血液中的反映。②心阴虚患者舌面pH值明显低于对照组，说明心阴虚患者舌面pH值偏碱性，且较稳定。③心阴虚证舌中与舌尖温度之差低于正常组，说明心阴虚患者舌尖温度偏高。可为"阴虚内热"及"舌尖主心"的客观依据。④患者手背温度、尺肤湿度对冠心病心阴虚证定性诊断有重要意义，可作为客观量化的指标之一。

（四）关于心阳

心阳是与心阴相对的概念，它的作用也和心阴相反，其功能是温养心以激发心的生理功能，制约心阴的过度抑制，从而使心的搏动能够维持人体功能活动的需要。在心主血和藏神两种生理活动中，心阳都发挥了重要作用。如在血的运行中，既需要心气和心阳的推动，也需要心阳的温养，使血保持流动状态。当心阳不足时，阳虚则寒，寒则血凝而不流，形成心血被阻。在神志活动中需要心血和心阴的滋养，才能化生心神，也需要心阳的温煦激发，才能振奋心神，使人神清气朗，精神健旺。当心阳不足时，不仅表现为形寒肢冷，而且使人精神萎靡，神情淡漠，志气不扬。心阳与心气密切相关。一般认为，心阳虚证多由心气虚证发展而来，心阳虚是心气虚发展到严重阶段的表现，心气虚也可以是心阳虚的早期表现。所以，心气虚者可无心阳虚的表现，而心阳虚者必兼心气虚。

有研究者发现，充血性心力衰竭（CHF）心气虚组的血浆NE和E与健康人无明显差异，而心阳虚患者NE和E较健康人和心气虚患者显著上升（$P<0.05$，和$P<0.01$）。在表达基因测定方面，有研究者通过基因表达谱分析冠心病心阳虚证的差异表达基因，探寻心阳虚证的特征性基因表达谱。结果显示患者与正常人的基因芯片差异表达谱与典型病例患者治疗前后的基因芯片差异表达谱中有39条基因差异表达一致。推测此39条基因的差异表达可能是冠心病心阳虚证发生的分子生物学基础。动物实验表明：心阳虚大鼠线粒体丙二醛（MDA）含量增高，谷胱甘肽过氧化物酶（GSH-px）活性降低，GSH-px/MDA比值下降，与正常对照组比较差异均有统计学意义（$P<0.05$），提示：心阳虚机体的氧化与抗氧化动态平衡机制被破坏。

另外，还有许多研究者在心功能、血小板、血清洋地黄因子等方面发现心阳虚证患者与正常人比较有显著差异，但是心阳虚的特异性指标暂时还未能发现，尤其是心阳虚与心气虚的鉴别，可能是气分阴阳，心阳虚与心气虚联系非常密切的缘故。但已有学者提出氨基酸代谢指纹图谱有望可用于找出心衰心阳虚患者的证候特点。

（五）心系研究展望

随着现代各种检测手段的不断创新和发展，为中医心的现代研究提供了大量客观指标，许多研究已经达到分子生物学水平。运用这些指标，可快速、准确地对心的功能进行微观方面的认识，但仍然存在以下问题：①在方法学上，缺少多中心、大样本、随机、对照的临床流行病学研究，且所选病种较为单一，现有的实验动物模型与临床尚存距离，并缺少对模型的应用评估；②多注重对功能改变的研究，而疏于对功能改变时载体的研究；③多集中在病证稳定期的研究，缺少对其发生、发展、恶化时各项特征和转化条件的研究；④传统中医是宏观辨证,目前大家公认证是一种综合性的功能态,因此任何单一的特异性指标、微观改变或实验室检查目前尚不足以说明心的实质。而宏观辨证往往受主观影响较大,目前研究尚少。随着人类基因工程的快速发展,生命科学即将进入后基因阶段。如果心藏象亦能用基因与蛋白质组学来解释,那么心的本质将有望突破。

二、肺系的现代研究

在肺系的实验研究中,诸多学者做了大量的探索工作,为肺藏象的实验研究工作积累了科学数据,奠定了基础,并丰富和发展了中医肺藏象学说。

(一)关于肺朝百脉

肺朝百脉,历来都从结构上去理解,认为全身的脉管都汇聚于肺,肺又以百脉散行周身。其实肺与全身脉管的联系,还得通过"心"这一中间环节,所以这一理论的变化形式便是"辅心行血"。不论是肺朝百脉,还是辅心行血,都不只是一个结构上的联系问题。是因为肺有主一身之气(与宗气有关),为血之帅的功能,从而肺朝百脉或辅心行血也就成立了。实验也发现肺内含有丰富的凝血活酶,它能促使凝血酶原转化成凝血酶,促使纤维蛋白原转变成纤维蛋白,使血液凝固。然肺内肥大细胞含有丰富的肝素,肝素与抗凝血酶I结合后,使后者抗凝活性大大增强。故有研究者认为肺通过调节凝血与抗凝机制的动态平衡,使循环中的血液保持流态的稳定性,从而使血液循行不止。另外研究也发现肺对脉管亦有调节作用。

(二)关于肺气

肺气,是温养肺脏,令其宣降,或激发肺脏,是使其行呼吸、主行水功能正常的保证。肺气,从先天言,根于肾。肾中元气经三焦而上达于肺,一方面主持肺的功能,另一方面参与宗气的生成。从后天言,源于脾胃。自脾胃运化上输的水谷之精气,一则灌注营养肺体,另外参与宗气的生成。所以临床上肾气虚者,会影响肺的呼吸功能,使其呼吸不利,喘息不宁,称为"肾不纳气"。脾胃不足者,水谷精气不荣于肺,因而肺气亦衰,呼吸气短无力,语声低微,称为"土不生金"。然而,"肺气"的生成亦与其自身有关。肺所参与形成的宗气,出于胸中则荣养其他脏腑,留于胸中则温养心与肺,故肺气盛衰亦与宗气相关,这是肺气生成过程中的自循环现象。所以肺失宣降,早期多为实证,日久则宗气不足以自养,肺气因而虚衰。故对于肺气不足之证,应区分是下元不足,还是脾胃虚弱,抑或是肺脏自病所致。

关于"肺气"的现代实验研究,主要是从"肺气虚"入手。研究发现肺气虚患者肺活量(VC)、最大肺活量(MVV)、残气容量与肺活量比值(RV/TLC)、每分钟静息通气量(MV)与正常对照组比较显著降低。慢性阻塞性肺疾病肺气虚患者VC、呼气肺活量(FVC)、第一秒用力呼出量(FEV1.0)、V50、V25、呼气中段流量(MMFF)均明显低于正常人。肺气虚患者细胞免疫功能受到抑制,免疫调节功能紊乱,或肺泡巨噬细胞氧自由基代谢有一定的损害;或局部自主植物神经功能紊乱明显,自主神经对AM的调节作用相对减弱。将属于肺气虚证的慢性支气管炎与肺气肿动物模型组与正常对照组比较,见到pH、动脉血氧分压(PaO_2)、动脉血氧饱和度(SaO_2)下降,血二氧化碳分压($PaCO_2$)升高($P<0.05$);还见全血比黏度、血浆比黏度、红细胞压积、红细胞聚集指数和纤维蛋白原均升高($P<0.05$)。证实两者病虽异而同为肺气虚证,均存在低氧血症和高碳酸血症的表现和血液浓黏集聚的流变特性。这为临床治疗肺系疾病提供了指导方向。近年来的基因研究表明,肺气虚患者存在部分功能基因的异常表达。比如主要组织相容性复合体II类分子HLA.DQBI基因,其高表达导致免疫

应答异常,使维持机体内环境稳定的T淋巴细胞成熟、分化的过程发生障碍,导致抵抗外感疾病的能力降低,易感外感疾病。肺气虚患者三条氧运输基因(HBB、HBA1、HBA2)高表达,导致机体易于缺氧,出现气短咳喘等症状;另外还有许多研究者从肺巨噬细胞,细胞因子、微循环、微量元素、免疫功能等方面做了研究,但是这些研究指标不在于揭示肺气虚的本质,而在于使肺气虚证的辨证客观化。

(三)关于肺主通调水道

肺主通调水道,又称为"肺主行水"。依据《素问·灵兰秘典论》所言:"三焦者,决渎之官,水道出焉",明确指出三焦为水道的概念。有研究认为三焦的实质,是人体脏腑组织(包括皮毛腠理)间或大或小的间隙结构,成为水液运行的物质形态基础。肺主宣降,既能将水液外输于皮毛,又能将水液向下传送,但需输布于全身的间隙结构才能进行。三焦及上达下,下与肾通,上与肺连,水液由肺而经三焦下行于肾以归于分清泌浊。另从功能的角度,将解剖学上的"肺"与中医藏象学的"肺"作一互通的话,以下的一些研究可资参考,亦可帮助对肺主通调水道的理解。如20世纪40年代国外医学研究者实验发现:在肺通气过程中每增加吸入气体的容量,不论人或动物,其排出尿量明显减少,若停止正压呼吸,则尿量逐渐恢复原有水平,反之则增加。因此有的学者认为,正负压呼吸所引起的尿量改变可能与血浆中抗利尿激素浓度有关,抗利尿激素是调节体液渗透压的激素,有促进远端肾小管和集合管重吸收水的作用。因而,肺的通气深度或压力的改变具有影响肾脏泌尿功能的作用,从而说明肺脏呼吸运动的变化,影响"丘脑—垂体后叶"ADH(antidiuretic hormone)的分泌和释放,可能是肺主通调水道的原理之一。近年研究表明,肺通气与压力变化能间接的调节自主神经中枢活动。当交感神经兴奋,血浆中去甲肾上腺素和肾上腺素浓度升高时,可促进肾素的释放,使肾小管对钠或水的重吸收增多。有人指出,肺静脉与左心房连接处的压力升高时,可以特异性的引起肾交感神经传出冲动减少,反之增多,这种神经反射过程称为心肺—肾反射。此过程不但可以通过肾交感神经紧张性的变化而影响肾小管对有机物、无机物或水分重吸收,同时这种反射在调节肾素—血管紧张素—醛固酮的分泌过程中,也存在着重要作用。西医学的大量研究证明,肺与水盐代谢有相关关系,可影响肾脏的泌尿功能。也有研究将肺主通调水道的认识,曾概括为肺循环、前列腺素、心钠素等对水液代谢的调节作用。

(四)肺系研究展望

大量的现代实验研究,对揭示中医学肺与肺系的科学内涵奠定了一定的基础,比如对肺形质与功能的研究,肺气虚证本质客观指标的定量研究,因发生机制的多样性,证候病理生理及生化等微观检测指标还缺乏特异性,研究对推动临床发展和指导临床用药的作用仍然有限。但是,研究也提示今后肺气虚的研究应以多靶点、多证型比较,建立统一的诊断、治疗标准,并与西医学的客观检测指标相结合;从系统的角度结合有效方药进行研究以指导临床,促进对肺的研究。此外,对肺朝百脉与肺通调水道的研究不多,有待做进一步的探讨。

三、脾系的现代研究

在脾系的实验研究中,诸多学者做了大量的探索工作,为脾藏象的实验研究工作积累了科学数据,奠定了基础,并丰富和发展了中医脾藏象学说。

关于脾实质的现代研究

1.脾实质的研究动态　由于脾主运化水谷精微,是人体摄取营养物质的主要器官(这些营养物质是化生气血津液的物质原料），从而确立了脾为后天之本的特殊地位。近年来对脾实质进行了大量的研究，包括脾主运化、脾为后天之本以及脾为护卫的内在机制。

（1）脾与消化吸收：现在大多数人都把运化解释为"消化吸收"，其实这种解释不够全面，诚然，运化中有消化吸收的含义，但运化并不等同于消化吸收。脾主运化，是指脾具有把水谷化为精微，并将精微物质吸收转输至全身的生理功能。运，即运输、转输之义。化，即转化、吸收，是变化之义，包括对饮食物的直接消化，使之变成便于"运"的精微物质，以及将这些精微物质逐渐转化为人体的气血津液。"运化"涵盖了西医所讲的消化吸收和代谢两个方面。消化吸收是其非常重要的一个部分。

现代从脾与消化吸收相关切入，进行研究的很多。研究发现脾虚患者有胃的位置下移、空胃、积液、低张胃、排空延迟或增快、胃壁层次及黏膜层光洁度改变等现象；还有胃黏膜微绒毛变稀、线粒体数目明显少于健康人，并有肿胀，膜缺损，嵴断裂，基质变淡等改变，其主细胞的酶原颗粒数也明显减少；结肠黏膜柱状细胞微绒毛较正常人变稀、数目明显减少等改变。证的研究中，发现脾气虚唾液淀粉酶活性比值、D-木糖排泄率和胃电图餐前、餐后幅值均低于健康组，差异均有显著性意义（$P<0.05$）；在肠道菌群检测中，脾胃虚弱型病人，双歧杆菌、消化球菌等厌氧菌明显减少；脾虚肝郁病人中，则肠杆菌相对增多；脾虚泄泻患者双歧杆菌（B）/肠杆菌（E）比值低与正常人。揭示厌氧菌减少、B/E值改变是脾失健运患者微生态学主要特征。

（2）脾实质与机体代谢：脾主运化的另一个重要内容是脾与代谢的研究。研究表明，脾气虚患者多有肢体倦怠、神疲乏力等症状，同时血乳酸含量增高，血清乳酸脱氢酶活性下降。而健脾益气方药对上述病理改变有良好的治疗作用，说明乳酸代谢异常是脾气虚证的病理指标之一。脾气虚患者胃黏膜环磷酸腺苷（cAMP）、超氧化物歧化酶（SOD）、锌（Zn）、铜（Cu）及线粒体Zn、Cu含量较正常人为低，脾气虚患者的血清总超氧化物歧化酶（SOD）含量降低和丙二醛（MDA）的含量则升高。

（3）脾实质与自主神经：脾为后天之本，气血生化之源，这里的"气血"，应包含"精""津液"等在内，是构成人体和维持人体生命活动的最基本物质，作为人体生命的最高形式——神的产生，正是气血共同作用的结果。而气血神的不足会导致自主神经的某些变化，故许多学者从自主神经方面研究脾实质，目前对自主神经系统的认识，取得了较一致的认识：真性胆碱酯酶在脾虚患者升高，Ach、cGMP含量增高，脾虚患者的冷氏实验、卧立实验、立卧实验、多巴胺式羟化酶及自主神经系统症状调查均证明副交感神经亢进。用RM-46型多导生理仪记录手心和手背间的皮肤电位证明脾虚证患者交感神经系统处于抑制状态。

（4）脾气虚与内分泌：气血神的状态还能够影响人体的内分泌功能。目前认为脾气虚可见到胃肠功能紊乱或低下，出现以消化吸收功能降低为主要表现的神经体液调节紊乱、营养物质代谢低下的一组虚损性疾病状态。大量研究证明实验动物及脾气虚患者消化道胃肠激素分泌出现异常，认为胃肠激素紊乱与脾气虚互为因果。下丘脑神经肽Y（NPY）对于机体摄食及能量代谢贮存的平衡有重要调节作用，这些作用与中医对脾运化水谷精微、充养五脏六腑、四肢百骸有着密切的联系。有研究者应用不同造模方法制造脾气虚大鼠模型后，观察其下丘脑神经肽（NPY），发现经泻下法和劳倦法塑造的脾气虚模型大鼠下丘脑NPY含量均较正常大鼠明显升高。也有研究者报道脾胃气虚型厌食症患儿血浆NPY、血浆NT升高，证实脑肠肽—食欲中枢紊乱是小儿厌食症发生发展的重要环节。

机体存在神经—内分泌—免疫网络（NEI）调节机制，三系统之间通过内分泌、旁分泌和自分泌机制进行相互调节。有研究者发现脾气虚大鼠大脑皮层、海马、特别是下丘脑等部位的神经元合成及分泌生长抑素（SST）、P物质、VIP、IL-2的活性均增强；胃粘膜D细胞分泌SST活性增强，空、回肠分泌P物质、VIP神经元的活性增强，胃黏膜免疫细胞分泌IL-2的活性增强。

（5）脾气虚与免疫：脾胃运化水谷精微，上输于肺，生成宗气，行于脉外及体表，是为卫气。卫气者，正气抗邪的一种表现形式。故脾气之盛衰，关乎卫气之强弱，也决定抗邪能力之大小。现代研究发现，脾气之强弱，在人体免疫功能方面有所体现。

脾虚则机体防御功能下降，导致全身免疫功能失调，T淋巴细胞转化率、血清IgM水平及细胞因子活性均降低，主要以细胞免疫功能变化为主。然而，至于脾虚免疫功能低下，临床也有不支持此结论的研究报告，如新近报道采用前瞻性设计方案，用多指标检测方法对101例中老年脾虚患者的性激素、免疫功能、血压进行了研究，结果表明脾虚组与正常组比较，男女性激素水平、T细胞亚群和血压都没有显著性差异，此观点有待于进一步研究确定。

2. 脾虚动物模型的研制 众所周知，脾虚证既可是单一因素，也可是多元因素相互作用的结果。这在塑造脾虚证动物模型的研究过程中，充分体现出来。早期造模是一些简单的药物模型和病因模型，药物模型如用大黄或芒硝、番泻叶、大承气汤等苦寒之品的中药，还有利血平、新斯的明、环磷酰胺、胆汁氢氧化钠等西药制作的模型；病因模型主要是采用中医病因，如劳倦伤脾、饥饱失常、偏食法以及感受湿邪等方法造模。另一种就是一些复合模型。由于脾虚证可见于许多疾病中，病因也很复杂，其临床表现、生理病理变化等会随着病位、病因、病性、病势等的不同而改变，故有些专家学者就制作出脾虚证与某些疾病结合的病证结合模型，如胃病脾虚模型等。还有一种复合模型就是在以前单一因素造模的基础上，开始采用多元因素造模的研究，如药物加劳倦伤脾法、劳倦过度加饥饱失常法、耗气破气加饥饱失常法的脾虚证模型，等等。除以上造模方法外，还有利用现代研究成果，如遗传工程、基因工程的方法等制作的脾虚证动物模型。

3. 脾与智能 脾藏意，在志为思，意主要指意识、记忆或未成定见的思维，是精神活动的一种表现形式，脾藏意体现了脾主运化水谷，化生营气，以营养意的生理。思主要表现为思考、思虑。意和思都属于神志活动，与智能密切相关。因此，许多学者从事脾与智能方面的研究。以往西医学把神志活动主要归结为神经系统，尤其是脑的功能，近20多年来，神经内分泌学科发展迅猛，随着活性脑肠肽的发现及研究工作的进展，丰富了人们对神经内分泌控制机理方面的知识。研究发现，许多原来认为只存在于神经系统中的肽类物质也存在于消化道中，反之，原来认为只存在于消化道中的肽类，也在神经系统中被发现。这些以神经系统、消化道双重分布为特点的肽类物质，具有激素和神经递质的双重作用，故称为脑肠肽。脑肠肽的发现提示，神经系统与胃肠道之间在起源与功能上，有较为密切的关系。故中医的"脾胃"实质上是一个多元性功能单位，包括神经系统的部分功能之说。由于同一肽类分子既有内分泌功能，又可作为神经递质，在不同条件下以不同的形式发挥作用，使神经和内分泌这两个调节系统成为体内一种重要的整合因素，而消化道是人体最大的内分泌腺，因此，有人认为在消化道与脑之间可能存在着未知的庞大联络网，二者可能存在反馈关系。从现代药理研究资料来看，一些调理脾胃的药物对神经、内分泌或免疫系统确有良好的调节作用。上述研究成果无疑为进一步探讨脾胃与神志间的关系提供了有益的线索。近年来，有研究者开展的调脾胃防治癫痫、痴呆、抑郁症等神志疾病的临床及实验研究工作提示：应用调理脾胃气机之方对癫痫、痴呆、抑郁症等神志疾病确有良好的防治效果；通过调理脾胃气机可对相应模型动物脑内的一些神经递质、神经肽、环核苷酸、第三信使物质等的含量及其基因表达起到广泛的调节作用，由此说明，脾胃与神志相关的理论与实践确有其现代物质基础。现在仍有不少学者继续脾与智能相关的研究，其理论也会逐渐丰富。如有研究者用穿梭箱实验法观察脾虚对大鼠学习记忆的影响，结果发现，脾虚组、自由恢复组在穿梭实验中遭受刺激次数较多，遭受刺激时间较长，主动回避反应时间较长，与正常组、治疗组比较差异显著（$P<0.01$）；用Morris水迷宫实验（MWM）法，研究了脾虚对大鼠的空间学习记忆的影响，结果发现，脾虚组空间学习记忆能力不及正常组，差异显著（$P<0.01$），脾虚自由恢复组空间学习记忆能力不及四君子汤治疗组，差异显著（$P<0.01$）。

4. 脾系研究展望　目前，对于脾实质的研究，多与西医学相结合，旨在为诊断与治疗提供更为客观的依据。中医学的辨证论治是区别于西医学及其他传统医学的一大特色，由于"证"是有物质基础的，应该能定量或定性判断。因此对脾藏象的研究，可以借助证的客观化、定量化、标准化研究作进一步的探讨。从对脾虚证的研究表明，它与多脏器、多系统功能异常相关，并伴诸多微观指标的改变，可以说脾是以消化系统为主的多系统的功能综合单位。由于大家公认证是一种综合性的功能态，因此任何单一的特异性指标、微观改变或实验室检查目前尚不足以说明脾的实质；又传统中医是宏观辨证，而宏观辨证往往受主观影响较大。因此，目前在实践中仍须遵循中医理论，不可简单依赖检查手段。中医的脾多指一种功能概念，其表现广泛，故诊治不能拘泥于机械性指标。但是微观指标有其精确性，这是中医理论所欠缺的，因此，脾实质的研究仍应不断深入下去，除结合现代西医方面的相关指标外，还应结合数学、物理、哲学等各种学科，走多学科发展的道路。

此外，脾虚动物模型、开始结合基因工程等现代先进技术，脾与智能的关系亦用现代技术得到证实，随着人类基因研究的飞速发展，生命科学即将进入后基因阶段，中医学的发展也将迎来一个新的跨越。

四、肝藏象的研究

对肝藏象本质研究始于20世纪70年代末，30多年来许多学者做了很多有益的探索性工作，为肝本质后续研究积累了丰富的实验数据，打下了生物学研究的基础，丰富和发展了中医肝藏象学说。

（一）关于肝主疏泄

20世纪70年代末，有些学者以中医肝藏象本质研究为方向，以肝病证候传统理论为基础，采取中西医结合、证病结合、临床与实验研究结合、医药结合等途径开展工作，且制定了分阶段来开展肝病五种证候（肝气郁证、肝火上炎证、肝阳上亢证、肝风内动证和肝血虚证）研究的整体计划。之后，许多学者在此基础上，围绕肝证候进行了大量的研究工作。

到20世纪80年代中，有些学者在已往研究成果基础上，以肝气郁证和肝气逆证两证为切入点，开始从事肝藏象与情志致病研究。以肝脏基本功能为研究对象，依据临床和基础研究发现提出"肝主疏泄"与调节机体单胺类神经递质有关假说，并分四个阶段开展研究工作："肝郁证"临床表现与发病的相关指标研究，提出"多情交织共同致病、首先伤肝"假说，逐步探察肝主疏泄不同层次机制，在分子和基因水平上揭示肝主疏泄的深层机制。

目前,中医肝主要证候的病理实质研究已完成肝气郁、肝气逆、肝火上炎、肝阳上亢、肝阳化风、肝血虚、肝郁脾虚、肝胆湿热等证的工作,为揭示中医肝证候的病理生理学基础,提高辨证论治水平做出了贡献。同时,通过病理反推生理、"以药测证"的思维方法,为揭示中医肝主疏泄功能的现代生物学内涵积累了实验数据。

有学者的研究提示肝郁证存在微循环障碍、自主神经功能失调、消化系统功能异常、免疫系统异常、微量元素异常变化、神经—内分泌—免疫系统失调等病理变化。有学者研究表明TH基因的过度表达可能是高血压肝阳上亢证的分子机理,有研究提示肝阳上亢证存在交感肾上腺系统功能活动增强,自主神经功能紊乱,脑供血障碍和脑组织损伤,机体处于应激状态,调节血管平滑肌舒缩功能活性物质含量显著改变,微循环障碍,微量元素异常变化,神经—内分泌—免疫系统失调等病理变化。肝火证、肝胆湿热证患者机体均处于应激状态,炎症介质释放增加,调节血管平滑肌以舒血管活性物质增多占优势;肝火证以内源性内分泌失调功能代谢偏亢为主;而肝胆湿热证以外源性炎症反应、脂质过氧化损伤为明显。

(二)关于肝气虚及其病证

人体五脏皆有阴阳气血虚损,肝脏应有主疏泄功能减弱引起的肝气虚及病证存在。肝气虚虽在《黄帝内经》《伤寒杂病论》中就有记载,但并没有引起后世应有的重视。文献中见到的关于对肝虚、肝气虚的论述,也多是肝与目、筋、泪、怒等络属出现异常和肝血虚的内容。

有学者通过酸味入肝的理论以及酸味食品和药物能够有效治疗临床出现的口涩、口苦(或吐苦)、吐黄、(碱性)烧心等病证,通过病机反证肝气虚的存在,并创立了酸味补肝汤补肝气、强肝泄治疗肝气虚的病证;其基本的病机为肝气虚弱、疏泄功能下降,导致中焦气机枢纽运转失灵,引起脾主运化水湿、胆主排泄胆汁、胃主通降功能异常。而治疗肝气虚的大法和组方用药原则,实在《金匮要略》中已有明示:"夫肝之病,补用酸,助用焦苦,益用甘味之药调之。酸入肝,焦苦入心,甘入脾。肝虚则用此法,实则不再用之。"这与临床实证分析的结果是非常吻合,以此还原肝气虚在中医藏象学说中应有的地位。

(三)关于肝主藏血

肝藏血是指肝具有贮藏血液、调节血量、防止出血和化生新血的作用。相关研究认为解剖学之肝脏中含血丰富、血浆中的凝血和溶血因子在肝内合成,来证明中医肝藏血的功能;肝藏血是指血液出现病变皆求之于肝,临床上肢体筋脉虚弱或伤损皆以此理论为指导;肝藏血敛藏肝阳,可以使阳不迫血妄行而起到摄血的目的。

有学者认为中医肝藏血功能与西医学的前列腺素E的生理功能相似,还有学者认为血中肾素和血管紧张素升高可能是肝不藏血的物质基础。肝血虚证血液流变学与红细胞变形性异常,红细胞膜ATP酶活性降低,红细胞耗氧率低下,能量代谢减退,交感—肾上腺髓质功能减退。

(四)关于肝为罢极之本

"肝者,罢极之本"是联系肝两个功能的枢纽,有的研究者认为亚健康状态是持续、过度的应激反应,使得肝为罢极之本的功能失调,进而引起气血紊乱、脏腑功能失常、"阴平阳秘"状态失衡而出现的躯体、心理症状。"肝者,罢极之本"提示肝在机体耐受疲劳方面具有重要作用;通过养肝(血)、柔筋可增强机体耐受疲劳的能力,认为微量元素是肝为"罢极之本"的物质基础之一,养肝柔筋方抗运动性疲劳的可能机制是增加体内糖贮备量,提高骨骼肌组织糖的有氧代谢率,改善骨骼肌的能量代谢,保护肌肉蛋白质,促进骨骼肌细胞的兴奋收缩偶联,增强机体运动能力,延缓运动性疲劳的产生,这可为临床从肝论治疲劳提供依据。

（五）关于肝应春的理论

"肝应春"理论是五脏应时理论的一个重要组成部分,有学者研究认为"肝旺于春",是指肝脏的疏泄功能在春季增强,对其他四脏有主要调节作用,肝是机体应时而变在春季起主要调节作用的自稳时间调节系统,其本质内涵是机体应时而变的自稳调节。

有学者从过敏原属于中医风邪范畴的角度,研究肝应春的内涵与松果体褪黑素及机体过敏免疫具有相关性,褪黑素季节性变化可能是"肝应春"适应性调控机制之一。有关研究显示海马中5-HT含量存在着季节变化规律,情志疾病春季高发可能与春季5-HT含量较少有关。通过对"肝应春"本质内涵的认识,"肝—中枢单胺类神经递质—褪黑素—季节性情感障碍"神经内分泌机制的密切相关性,对认识季节性情感障碍发作、缓解的病理机制及开展有效的治疗与预防,都具有重要指导意义。

（六）中医肝系的现代研究展望

肝藏血、主疏泄是中医藏象学说的重要内容,有关研究认为通过对解剖学、细胞生物学和现代中医藏象实质的最新研究进展进行横向比较后认为,解剖学意义上的肝脏是宏观上的中医之"脾",而不是中医"肝"藏象的一个组成部分。中医"肝"实质在宏观层面是神经系统和内分泌系统,在细胞的微观层面就是"配体—受体—细胞"信号转导系统;从"脑—肝—血管"轴的角度,基于肝血管和生理、神经支配等方面,来探讨肝"藏血、主疏泄"的机制与两者之间的关系,是今后相关深入基础机制研究的重要路径。

1.肝系研究的总结 纵观肝本质30多年的实验研究历史,涉及的研究领域比较广泛,但研究思路均从以药测证、病理反推生理的角度开展实验研究。研究内容比较集中于肝主疏泄功能的研究,而针对肝主藏血、肝合胆、肝开窍于目、肝在体合筋和肝其华在爪的研究较少,还不够系统,方法比较简单,尚处于起步阶段。

从肝系研究工作所取得的成绩中可以看出两个特点:其一,肝系研究既囊括了中医肝系大部分内容,又突出了重点内容。肝主疏泄的功能是肝系统中最重要的核心内容,因此,肝系的研究中有关肝主疏泄功能的研究较多、较系统,较深入。其二,无论是动物还是临床研究,均遵照以药测证、以病理反推生理的研究思路进行;研究手段涉及西医学多系统、多层次,通过观察西医学循环系统、神经系统、消化系统、免疫系统、微量元素、神经内分泌免疫调节网络和基因等指标的变化,探讨实验动物或病人肝证候的病理变化实质;并通过药物干预进一步反证证候的病理变化实质,来推断肝功能的现代生物学内涵。

中医肝系实验研究虽然取得了一定的成绩,积累了大量的数据,但是由于研究时间较短,目前尚未就某一方面的成果达成共识,还存在许多问题而影响进一步的深入研究。归纳起来,影响肝系进一步深入研究的主要问题有五:一是肝系研究尚未囊括全部内容,有关肝体阴而用阳方面的研究尚未涉及;二是肝系研究的纵横研究的宽度和深度还不够,横向比较研究和纵向基因组、蛋白质组、代谢组学等层次的研究还较少;三是肝证候临床诊断标准和疗效评价标准尚未得到公认,影响肝证候动物模型研制的深入开展;四是有关肝系各部分内容的生理方面的研究不足;五是利用多学科研究成果开展的肝系研究较少。

2.肝系研究展望 针对上述问题,肝系研究应从以下五个方面开展工作,以推动肝系研究的深入开展。

（1）不断拓展肝系研究的领域：实验研究是在充分地继承中医药理论的基础上开展的研究工作，要以文献整理研究成果为依据，发现新问题，建立新的科学假说，选定新的领域开展肝系研究。

（2）从纵横两个方向深入开展肝系研究：在现有工作基础上，追踪前沿，从纵向上开展肝系的系统生物学等更深层次的研究，以期从更高层次上揭示肝系理论的科学内涵。

（3）加强肝病证结合动物模型研制：在病证结合动物模型上进行机制研究，建立科学客观的疗效评价标准，再通过随机对照实验进一步肯定疗效及疗效机制，然后再通过多中心、大样本的随机对照研究，确定是否可以推广使用。

（4）开展肝系的实验生理学的相关研究：有助于更科学客观地揭示中医肝系相关理论的科学内涵。

（5）多层次多角度开展中医肝系的研究：当代中医药科技工作者借鉴西医知识和方法开展工作较多，而利用多学科知识进行中医肝系研究还处于起始阶段。中医藏象是一个复杂系统，通过多层次多角度的研究，肝本质的研究将会更符合中医自身理论思维模式和中医藏象特点，更能体现五脏之间的复杂联系和相互关系。因此，通过吸收多学科研究成果，从多层次多角度开展中医肝系的研究，有助于揭示具有中医自身特点的肝系相关理论的科学内涵。

五、肾系研究进展

关于肾本质的研究，目前已为肾藏象研究积累了大量科学数据，丰富和发展了肾藏象理论。

（一）肾藏精

对肾藏精的现代研究主要是从对肾虚证病理实质的探讨，通过病理反推生理和以药测证等推断方法来揭示肾藏精、主生长发育和生殖功能的现代生物学内涵。

1. 肾藏精的实验研究　在肾虚证研究中，研究者发现先天肾虚鼠模型的睾丸生精细胞数量异常增生，成熟精子减少，生精细胞浆空泡变形等病理改变。肾阳虚动物模型中可见胸腺、肾上腺、甲状腺、睾丸、卵巢重量下降，组织退化。现代研究表明补肾中药对下丘脑—垂体—性腺轴的结构和功能存在影响，补肾中药对小鼠卵巢具有雌激素样作用，尤其是温补肾阳药可以增加雌性大鼠卵巢子宫重量和雄性大鼠前列腺、睾丸、精囊、肛提肌和附睾重量。由此用补肾药对正常动物、雄激素绝育雌鼠、去势动物和老年动物等模型进行治疗的反证性实验，发现补肾药可诱发去势小鼠阴道上皮出现角化细胞，卵巢和子宫重量增加，并可使间质腺增多，间质腺胞浆内脂滴减少，腺垂体细胞内"粒溶""自嗜"消失；增加性激素受体含量和垂体对LRH的反应性。此外，微量元素不足也可影响生育能力及胎儿生长发育，而补肾中药含有丰富的微量元素，可促进生育能力和胎儿的生长发育，因此有学者认为微量元素应是肾精的主要来源和组成部分之一，也有学者研究认为维生素D、骨形态发生蛋白7（BMP7）也可能是"肾藏精"理论的物质基础之一。

依据肾精的功能，结合西医学与生命科学证实的胚胎干细胞、干细胞体系的功能，研究观察了补肾对胚胎干细胞增殖、衰老、凋亡等基本生命活动的影响与干预，对胚胎干细胞功能的关键决定基因在转录、表达及功能方面的调节。结果显示，补肾阴的经典方左归丸在体外可以在一定程度上抑制干细胞的分化和凋亡，促进干细胞增殖及细胞周期的进程，同时还可促进干细胞Wnt、Oct4等基因的表达,下调P16INK4a基因的表达;补肾阳的经典方右归丸则可在一定程度上抑制H2O2诱导干细胞凋亡,并可促进干细胞Notch基因的表达,抑制P16INK4a基因的表达。此外,尚有研究指出补肾可促进骨髓间充质干细胞增殖,提示肾藏精、肾为先天之本的理论与胚胎干细胞、干细胞有着内在的联系,这对深化中医肾本质以及扩大干细胞应用成果的研究具有重要意义。还有用蛋白质组学技术观察肾气虚对卵泡液蛋白质组分的影响,通过双向凝胶电泳获得卵泡液蛋白质谱图,发现有43个存在显著差异的蛋白质点,经鉴定有结合珠蛋白、视黄醇结合蛋白、甲状腺运载蛋白、载脂蛋白-A及补体C4-B,并认为这5种蛋白可能与肾气虚相关。

2. **肾藏精的临床研究**　开始于20世纪50年代末,依据肾阳虚证用"异病同治"的方法开始了中医肾虚实质的研究。从提高临床疗效及其疗愈原理、肾阳虚证发病机理等方面入手,经过六个阶段的深入研究,发现肾阳虚病人确有下丘脑—垂体—肾上腺皮质轴、下丘脑—垂体—性腺轴、下丘脑—垂体—甲状腺轴不同环节(层次)、不同程度的功能紊乱。肾阳虚病人还表现为细胞免疫功能低下,红细胞糖酵解作用减慢,胸腺、肾上腺、甲状腺、睾丸、卵巢等均有功能低下的形态学变化。而补肾中药对上述情况的改善具有确切疗效。因此,在对生殖障碍和全身糖脂代谢异常并存的多囊卵巢综合征的研究中,有学者认为多囊卵巢综合征与肾虚相关,治疗当以补肾为基本大法。补肾填精中药在提高体外受精—胚胎移植的着床率和临床妊娠率、防治卵巢过度刺激综合征等方面的应用,目前已获得满意疗效。

(二)肾主水

现代研究认为,肾主水的机理是在神经、内分泌系统的参与下,通过肾小球滤过功能、无溶质水清除功能、血浆胶体渗透压相对恒定及肾血流量等环节来实现的。通过对肾虚病人肾脏水盐代谢功能失调的观察,发现主要与内皮素、利钠素、微量元素、钠和钾、肾上腺皮质及肾的生理功能等有关。基于肾主水的观点,临床上对于水液代谢失衡引起的疾病也往往从肾论治。研究还见到能增加细胞膜水通透性,介导自由水被动跨生物膜转运,参与水的分泌、吸收,对保持细胞内外环境的稳定平衡起着重要作用的水通道蛋白(AQP),广泛存在于肾、肺和消化系统器官中,与肾的关系尤为密切。随着生物膜水通道蛋白的发现和对其功能认识的不断深化,不仅对体内水转运机制有更为透彻的了解,也对肾主水的理论和临床研究,提供了新思路和更多的科学依据。

(三)肾主纳气

中医认为肾具有将肺吸入的清气下纳于肾以保持呼吸深度的功能。现代通过对肾主纳气的物质基础及调控机制的研究提出,这可能与肾上腺分泌的肾上腺素及皮质激素可使呼吸道平滑肌舒张,有利于呼吸顺利进行相关。研究肾主纳气机理的学者认为与肾脏排泄酸性物质有利于肺的呼吸功能密切相关。肺泡气经血液循环至肾脏,肾脏通过肺调节二氧化碳呼出量来调节碳酸浓度,从而调节酸碱平衡来维持正常的纳气功能。

(四)肾与"形""窍""志""液""时"

1. **肾开窍于耳**　肾的精气通于耳,耳的功能依赖于肾藏精功能的正常发挥。有学者对豚鼠肾阳虚动物模型内耳生物电变化进行观察,发现其内耳生物电波型振幅降低、听阈升高、电位持续时间缩短,用温补肾阳中药可以改善内耳生物电的异常改变,说明肾阳虚可使内耳功能受到损害;也有研究见耳毒性药物、肾衰竭、肾移植病人出现听力障碍的现象,补肾中药能改善耳功能的作用,由此推测与反证肾与耳存在内在联系。研究还表明凡能增加细胞色素酶、过氧化物酶和琥珀酸脱氢酶等含铁酶活性的药物及促进盐皮质激素、甲状腺素合成或分泌的中药,都有助于异常的内耳细胞结构和功能恢复,治疗耳鸣耳聋。有研究提出甲状腺激素、铁、钙等相关物质是肾与耳联系的重要物质基础;老年人听力损失与肾虚积分呈正相关,糖皮质激素及其受体是肾虚与老年性耳聋相关的物质基础之一,其中TSC22D3基因发挥着重要作用。

2. 肾主骨生髓　研究主要包括肾主骨、肾生髓化血、肾生脑髓等方面。在肾主骨方面的研究表明,与人体骨骼生成相关的多种因素与肾的功能有关。如钙的吸收、代谢,促进骨和软骨生长发育的生长素、维生素D的转化均与肾有关;肾组织中Smurf1和Smurf2可促进肠钙的吸收。研究还从骨质疏松症的防治来探讨肾主骨的现代科学依据,发现补肾生髓壮骨中药能够提高骨质疏松(去势大鼠)和自然衰老大鼠雌二醇(E2)、降钙素(CT)的含量,降低甲状旁腺激素(PTH)、碱性磷酸酶(ALP)、酸性磷酸酶(ACP)活性,提高老龄大鼠肋软骨氨基多糖(GAG)中己糖醛酸含量,从而有效调节和促进实验动物软骨代谢;还能促进小鼠BMSCs的成骨分化与矿化能力,这种促进作用可能与Wnt/β-catenin信号通路存在密切关系,可见补肾以防治老年性骨质疏松症为肾主骨理论内涵提供了大量依据。在肾生髓化血方面,研究者采用多种骨髓损伤动物模型从宏观整体水平、细胞和亚细胞水平及分子水平等不同层次进行系统研究。结果表明,补肾生血药能明显促进辐射损伤后小鼠外周血象恢复,提高骨髓多能造血干细胞活力;提高乙酰苯肼致溶血性贫血小鼠血虚状态,提高外周血象;补肾中药还能使白消安诱发骨髓造血障碍小鼠脾淋巴细胞DNA、RNA的荧光强度明显增强,提高骨髓有核细胞中粒、红两系可分裂的幼稚细胞所占比例,促进骨髓细胞增生;改善超微结构下造血细胞的损害程度,维持骨髓早期造血细胞的正常结构和生理形态,提高自然衰老大鼠骨髓造血细胞DNA合成代谢和DNA甲基化酶活力;也能改善苯致骨髓损伤小鼠骨髓及外周血的损害,具有保护骨髓、促进造血的作用。在肾生脑髓的研究中,发现补肾生髓健脑中药能够降低老龄大鼠脑组织乙酰胆碱(Ach)、胆碱乙酰基转移酶(ChAT)活性,提高胆碱酯酶(ChE)、乙酰胆碱-M受体的亲和力及数量、中枢胆碱能神经系统的应答能力。补肾化痰药可诱导MSCs向神经细胞分化,特别是向神经干细胞分化,并通过神经干细胞的进一步分化发挥脑保护作用。

结合临床提升对肾主骨生髓化血理论的认识,在补肾生髓化血中药防治β-地中海贫血的分子机制的研究中,以临床观察、自身对照比较研究、随机单盲安慰剂平行对照等不同方法,进行系统的研究,结果发现补肾生髓化血中药能够明显改善贫血等临床症状,提高外周血象,并通过促进相关基因表达而促进骨髓造血。慢性肾性贫血患者血中促红细胞生长素(ESF)含量明显减少;近年研究发现,再生障碍性贫血的骨髓细胞中端粒缩短,并发现约有10%患者有端粒酶突变,从而提出染色体端粒长度的改变、端粒酶突变以及端粒酶活性的丧失影响了骨髓干细胞的衰老过程,从而导致慢性再障的发生。而采用补肾益髓法维持骨髓细胞端粒长度及功能,以期达到治疗慢性再障的目的有可行性。研究还发现骨密度值的增减变化与肾精之气盛衰密切相关,从而为"肾主骨"理论提供了客观依据。

3. 肾其华在发　现代对此研究,主要从肾虚时发的硬度、强度、微观结构变化;发的微量元素等的变化,结果发现微量元素锌、锰的含量变化与肾阴虚、肾阳虚有一定的规律性。在电镜观察下见到肾阴阳两虚患者的头发,呈现近根及中间部毛小皮密度均小于正常的现象,且排列紊乱,毛小皮破损。

4. 肾在志为恐 "恐伤肾"动物模型为目前肾在志为恐的主要研究手段,过度惊吓使小白鼠、猫及狗的睾丸、脑垂体等组织在形态上有不同程度损伤;电镜观察还证实,此类小白鼠有睾丸精子成熟过程受阻,脑垂体促性腺激素细胞等均有胞浆内细胞器变性、坏死,细胞核固缩、核溶、坏死等表现。还发现受吓鼠性腺的组织结构及功能、DNA转录水平、免疫机制、中枢神经中海马和丘脑处的C-fos即早基因表达以及大脑皮质厚度变薄,神经元数量减少,且树突减少等微观结构的损伤;生殖能力下降、自然杀伤细胞活性(NKCA)升高。在恐伤孕鼠可导致仔鼠肾虚,引发脑发育障碍,通过补肾治疗竟然得到明显改善。这些研究均为恐伤肾提供了实验数据,同时也为"肾主生殖""肾为先天之本"提供了现代生物学依据,证实了"恐伤肾"具有科学内涵,但对"恐伤肾"的实质仍不清楚。

5. "肾应冬"的研究 《黄帝内经》就有"肾通于冬气"的说法,有学者以《黄帝内经》"四时五脏阴阳"理论为依据,以松果体分泌褪黑素为中介,围绕"肾应冬"与下丘脑—垂体—性腺轴和下丘脑—垂体—甲状腺轴功能调节的关系开展了大量理论和实验研究。研究表明,肾的功能随自然界四季的变化而发生规律性的变化,与肾相关的功能在冬季得到保护或者增强。临床调研也发现肾发病或病情加重多见于冬季。肾虚证存在不同程度的生物节律紊乱,温阳药可以改善这种紊乱。有学者研究表明对肾阳虚水肿的病人采取寅时服药的方法,治疗效果更佳。大量的研究结果说明,"肾应冬"与下丘脑—垂体—甲状腺轴和下丘脑—垂体—性腺轴功能调节密切相关,这为揭示"肾应冬"理论和"五脏应时"的现代生物学内涵提供了实验依据。

(五)肾系研究展望

从肾系实验研究成果中可以得出两个特点:第一,肾藏精在肾生理功能中占有首要地位,肾的其他理论均以肾藏精为基础,故肾系实验研究首先从肾藏精入手,其他功能紧密地围绕肾藏精从不同角度开展工作,经过诸多学者多年不断重复研究,肾藏精主生殖与下丘脑—垂体—性腺轴结构和功能变化密切相关的观点基本达成共识。第二,肾藏象研究不仅采用了传统以药测证、以病理反推生理的研究思路,还开辟了肾藏象实验生理学研究的新思路,如以中医传统的"四时五脏阴阳"理论为指导,探讨肾藏精主生殖功能与下丘脑—垂体—性腺轴、下丘脑—垂体—甲状腺轴功能的季节变化关系,填补了肾藏象实验生理学研究的空白。当然,肾系实验研究仍然存在许多问题而影响研究的深入,如从实验生理学角度开展肾系实验研究的范围有待扩大;肾系实验研究的宽度和深度还不够,横向比较研究和纵向基因组学、蛋白质组学、代谢组学等层次的研究还较少;肾证候临床诊断标准和疗效评价标准研究不够;利用多学科研究成果开展肾系实验研究较少等。

针对肾系研究存在的问题,可从四个方面加强研究,以推动肾系实验研究的深入开展。第一,加强肾系实验生理学方面的研究。汲取文献、整理研究成果,建立新的科学假说,选定新的领域开展肾系实验生理学研究,将有助于更客观地揭示中医肾系相关理论的科学内涵。第二,加强对已取得的对肾系研究成果的梳理。为结合其他四脏开展横向比较研究,为多单位、多次数不断地重复研究,筛选出比较客观、可信、科学、稳定的结论,并在临床研究中加以验证打下基础,使实验研究深入基因组学、蛋白质组学和代谢组学等高层次科研领域,以揭示肾系理论的科学内涵。同时为寻找防治疾病的新方法提供实验依据。第三,通过临床—理论—再临床—再理论的方式,更广泛地积累、总结"异病同治"的成果,利用现代先进的临床科研方法开展肾证候临床诊断标准和疗效评价标准研究,提出新问题、建立新假说,再经随机对照实验等临床科研方法肯定疗效及疗效机制,以建立诊断标准和疗效评价标准,以期推动中医肾证候本质的研究。第四借鉴多学科研究成果,从更宽视角开展中医肾系的研究。

综上对中医藏象理论的现代研究,无论在其形成之时,还是在其发展过程中,都吸收了当时先进的科学成就。21世纪生命科学的发展将出现如下趋势:在研究层次上向微观和宏观两个方面发展,分子医学和系统医学并进;在技术方法上广泛采用数学、物理学、化学、生物学以及各种技术的新成就,向快速、精确、高效、直观、自动化等方向发展。如今,不同医学、科学工作者运用了各种现代科学技术,包括医学、生物学的方法手段(生物化学、细胞生物学、分子生物学、放射医学、影像学等),从多个角度、多层次(如神经—内分泌—免疫、细胞信号转导、基因组学、蛋白质组学、代谢组学等)对中医藏象进行了系统研究,取得了一定成绩。与此同时,也有学者从系统论、控制论、信息论、哲学、历史、宗教、天文、地理、物候、农学、民俗等学科角度来研究,以期丰富藏象学说的内涵。目前,中医藏象学说研究正由局部向整体研究、由单学科向多学科研究、由静态向动态研究等方面逐步发展,且取得了一些可喜的成绩。

第四节 气血理论的研究进展

近几十年,对气血理论的研究主要集中在对气的概念和实质两个方面,简单介绍如下:

一、气的概念的研究进展

气是中国古代哲学中的一个重要范畴,作为哲学概念的气,是指构成宇宙和天地万物的原始物质。纵观气观念的产生,到精气理论、元气理论、再到"太虚即气"命题,气一元论得到了极大的发展和丰富,说明气是无形的、至精至微的物质,由气所构成的自然界万物是彰显的、有形的,古代哲学家充分认识到了无形之气与有形之物之间的统一性。

古代医家在总结实践经验和对生命现象观察的基础上,继承和发展了中国哲学的气一元论,并将其应用于医学领域,作为构建中医学理论体系的哲学基础,根据医学自身的特点,对哲学中气的理论进行完善与修正,形成了中医学的气的概念。其对中医学理论体系的形成以深刻的影响,而中医学的气论思想又进一步丰富和发展中国古代唯物主义的气一元论。

中医学从气是万物之本源的基本观点出发,认为气是构成人体和维持人体生命活动的基本物质,由于气的理论在中医学中应用广泛,以气组成的名称繁多,由此形成了对气概念的不同说法。

(一)气是物质说

在中国古代元气论就认为,气是构成世界最根本的原始物质,血是红色的有形的物质,那么能改善血液的功能和帮助血液的正常流行,充满在血液里最微细的、肉眼不能看到的一种物质,是什么呢? 50年代末期,秦伯未提出气是物质,"气,究竟是什么……有些地方代表一种能力,有些地方是指的一种物质……前人把气和血对待,血是物质,气也应该是物质,气所发生的作用,就是所谓能力。"

(二)气是功能说

在20世纪60年代初期,有学者提出气的定义是:"一切物质运动变化的作用。"认为气与功能活动有关,"气可由物质运动变化而产生,却绝不能说气就是物质","气是一切物质运动变化的作用,它是物质的基本特性。对人体来说,它是反映人体生理的、病理的变化作用的概念,它是由形体所产生的。气与物质既有区别又有联系,在概念上不能混淆"。

(三)气的两义说

针对中医学界关于"气"是物质,或"气"是功能两种截然相反的观点,提出气的意义有两个:"一方面是指实质性的物质,另一方面是指功能性的活动","气的意义既可以指功能,又可以指物质"。1964年出版的全国统编教材《内经讲义》(简称二版教材)采纳这一观点。之后,1974年、1978年的全国统编教材《中医学基础》(简称三版、四版教材),均尊崇"气的两义说"。

(四)气是物质与功能的统一说

李德新认为,中医学在论述人体的生命活动时,气这个概念常常同时具有生命物质和生理功能两种含义,但并不是认为除物质性的气之外,还存在一种非物质的纯功能之气。依据"气一元论",气是极为微细的物质,目力难以视及,至多能觉察其混沌的云雾状态(如水汽等)。只有通过它的运动表现,才能表现出气的存在。故曰:"善言气者,必彰于物"(《素问·气交变大论》)。人体任何生理功能都必须以一定方式存在的物质作基础,都不能脱离一定的物质结构。人体生命物质的气是通过人体脏腑组织的功能活动而表现出来的。换句话说:人体脏腑组织的生理功能就是生命物质的气的功能表现。由于中医学把人体当作一个运动着的行为过程来把握,主要是从功能方面来揭示脏腑的本质,通过生理功能和病理现象来感知生命物质气的存在的。因此,中医学中的气不仅有生命物质的含义,而且也常常有功能的含义。但这并不意味着,中医学的气可以既表物质又表功能。"气"既表物质,又表功能的"气"的两义说,自身存在着多种不可调和的矛盾,贯彻"气"始终是一个物质的概念的观点,运动是物质的根本属性,结构是基础,功能是表现。因此,在中医学中,气是物质与运动、结构与功能的辩证统一。其基本概念应当是:气是构成人体和维持人体生命活动的最基本物质。

二、气实质的研究进展

多年来研究中医药及有志于中医学研究的诸多学者,从哲学、经史学、天文学、物理学、分子生物学、免疫学等,对气的实质做了多学科多层次的研究,有代表性的研究概述如下:

(一)气与现代场理论

人体科学研究的学者从现代物理学角度探讨气的概念,认为气的概念与近代物理学中量子场的概念有着惊人的相似之处。①元气学说认为宇宙天地和自然万物都是由"元气"构成的,"元气"处于不停地运动之中,气只有聚散,而无生灭,有形可见的东西是气之聚,无形不可见的东西是气之散。气之聚只不过是暂时的形态,气之散则复归于太虚,并不能说它不存在。而按照量子场论,场和粒子是物质存在的两种不同形态,粒子间的相互作用是以产生和湮灭粒子的形式而表现出来的。在微观过程中,粒子的产生和湮灭是其普遍特征,但物质本身不生灭,其存在形式却没有一种是不生灭的。在一定条件下,它们都可以产生、湮灭和相互转化,而且是两种不同的物质形态粒子和场之间的相互转化;量子场论同样也否认绝对虚空的存在,真空是负能态填满正能态真空的状态,是能量最低状态。②在元气说中,气的运动和变化是事物本身的固有属性,气运动的动力来自于其内部,不以人的意志为转移,阴阳二气的升降相因、动静相感,使世界万物由此产生和变化。而按照量子场论,一切相互作用都是通过交换粒子。电磁作用交换的是光子,核子间相互作用交换的是介子。粒子间的相互作用,即粒子间的"力",取决于虚粒子云的构成。作用的范围取决于虚粒子的广延,而相互作用的具体形式则取决于云中粒子的性质。在场论中,粒子间的力表现为粒子的内在特性。"气"和"场"都是从事物内部的矛盾来说明自然界的运动和变化规律的。美国理论物理学家卡普拉(F·Capra)认为,在中国古代哲学中,用"气"来表示生命的气息,或者表示宇宙中具有生气的能量。和量子场一样,"气"也被看做一种微妙而不可感知的物质形式,它存在于整个空间中,并且能聚集成致密的有形物体。

(二)人体气场说

有学者根据气功的现象提出了"气"与"气场"说,认为人是一个具有耗散结构的超级巨系统,存在着控制整体行为的各种分系统。但其中任何一个系统都不足以代表人体的整体状态,而人体气(场)就处于统帅全局的最重要位置,人体通过遍布全身的人体场通道把全身联系成一个有机的整体,完成联系的物质就是"气"。人体气场是一种类似于电磁场,但内涵更为广泛的无形的场,但由于它是无形的,解剖时无法发现,它是通过气功修炼者感受到的一种现象,而现代红外辐射、静电和电磁效应、γ辐射等,也已间接证实了它们的存在。人体气场具有复杂的结构,人体内具有大大小小、纵横交错,旋回反复的无形通道,通道中所输送的物质就是气。经络系统是这些无形通道的主要部分。人体气场具有开放性、可变性、全息性与相关性、层次和级别性,意念的调控性、自然调控性、信息性等特性。

实际上此学说与现代场理论是不同的,只是借用"场"字来进行讨论,冠以"气"字来定义为一种尚未完全认识和理解的新物质。

(三)气与熵流说

有学者运用现代科学熵理论对中医学中的气进行了阐述。认为真气是对应于人体大系统及脏腑小系统的总熵。气的运动伴随着正熵的产生,气机出入导入了负熵的摄入,对各脏腑小系统而言,其相互间还存在着熵流交换。气是信息的载体,有传递、保存、交换的性能。真气与衡量人体系统有序度的总熵有着等价性,代表了系统整体的宏观行为。

(四)气与物理量能信息流

有学者从生物物理学角度来论述中医学的"气"概念,从而试图证实"气"是物质的。从西医学的角度出发,细胞是组成包括人类在内的所有生物体的基本单位,细胞凭借自身繁杂的结构,进行着各种复杂的生化反应、新陈代谢和能量转换,并维持着细胞本身以至人体整个生命的延续。而细胞以至机体在其新陈代谢的全过程中,同时对应产生声、光、电、磁、热、电磁波、振动等各种物理量及其量值的变化。测定这些物理量的量值变化,就可以了解掌握人体新陈代谢的全过程,这些变化的物理量能透过细胞膜注入细胞间液中去,形成物理量能信息流,也就是中医学中"气"的概念。

（五）气是物质、能量、信息等的统一体

受系统论、控制论、信息论、耗散结构理论等的影响，气实质的研究也呈现出更深入化和多学科性。有学者认为，气既是能量，也是物质，又是信息，是三位一体，是耗散结构系统与外界出入交换的物质能量信息。有研究者根据物理学二象性理论，提出气也有二象性，即波动性和粒子性，也一定有信息、有能量。由于人是生命体，所以气是有生命信息能量的物质，载体是远红外电磁波。并通过实验测试得出，气在体内的传导速度是远红外电磁波产生的热效应的传递速度，研究发现与《黄帝内经》五十营的推算相符。

（六）气的定量研究

有学者提出，鉴于现代科技创新的发展，对中医气的概念当重新审视。远古宏观肉眼无形的气，是一组、一类、一群目前现代科学技术已经发现和尚未发现的构成人体生命活动的最基本的组成，气可以有物质气、能量气、信息气的定量，现代有学者提出气的实质是信息—能量—物质的统一体、广义波，再加三维空间和一维时间组成的四维时空等的产物。

第五节　经络学说的研究进展

经络学说，是研究人体经络系统的基本概念、循行分布、生理功能、病理变化及其与脏腑形体官窍相互关系的理论学说，对于中医临床诊疗疾病具有重要的指导意义和实用价值，是中医理论体系的重要组成部分。

一、循经感传现象研究

循经感传现象的观察研究，一直是经络现象研究的重点。自20世纪70年代开始，曾对近20万人进行过普查测试。通过测试表明，经络感传现象是客观存在的，且与地区、民族、性别无明显关联，但与年龄、体质、遗传等因素有关。人对循经感传的认识基于感觉，其感觉共性是酸、麻、胀、痛、冷、热、抽动等；或水流感、蚁行感、蠕动感等。感传的路线与《灵枢·经脉》所载的路线基本相似，也有不同的现象；感传还具有趋向病位的现象，即古代医家所说的"气至病所"；感传可被手术切口、瘢痕或机械压迫阻断。对上述的研究主要通过以下几个方面的工作体现：

（一）隐性感传现象的研究

隐性感传指在电脉冲刺激中不附加扣击，使受试者感觉不到在检测，所观察到的感传路径，将此路径线称为"隐性循经感传线"。我国生物物理学家的研究发现了经络隐性循经感传线及其低阻抗性和高振动声现象，研究认为隐性循经感传现象普遍存在，其感传循经线与原有经络循经路线基本一致。

（二）显性经络现象的研究

显性经络现象指经络在受外界影响后沿经络循行线显现的反应。研究发现在针刺穴位时，可见到沿经络循行线出现乳白色或红色线状改变，或出现红疹、发汗、水疱、立毛等反应，持续时间可从几十秒到几小时之久。有研究见到有些神经性皮炎、湿疹、扁平苔癣患者沿经络循行线出现线状皮损；在对有些病人的触诊中，发现循经出现的皮下结节或条索状物。

（三）循经传导现象双向传导性的研究

循经感传的双向传导是指在针刺穴位出现两个相反方向的感传现象。研究发现感传速度较慢，可被机械压迫和注射生理盐水及冷冻降温所阻断；在穴位处有停顿，在终点感传回流；可绕过瘢痕组织及通过局部麻醉区，趋向病灶。

（四）循经感传现象与脏腑官窍联系的研究

这方面的研究一直十分受人关注，实验发现刺激肺经穴位，可以感传到肺，使受试者每分钟肺通气量增加；当刺激心包经有关穴位感传到心经时，患者由原来心区闷重不舒即刻转为轻松舒畅；刺激手足阳经穴位，感传到达头面感官，如鼻、耳、眼等部位，都会产生相应的反应。研究还见到不同疾病在不同经脉上出现的病理信息、出现能量代谢和气血活动降低；内脏炎症的相关经脉出现高温带等客观反应均证实了体表—内脏间的双向联系。这为经络内属于脏腑，外达于官窍的理论提供了依据。

（五）循经感传现象的生物物理学研究

本研究始于20世纪50年代，当时日本学者研究皮肤电阻时发现，人体有24条低电阻点的连线，称为良导络，其路径大多与中医经络一致；利用声探测和计算机结合频谱技术发现经络循行线还具有特殊的导音性；应用高度敏感的仪器，可测出经络线上发出的光子较非经络线高1.5倍。也有利用红外热线仪，在成年志愿者体表曾测出一条与经脉循行基本相近的红外线辐射轨迹（IRRTM），针刺可使循经的皮温升高。在动物实验中证实循"经"高温线的温度升高与局部物质代谢有关，由此，研究者提出了"经脉线下存在一条具有多元结构与人体功能调节相关的物质、能量和信息传递通路"的新见解。

（六）循经感传的神经生物学机制研究

应用电生理方法和逆行示踪法，在大鼠身上对穴位与神经纤维在脊髓中相对位置、肌肉收缩活动与循经感传中的关系等进行研究，认为感觉神经末梢在外周形成轴突反射弧，有可能成为经络的结构基础。用放射自显影方法，在大鼠体表上观察到有多条交感物质分布线，走行与经线大致相符，切断"交感线"经过的皮肤或用药物阻断交感受体，可减弱原有的针刺效应，提出交感物质分布线就是针刺信号的传递线。

二、经络实质的研究

对经络实质的研究是国内外学者多年来一直关注的热点，目前以研究假说为主，从不同的角度对经络实质进行阐释。这些不同角度的假说或观点可能从某些交叉点上逐渐融合，从而达到对经络实质的彻底了解，在此对其做大致归类和简单介绍，以冀有新的发现。

（一）经络与人体组织结构的相关研究

1. 经络与神经系统的相关研究 经络与神经之间存在相关性的认识，在经络实质的研究中深受研究者的关注。有结合解剖学发现，认为十二经脉与外周神经有十分密切的内在联系。在上肢和小腿部位的经络线，几乎是严格地沿着神经的主干及主要分支走行的。经络的中枢—外周说认为经脉感传现象是中枢与外周共同作用的结果。经络在体表的感传，并非是体表存在这样的通道，而是发生在中枢神经系统中的感应过程。自主神经反射联动说认为自主神经系统是经络系统的主要构成部分。神经中枢扩散说认为经络实质是存在于中枢神经系统，经络上的穴位，在大脑皮层上各有其相应的点，刺激穴位引起皮层相应的点兴奋后，可按其特有的联系，扩散到同一经上的其他穴位相应点，形成了循经传导的感觉和现象。经络线实际上是在大脑皮层或白质中的强联系网络在躯体上的映像,但是实验也发现这种说法只能解释部分经络现象,说明神经并不等同于经络。

2. 经络与体液的相关研究　研究曾认为经脉与淋巴管关系密切,但随着循经感传现象的发现,这一观点受到了质疑。在同位素示踪方法中发现了经脉线的动态轨迹,由此认为人体存在循经流动的组织液。

(二)经络实质的假说

对经络实质的研究,存在一定的争议,有人认为经络是古人对人体生命现象多方面客观认识的基础上,经过古代哲学抽象所形成的理论路线图,非一种独立的客观实体。认为经络是客观存在的研究者,依据研究提出了多种假说,现将比较有代表性的假说做一归纳和简介。

1. 生物电传导系统说　研究应用"经络测定仪"测试经络线上的皮肤电参量,发现放电和导电在强度、方向及范围方面都有特定的规律,由此提出人体本身是一个放电体及导电体,经络的实质是人体内的电通路,以及经络就是人体生物电循环传导系统的假说。

2. 经络与神经体液综合调节机制相关说　根据针刺效应和穴位相对特异性研究,发现经络与神经体液调节作用密切相关,提出针刺效应循经传播可能与穴位处组织液流动有关,可能是经脉气血运行的动态物质基础。

3. 经络、体表、内脏相关说　有研究依据已知的大脑皮层与内脏的联系,提出"经络—皮层—内脏相关假说"。有认为经络联系可能是以植物性联系为主的混合联系,提出体表内脏植物性联系系统。也有认为经络有调节体表和内脏相互协调的作用,提出第三平衡系统说。

4. 神经反射相关说　此假说认为经络与神经反射相关。有的提出长短二重反射假说,即通过中枢神经系统的为长反射;通过位于器官内部的局部神经丛而实现为短反射。还有轴索反射接力联动假说与邻相关假说等。提出人体内存在着一整套联系着体表、内脏与中枢神经系统的"循行性立体反射系统",经络现象即是"循行性立体反射系统"生理功能的体现。也有设想在中枢神经系统中存在着许多具有经络功能的、复杂的、多突触的联络神经元组成神经锁链,命名为"经络链"。

5. 低阻抗、高振动声、多层次、多形态、多功能立体结构说　这一假说认为经络是和神经、血管有联系却又有区别的独特系统,称经络"是一种多层次,多形态,多功能的立体结构"。也有认为经络的本质是人体血管、血液运动产生的次声波与超声波的传导线,提出血流血管振动波假说。

6. 蛋白质相关假说　这一假说拟通过蛋白质的功能解释经络的本质,提出纤维状蛋白分子内分子间能量传递系统假说。也有研究认为,经络是由蛋白质链构成的,即蛋白质链系统假说。也有从穴位处施加刺激才能起到治疗和调理作用出发,提出了蛋白质电感传效应假说。还有研究认为在经络循行部位的细胞膜上存在着经络相关蛋白,共同完成经络信息和能量的传递,由此提出经络是由经络蛋白为主要成分而形成的能带结构假说。

7. 循经感传与体液流动相关假说　此假说拟从体液流动与循经感传相关探讨的现象经络现象的实质。认为,经络中"气"的运行是人体对受扰动而改变液晶状态后刺激的主观感觉,即液晶的畸变扰动传输系统及退行消散过程。有研究认为十四经脉是微循环集中开放的区带;络脉是较细小的微循环集中开放的区带,当经脉区带的微血管集中向一方向同时开放时,其形态就像血液在大血管中流动。穴位是微循环密集开放的集中点;经络感传是机体在接受刺激后微血管沿经络定向开放刺激血管壁产生的感觉。

8. 生物场和细胞信息相关系统假说 这类假说是在研究经络循经传感现象的基础上提出的。研究即结合信息学提出的经络"信息系统"假说,生物光子系统假说。有人从发育生物学角度出发,提出了干细胞—神经—内分泌—免疫系统理论。

9. 经络是生物场和细胞、信息通讯系统的假说 这些假说是在研究经络循经传感现象的基础上提出来的,研究认为经络没有具体的物质形态,经络反映了人体一种特殊又平常的细胞生物场效应,是人体和生物体都可以体验到的物质效应,可以用生物场来分析。人体内各个生物场的场强互不相同,就产生一种梯度,反映人体一定部位的功能以及其变化的信息性,从而具有传递外来各种刺激的传导性。有学者结合神经生化,分子生物学及发育生物学有关知识,在细胞信息理论的基础上提出细胞通讯和经络实质假说。有人提出触发点—细胞通讯—神经系统—细胞通讯假说。

总之,从目前研究看各种假说还不能揭示经络的全貌,只有采用多领域、多学科综合的研究方法和手段,才有希望在经络实质的研究上有新的突破。

三、关于络脉学说的现代研究

(一)络脉与络病的概念诠释

络脉,广义的概念包括别络、络脉、浮络和孙络。狭义的概念指由十五别络分出网络全身的分支。络脉是一个由经脉别出的沟通,联络全身脏腑、筋骨、肌肉、皮肤的网状系统,具有渗灌血气,贯通营卫,保证经气环流的功能。络病即病邪深入脏腑之中的血络而发生的病变,可分为络脉自病和久病入络两大类。

(二)络病的现代认识

络脉有气络与血络之分,其物质基础包括微动脉、毛细血管、后微静脉、毛细淋巴管等微小血管及其功能调节机构,络脉是微小层次的结构与功能的统一体。

1. 络病的病因病机 久病入络是络病发生的重要原因,其理有三:一是病理状态下络脉成为邪气由表入里、循经入络的传变途径;二是由于络脉病理上易于瘀滞而渗化失常,百病丛生;三是络为邪气致病的场所之一。因此,气滞、瘀血与痰浊之间的相互影响往往是通过络脉来实现,经脉久病,邪气易留于络。"久病入络"的研究认为络脉病变,其基本病理变化有①络脉结滞②络脉空虚③络毒蕴结④络脉损伤四个方面。虚、瘀、毒交织锢结,阻滞于浮络、孙络、缠络,此即是许多慢性常见病的基础病变和共同归路,也是多种病证在"入络"阶段异病同治的病理基础,也是络病的实质所在。

2. 络病的病理学基础 研究发现络脉中的瘀、虚、毒是许多不同疾病的共同病理基础,故络脉病变可见于西医学各系统病变,涉及循环、免疫、代谢、内分泌等一系列功能的异常。

络脉病变时,常见血瘀的症状和体征,同时可观测到微循环及血液流变性异常的客观指标。活血化瘀是治疗血瘀证、改善微循环与血液流变性的重要方法,是通络的重要方法之一。

3. 络病理论的临床研究 络病理论在临床各科得到了广泛而深入的运用,文献报道,其理论在临床上主要用于三大类疾病:一是血管性疾病;二是痹证;三是各种慢性难治性疾病。

（三）络脉的应用研究

络脉的分布部位比较浅，其分支由大逐渐变小，最后呈网状弥散，从而同人体各个部分组织发生紧密地联系，依据络脉的变化诊断和治疗疾病，从古至今都被医家所关注。

1. 络脉在中医望诊中的应用　络脉在中医望诊中的运用主要包括望面色、五官、腹部络脉、鱼际、指纹、肌表皮肤。

2. 络脉在中医治疗中的运用

（1）络病治疗的根本目的在于保持气血运行通畅。

（2）原络配穴通达络脉，临床以取表里两经的原穴和络穴为主。

（3）刺络放血，以祛邪扶正。适用于实热病证。

（4）用药必先通络。要注意三类通络药的使用，一是虫类走窜，入络搜剔。二是取类比象，藤类入络。三是辛香通络，引经报使。

近年来络脉理论在临床上的应用也得到了广泛的认可，在今后的运用和研究中，以冀形成一套科学的络脉理论来指导临床诊断、治疗，以确立络脉治疗的有效病种，扩大应用范围。

第六节　中医体质学说研究进展

中医体质学说的思想和理论渊源于《黄帝内经》。之后，历代医家不断丰富和发展了体质医学的内容。20世纪70年代起，逐渐构建起了相对独立而完善的中医体质学的学科体系。特别是近10年来，研究日趋深入，取得了一批新成果。

一、理论研究

（一）体质的概念

目前，中医学界对体质概念的定义主要有两种，一是认为体质是个体生命过程中，在先天禀赋和后天获得的基础上所形成的形态结构、生理功能和心理状态方面综合的、相对稳定的固有特质，是人类在生长、发育过程中所形成的与自然、社会环境相适应的人体个性特征。这一界定突出了个人与环境、先天与后天、心与身统一的思想；二是将体质界定为人群中的个体在其生长、发育和衰老过程中，所形成的形态、结构、功能和代谢等方面相对稳定的特性。强调体质是个体间在生物学层面上的生理差异性，并与个体心理特点的"气质"相对应，体质主要是医学和生理学概念，气质是心理学概念。这种定义在研究"身"与"心"的关系时，确有其便利之处。

（二）体质的分型

体质分型是体质学说的基本问题，自《黄帝内经》记载阴阳二十五人分型后，后世有不同分型，如有按传统中医学的两纲八要，将体质分为晦涩质、腻滞质、燥热质、迟冷质、倦㿠质、正常质6类。另有将体质分为正常质、形壮亢奋质、身瘦疲乏质、身热虚亢质、形寒迟呆质、形胖湿腻质、痰湿燥红质、晦黯瘀滞质等。2009年中华中医药学会发布了《中医体质分类与判定》标准，这是基于在全国范围内进行的21948例流行病学调查的基础上，归纳总结出来的结果。将体质分为平和质、气虚质、阳虚质、阴虚质、痰湿质、湿热质、瘀血质、气郁质、特禀质9种基本类型。该标准还从总体特征、形态特征、常见表现、心理特征、发病倾向、对外界环境适应能力等六大方面对每种体质给出了判定依据。该标准具有指导性、普遍性及可参照性，这标志着我国中医体质学研究开始步入规范化。

（三）体质与证

体质与证是两个既相联系又有区别的概念。中医体质类型是非疾病状态下的生理表现，而证候是疾病状态下的临床类型。体质是在遗传基础上，在缓慢、潜在的环境因素作用下，在生长发育和衰老过程中渐进性形成的个体特殊性。虽然体质可以改变，但其过程比较缓慢。而证则主要是在明显的、特定的、相对而言比较急剧的致病因子作用于人体后形成的临床类型，进退变化较迅速。体质与证又具有高度的关联性，研究表明体质的特殊性决定着发病后临床证候类型的倾向性，"证"的特征中包含着体质的特征。认为体质是异病同证现象形成的一个重要因素，异病同证其实质就是相同体质个体在不同疾病过程中产生的相同病机变化，反映了"证"作为疾病类型性本质的特点，体现了"证"的空间性特征。

二、流行病学调查研究

体质研究中，现代学者采用较多的方法就是流行病学调查。通过研究，得到了许多有价值的客观材料。

（一）对体质类型分布的调查

全国大样本（21948例）对中国一般人群中医体质流行病学调查研究显示，平和质占32.14%，气虚质占13.42%，阳虚质占9.04%，阴虚质占8.27%，痰湿质占7.32%，湿热质占9.08%，血瘀质占8.10%，气郁质占7.66%，特禀质占4.97%。有学者采用标准化的9种中医体质量表对自然人群实施横断面现状调查，结果显示平和质占55.93%，单纯偏颇体质占24.63%例，兼夹偏颇体质占19.44%例，阴虚质与瘀血质主要出现在兼夹体质中，表明9种体质在人群中的分布存在一定的差异性，兼夹体质在人群中占有一定的比例。另外，有专家利用模糊聚类的方法对5000例体质问卷进行处理分析，结果显示，常见的体质类型为强壮型、虚弱型、偏寒型、偏热型、偏湿型、瘀迟型6类。

（二）对体质相关影响因素的调查

体质的形成与多种因素相关。有研究发现，8种偏颇体质得分显著低于平和质（$P<0.05$）。以性别为分层因素，男性气虚质、气郁质、血瘀质得分最低，女性痰湿质、气郁质、气虚质得分最低。以年龄分层，15~34岁年龄组特禀质、气郁质、血瘀质得分最低，35~59岁年龄组气虚质、气郁质、血瘀质得分最低，60岁以上年龄组气虚质、气郁质、痰湿质得分最低。据此得出，偏颇体质与平和质比较健康状况较差，且不同中医体质类型的健康状况因性别或年龄呈现出不同的特点。

生活方式与体质的相关性调查发现，运动、饮食、烟酒嗜好等因素影响体质。运动方面：757例运动偏少的人群中，病理体质以痰湿型最多占17.70%例，其次是气阴两虚型占12.95%。1128例运动量正常或过量的，肝郁型最多占17.82%例，其次阴虚型占16.93%例；饮食方面：77.95%的痰湿型体质的人喜食味道厚重之品，77.28%的气阴两虚型和64.77%阴虚型体质的人喜食辛辣，69.15%肝郁型饮食偏于酸甜；烟酒嗜好方面：63.91%调查者平时不食或少食烟酒，在36.09%的嗜烟酒者中，痰湿型仍居首位。这些研究，对于阐明体质的后天影响因素、指导健康的生活方式、优化体质具有重要的理论价值和实用价值。

（三）体质与发病

1. 某些疾病的体质特点研究　从临床出发,探讨疾病与体质的相关性是近年来研究的一个热点。如调查显示:50%失眠患者皆为血瘀质和气郁质,20%为阴虚质。原发性高尿酸血症人群的体质类型比重最高的三种体质类型为湿热质(24.57%)、痰湿质(22.86%)、瘀血质(11.05%)。而平和质(8.57%)、气虚质(6.29%)类型的人群发生高尿酸血症的风险显著低于其他体质类型人群。甲亢以气郁质最多,占53.85%,甲减以气虚质最多,占52.91%。对原发性高血压患者调查发现高血压患病率较高的前5位体质类型是痰湿质、阳虚质、气虚质、阴虚质、血瘀质。男性高血压的主要体质影响因素是痰湿质和阴虚质,女性高血压的主要体质影响因素是痰湿质、阴虚质和气虚质。对原发性骨质疏松症(POP)患者的体质类型分布特点研究结果显示:POP的好发体质为燥红质、迟冷质、晦涩质,其中以燥红质者最为多见。对336例乳腺增生病例组的中医体质类型分布依次为气郁质、平和质、气虚质、阴虚质、阳虚质、瘀血质、湿热质、特禀质、痰湿质。

2. 体质类型与疾病的易感性　体质类型差异导致对某些疾病的易感性不同。如有研究发现,妇女虚寒质多易见月经后期、量少、色淡,甚至闭经,或出现经行泄泻或腹痛,或出现宫寒不孕、孕后胎萎不长等。燥热质易见月经量多、经期延长或经间期出血,还可出现崩漏、胎动不安或子晕、子痫。痰湿质易见带下量多、子宫肌瘤或囊肿,并常可继发不孕症,或孕后出现子满、子肿。瘀郁质常见痛经、闭经、脏躁等。对反复呼吸道感染患儿中医体质分型后进行外周血T淋巴细胞和免疫球蛋白的检测,发现:①复感儿均为偏颇质,其中气虚体质型居多;②气虚体质型、其他体质型复感儿的T淋巴细胞(CD4+, CD8+, CD4+/CD8+)、免疫球蛋白(IgA, IgG)与正常组比较均有一定程度的紊乱;③CD4+的表达有助于区分气虚体质型与其他体质型两种体质类型,为RRTI气虚体质型提供一个可参考的指标。

三、临床研究

体质与疾病防治

运用中医体质学说干预慢性疾病疾病已逐步应用于临床实践中,并取得一定成效。如临床上对于一些乳腺癌早期患者,出现"无证可辨"时,可参考"辨体—辨证—辨病"三位一体诊疗方法,为临床诊治带来新的思路。高血压患者结合体质辨识进行相应的膳食调护指导;有专家通过中医体质健康教育对消化性溃疡患者进行个体化干预。

体质还被用于指导疾病的治疗。如肝病治疗中,同是急性病毒性肝炎的病人,"实人"治其症,"虚人"治其质;同是黄疸病人,临床可出现异质异治;对于胁痛、失眠等不同的病症的抑郁体质的人,临床上均采用和解少阳,疏利枢机的治法,此为异病同质同治。

四、现代实验研究

利用现代生命科学的实验方法研究体质,阐明其微观机制,以便在生命科学和医学领域取得重要突破成为近年来的一种潮流。

（一）动物实验

体质实验模型的摸索是研究的基础和热点之一。如有研究结果显示,小鼠存在寒、热体质差异。有研究者对肾虚质实验动物模型提出一些思路与方法,认为可以选用先天具有虚寒质的Wistar Ⅰ级大鼠为实验动物,以"恐伤肾"为主要造模方法。另有研究者根据体温标准分为寒体组、热体组、常体组,并建立Wistar大鼠脂多糖发热模型。这些造模方法的探索,为进一步开展体质的实验研究奠定了一定的基础。

(二)生物学基础研究

近年来,学者应用免疫学、遗传学、基因芯片技术等手段建立多层次信息研究方法,使中医体质理论得以发展。如利用基因芯片技术筛选、分析青少年肾阳虚体质者外周血白细胞的差异表达基因。有学者对中医体质类型与人类白细胞抗原(HLA)系统HLA-Ⅱ类基因相关性进行研究。有学者提出将蛋白组学引入中医气虚体质实质研究,可从功能表现的具体形式寻找其物质根源——蛋白质组分,然后针对需要模拟的功能形态进行基因—蛋白质的干预。

(三)生理生化分析方法

有学者用舌诊及舌尖微循环观测方法,将健康人的体质分为3类:①阴阳平和者镜下舌乳头及微血管清晰可见,全部乳头无渗出现象。②偏阳盛者镜下舌乳头上皮层薄、微血管细静脉增粗、血流可见。③偏阴盛者镜下舌乳头上皮层厚、丝状乳头多、微血管短、微血管周围见渗出。此研究将中医体质的现象学研究深入到微观层面,丰富了体质辨识的方法和内容。

五、研究展望

综观中医体质学说的研究,特别是近十年来的发展,内容和方法上呈现出传统与现代相辅相成、宏观与微观紧密结合的态势,各种研究成果较广泛地应用于医学实践并取得了一定成效。但在研究中尚存在一些问题,如不同学者研究时采用的中医体质分型标准尚有不同,虽有中医体质量表及《中医体质分类与判定》标准,但量化的指标不甚明确,可能会造成一定程度上的主观偏差;动物实验研究中,不同体质类型的造模仍然是一个亟待解决的基础问题;许多疾病,特别是重大疾病的体质学基础值得进一步深入研究。总之,中医体质学研究的深度和广度都有待于进一步拓展。

第七节　病因学研究进展

现代对中医学病因的研究除从文献和临床角度外,越来越重视现代科学技术研究的手段和方法对中医病因进行探讨。从实验观察的角度,有从气象医学的角度对六淫致病进行探讨,通过模拟六淫模型的量化指标,从免疫指标、基因表达来说明六淫的致病特点;有从现代微生物学、传染病学的角度来分析戾气及其性质、致病特点,完善和发展了温病学说;有从七情动物模型出发对中医七情致病中的部分理论进行探索,为七情病因的研究提供新的思路。也有通过实验指标对痰饮、瘀血、蕴毒等病理产物的本质进行研究,为辨证施治的临床应用提供新的依据。在临床研究上,有从西医疾病的角度进行中医病因研究的,提出寒邪内侵是冠心病的主要病因之一;有研究肺癌发热中伏气的因素;也有从中西医结合的角度研究病因,提出西医的"因"所致西医的"病"是恒一的,西医的"因"产生的中医的"证"不恒一。这些研究为中医辨病论治,专病专治,用现代科学的语言来诠释中医的病因理论,提供了实验与临床的依据。

一、外感病邪

（一）六淫

1. 六淫致病相关因素分析 有学者从气象医学的角度对六淫发病进行探讨,认为气象因素可能通过以下六个方面对人体直接产生作用：一是通过皮肤感受器接受的刺激；二是通过眼睛——视觉接受光线刺激；三是通过耳内的压力感受器接受刺激；四是通过鼻腔及其他黏膜接受刺激；五是人体对气象因素的条件反射；六是对内分泌及免疫系统的影响。研究表明,季节气候对引起人类发病的病原微生物的繁衍和传播影响很大,同时气象因素对人体免疫抵抗力和调节适应能力也有很大影响,可诱发或加重消化系统疾病、风湿病、心血管疾病等。探讨六淫致病将气象因素、生物源性致病因素及机体反应特征等综合起来进行分析,也许更符合中医学认识六淫的思维模式。

2. 六淫的临床与实验研究

（1）风邪与寒邪的研究：气象医学关于风"流动性大""传染性微生物气溶胶"等特点的研究与中医学"风为百病之长"的观点和"风善行而数变"认识是一致的。但也正是风邪致病的广泛性和不确定性,使得单纯的风邪致病机理研究很难开展,而多将风与寒两邪结合予以分析研究。有学者研究"寒邪伤阳"与免疫功能的相关性及临床意义,寻找与其相关的免疫功能差异表达基因及信号通路,结果显示"寒邪伤阳"可影响机体的防御、温煦等功能。一些动物实验的研究结果与中医有关寒邪伤阳、寒性凝滞、寒性收引的特性是相通的,在一定程度上揭示了寒邪致病的实质。

（2）燥邪与湿邪的研究：有学者将新疆及全国气候指标数据运用因子分析探讨西北燥证外感病因六淫构成情况,结果提示六淫与气候因素具有明显的关系,燥邪与地域、气候等因素关系密切。有学者进行了"外燥伤肺的分子机制研究",首次提出模拟外燥空间的量化指标,提供了外燥最易伤肺和损伤津液的实验室证据。有学者认为燥与湿是机体应答致病因素的两种不同的反应状态,是以机体水液代谢失调最为典型表现的病理状态。目前外感燥邪的实验研究较少,而对湿邪的研究则很多。对湿邪的研究结果表明,湿邪的本质并非单纯指水湿而言,还应包括需要一定湿度生长繁殖的病原微生物,并与免疫、代谢等失调密切相关。

（3）暑、火(热)邪的研究：有学者用热性药或外用松节油皮下注射造成的实热证大鼠模型,也表现为代谢亢盛的病理改变,而与阳邪的临床特点相一致。有学者采用多通道生理记录仪观察的方法来进行大鼠中暑造模,认为持续暴露于高温环境中的大鼠中暑模型,其直肠温度、平均动脉压及心率发生特征性改变而确定造模成功。在对高温中暑致病的研究,有学者发现高浓度HSP70抗体可作为中暑易感性的生物标志物；HSP70-1基因+190G/C位点多态性可能与中暑易感性相关。在对火(热)研究中,有学者认为火(热)除可表现为炎热的物理因素外还与某些致病性微生物密切相关。

（二）疠气

疠气属于生物性致病因素。疠气性质、致病特点,都与微生物学和传染病学所阐述的病原微生物的致病特征相吻合。生物病原包括疠气,但又不单指疠气。对近年来出现的传染性非典型肺炎和禽流感的研究,使人们对疠气致病的特点有了更加深刻的认识。有研究认为其属于"温疫"的范畴。温,指症状的发热和证候属性的热；疫,指疾病的传染性和流行性,与传染性非典型性肺炎发病特点是相同的；而戾气以灼阴耗液为主可以解释临床传染性非典型肺炎患者以气阴两虚型为多见。有人根据吴又可的伏气温病膜原说分析非典型肺炎的临床主证与伏气温病膜原的发病表述极为相似，与呼吸道传染病的发生"温邪上受，首先犯肺，逆传心包"的侵袭途径是一致的。根据对禽流感的发病原因、感染途径及证候特点的分析，认为其同非典型肺炎一样，属"瘟疫"范畴。有学者认为其类似温病"露滴伤寒"，是由于湿温疠气通过口鼻或消化道侵入人体，伤及肺脾而发病。埃博拉病毒致病可引起人及部分非人类灵长类动物的急性出血，致死率极高。根据其流行病学特征及临床特点，属于"瘟疫"范畴。其基本病机为疫毒之邪内侵，血热毒盛，迫血妄行，毒瘀互结，造成出血及脏器损害。建立在戾气学说上的温病理论为防治新发现的烈性传染病奠定了良好基础。

二、内伤病因

（一）七情内伤

随着西医学模式转变，七情学说已经越来越受到重视。有学者采用发生学方法研究七情的发生，对七情、七情相关的概念，七情病因概念做了系统全面的梳理和研究。以七情病因的发生为总论，以喜、怒、忧、思、悲、恐、惊等为各论，从纵向、横向讨论各自的发生过程，反映和揭示七情学说的产生、发展和成型。提出七情有生理性和病理性的双重性，七情致病与现代心身疾病的关系最为密切，据统计人类百分之七十的疾病与心理因素有关。因此，有学者认为七情致病理论是心身医学理论的最早雏形。其中五志伤五脏，是中医针对情志致病的一个最主要和最具特色的内容及学术观点。

动物实验研究怒伤肝既可包括暴怒、大怒伤肝，也包括郁怒伤肝，因此造模方法上有急性心理应激和慢性心理应激的不同。研究还提示"怒伤肝"与多种因素有关，在激怒状态下，由于刺激交感神经—肾上腺髓质和内分泌系统，导致神经—内分泌—免疫功能系统功能失调，也可造成肝脏受损。如急性"怒伤肝"动物实验研究表明激怒大鼠的血小板聚集率、全血黏度以及血浆比黏度均显著增高，还可见细胞免疫功能低下和下丘脑—垂体—肾上腺轴兴奋性增高。慢性激怒应激可致淋巴细胞增殖程度降低，MC形态异常数量减少；肝脏单聚核糖体，蛋白质合成率下降；NE、Ach与HT三种神经递质明显下降。电刺激猫"怒吼中枢"除表现猫的怒反应行为外还见到肝动脉压和阻力，门静脉压和阻力的上升和肝动脉、门静脉血流量减少。恐伤肾的实验动物模型目前有三种，经观察发现，恐伤肾在病理形态上的改变主要在垂体—性腺轴，其发病机制可能是"精神—神经内分泌—效应器"之间的相互关系紊乱而导致了结构、功能与代谢上的病变，其中性腺轴受害尤为深刻。另有人研究表明，恐伤肾既降低机体细胞免疫系统的功能，也损伤重要免疫器官而影响白细胞系统功能导致体虚。目前对思伤脾的研究，尚无动物模型的相关报道，但有学者从中西医两个角度探讨了思伤脾与脑肠肽的关系，认为神经中枢通过某些递质或肽类物质抑制机体的胃酸分泌和胃肠运动，是思伤脾的客观依据。有研究发现，七情致病往往是多种情志交织共伤一脏的几率更大，故提出了"多情交织共同致病"的新观点。

社会的发展使人们越来越重视心理因素（七情）对人类健康的影响，随着现代心理学的不断进步，现代应激理论的不断完善，为七情病因的研究提供了新的思路。

（二）饮食失宜

饮食水谷是人体气血、津液生成的重要来源，合理的饮食对维持人体生命活动至关重要,同时认为饮食失宜也是重要的致病因素。以饮食失宜为主要病因可以引发许多疾病。通过研究发现过食寒凉性质饮食易伤阳气,尤其是脾肺阳气,主要是诱发胃肠不适和咳喘;而热性食物所引发的症状较为广泛,在上以"火性炎上""热扰心神"为主,在下以下焦火热或湿热为主。实验动物研究提示高盐饮食可升高大鼠全血黏度、血浆黏度、纤维蛋白原含量及平均血压,高血压发生率均明显高于对照组,提示多食盐导致血瘀。在饮食与疾病相关性研究中,最多的是有关饮食与糖尿病的研究,摄入高热量、高脂肪、高糖类、高蛋白类食物、精制蔗糖和低消耗热量失衡是2型糖尿病发病诱因以及是否能得以有效控制的影响因素。

西医学将饮食因素与生活方式疾病相联系,分析饮食对人体健康与疾病的关系和中医的饮食失宜病因理论在指导思想上是一致的。

(三)劳逸失度

劳逸失度通常包括劳力、劳神、房劳过度和过逸。随着现代社会工作节奏的加快,过劳对人体健康的影响越来越明显。由于发病情况日趋严重,世界卫生组织调查"慢性疲劳综合征"发病率在人群中占20%~30%,白领中发病率最高。在对运动性形体疲劳"肝肾亏虚"实验动物模型的观察中,发现模型组体重、血红蛋白明显下降,血液流动性降低,腱周、骨骼组织劳损加大,疲劳性骨膜炎产生人肌腱应力松弛明显增加。此外,现代研究表明房事过度不但可导致性神经疲劳,尚可引起人体的体能下降,而表现出"肾虚"的临床症状。有关缺失运动与人体健康的研究中发现,不运动者染色体端粒比运动的人要短。因此,劳逸失度致病是需要我们加强研究并在养生防病中注意的问题。

三、病理产物

(一)痰饮

痰饮是中医学中特有的重要致病因素,因其致病的多样性和治疗的特殊性而备受人们重视。对痰证实质及致病机理的研究主要表现有以下几个方面:与脂质代谢的关系、与血液流变学的关系、与血液循环的关系、与自由基损伤的关系、与免疫的关系、与血糖、胰岛素及红细胞Na^+-K^+-ATP酶活性的关系。目前报道还有两类。其一是有应用现代转基因模式构建出符合中医生殖功能障碍疾病的痰浊证候动物模型;其二是通过高脂饲料喂养结合颈部局部注射组织硬化剂建立痰浊眩晕家兔模型。

(二)瘀血

国内外学者在传统中医瘀血理论认识的基础上,运用现代研究方法,对血瘀证提出了独到见解。在血液流变性方面,不同病种的血瘀证其血液流变性改变有共同的特征,主要为血液流变性皆呈"浓""黏""凝""聚"状态。在对血瘀证的观察中则见到微循环的障碍,血瘀证患者尚可存在血流动力学改变。血瘀证与血管活性因子的变化、血管内皮细胞功能的损伤相关,血瘀证兔模型也直接从形态学证实了血管内皮细胞在血瘀证发病中的作用。另外,在测定了各型胶原病及银屑病患者血瘀症的N-乙酰神经氨酸的含量时,发现血瘀证患者明显增高,提示血瘀的本质可能和变态反应炎症相互关联。

(三)蕴毒

蕴毒为内生之毒,有瘀毒、热毒、痰毒、浊毒、湿毒、癌毒等不同名称。西医学中所指的在大小便中排泄的一些有毒物质蓄积,均可视为中医之"蕴毒"。对毒邪研究以往侧重于外来毒邪,近年来学者对体内之蕴毒在疾病的发生发展中的作用日益重视,如王永炎院士倡导的中风病瘀毒、热毒、痰毒互结损伤脑络的观点；张琪教授主张脾肾两虚、湿毒内蕴、血络瘀阻为慢性肾衰竭病机演变的基本特征；也有学者研究认为，热毒证是原发性高血压的重要病理类型；慢性粒细胞白血病是邪毒入髓伤血所致等，皆从临床的角度阐述了毒邪致病的理论。这些理论又为"解毒法"和"解毒药"在临床应用上提供了新的途径。

（四）病因研究展望

应用现代科学的方法开展中医病因理论研究是近来中医现代化研究的一个重要方面。但分析以往的研究工作，也可看出人们选择的研究对象多是中西医在认识上有交叉融合的地方，仅仅是从一个方面或一个问题进行研究的，还不是系统的、深入的。特别是随着全球工业化的发展、环境的变化和人类生活方式的改变，现代疾病谱发生了变化。我们在总结以往对病因现代研究的基础上，必须对中医病因进行更加系统、深入、规范的研究，丰富中医病因学理论的现代科学内涵，促进中医理论不断完善和发展。我们必须高度重视中西医的结合研究，尤其重视以下几方面：中医的"病"与西医的"因"，西医的"病"与中医的"因"，病因模型的研究，病因流行病学的研究，同一病因导致的中医证和西医病的研究。

第八节　病机理论的研究进展

病机是疾病发生、发展、变化的机理。依据证候是疾病某一阶段病理概括的基本理论，对病机的研究往往是结合证候而展开。另外，现代实验研究技术和模式的引入，也为探讨中医病机理论的现代科学实质，提供了新的研究思路及方法和手段。

一、关于寒热病机的研究

在中医基础理论中，"寒"和"热"是阴阳盛衰的外在表现；寒热病机成为中医鉴别疾病属性的两个纲领。依据对临床寒热证表现的分析研究，认为寒热病机的形成与人体自身功能的亢进和不足有关，还发现神经时相、内分泌水平、能量代谢、血液循环、组织器官的功能状态等均可成为影响因素，目前尚不能用某一特征性指标来反映，但随着对多种指标相关性研究的开展和深入，其变化规律将越来越清晰。

（一）寒的病机研究

依据对临床患者的观察，其病机为寒者常见的病变，一是慢性炎症病变，特别是主要受累器官的病变呈慢性迁延状态。病理可见血管充血不明显，渗出的炎症细胞以淋巴细胞和单核细胞为主，纤维结缔组织有不同程度的增生；病变器官的组织细胞的生理功能受到损害，功能低下。因此，某些慢性肾炎，慢性气管炎、肺气肿等多数属寒。再如喘息痰饮、气虚型慢性宫颈炎之带下，见到分泌物以白色黏液为主的，中医亦称为"寒"。二是血液循环障碍之病变，其病机为寒的病变，多数见有相应的组织代谢率降低，功能不足出现寒象。如营养不良性水肿与重度贫血，可能就是血虚生寒之病理基础。体表皮肤或黏膜静脉血流瘀滞时，可使局部体表温度降低，或呈青紫色，中医辨证称此为气血寒凝。有研究显示，阳虚患者的皮温明显降低，出现典型的微循环障碍，冻疮是比较典型的例子。伤寒或温病当邪在"表"时所见的"啬啬恶寒"，则是皮肤小血管反射性痉挛缺血所致。研究也发现寒病时免疫功能低下，T细胞功能降低，NK细胞活性降低，红细胞免疫功能低下；5-羟色胺含量升高。从微观基因功能组学的角度探讨"诸寒收引"的分子机制,阐明寒病与机体的多个系统相关,特别是与内分泌系统、Ca^{2+}依赖的PKC信号系统、线粒体等直接相关。综合对寒本质的研究,可以分为六个方面:一是寒证本质研究的提出及自主神经平衡指数论证;二是寒证动物模型建立及5-羟色胺等神经递质研究;三是寒证量表及万人流行病学调查;四是寒证基因组学及代谢功能基因模块的研究;五是寒证分子疗效探索期;六是寒证生物信息及能量代谢通路研究。尤其是功能基因蛋白组学、全基因组芯片技术的运用,发现基因在机体能量调节方面发挥着重要的作用,由此从分子生物学的角度,深化了病理状态下的中医寒证领域的研究。

（二）热的病机研究

依据对临床患者的观察,其病机为热者常见的病变,一是急性炎症。中医称之"实火",可见组织细胞肿胀、变性、坏死,血管充血扩大,并有多量炎性渗出物,以中性粒细胞为著,有时可形成急性化脓性炎症。局部及全身可因细菌毒素及机体代谢产物积聚而使体温升高,心率增加而脉数。二是血液循环障碍之病变,其病机为热的病变,多数可见动脉性充血与出血。如伤寒和温病当邪入阳明气分热证的病理状态下,症见不恶寒反恶热,体若燔炭,此时见体表血管充血,温度增高。故急性炎症时之红肿热痛,急性肾盂肾炎或急性肾炎之血尿,下焦湿热时所见的赤带,急性菌痢时所见的赤痢,都是热证,其病理基础均属热。有研究发现,热证患者心率快,口腔温度升高,呼吸快,唾液量减少,尿内儿茶酚胺排出量增多,说明自主神经系统的交感神经—肾上腺系统功能活动增强。中医学对热的病机研究中,还有一类属于虚热生火。从血液循环障碍角度来看,这种虚热生火是自主神经功能紊乱所引起的一时性动脉充血。有观察结果认为,虚热生火还可能与内分泌腺,特别是甲状腺功能紊乱有关。甲状腺激素不仅影响中枢神经系统,并能影响自主神经系统,见到血管运动、平滑肌蠕动和汗腺活动的增加。临床研究还见到甲亢时基础代谢率增高;肾素能和胆碱能系统的活动性增加;交感神经的反应性增高。中医认为甲亢时常见"阴虚阳亢"或"火郁阴伤"等证候可由此而得到部分解释。研究可见实热证、虚热证模型大鼠机体能量代谢都比较旺盛,机体产能和耗能增加。从物质及能量代谢角度,依据实热与虚热病机特点,在对热证状态下的甲状腺激素水平、甲状腺超微结构、肝细胞超微结构、肝细胞线粒体立体形态计量以及肝细胞线粒体琥珀酸脱氢酶活性,进行考察分析认为,虚热证的产生可能与甲状腺激素有关,而实热证可能与之无关。另从应激反应机制上来看,热休克反应过程与中医"热证"过程相似,在热证中热休克蛋白70含量明显增高。根据中医寒热的理论思维,在V.A.Mckuick《人类孟德尔遗传》OMTM(唯一关键指标)在线服务数据库检索结果:人体由于应激等原因而表现出寒热或寒热感觉的基因有高温易患基因等2个,腺苷脱氢酶等17个相关酶类,上游指示因子缺乏等8个相关细胞因子,血红蛋白β位等17个相关蛋白,热休克蛋白27KD蛋白等13个冷热激蛋白。显然基因组、蛋白组学将成为寒热研究新的途径。

二、关于虚、实病机的研究

"虚"和"实"是中医鉴别疾病邪正盛衰的两个纲领。有学者认为虚证的共同发病学原因主要为生理功能减退,实证主要为生理功能亢进。有学者认为:虚证的病理是由于神经功能低落或过于抑制,副交感神经紧张度异常上升(非保护性),使心肌功能低落,心跳减慢,循环量不足,血压下降血管幅度缩小,及基础代谢率下降;实证是属于一般神经功能较好,或过度兴奋,交感神经紧张度的异常上升,使心肌功能增强,心跳过速,循环血流量增多,血压升高,血管幅度增大及基础代谢率上升等。也有学者认为:虚证与实证与人体血液流变学关系密切,无论是虚证或实证,其血液黏度、细胞电泳时间、细胞压积均较正常者增高,用西医学的检测方法说明虚实两证均存在程度不同的血瘀,瘀是虚实证病理变化的共同点。

(一)实的病机研究

依据对临床患者的观察,其病机为实者常见的病变:一是急性炎症。临床所见的实证,大多数属于这一类。实证除全身症状外,局部症状如红、肿、热、痛、功能障碍等比较突出。病理上表现为变质、渗出与增生过程。如大叶性肺炎之痰热壅肺(肺实),急性肾盂肾炎之下焦湿热(膀胱湿热),急性阑尾炎之大肠实热,急性胃炎之胃实呕吐。中医临床常将腹满拒按归属实证,这种情况多见于急性腹膜炎之麻痹性肠梗阻、机械性肠梗阻、急性胆囊炎或急性阑尾炎等,大部分还是与急性炎症有关,这一点与热证有共同之处。二是肿瘤。凡肿块扪之坚实,按之作痛,归为实证,容易理解。但按中医对肿块的认识,气、痰、瘀血、热毒为标属实;内脏功能失调、正气虚亏为本属虚,这就构成了肿瘤患者虚实夹杂的临床类型。三是便秘、肠内燥粪。这多见于温邪入气分,所谓"胃家实"时,其病理变化主要是由于发热后水分缺少引起肠道再吸收水分增加,以致大便秘结,加之细菌毒素使肠道蠕动减弱所致。但用目前普通形态学研究方法,消化道不一定能找到明确的特殊变化,还指出气虚便秘乃肠道平滑肌蠕动无力所致,应按虚证立论,不在此列。四是瘀血。这类血液循环障碍多见于跌打损伤、脑出血后遗症、局部出血或瘀血,患"疟母"所见的脾肿大亦是瘀血所导致。

其他,诸如结节、结石等病理形态与中医痰、瘀等实性变化亦具有密切的联系,但临证中还应整体辨证,分清虚实之证的主次与因果。

(二)虚的病机研究

依据对临床患者的观察,其病机为虚者常见的病变:一是内分泌腺变性或萎缩。研究者在对虚损患者进行观察时,发现其垂体前叶、肾上腺皮质、甲状腺、睾丸或卵巢均呈现不同程度的退行性变化。认为这些腺体的病变在虚损过程中占有较为重要的地位。当然在一般轻度虚证病变不致如此严重,但激素参与作用是可以肯定的。中医临床常用的理虚扶正之品的药理作用也佐证了这一观点。由于内分泌腺担负着对整个机体新陈代谢的调整作用,它们的萎缩变性能影响全身,此与一般细胞的变性或萎缩迥然不同。二是细胞萎缩或变性。任何器官和组织之功能不足,必然有其物质基础,这就是细胞的萎缩、变性或坏死。在各种慢性消耗性疾病中,实质脏器之细胞变性,如浊肿、脂肪变性是常见的,可见于肾、肝、脑等器官。在慢性心肌病变中,可见心肌细胞变性、体积缩小、褐色颗粒沉着于细胞核两端。在某些急性心肌病变中,可见心肌急性浊肿、断裂、间质水肿、炎症细胞浸润等病变,以致心血管系统功能低下,成为脉虚细无力的物质基础。三是慢性炎症。这在寒证时也常见,但从程度上看,似乎虚证比寒证要严重。病程较长、病情较重的虚证,可见具有特殊功能的组织细胞由变性萎缩而死亡,代之以纤维结缔组织增生,以致整个器官功能不全。这是慢性炎症向瘢痕发展的结果。病理上较为常见的有肝硬化(可表现为脾肾阳虚)、肾硬化(肾阴虚或肾阳虚)、心肌纤维化(心阳不足)、胰腺纤维化(脾虚泄泻)、肺硬化或纤维化(肺气虚)、胃或十二指肠溃疡病时溃疡底部瘢痕形成(脾胃虚寒)等。四是网状内皮系统吞噬功能低下与神经系统的退行性变化,对此项研究理论上推断多,实验积累少,还有待于进一步探讨。另外学者们发现,虚与微量元素、免疫及内分泌功能失调、核酸代谢异常等亦有密切的关系。

第九节　养生理论研究进展

养生理论的既往研究,多关注于养生原则和方法的归纳整理。近年来,对其研究,已深入到从养生理论建构的背景来研究其形成和发展过程、利用多种研究方法开展了养生理论的现代研究等多个方面,归纳总结如下。

一、养生理论构建背景研究

随着方法论的不断兴起,诸多学者尝试用不同的研究方法来解读中医养生理论建构的背景。例如,在研究先秦思想对中医养生理论建构的影响时,有学者运用发生学的原理和方法,从传统文化、思维和哲学角度探讨中医养生理论体系的建构。认为先秦朴素哲学思想决定和影响着中医养生学的走向,是中医养生理论体系建构的思想基础;中国传统思维模式中的整体思维、取象思维和辨证思维则渗透于中医养生理论之中,使之建立起独具特色的理论体系;先秦思想文化及方法论与医学知识的有机结合,使中医养生理论在探讨生命、研究养生的问题时,注重人与自然环境的紧密联系,从而造就了中医养生理论的发达与辉煌;《黄帝内经》首次站在医学的角度来探讨养生,将散见于各家的养生文化进行系统归纳、总结和发挥,并最终升华为系统的中医养生理论,从而成为中医养生理论发展的基石。

具体研究也发现,影响中国意识形态发展的群经之首《周易》,其哲学思想也影响着中医养生理论的建构,研究认为:"易"的理念催生中医运动养生观;"阴阳相对"思想启迪了中医养生理论的健身养生运动平衡观;"天人相应"的思想引导人们尊重自然,养气调神;"潜龙勿用"告诫人们"动静适度,不妄作劳";"居安思危"提醒人们"治未病";"反身修德"奠定"情志养生"的理论基础;"损益理论"是"饮食养生""房中养生"的理论源泉。此外诸子百家的生命探微也影响着中医养生理论的形成。老子的生命哲学为中医养生理论中道法自然、四时养生、以静养生的理论提供了思想源泉。其"道法自然"是四时养生理论的根本;"致虚极,守静笃"把以虚静养生的理论推向极致;"反者道之动"蕴含物极必反的哲学含义;并提炼出"恬淡虚无,精神内守"的精神摄养理论。庄子的"逍遥无待"将人与自然浑为一体,为超然物外、"静以养神"的理论创造了意识形态氛围;"吐纳导引"把"动以养形"的理论简单化、通俗化;"聚气养气"提出了中医养生理论的重点。以孔子为代表的圣人贤者强烈的尊生意识与丰富的养生实践,为中医养生理论的形成打下了坚实的基础。其中,孔子"慎于衣食,多项不食"的言论,为中医饮食养生理论建构开创了先河;"寄情山水,愉悦养生"的实践为中医情志养生提供了成功范例;"读书立志、音乐怡情"是对情志养生的补充和完善。"调适心理、以德养生"是情志养生的最高追求;中庸思想是中医"中和"养生理论的思想母体。研究表明,《黄帝内经》的问世为中医养生理论铸就了医学科学的灵魂。总之,中医养生理论在先秦思想文化孕育下应运而生,并随着中华民族思想文化的发展日趋完善,与中医治疗学一起,为护卫中华民族的生命健康做出了积极贡献。

二、养生理论的现代研究

随着现代科学技术的迅猛发展,以及人们对养生保健关注的持续升温,近年来,利用多种方法对养生理论的研究鹊起。

（一）养生理论的文献研究

在养生理论的形成与发展研究中，有学者利用文献研究方法，通过整理相关医学著作，挖掘历代医家对养生的认识。如研究发现，《黄帝内经》全书有四十多篇内容涉及养生。就其内容看，全书渗透着以人为本的思想；强调精、气、神的作用；提出具体的养生原则和方法；关注年龄、性别对生命规律的影响，提出"寿夭论和衰老论"；丰富的"治未病"思想及理论等。这些奠定了中医养生理论的基石。

在深入分析我国传统养生文化的产生和发展，以及养生理论及原则等问题时，有学者认为传统养生文化的发展与传统医学的发展脉络相一致。通过对《伤寒论》《金匮要略》《备急千金要方》《寿世保元》等历代医籍中有关养生理论的整理、发掘，认为这些理论进一步发展了中医养生学说，并对现代养生研究仍具有借鉴和指导作用。

还有学者应用文献计量学方法，对2002—2011年10年期间，与中医养生理论有关的研究论文进行分析，探讨了10年来中医养生的研究现状及趋势。通过数据分析得知，国内有关中医养生方面的研究热点也开始从理论探讨转向实用，文献发表量总体呈上升态势，中医养生研究主题也相对明确、集中。

（二）养生理论的临床研究

在临床研究方面，较为广泛的是，养生理论在一些慢性疾病，如糖尿病、高血压、高脂血症、心脏病等的干预研究中的应用。有学者通过中医养生方法对糖尿病患者生存质量影响的研究，提出中医养生方法的综合干预，可以改善糖尿病患者的生理和心理功能，提高患者的生存质量。又如，采用中医养生学的行为干预方法对社区老年高血压患者进行干预，结果显示，该方法能改善高血压患者的胆固醇、甘油三酯、肌酐等指标，且经济可行，值得在社区慢性病管理中推广应用。

对不同养生方法的效果及机制的研究也在进行中。比如，有学者研究了太极拳运动对原发性高血压的降压效果及机制，证实太极拳运动对原发性高血压患者有明显的降压作用。其机制可能是太极拳的运动特性对大脑皮层有良好的刺激作用，该运动可以调整中枢神经系统功能活动，提高血浆一氧化氮浓度，促进一氧化氮的合成与释放，促进血液循环系统功能。

（三）养生理论的实验研究

目前也开展了一些中医养生理论实验研究。如有学者研究了广东凉茶及针刺穴位对运动性疲劳大鼠影响的实验研究，明确广东凉茶能够有效降低大鼠骨骼肌中的丙二醛（MDA）含量，增加骨骼肌的总抗氧化能力，增加大鼠海马的总抗氧化能力，减少MDA含量。同时，在针刺对抗疲劳的作用机制研究中，证实针刺"足三里"穴，可以在多个环节和层面防治运动性疲劳。

三、儒道思想与养生学的研究

随着时代的变革，研究者们在挖掘、整理、归纳中医养生理论建构内因的同时，也从构建中医养生理论的先验性素材源对中医养生理论的外显影响中展开系列研究。有学者从道家养生思想的独特视角，探讨道家养生思想对中国城市社区体育发展的现代价值。同时，还通过对道家养生术的哲学基础、形成过程、操作方法和追求目标等系统研究，认为道家养生思想对现代人科学养生具有显著的先进性,值得推广。

在对儒家养生思想的挖掘中,有研究认为,儒家文化重生贵德、崇尚"仁""中和"的养生思想,为积极进取的人生态度奠定了思想基础。对时下实践心身、社会、道德一体的健康概念极具启发意义与借鉴价值。随着对先秦儒道传统养生文化显性应用研究,也有学者运用经济学原理对先秦养生文化进行解读。

四、养生理论研究展望

中医养生理论的研究经过学者们长期不懈的努力,近年来,在理论挖掘、整理方面取得可喜成绩; 在研究方法、内容上也有一定的创新和突破; 养生理论在临床研究、实验研究、学科发展方面均取得长足进步。然而,这些研究仍存在诸多不足,值得思考。

目前,中医养生理论的研究,大多停留在文献的挖掘整理方面,其研究内容也多以养生理论内涵的释义研究、养生原则及方法的总结为主,反复归纳,鲜有创见,存在一定的局限性,这些值得后来的研究者深思。另需研究者重视的有,目前研究方法尚显单一,研究的深度、高度亟待提高。如临床研究及实验研究中,对干预效果的评价指标过于简单,对作用机制的研究也尚不够深入。还有,中医养生方法的具体界定、评估工作较为薄弱,缺乏大样本的分析判断,缺乏相关的实证研究,缺乏科学的评价,尚难以大范围推广。

有鉴于此,在既往研究的基础上,中医养生理论可从多层次、多角度展开深入研究。如可开展中医"平人"维护系统对现代健康维护的影响研究。中医将健康者称为"平人",所谓"平人维护系统"指相对系统化了的中医养生理论、知识及方法、技巧之统称。结合中国传统文化背景及中医学的历史演变过程,运用发展、变化的观点,深入研究中医学的平人维护系统,并结合社会的现时代发展,分析中医养生理论对现代健康维护的影响及价值,将有助于国民在健康领域选择合理的行为准则和价值取向。再有,可继续深入挖掘中医养生理论的内涵、养生的手段和方法,包括开发养生技术和产品的,以发挥中医养生理论在现代健康维护中的作用,扩大其应用范围。还有,可借助现代多种研究方法,评估中医养生方法的效果、研究及其作用机制,以期形成科学的评价方法,扩大推广应用。另外,还需进一步加大力度,促进中医养生学的学科发展。养生理论在现代疾病的防治运用中,应与其他学科进行交叉,充分发挥中医养生优势,促进其全面发展。有学者还从养生学概念界定、养生理论研究进展、养生的学术及组织机构建立、养生专业人才培养体系确立以及养生保健市场开发等方面探讨了中医养生学的发展现状。

第十节　治则治法的研究进展

中医学的治则治法是在整体观念和辨证论治精神指导下而制定的治疗疾病的准绳,对临床立法、处方、用药、针灸等具有普遍的指导意义。近年来,从治则治法机制与临床疗效的相关性,治则治法的特性以及治则层次与治法的关系等多方面做了研究,归纳总结如下:

一、中医治则与治法及与方证关系的研究

（一）治则与治法关系

治则与治法二者既有区别，又有联系。治则是治疗疾病时指导治法的总原则，具有原则性和普遍性意义，层次较高，规范性强。"则"是刻或铸在刑鼎上的规范之意，如《诗经·大雅·庶民》曰："天生庶民，有物有则"，后世作为把握或认识事物规律言，如明代方以智《物理小识·天类·气论》言："物有则，空亦有则。"因治则层次高于治法，故又有称治则为大法者，《素问·移精变气论》称之为"治之大则"。治法从属于一定治则，其针对性及可操作性较强，较为具体而灵活，是治疗的具体途径，如《素问·阴阳应象大论》的"其在皮者，汗而发之"的汗法。从思维方式而论，治则为决定论，取决于病机，因此一种病证只有一个治则，而治法是选择论，取决于治病的实际条件、医生遣方用药的习惯及主观能动性，以致一个病证可有几种不同治法，具有在法随证立、方从法出前提下的丰富性。治则以其原则性、规范性表述的是治病决策中的战略；而治法以其艺术性、灵活性表述的是决策中的战术。治则与治法的运用，体现出了原则性与灵活性的结合。

（二）治则治法与方证关系

中医的治法依据病证而设立，是临床治疗经验基础上的理论化产物，其形成和发展与方药及病机理论的发展有密切的关系。研究者认为在临床疾病诊治疗中，治法作为病证和方药的中介，是中医辨证论治体系建立和完善的重要环节。治法一方面蕴含病证、病因、病机和组方配伍规律的内容，包涵着方—证相关的内在逻辑性，治法对证、方、药具有提纲挈领和逻辑分类的重要作用。方遵法立，法从证出，方剂作为中医辨证论治最终的实施工具，作为病证的具体影射物，作为联系医和药的载体，蕴涵着有中医生命调控的丰富信息。因此，治法与方证关系的研究，在一定程度能验证与其一致的诊断和治则治法的准确性。

（三）治则治法特性的研究

中医治则治法对临床处方、用药具有普遍的指导意义，同时也具有其自身的特性：

1. **层次性** 辨证层次论提出辨证体系存在明确的层次，与此相应，治则治法同样存在明确的层次与严密的逻辑统属关系。最高层次：是治疗追求的目标、指导思想和基本手段，具有高度的概括性，在此层次中医学受到中国哲学原则的影响很深，如治病求本、标本论治、三因制宜、既病防变等。第二层次：是一般治则，其总原则是"虚者补之""实者泻之"。这一层次以认识疾病的基本性质，制定治疗的大方向和整体性原则为主，还不能提供具体的治疗方案。第三层次：气血津液治法是中介层次治则的具体化，这一层次的治法针对疾病的基本病机，具有广泛的适应性。第四层次：脏腑和病因论治是脏腑经络和六淫病因层次的辨证立法用药，是非常具体的辨证层次，有具体病位、病因与病机。每个辨证内容都有相应的具体治疗方法，既是上层次治则治法的具体化，又可以直接落实到方剂和药物上，是辨证治疗的基础和中心环节。有学者将其总结为三个层次，第一层次：治病求本、三因制宜；第二层次：扶正祛邪；第三层次：调理脏腑、调整阴阳、调理气血津液。

2. **广泛性** 治法的广泛性有两个方面：一是适应范围广。无论内、外、妇、儿科，抑或是眼、耳、鼻、喉科所有急慢性疾患，在治疗中必须采用的某一治法或几种治法同时施用。二是治疗方法多，如药物治疗、针灸治疗、推拿治疗、刮痧疗法、拔罐疗法等，在药物治疗方面，又有内服、外敷、吹喉、点眼以及清热、平肝、活血、补虚、内病外治、冬病夏治等。

3. 特定性　中医治法有诸多术语,其中有泛指者、有特定者。泛指者多用以治疗某一大类病证,如解表可包括发散风寒、疏散风热等。特定的治法,是针对某一病证而设的方法,此种特定性在中药、方剂功能方面以及临床各科病证的辨证施治中尤为多见,如调和营卫,适用于外感风寒、发热汗出的表证。其中有的治法虽然措词不同,其义则一,如补命门火亦即温补肾阳,疏肝理气亦即疏理肝气等;然而也有用词近似或仅一字之差,其义即大相径庭,如温补肾阳是治肾阳不足、畏寒肢冷等症,而温肾壮阳则是主治肾阳亏损、阳痿早泄等。此类特定治法往往会左右处方遣药的正确与否,并影响治疗的效果。

4. 兼容性　治法为数众多,不同治法各自适用于相关病证,有的可单独运用,也可与其他治法联合同用,显示其具有一定的兼容性。诸法同用,或以一法为主,而以他法辅佐,或两法各有针对目标,同时并进,其目在于增强疗效,促使疾患及早痊愈;因证同治,以达标本兼治的目的;多方面考虑,以治病情复杂者;治防兼施,达既能治疗,又可预防的目的。

5. 可创性　中医治法最早见于《黄帝内经》,书中载有针灸、按摩、汤液、醪醴以及"治病必求于本"等。徐之才创"十剂"之说,其后张景岳、汪昂将方剂用以法统方原则进行归类,创八阵与十九法,而程钟龄又创"医门八法"之论,汪氏十九法与现今中药学、方剂学以治法归类基本相近,虽尚欠精确,然治法有所增加,乃代有创新使然。随着对疾病的多变性与不确定性的认识,辨证论治更重视个体差异和三因制宜,以个体化治疗为临床操作的最高层次,医家则以灵活运用治法和创新的治法为最高境界。中医在辨证论治时,除运用模式思维外,还有赖于悟性思维,即"医者意也",法无定法。近年来中医汲取了西医学知识,又采用辨病与辨证相结合的治疗原则,更创制了众多新法,如以补气与温通为法治疗冠心病心绞痛。此外,针灸方面又有头针、耳针、全息疗法的出现,更是中医治法可创性的具体体现。有学者提出治法药理学概念,认为中医药学的根本困境在于对治法的代表方剂的药效物质认识不清楚,认为其突破口在于进行方剂体内成分谱、靶成分及其治疗药物的监测研究。

6. 抽象性　治法通常具有一定的抽象性。即使是最低层次意义上的治法如"甘温补脾"的药物配伍法,也是对相关同类配伍的一种概括或抽象,因为体现"甘温补脾"的配伍实际上包含了多组药物配伍形式。由于中医有关病证病机、方剂功效、中药药性的认识是一个涉及多维属性的综合表述,而治法则很难全面,或只能是对多种属性的某一方面或主要方面作出概括。从某种意义上说,治法只是一种大体、大概或粗放意义上对病证和方药内容的表征。因而,治法具有一定的抽象性。

二、中医治则治法的实验研究

(一)治则治法作用机制的实验研究

这方面的研究,是近几十年来随着现代生物学技术发展与西方医学的影响,逐步开展起来的方法和手段。在实验研究方面,结合证的动物模型、病证结合的动物模型及疾病的动物模型,对治则治法作用机制进行研究与探讨,从宏观症状与体征,到微观病理形态学、生物化学、分子生物学等多学科、多层次,甚至应用代谢组学、基因组学、蛋白组学、干细胞增殖分化、信号转导通路方面来研究与阐述治则治法作用机制,丰富了治则治法的科学内涵,取得一些有价值成果,如活血化瘀法、益气活血法、清热解毒法、通里攻下法、醒脑开窍法、温补培元法等机理的揭示,为临床应用提供了科学的依据。如实验所见活血化瘀法与骨髓干细胞循环具有内在关联性,"祛瘀血"与"生新"具有在干细胞层面的生物学物质基础。在临床作用机制实验方面,运用现代生物学技术,从细胞因子到基因水平,研究中医治则治法理论对多种疾病的作用机制,以及对经典治则治法内涵的揭示,均取得较大进展。如活血化瘀法、醒脑开窍法治疗多种疾病作用机制的研究,不仅观察和分析了代表方剂效用的物质基础,同时对由此而提出的一些疾病新的治则治法也做了研究,具有重要理论与实践价值。

(二)临床疗效评价

这方面的研究,以往多着重于从宏观症状与体征及疾病转归进行评价。近数十年来随着中医病证诊疗评价体系的建立与完善,并借助现代疾病诊疗评价体系、现代化检测手段、循证医学方法及大数据证据的分析,治则治法临床疗效研究有了新的发展。目前主要集中在与病机相一致的治法临床疗效观察与评价;单纯治法对某种疾病临床疗效评价;治法代表方与西药结合对某种疾病临床疗效评价;以及对同一疾病不同时期病机不同,采用不同治法的临床疗效做连续性动态观察与评价研究。从宏观临床症状与体征,到常规的临床指标检查,从物理学、化学等自然科学领域,到行为医学、环境医学、心理医学和大数据等领域,以及近年来利用循证医学方法,多中心、大样本观察治则治法的临床疗效等研究,推动了治则治法的临床合理运用与研究,为丰富和完善中医病证临床疗效评价体系提供了新的方法与途径。

(三)不同治法的比较研究

这方面的研究,对于治则治法机理的探讨,临床应用价值的研究是十分必要的。然而由于疾病病机的复杂性与可变性,依据辨证论治的思想,中医学有同病异治、异病同治的治疗原则,以致一个病证可有几种不同治法;且有时发现临床同一病证采用不同治法往往都有效;治疗时又有主证、次证与兼证,孰是孰非难以判定。因此,在动物实验中,我们往往无法正确判定疾病模型动物证候,而病人实际情况、医务工作者用药用方习惯及主观性,以及西医学强调病而忽于证的影响,诸如此类,使同一病证或同一疾病采取何种疗法最为有效成为有争议焦点,因而出现不同治法的比较研究。这种不同治法比较研究,在观察评价疗效同时,也留给更多思考与疑惑。按照中医病机理论,法随证立,对同一证候为何不同治法均有治疗效果,一方面存在疾病病机复杂性与可变性,另一方面治法的具体体现者的代表方剂具有多成分、多靶点的特点以及心理环境等因素的影响。因此开展不同治法比较研究,揭示用何种治法治疗疾病或疾病何阶段最有效,并一定程度佐证治法与证候相关性,具有一定价值与意义。近年来开展不同治法对脑卒中、肝癌、脂肪肝、心肌缺血、肝纤维化等疾病影响进行研究,取得一些初步成果,对中医治则治法理论与临床具有一定的指导意义。

三、治则治法研究展望

(一)治法各异,功效雷同

经相关文献资料调查发现,不同治法对同种疾病动物模型通常都有效,而按照中医药理论,不同治法的代表方剂应代表不同的药学功效,为何出现如此治法各异、功效雷同的现象呢?应开展治法方药动态观察与对比分析研究,突破传统思维定势、建立创新研究假说。

（二）理法方药紧密联系不够

理法方药的结合是被实践证明的发展中医药学有效的方法和途径。现代科学的发展趋势是纵向分化与横向结合,而中医药学的发展凭借其自身的特点和规律,更应强调系统综合的研究和发展方式。目前,中医治法有些研究未与病机及证相对应;药性研究致力于现代技术指标,有偏离传统理论之嫌;各学科之间缺乏广泛交流。因此,坚持理法方药的结合、各学科通力合作与广泛交流,不同学科间互相借鉴,将为中医治则治法研究提供新的途径与方法。

（三）探索证实而不证伪的怪圈

查阅近十年中医治则治法研究论文,多为对古人的理论或观点进行解释和证实,少有提出质疑者。求实创新是科学研究的生命,任何科学理论的真理性都存在一定的时空限制。对中医治则治法中的观点和理论,抑或疑惑,既需要证实,也需要大胆的证伪,要发展就一定要接受现代的科学检验,一切从实际出发,而不能限于传统的条条框框。如有确切的研究结果不能证明某些传统中医治则治法理论的正确性时,我们应当有勇气修正它,走出厚古薄今、探索证实而不证伪的怪圈。

主要参考文献

1. 李德新,刘燕池. 中医基础理论[M]. 北京: 人民卫生出版社,2014.

2. 孙广仁. 中国古代哲学与中医学[M]. 北京: 人民卫生出版社,2009.

3. 郭霞珍. 中医基础理论专论[M]. 北京: 人民卫生出版社,2009.

4. 赵雯,韩庆杰,胡志希. 浅谈中西医结合的思路与方法[J]. 辽宁中医杂志,2015,42(3): 555.

5. 吴杞纳,刘丽,梁民联,等. 中西医思维差异之我见[J]. 浙江中医药大学学报,2013,37(9): 1066-1067.

6. 潘桂娟. 中医学理论体系框架结构之研讨[J]. 中国中医基础医学杂志,2005,11(7): 482-483.

7. 邢玉瑞. 中医基础理论研究三种路径. 中国中医药报,2011-11-11(004)

8. 张庆民. 中医药文献研究的思路和方法[J]. 中医杂志,1994,35(7): 428-429.

9. 李玲,周学平. 数据挖掘技术在中医药传承中的研究进展[J]. 江苏中医药,2011,43(11): 92-93.

10. 朱彦陈,赵海梅,高健,等. 数据挖掘技术在中医现代化发展中的应用[J]. 江西中医药,2014,43(11): 74-76.

11. 王思成,徐春波. 基于名老中医经验的创新理论研究模式初探[J]. 世界中医药,2009,4(6): 345-347.

12. 胡镜清. 实地调查应该成为中医基础理论研究的基本方法之一[J]. 中国中医基础医学杂志,2014,20(12): 1597-1599.

13. 周玲,陈文垲. 临床流行病学方法与中医基础理论研究[J]. 南京中医药大学学报,2003,19(3): 137-140.

14. 李可建. 中医理论研究应用系统评价方法的思路分析[J]. 时珍国医国药,2014,25(5): 1179-1180.

15. 李瑛,梁繁荣,赵凌,等. 多中心针灸临床研究课题的设计实施监查和报道[J]. 中国中西医结合杂志,2009,29(7): 652-655.

16. 周学平,叶放. 中医理论传承与创新研究的思路和方法[J]. 中医杂志,2009,50(2): 101-103.

17. 杨云松,薄化君. 中西医结合基础实验研究概述和理性思考[J]. 世界中西医结合杂志,2015,10(5): 715-717.

18. 杨礼腾,程德云,刘欣,等. 肾阳虚肺纤维化大鼠模型的研究[J]. 中华中医药学刊,2009,27(3): 658-661.

19. 杨美娜,韩金祥. 中医理论现代化研究思路和方法探索[J]. 中医研究,2013,26(8): 1-4.

20. 高剑波,烟建华. 运用统计学方法研究中医基础理论之我见[J]. 中国中医基础医学杂志,2004,9(4): 19-21.

21. 鲁法庭,刘家强,王米渠,等. 中医基因组学的建立阐释[J]. 时珍国医国药,2007,18(11): 2833-2834.

22. 韩淳淳,周红光,陈海彬,等. 代谢组学在中医基础理论研究中的应用[J]. 中国中医药信息杂志. 2013,10 (9): 101-104.

23. 高也陶,时善全,潘慧巍. 试论纳米技术进入中医基础理论研究的可能性[J]. 中西医结合学报. 2015,3 (6): 426-428.

24. 王爱成,王玉来,金香兰,等. 脑功能成像技术在中医脑研究中的应用价值[J]. 中国中医基础医学杂志. 2004,10(12): 53-54.

25. 王灿,苗艳艳,苗明三,等. 中医药动物实验研究的再思考[J]. 中医学报,2015,30(4)548-550.

26. 旺建伟,叶虹玉,胥风华,等. 中医动物模型建立的研究进展及思路. 中医药信息[J],2014,31(4): 80-84.

27. 张宏,彭成,秦路平,等. 关于复制中医动物模型的思考[J]. 四川动物,2007,26(1): 192-195.

28. 康洁,高碧珍. 病证结合动物模型研究概况[J]. 中华中医药学刊,2009,27(11): 2357-2359.

29. 赵慧辉,王伟. 病证结合证候模型研究基本思路[J]. 中华中医药杂志,2006,21(12)762-764.

30. 王春田,王健. 中医实验动物模型研究之我见[J]. 内蒙古中医药,2011,(7): 87-87.

31. 贾钰华,杨萍,等. 系统生物学——中医基础理论研究的新视角[J]. 中国中医基础医学杂志,2009,15(6): 471-472.

32. 张华敏,王永炎. 高概念大数据时代中医理论研究的机遇[J]. 中国中医基础医学杂志,2015,21(1): 4-6.

33. 梁柱. 人工智能在中医研究中的应用[J]. 科学咨询,2010(13): 83-83.

34. 李东涛. 复杂性科学对中医理论研究的启示[J]. 安徽中医学院学报,2010,29(6): 4-6.

35. 张星平,陈强,刘敬标. 从肺为娇脏谈五脏的非均衡性[J]. 中华中医药杂志,2010,25(6): 827-829.

36. 张星平,范秀芳,邓宁,等. 刍议五脏阴阳属性之不对称性[J]. 中医药学报,2011,39(4): 1-3.

37. 孟凯韬. 阴阳五行的新发展[J]. 中华中医药杂志,2014,29(2): 368-378.

38. 刘家强. 整体:一种特殊的复杂性系统[J]. 辽宁中医药大学学报,2014(9): 149-151.

39. 刘润兰,张维骏,陶功定. 从控制论看《内经》中的亢害承制调控机制[J]. 世界中西医结合杂志,2014(11): 1145-1147.

40. 马月香. RyR2基因表达与冠心病心气虚证发病相关性的理论探讨[J]. 中医药信息,2012,29(2): 4-5.

41. 孔春明,马月香. 肌浆网Ca^{2+}转运变化与冠心病心气虚证发病相关性的理论探讨[J]. 中医药信息,2015, (4): 34-36.

42. 杨振平. 补益心气心血法对心血虚患者左心室收缩时相的影响[J]. 中医药通报,2002,2: 22-23.

43. 唐农,毛德文,李晏杰,等. 四逆汤对肾、脾、心阳虚大鼠线粒体MDA/GSH-px的影响[J]. 广西中医药, 2013,36(3): 64-66.

44. 吴晓新,曾瑞峰,梁国荣,等. 基于28例心衰心阳虚证患者的证候积分与苯丙氨酸代谢指纹图谱的相关 性研究[J]. 时珍国医国药,2014,25(3): 762-763.

45. 李果刚,程建丽,张妍好,等. 冠心病心阳虚证、心阴虚证患者体表与舌温度、湿度变化的临床实验研究 [J]. 中华中医药学刊,2011,29(11): 2477-2479.

46. 张云云,王文健. 从中西医学角度认识"心主神明"[J]. 中西医结合心脑血管病杂志,2012,10(3): 347-349.

47. 王龙海,蔡圣荣,王元勋,等. 肺气虚证慢性支气管炎与肺气肿大鼠的实验研究[J]. 光明中医,2010,25

（2）：221-223.

48. 沈涛,张庆祥,陈宪海.宣降肺气法治疗慢性阻塞性肺疾病急性期的临床研究[J].辽宁中医杂志,2011,38（6）：1149-1150.

49. 高杰,宋春红,徐凯勇,等.经前期综合征肝气郁证大鼠海马雌激素受体α和β研究[J].中国中西医结合杂志,2011,31（12）：1645-1650.

50. 孙喜灵.破解中医证候数学之谜——心脾证候动态演化规律研究[M].北京：人民卫生出版社.2012:68-79.

51. 王德敬,郭晓艳,林乐军,等.PET-CT对肝气郁型经前期综合征患者郁怒症脑功能成像研究[J].辽宁中医杂志,2014,（2）：232-236.

52. 魏盛,乔明琦.肝气逆、肝气郁证候概念与病因研究概况及设想[J].世界科学技术：中医药现代化,2015,（4）：779-781.

53. 高冬梅,于艳红,侯艳娇,等.应用fMRI技术探查静息态经前期综合征肝气郁证患者中枢脑区定位[J].世界科学技术：中医药现代化,2015,（4）：800-804.

54. 王水金,王建巍,陈绩锐,等.肾藏象理论研究述要[J].中医学报,2015,30（5）：687-689.

55. 林煜,张怡元,吴银生,等.肾主骨理论与雌激素介导的骨组织端粒酶逆转录酶增龄性变化之关系研究[J].中华中医药杂志,2015,30（4）：1066-1070.

56. 常久,李晓君.多囊卵巢综合征中医证型分布特点的现代文献研究[J].中国性科学,2014,23（3）：60-63.

57. 刘晓燕,郭霞珍,刘燕池,等.中医"肾应冬"调控机制与褪黑素受体关系的研究[J].北京中医药大学学报,2007,30（1）：29-32.

58. 罗石标.也谈气[J].中医杂志,1962,（3）：26-27.

59. 危北海.答"也谈气"[J].中医杂志,1962,（3）：27-29.

60. 危北海."气"在祖国医学中的应用[J].中医杂志,1961,（3）：31-33.

61. 李梢,张其成.中医学的"气"与熵再探[J].北京中医药大学学报,1997,20（5）：9-11.

62. 刘月蕾.元气学说与现代场论[J].中国气功科学,2000（7）：11-13.

63. 邓宇,朱栓立,徐彭,等.中医气的现代实质与气的定量：气集、气元[J].数理医学杂志,2003,16（4）：346-347.

64. 王汇成,郭霞珍,王而刚,等.简论气的实质[J].北京生物医学工程,2012,31（5）：531-534.

65. 许康.经络系统与神经系统的联系[J].中国中医药报,2007,（5）：4-16.

66. 程超,孙晓峰.胰岛素超声波导入的研究进展[J].吉林医学,2007:28（8）：963-965.

67. 王超东,邓柏颖,苏莉.经络实质假说的文献综述[J].辽宁中医药大学学报,2007,9（1）：71-72.

68. 常富业,王永炎,高颖,等.络脉概念诠释[J].中医杂志,2005,16（8）：566-568.

69. 杨中,李洁.络脉在中医中的运用[J].江西中医学院学报,2004,16（5）15-16.

70. 夏培肃,李华.关于经络系统研究的评述和建议[J].中国科学院院刊,2014,29（3）383-388.

71. 欧阳静,程如,张晓甦.经络实质假说的研究进展[J].江苏中医,2014,46（6）77-78.

72. 卢六沙.经络物质构成模型假说[J].中国针灸,2008,28（10）：764.

73. 商振德.经络的本质——人体生物电循环传导系统[J].中国针灸,2011,（3）：277-280.

74. 吴以岭.络病理论体系构建及其学科价值[J].前沿科学,2007,2（2）：40-46.

75. 刘敏,王庆国.络病理论研究现状及展望.中华中医药学刊[J],2010,28（6）1200-1202.

76. 王琦,朱燕波.中国一般人群中医体质流行病学调查：基于全国9省市21948例流行病学调查数据[J].中华中医药杂志,2009,24(1):7-12.

77. 朱燕波,王琦,陈柯帆,等.8448例一般人群的中医体质类型与健康状况关系的分层分析[J].中西医结合学报,2011,9(4):382-389.

78. 朱燕波,王琦,邓棋卫,等.中医体质类型与高血压的相关性研究[J].中西医结合报,2010,8(1):40-45.

79. 张海艇,沈维增,孙莺,谢峥伟.原发性高尿酸血症人群的中医体质类型调查[J].国际中医中药杂志,2013,35(7):577-579.

80. 王济,李英帅,李玲孺,等.9种中医体质类型的基因组学研究[J].中华中医药杂志,2014,29(12):3871-3873.

81. 张光霁.论中医病因、致病因素、邪气、邪之关系[J].浙江中医药大学学报,2007,31(6):8-9.

82. 张光霁.关于中医病因致病相对性的商榷[J].中国医药学报,2004,19(7):404-405.

83. 张光霁.中医病因七情发生学[M].北京:中国中医药出版社,2012.

84. 匡调元.中国病因研究[M].上海:上海科学技术出版社,1989.

85. 周铭心,单丽娟,吕光耀.西北燥证外感病因六淫构成情况因子分析[J].新疆医科大学学报,2006,29(12):1123-1130.

86. 李艳彦,李俊莲,马彦平,等.不同外邪对小鼠呼吸道合胞病毒含量影响的实验研究[J].世界中西医结合杂志,2013,8(3):279-282.

87. 邬明,陈晓娟,唐忠志,等.热休克蛋白70-1基因多态性对中暑易感性的影响[J].临床急诊杂志,2015,16(2):123-125.

88. 高俊涛,田晶,刘志洋,等.中暑模型大鼠急性生理改变研究[J].吉林医药学学报,2011,32(4):187-189.

89. 瞿涤,袁正宏,闻玉梅.埃博拉病毒及其致病机制[J].微生物与感染,2014,9(4):197-201.

90. 张雪明,曹洪欣,翁维良.从中医瘟疫理论识SARS主证特征[J].北京中医药大学学报,2006,3(29):196-199.

91. 魏盛.愤怒郁怒诱发经前期综合征猕猴模型不同脑区γ-氨基丁酸含量分析[J].山东中医药大学学报,2014,38(4):364-366.

92. 张燕梅."思伤脾"与"脑肠肽"[J].中国中医基础学杂志,2006,6(1):6-7.

93. 任平,黄熙.治法药理学突破:研究方剂体内成分谱、靶成分及其治疗药物监测[J].成都中医药大学学报,2000,23(2):4-6.

94. 程冬丽,等.安钢社区2型糖尿病患者饮食结构对血糖影响的病例对照研究[J].中国慢性病预防与控制,2007,15(5):474-475.

95. 张光霁,李如辉.病因研究的现状与思路[J].中国医药学报,2001,16(5):59-63.

96. 谭颖颖.中医养生理论体系的建构[J].山东中医药大学学报,2008,32(1):45-48.

97. 王侠,王霞.我国近10年中医养生研究的文献计量学分析[J].河北中医,2013,35(7):1065-1067,1072.

98. 邱翠琼,温建炫,张程达,等.中医养生法对糖尿病患者生存质量的干预作用[J].广州中医药大学学报,2014,31(2):209-211.

99. 何友平,吕品.太极拳运动对原发性高血压作用机制[J].上海体育学院报,2009,33(4):79-80,84.

100. 汶希.广东凉茶及针刺穴位对运动性疲劳大鼠影响的实验研究以及机制探讨[D].广州中医药大学,2012.

101. 刘时觉.辨证层次论[J].浙江中医学院学报,2001,25(1):9-11.

102. 任平,黄熙.治法药理学突破:研究方剂体内成分谱、靶成分及其治疗药物监测[J].成都中医药大学学报,2000,23(2): 4-6.

103. 叶显纯. 对中医治法若干特性的认识[J]. 中医文献杂志,2003,(3): 12-13.

104. 谢鸣. 治法的概念、内涵及意义[J]. 中国医药学报,2002,17(3): 137-139.

105. 李姿慧,胡建鹏,王键. 中医治则治法研究与探讨[J]. 安徽中医学院学报,2007,26(6): 1-4.

106. 张惜燕,田丙坤. 中医治则治法理论体系层次新探[J]. 陕西中医学院学报,2014,37(1): 10-11.

107. 张金生. 活血化瘀治法理论祛瘀血与生新层面的干细胞生物学特性探讨[J]. 中医杂志,2013,54(6): 463-465.

附　篇

第一章　中医基础理论专题研讨

专题1　关于中医理论体系的数学科学基础的讨论

1. 研究基础　世界自然科学的兴起与发展的脉络依次是数学→物理学（天文学）→化学→生物学（医学），数学是自然科学发展的基础；反过来说，任何一门自然科学都有其数学科学的基础。具有自然科学属性的中医理论也不例外，其发展同样离不开对其理论体系数学内涵的挖掘与应用。

关于一门自然科学的学科发展与数学的密切关系，历史上有很多著名的论断。恩格斯早在一百多年前，根据当时数学方法在各学科应用的情况，曾做过如下概括：数学的应用，在固体力学中是绝对的，在气体力学中是近似的，在液体力学中已经比较困难了；在物理学中多半是尝试性的和相对性的；在化学中是最简单的一次方程式，在生物学中等于零。马克思更精辟地指出，一种科学只有当它达到了能够运用数学时，才算真正发展了。康德（E·Kant）则"坚定地认为：任何一门自然科学，只有当它能应用数学工具进行研究时，才能算是一门发展渐趋完善的科学……而且一门科学对于数学工具的应用程度，就是这门科学渐变为真实科学的发展程度"。如今，数学不仅成了物理学、天文学发展的基础，在化学中也得到了广泛的应用，而在生物学、西医学中，也正是由于数学知识的渗透、应用，才有了迅猛的发展。由此，可以推断，中医学的发展离不开对其数学内涵的挖掘。

2. 科学意义　近半个多世纪以来，中医理论的科学性一直受到质疑，其中一个最重要、最直接的原因，是中医理论是否有数学科学说理的基础；然而非要说明中医理论体系中是否有数学基础，才能对其科学性进行定论，是件十分不容易的事情。因为，一则中医学的理论体系创立于两千五百年以前，那时的数学还远不能为中医学说理所用。二则非要挖掘出中医理论的数学基本内涵，是现今时代提出来的课题，是运用现代学科标准对中医理论进行衡量的结果；也是中医理论发展所必须要经历的，是世界科学演进的自然进程，是大势所趋。

学术界一般都认为，中医学是以先秦人文哲学为基础构建的。比如中医理论体系形成的奠基经典《黄帝内经》蕴涵朴素的唯物辩证法思想，认为世界是物质的，是动态的，世界的统一性就在于它的物质性、运动性。辨证论治是中医学的精髓，贯穿其中的理法方药知识体系,都是建立在以阴阳学说和五行学说为基础的物质结构观和辩证运动观之上的。因此,对中医理论体系核心内容的数学内涵进行研究,彰显出中医理论体系的自然科学基础,这为中医理论用现代语言阐释提供新的概念具有重大的理论价值和临床意义。

3. 临床价值　一门自然学科经过一个历史阶段的孕育、逐渐兴起,其发展演变的过程,离不开数学科学知识的渗透,然从世界自然科学的发展历史看,数学虽是各门自然学科发展的先导,却不是孕育和兴起的决定因素。从中医理论体系的孕育和兴起的过程看,临床实践是其形成的根本,在当时数学本身还远没有成为科学意义上的学科之前,在标志中医理论体系形成的中医典籍《黄帝内经》一书中,我们已经能见到数学知识在医学中的运用,用它来归类分析人体的生理活动。如卫气的运行规律描述为:昼行于阳二十五度,夜行于阴二十五度;行于阳则寤,行于阴则寐。此处的"阳",称之为"阳分",即人体属阳的经脉脏腑组织;此处的"阴",称之为"阴分",即人体属阴的经脉脏腑组织。如阳不入于阴则失眠,阴不入于阳则嗜睡,成为阴阳逆乱的病理状态。《黄帝内经》中还用三阴三阳、四时阴阳、五行、五星、五色、四气、六节等词语,分析总结临床医学实践中的问题与理论的内容有很多,可见数学科学理论知识在中医学临床诊治中的运用非常值得研究。在近半个世纪以来,研究者借助于近代医学成功的经验和知识创新的研究模式,把实验医学的方法和手段移植过来,从器官、组织、细胞、分子水平上,来阐释中医脏腑经络气血以及病因理论,但是这些工作并没有对中医理论的发展起到很好的推动作用。进而,又引入了西方科技哲学中老三论和新三论,以及运用化学、物理学、数学等多学科提供的方法和手段,来研究中医理论,依然是所获不多。至今,中医学与现代自然科学的"融合点"还没有真正出现。

有学者运用人体隐态和显态系统的理论,来揭示中医证候的自身内在变化规律,从中医证候的发生过程,对证候动态演化规律进行认真细致地观察,导出了中医证候内蕴的拓扑结构,挖掘出了中医理论体系核心内容证候中的数学机制,这将会为推动中医理论的发展注入新鲜的血液并产生一定的促进作用。

4. 研究进展　在众多的学科体系中,中医学是兴起发展历史悠久、且生命力强大的一门学科。其知识内容广博,是世界上古代文明传承下来的其他任何学科知识都难以企及的,其所呈现出的独特"时空—社会—心理—生物"医学模式,也是西医学模式无法涵盖的。可以说在人类文明早期产生的中医学,属于社会历史进程中最早形成的学科知识体系之一,是世界上生存时间最长、至今生命力依然强大的学科。

数学家Peirce.Benjamin说:"数学不是规律的发现者,因为他不是归纳。数学也不是理论的缔造者,因为他不是假说。但数学却是规律和理论的裁判和主宰者,因为规律和假说都要向数学表明自己的主张,然后等待数学的裁判。如果没有数学上的认可,则规律不能起作用,理论也不能解释。"中医理论也同样面临着如此的问题,故而挖掘其理论内在的数学科学内涵,对中医理论的发展与提升,具有举足轻重的意义与作用。反之,中医理论对人体运动规律的阐释、病理现象的解释、疾病规律的认识、理法方药体系的构建等,便会一直停留在"假说"或"前科学"或"超科学"的阶段,影响中医学为人类的健康发挥更大的作用。

5. 探讨与展望　挖掘中医理论体系中蕴涵的数学科学基础,展望未来的研究领域及其要开展的工作,可以开展中医证候动态演化规律的关键科学问题研究。创建依据数学科学理论,研究证候结构数据,来实现对证候动态演化规律全貌认识的模式;再通过临床数据,可以阐释中医证候判定标准的科学内涵,建立起中医证候的判断标准,并为中医理论现代语言的诠释提供新的概念;可以深入研究中医辨证论治过程中理法方药的结构数据,来阐明方剂配伍的科学内涵;运用计算机仿真技术,可以建立起中医知识创新数据平台,带动理法方药知识的创新,丰富和发展中医理论,促进辨证论治水平的大幅度提高,提升中医理论在世界自然科学知识体系中的地位,以更好地为人类的健康事业服务。

专题2　象思维与中医学的研究

象思维是中医学的核心思维及原创思维,中医学独特的医学理论体系的创建与形成,很大程度上与运用象思维观察分析探讨生命活动的机理有关。中医学的思维方式源于对人体自身完整性及人与自然社会环境统一性的整体论思想。中医学通过象思维有机地将人与自然联系起来,从整体论的角度认识与研究人的生理病理及疾病诊断防治规律,创建了独特的医学理论体系。

1. 研究基础　象思维,也称为取象思维。其特点是具有联想性,能在关系较远的事物之间建立一定的联系,是依据整体论产生的认知思维模式。根据研究对象及思维过程与内容的不同,象思维有取象类推、归纳演绎、据象辨证、体象悟道四种基本模式。取象类推,即取象比类,是象思维最基本的模式与基础。其过程是在观物取象的基础上,发现不同事物之间的相似性,进而采用比喻、象征以说明现象或事物间的相似性,从相似性探索未知的事物。因此,象思维具有从已知推导未知,求得新知的功能。《素问·离合真邪论》云:"天地温和,则经水安静,天寒地冻,则经水凝泣。"据此可知,中医学对人体生理病理的研究,并非以物质实体为"直接"依据,而是构建了一个"间接"与物质实体联系的系统——脏腑经络气血系统,其核心就是"象"。象思维引导古代医家结合当时的解剖知识,建立了藏象理论,对人体脏腑的形态、性质、功能等进行了全面的认识和探究。同理,经络的客观存在,与脏腑气血等都是一种"象"的存在,它们只与物质实体有着"间接"的关系,因此,从寻找物质实体的角度去研究经络必然难以成功。中医学对病证的诊断也是通过患者的外在表象来推求病因病机,进而做出相关病证之象的判断,此即据象辨证。

2. 科学意义　象思维是以客观事物自然整体显现于外的现象为依据,以物象或意象为工具,运用直觉、比喻、象征、联想、推类等方法,通过事物的抽象、联系,探讨物质本源属性的思维方式。研究者认为《素问·宝命全形论》言"夫人生于地,悬命于天,天地合气,命之曰人",说明《黄帝内经》受中国文化"天人合一"整体观思想的影响,认为人和天地自然有着统一的物质基础,具有共同的运动规律。故中医学观察人体注重气的运动,而观察气之运动必须在机体活体状态下才能做到,这就决定了中医学认识、思维方法的运用必然是一种动态的功能观察法,即观象—取象法,而不是静态的形态解剖法。因此以客观事物自然整体显现于外的现象为依据,推测内部变化规律,成为中医学认识人体、阐释疾病的重要认知基础。象思维成为中医学认识自然生命现象、解决医疗实践问题的特有的思维方式,其内涵是"取象运数,形神一体,气为一元"的整体思维模式,它贯穿于整个中医理论体系。

3. 临床意义　象思维用于分析病因病机。它运用"类比"的方法,将自然界六气变化发生的现象,与六气作用下人体所表现于外的征象联系起来,用于分析六淫的性质和致病特点。可见中医的外感六淫病因学的认识,实际上是在内外因素作用下人体病理变化的综合概括。如有学者对消渴病用象数学阐释,认为人的脏腑气机与天地相通应,若火热之邪偏胜则地气不立,六气便会失常,自然界会出现枯竭之象,在人体则会出现口干口渴,多食多尿等症状。指出六气不调,不守其常,火热内盛,下扰水土,耗伤津液,而致消渴。象思维结合五色、方位与五脏的关系总结了治疗规律。如东方色青主肝,南方色赤主心,西方色白主肺,北方色黑主肾,中方色黄主脾。故以泻青丸主治肝火郁结所致之目赤肿痛,易惊多怒等,可调东方肝木之太过;以导赤散主治心经火盛,火热伤津,或心火下移小肠;以泻黄散主治脾胃之伏火,症见烦渴易饥、口燥唇干、舌红脉数、或口臭、弄舌等;以泻白散主治肺热咳嗽,甚则气喘,皮肤蒸热,日晡尤甚,舌红苔黄,脉细数。象思维用于说明中药的药性与功用。中药四性源于天地之气,故取象于春、夏、秋、冬四时气候;中药五味,则通过与阴阳、五行等理论相互配属、比类而成;中药升降浮沉之性,是在象思维的指导下,据阴阳模型的衍化形成。即如《周易·乾》所说"本乎天者亲上,本乎地者亲下,则各从其类也。"《素问·阴阳应象大论》说"水为阴,火为阳……气味辛甘发散为阳,酸苦涌泻为阴。"应用气味厚薄等理论来说明药物的升降浮沉,属于用物态之象说明药物的性质之象。

4. 研究进展 研究"象思维"的王树人教授认为,象思维以物象为基础,从意象出发类推事物规律,以"象"为思维模型解说、推衍、模拟宇宙万物的存在形式、结构形态、运动变化规律,对宇宙、生命做宏观的、整合的、动态的研究,具有很大的普适性、包容性,很自然地被深受中国"天人合一"整体论及元气论思想影响的中医学所应用,成为解释人体生理病理的主要的方法,渗透到中医学的各个层面,成为中医学的核心思维模式,如藏象、舌象、脉象、药象等即是具体的体现。目前也有学者利用意象对话技术,尝试对五脏的意象进行引导,并总结和分析意象呈现规律,研究发现,五个脏器的意象之间存在明显的差异。其中心有火之象,属阳中之阳,并且有灵动,明亮,力量之象……肾和生命力,水,成对,关系之象相关。五脏意象还反映出五个脏器之间的关系,心和肝与火关系更密切,肾和肺与水关系密切;心、肺偏于动态,而肝、脾更偏静态。有学者通过象思维方式,提出了脉象地形图的概念,即脉搏波在三个方向上的投影图,通过三维重建方式绘制出脉搏波的三维传导图,从而得出脉象地形图更好地表达脉搏波的数位形式。

5. 探讨与展望 象思维既是人类的基本思维,也是中医学的重要思维方式。立足于临床实践,依据整体论思想,运用阴阳五行理论构建的中医理论体系,彰显了象思维对生命科学、医学科学领域研究的影响和作用,具有重要的科学意义和应用价值。因此,在中医研究当中,抛开象思维无疑是舍本逐末,只有回到经典,进而进行多学科的汇通、融合,才能真正地传承和发展中医学。中医学所含的象思维科学可能是未来的科学,是超越现在西方科学的科学。

专题3 解读中医学的"天人相应"整体观

1. 研究基础 中医学的"天人相应"整体观,与中国哲学的"天人合一"观同理,是对人与自然关系的一种认识。核心思想是强调"天人一物,内外一理",即自然与人共为一物,存在同一性相关规律。这个涉及认识论的命题,在自然科学技术相对落后的古代社会,对中医学从人体本身去认识生命的本质进而构筑中医学理论体系具有主导作用。比如阐述中医理论的典籍《黄帝内经》一书,《素问》部分共10余万字,有5万多文字涉及天人相应的相关理论;81篇中直接阐述"天人相应"整体观思想的篇章达20余篇之多,是贯穿全书的一条主线。人与自然相关的整体理念,对于中医理论体系的形成和临床实践的指导,有着举足轻重的作用,也是有别于西方医学理论的一个重要方面,值得思考和探索。

2. **科学意义**　以"天人相应"整体观为基础,中医学提出人体是与自然相合而形成的生命体,其生命活动现象与自然万物的变化具有共振协调的同一性。古代医家通过观察自然时序变化,万物之象顺时而异的规律;把人体与自然两者可见之"象"结合起来,从表现于外的"象"去观察探讨内在脏腑的功能,所以中医学又称脏腑为"藏象"。以客观接触到的现象为依据,在相互联系的过程中,建立认识人体生命活动规律的思维模式,尽管其认识有失粗浅,但是具有一定的客观性,符合人体生命活动的规律,故能沿用至今。这种重在对自然变化之"象"与人体生命活体之"象"结合起来认识医学问题,通过逻辑分析与归类,探讨活体状态下脏腑的生理特性,是中医学认识人体生命机理的原创性思维模式。与西方医学体系比较而言,后者更加注重空间结构,精于分解,短于整合,精于具体结构,短于整体功能,注重体内环境,疏于体外大环境(社会环境,自然季节气候、宇宙星辰等)。因此,正确认识中医学的"天人相应"整体观及其独特的科学内涵,不仅是中医学发展的需要,也是对立足于解剖结构功能的西医学研究思路的挑战。

3. **临床价值**　"天人相应"整体观立足于人与外环境的适应与调节,如《素问·脉要精微论》言"四变之动,脉与之上下"。说明在不同的季节环境中人体脉象不同,一旦气候变化过激,或人体的适应与调节能力紊乱或下降,就会导致疾病。由此,中医学不仅认识了季节性多发病的机理,也掌握了应时而变的治疗原则与养生防病的措施与方法,比如医圣张仲景的择时用药,针灸中的子午流注学说等,皆源于此。目前人们在回归自然的醒悟中,更清醒地认识到,中医治疗疾病不是单纯的去除致病菌,而是更注重人体自身的适应与调节能力,发挥人体本能以制约疾病的发展以赢得健康,对这一理念的认识与研究有重要的临床指导意义。

4. **研究进展**　"天人相应"整体观是涉及中医理论理论体系本质的原创性医学理论观点,历代医家都有研究。远至五运六气学说的创建,近到恽铁樵先生有关中医五脏,"非血肉之五脏,乃四时之脏"观点的提出,内容十分丰富。20世纪80年代时间生物医学以大量的实验与实践调查,证明人体的生理病理变化与自然气候环境的节律性变化相互通应,这个结论与中医学"天人相应"整体观的核心思想十分接近,为中医理论的现代研究架起了一座桥梁,当时受到了中医界的高度关注。针对该研究,北京中医药大学内经专家程士德教授在分析研究时间生物医学之后,创建了与"天人相应"整体观研究相关的团队,从《黄帝内经》有关人体五脏与自然四时相应的理论切入,从文献整理和实验研究两个方面展开了大量的理论探索。历经几十年的研究,说明中医学依据"时象"(自然界顺应时令季节气候所出现的万物的变化现象)观察分析"藏象"(人体表现于外的生理病理现象)的医学理论基础具有科学内涵。研究还提出,五脏生理代谢活动与自然四时阴阳消长存在协调共振的规律,人体生命除了有以解剖结构为基础的生理组织系统之外,还存在着另一个以微观物质为基础的整体调节生理组织系统,保持这个复杂系统的动态平衡,也是生命生存与延续的基础。它与既有物质基础又能体现生物整体功能表达的生物信息传导系统有着密切的关系。这一研究结果为探讨"天人相应"整体观的科学内涵打下了基础,有很重要的科学意义和价值。

5. 探讨与展望　在对事物认识的研究中,恩格斯说:"一切存在的基本形式是空间和时间。"人体也不例外,它也是由空间结构和时间结构两大要素组成的。形体、器官、组织属于空间结构,生命活动的过程、节律和周期属于时间结构。空间结构反映了机体有形可见的物质结构特点,时间结构则侧重表达生命活动在不断发展过程中"无形"的整体功能状态。说明时间和空间共同表现着物质的特性,两者正常有序对于生命的健康有着同等重要的作用。

中医学理论体系侧重于对人体时间结构的认识；西方医学为代表的医学体系主要侧重对人体空间结构的认识,所以中西医所研究的同一个人体,对脏腑功能却会得出两种认识。虽然大家对重视空间结构的西方医学体系容易接受；对注重时间结构,侧重从生命的运动和变化过程中,从生命与外界相关关系中认识脏腑作用和功能的中医学理论,因其短于实证而难于理解。然中医"天人相应"理论的客观性,给我们展示的是人体生命活动灿烂多姿的另一个方面,即人体生命可能还存在着一个微观生理组织系统,对其物质、生理效能,以及相关规律的解释和揭示,正是本命题科学内涵之所在,是生命科学研究中一个新的领域。但在研究中存在着一定的难度,一是中医"天人相应"整体观与中国哲学"天人合一"观,在认识论上可以说是一脉相承。由于受本身理论形成时科技因素所限,其理论阐述多采用阴阳五行学说,内容偏于总体现象的理论思辨,缺乏对机制的具体研究,同时因其涉及整体系统的诸多因素,使自己一直徘徊在自然哲学的范围内,哲学的思辨与实证考量之间的矛盾,影响着研究的开展及人们对研究成果的认同；二是对中医"天人相应"整体观的科学内涵的理解停留在对可见现象的对照性实验,影响研究的升华；三是把中医理论体系的传统思维模式融入到实验设计和研究之中,以揭示"天人相应"整体观原创性思维模式的合理内核,其工作十分复杂。目前自然科学研究中神经内分泌免疫网络、细胞信号转导系统及基因组学,蛋白质组学、代谢组学等方法的提出与创建,能为研究从微观切入提供科学的手段和方法。

专题4　解读中医学的思维模式

中医学的思维模式是在中国传统文化和中国古代哲学思想的影响下,在医学实践中创建,并约定俗成的思维模式。千百年来它已成为中医学家们在思维活动中的习惯性遵从,是形象思维与人文、哲学等多学科学术思想的交融,并历经数千年临床医疗实践而形成的独特的思维模式。

1. 研究基础　中国传统文化最基本的思维模式为"气—阴阳—五行—神",它为中医学思维模式的形成奠定了思想基础。中国古代哲学的"天人合一"观,强调"人与自然和谐相处"的理念,综合地分析观察事物的方法,即把事物的各个部分联结成一个整体并加以考察,由此形成的整体观念,成为构建中医理论体系的重要思维方法。总之,中医学思维模式的形成,受到古代哲学重视对局部与整体辩证关系认识的影响,重视运用系统整体观来指导人们防病、治病,把辨证论治作为其认识和治疗疾病的基本原则,真正体现了传统哲学中的辩证法思想。

2. 科学意义　中医药是中华文化的重要组成内容之一,是中国传统文化思维模式运用于科学领域的活化石。在现代科学文化环境中,中医学是比较完整地保全了中国古代科学成就的学科之一,至今在人类疾病的防治作用中仍发挥着特有的、不可替代的作用。开展中医学思维模式的研究,是正本清源,有益于继承和发扬祖国医学遗产。

以往的研究忽视了对中医学思维模式形成的探讨,缺乏对中国古代思维规律的分析和认识,研究具有一定局限性。另外,部分研究完全依赖西医的研究方法,如动物实验、药物成分提取等,用西医理论与方法解释和研究中医,在研究中失去中医特色,其成果难以解释中医理论的内涵。从中医学的思维模式去探索中医学本身的特色和规律,有效地指导临床实践,发挥中医药优势,以促使从多角度正确的研究中医学。

中医学的思维模式从本质上不同于西方的思维模式。从思维模式着手研究中医学,揭示中医学对生命与健康认识的科学性,并从概念、范畴、思维方式、实践目标等方面进行界定,不仅能回应哲学界、文化界、思想界、科学史界的质疑,而且更有利于把握中医学理论的自身主体性,对中医学自身学术体系的认定、应用、继承、发扬,以及对自身规律的进一步发展与创新,是坚持中医自身理论研究的大方向,是促进中医学自身发展的根本。

3. 临床价值 通过研究中医学思维模式的形成过程,诠释中医学的思维规律,完善中医学思维模式的知识结构,进而运用于临床实践,提高临床疗效。另外,通过对中医学的思维模式的研究和剖析,促使人们了解中医学认识自然、社会规律与人体和疾病的关系,以及确立治疗理念的科学内涵,必将提高临床应用价值和社会认可度。

4. 研究进展 中医思维模式是中医学认识自然生命现象、解决医疗实践问题的特有的思维方式。目前的研究认为中医思维的核心是"取象运数,形神一体,气为一元"的整体思维模式,即中医学的"象数观—形神观—气一元观"。

象数思维是中国传统文化特有的思维方式。前人认为象和数是事物的基本特征,认识事物皆从象数入手。象数思维是以司外揣内、多维视角、定性定量、旁推比类为特点,以象数结合、以象为主、以数为用、归纳演绎为主要内涵的思维方式。中医学以象数构建中医理论,比如三阴三阳、五运六气、藏象、经络穴位、解剖生理等与象数皆有深刻的联系。

"形神"概念是一对重要的哲学范畴。《黄帝内经》既认为"形"是"神"的物质基础,又强调"神"对"形"主宰作用,提出"形具而神生""形朽神亡";"得神者生,失神者死","神去则机息","五脏已成,神气舍心,魂魄毕具,乃成为人"的论点,形神相须,形神一体,不可分离。形为神之体,神为形之主,形与神俱则为健康之人。可见受中国古代哲学的影响,"形神一体"是中医学生命观中的核心思想和基本范畴。

气一元论,是指以气作为宇宙万物之本原的一种古代哲学思想。气是哲学逻辑结构的最高范畴,是构成宇宙万物的本原。生命活动的物质性和功能性在气这一范畴中达到了圆满的结合与统一。气的一元论,主要包括气是构成天地万物的本原、气是宇宙万物运动的根本属性、气是宇宙万物之间联系的中介三个方面,为中医学精气学说的形成奠定了基础。

"象数—形神—气"三者共同构成的思维模式,包含了思维方式的三大要素,即思维主体、思维客体和思维工具。从思维活动的过程来看,思维认识的主体即医者,以象数作为认识的工具,获取客体的信息进而认识客体,即作为思维对象的客体的人,是形神相偕相依的统一体,而"象数""形神"的内在本质是由"气"构成的,并通过"气"贯通内外上下,达到整体联系、动态统一,由此形成的"象数—形神—气"的整体思维模式,是中医独特的、与众不同的思维方式。中医学以此形成的自然观、生命观、健康观与养生防治理论,构成了自身独特的理论体系。

5. 探讨与展望　其一继承中医思维模式,并使其在研究和创新中不断发展和完善,是中医理论研究义不容辞的职责。目前,对中医经典的诠释、总结与发挥,是研究中医学理论及思维模式的一个重要方面,由于现存的中医经典不完整,不同诠释者的立足点不同,只有这方面的研究,显然不够。随着当代科学技术的快速发展,在保持继承与发扬方式的基础上,还要尝试运用批判性思维。批判性思维强调勇于自我否定、勇于创新的精神,这与固有的继承与发扬的方式有所不同。在中医学思维模式的研究中融合批判性思维,借鉴西医学和现代科技手段,深化、提升和拓展研究的深度,力度与广度是十分必要的。这是继承与发展中医学思维模式一个值得思考和必须解决的问题。

其二中西医思维方式结合是未来医学思维模式发展趋势。中医学独特的思维方式与西方医学思维认知方式同是保护人类健康防治疾病的医学科学方法,两者的有机结合应是未来最理想的思维模式。中医思维所体现的整体、和谐,人性化、个性化以及回归自然,符合人类生命的本质规律。正如卫生部陈竺部长指出:"中医有望对医学模式转变带来深远影响"。确立和坚持中医思维模式为主导,促使中西医思维方式结合,吸收和利用适合中医自身发展需要的最新科学理论和技术,不断创新,这对于振兴中医药事业,保持中医药事业的可持续发展具有深远的意义。

专题5　关于五脏的非均衡性研究

1. 研究基础　藏象学说是中医理论体系的核心内容,它以脏腑为基础,认为五脏是主宰人体生理运动和病理变化的中心。五脏外应五时阴阳,通过经络与六腑、五官、五体、九窍、四肢百骸等全身组织器官相络属,联结成一个有机的整体,成为生命活动的基础。既然五脏在人体中如此重要,那么五脏之间的平衡关系必然影响全身的和谐平衡。

五脏之间的和谐平衡,是五脏在功能上协调配合及五行制化、胜复调节的结果,也是五脏之间非均衡对称的动态平衡。从发病学角度来看,与五脏相关的疾病其发病的类型以及阴阳气血的盛衰变化存在非均衡性,其基本原因在于五脏之间强弱属性的不均衡。有研究者以对肺"在临床辨证治疗过程中体现出的'不耐寒热、喜润恶燥、易损难愈'的生理病理特点形象的说明了肺脏在五脏相关关系中处于非均衡状态"为例,说明"肺为娇脏"而不同于他脏,论述了五脏的非均衡性。五脏各自独特的生理病理构成了相互间非均衡性的特征,认识与研究这一特征与临床准确辨证,合理用药密切相关而受到人们的关注。

2. 科学意义　藏象学说是中医学阐述人体生理病理的基础,研究中医理论、辨证论治和处方用药离不开脏腑、经络、气血、阴阳。藏象学说强调五脏是主宰人体生命的中心,但是五脏各自具有不同的阴阳五行属性,形成了相互之间特有的生克制化与胜复的调节关系,出现了五脏之间强弱属性的不均衡性。可见五脏之间的协调平衡,为非均衡对称的动态平衡。因此,研究五脏在生克制化关系中的非均衡性,对探索中医学的理论核心、阐释中医学的科学内涵都有着极其重要的科学意义。

3. 临床价值　五脏的非均衡性,与五脏各具不同的阴阳五行属性相关。以肺为例,依据五脏五行的乘侮关系肺与他脏的关系是:火乘金(心乘肺)、金乘木(肺乘肝)、木侮金(肝侮肺)、金侮火(肺侮心),以上4种情况临床上理应均可见到,但从临床发病来看,他脏乘侮肺脏比较多见,而肺脏乘侮心、肝两脏却相对少见。比如:从五脏生理的角度言,肺金肃降,有制约肝气、肝火上升的作用;从五脏的相关关系看,肺金本应克制肝木,然而临床却常见急躁易怒、面红目赤,甚则咳逆上气、咯血等肝木侮肺金的证候,即"木火刑金"。与此相反,临床上肺金乘肝木的现象就少得多。此因肝为刚脏,肝火易亢,肺金不仅无力制约肝木,反遭肝火之反向克制所致。相应地,在临床上"佐金平木"法就用得比较多。再如:心火灼伤肺金的现象在临床上要比肺金反侮心火的现象为多见。这都体现了肺脏娇嫩,容易受到其他几脏的侵克,但却很少侵克其他几脏,从一个侧面反映出五脏的非均衡性。

再来看肺和脾的关系,临床常言"脾为生痰之源,肺为贮痰之器"。痰是体内的一种病理产物,脾脏主运化水湿,脾气不化,故生痰饮,当然痰饮的产生还与其他脏器有关,但是因脾而生的痰饮却储存在肺中,这也从一个侧面说明了肺在五脏中处于"娇脏"的特性,此亦五脏非均衡性之一。再者,《素问·咳论》曰:"五脏六腑皆能使人咳,非独肺也",咳嗽这一症状,不仅仅是肺一脏的问题,其余几脏皆可导致肺脏的病变,这也是他脏病变容易累及肺脏的一个体现,也从一个侧面反映了五脏之非均衡性。

上述所言,肺与五脏的关系中不难看出,肺容易受到他脏的侵克,或者说他脏的异常往往容易累及于肺,这就可以很好的证明肺之属性主降,偏于柔弱,易受侵袭;进而反映出五脏非均衡性的特点。

4. 研究进展　五脏在生克制化关系中的非均衡性研究最早可追溯至《难经·七十五难》:"东方实,西方虚,泻南方,补北方",然囿于脏腑生克乘侮之五行关系,相当一段时间内似乎对五脏之间强弱属性的非均衡性论述较少。现代有学者从临床出发,撰文对五脏之非均衡性提出探讨,提出"只有掌握了五脏各自独特的生理病理及其非均衡性特征,临床辨证才能更准确,治疗用药才可能做到有的放矢"的观点;值得进一步深入研究。

5. 探讨与展望　五脏在生克制化关系中的非均衡性研究隶属于中医藏象理论研究,对中医藏象现代研究仁者见仁、智者见智,多年来诸多学者运用了如分子生物学、基因组学、蛋白组学、生物化学、细胞生物学、放射医学、影像学等多种西医学、生物学方法手段,对中医藏象进行了研究;也有学者从系统论、控制论、信息论、哲学、历史学、宗教、天文学、地理学、物候学、农学、民俗学等不同学科的角度来研究中医藏象学说,获得了相当的成果;但尚未形成系统的、全面的中医藏象现代物质基础的系统理论。而五脏在生克制化关系中的非均衡性的现代基础研究尚未形成规模,有待于后学的努力。

从目前已经取得的有关五脏生克制化的研究结果来看,五脏关系不仅有组织、器官、神经、内分泌、免疫网络等的复杂联系,相互作用,更有系统间的递质、激素、细胞因子等信息物质传递与参与,是一个十分复杂的过程,仅仅依靠几项生物学指标作为依据来求证,还不足以得到确认。对它研究的难点体现在如何同时研究从整体到细胞、到分子、到基因等多个层面、多个领域的复杂的生物调节系统研究。

展望五脏在生克制化关系中的非均衡性理论研究,呈现出以下特点:首先,是由局部研究向整体研究、由单学科研究向多学科研究、由静态研究向动态研究的不断发展;其次,是在研究层次上,向微观和宏观两个方面发展,分子医学和系统医学并进;再者,在技术方法上,将广泛采用数学的、物理学的、化学的、生物学的以及各种技术的新成就,向整合医学等方向发展。

专题6　河图洛书与中医学的研究

河图与洛书是两幅自古流传下来的神秘图案,是中国古代哲学思想的代表,是阴阳五行术数之源。《易·系辞上》有"河出图,洛出书,圣人则之"。河图与洛书包含万物形成之理,作为构建的时空象数模型,不仅对自然奥秘进行了探究阐释,而且作为思维方法渗透到中医学之中,对中医理论体系框架的形成和构建有着重要的指导意义。

1. 研究基础(图下-3-1)

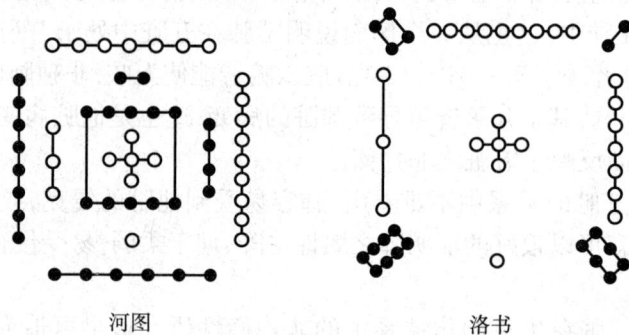

河图　　　　　　　　　　　洛书

图下-3-1　河图洛书图

河图认为天一六属水位居北方,二七属火位居南方,三八属木位居东方,四九属金位居西方,五十属土位居中央。河图中上、下、左、右、中五组数目,分别与火、水、木、金、土五行有关。先天的五行之气为一水、二火、三木、四金、五土,作用于先天的土之数"五",就发生了先天转后天,生成于地而成为后天的水六、火七、木八、金九、土十。在天为气,在地成形;天地相薄,地成五行;形气相感,德流气薄;地之五行的物质形体得到了在天的五气之德。生成的后天五行具有了五行之德,有了五行之德的大地可以生万物芸芸。

洛书中三、九、七、一为天数,位居四边,分别代表东南西北四象,二、四、六、八为地数,居于四角,分别代表西南、西北、东南、东北四隅,五居中央。洛书中生数一居北属水,三居于东属木,与河图一致,而洛书中成数九表示南方,成数七表示西方,却与河图不同。有学者认为之所以这样,是因为河图主左旋相生,洛书主右旋相克。无论左旋还是右旋并非规则的环形,而在相生相克关系中均须经过中央土,说明土虽居中央,仍是相生相克的重要环节。由此可见,河图洛书在表示时空观念的同时,也说明了时空内物质的相互作用。

2. 科学意义　河图所反映的时空间概念,是古人认识世界的重要思维方法,即如《素问·阴阳离合论》所说:"圣人南面而立,前曰广明,后曰太冲。"古人面南而立,俯视大地,上南下北,左东右西,土居中央;南方火北方水,太阳则左升右降,这与人体气机运行是一致的。在人体中,肝主疏泄,其气以上升为主,肺主宣降,其气以肃降为主,肝气左升,肺气右降,称为龙虎回环。若肝气升发太过,会致肺气肃降不及,而出现木侮金,见咳嗽、咳血、昏眩等症。同样,肺气的宣发不及,可以致肝气升发不及,开提肺气或发汗法有利于肝气的升发。河图矩阵从外到内共分四层,合计生数与成数总计55,乃合天地之数。洛书以一、三、

七、九奇数为合,居于四方;二、四、六、八为偶数,居于四隅,两幅图均是由黑白圈构成的矩阵,整体结构对称,其中五属土居中央是河图洛书的共同点,不仅反映了古人尚土的思想,也深刻影响了中医学的发展。后世学者在此基础上提出了"中土五行"的概念,指土居中央,金木水火位居四方的五行模式。位居中央的土,调控着金木水火四行。土为万物之母,生成之祖。唐容川在《医易通说》中指出:"盖中五者,太极也。四方者,四象也。中五之极,临制四方,五行皆得中五,乃能生成,所谓物物皆有一太极。"《素问·太阴阳明论》专篇论述了脾胃的重要性:"脾者土也,治中央。"脾胃为气血生化之源,承载四藏,为后天之本,有胃气则生,无胃气则死,故此后世医家认为,健脾培土,滋其化源,是维护生命活动的根本。河图洛书均以1、6为基,1为生数之始,6为成数之始,故河洛数理认为水土为自然万物之根本。一六为水属肾,因此藏象学说将肾之阴阳称为元阴元阳,为一身阴阳之根本,称肾为先天之本。而心居上属阳,五行属火;肾居下属阴,五行属水,其在上者,其气宜下,其在下者,其气宜升,心肾相交,脾胃属土居中,连通上下,即如《慎斋遗书》所说:"心肾相交,全凭升降"。

3. 临床价值　河图洛书对中医理论框架的形成发挥了重要作用。《素问·阴阳应象大论》指出:"天有四时五行,以生长收藏,以生寒暑燥湿风。人有五脏化五气,以生喜怒悲忧恐",并由此构建了以五脏为中心的整体系统。人体之阴阳五行当顺应天地之阴阳五行,如《素问·四气调神大论》云:"所以圣人春夏养阳,秋冬养阴,以从其根",《金匮要略·脏腑经络先后病脉证》也指出:"夫人禀五常,因风气而生长,风气虽能生万物,亦能害万物,如水能浮舟,亦能覆舟。"可见,中医学不仅重视阴阳五行的相互关系,同样重视河图洛书所构建的时空观,这也是中医学整体观念的具体体现。

河图洛书思想影响着临床配方用药。如在六一散,又名天水散,方中滑石与甘草比例为6∶1,取"天一生水,地六成之"之意。其影响在《伤寒论》中尤为多见,小柴胡汤中柴胡与黄芩之比为8∶3,三八属木,取和解少阳之意;大承气汤八数降肝之厚朴,四数应大肠之大黄,三数应肝气疏泄之芒硝,再用泻中土之枳实,共奏降肺之功;而小承气汤以大黄取四,应在大肠,厚朴取二,应在小肠,枳实取三,应在肝,意在泻肝之法。

4. 研究进展　中医理论中的阴阳五行模式,在一定程度上符合当今自然科学的基本要求,即思维经济性原则,这是其理论思维科学性的表现。建立时空模型是当今中医学研究的一个重要方面,中医时空模型是一个囊括了天人的、具有统一性和互动性的宇宙图式,其受河图洛书(下称河洛)思想的影响和启发,是东方文化的代表。按河图洛书先天八卦图理解,脾胃对应六艮土,肺与大肠对应四兑金,土金相生,故足太阴脾经病变,先上传于手太阴肺经,且通过相表里的足阳明胃经与手阳明大肠经来减轻脾经负担,从而发挥机体自我保护功能。有学者以此开展临床研究,运用通里攻下、活血化瘀、清热解毒之法治疗急性胰腺炎,能早期有效的保护胰腺及胰腺外器官损伤。

5. 探讨与展望　综上所述,河图洛书思想是对时空观念的独特见解,这种思想渗入到中医学当中,对中医理论的形成与发展起着指导性的作用。对河洛思想展开更深入的研究,不仅是溯本求源的研究,也是在立足于先贤著作的基础上的,开展具有原创思维的研究,通过研究河洛思想能够更好地把握中医理论的内涵,开拓中医思维,开辟经典研究的新领域,更客观地还原传统中医的思维结构。

专题7　藏象学说知识体系的构建

1. 研究基础　藏象学说知识体系,是指藏象学说学习、研究与应用领域中知识的总体,是在临床实践基础上对藏象学说及应用中所涉及的不同层次的知识进行分类、组合、分析、探索,从而归纳总结的一套用以指导临床实践和藏象学说发展的知识体系。

"藏象"概念,首见于《黄帝内经》"六节藏象论""五脏生成"两篇,其本义是指人体内在脏腑反映于外的生理、病理活动现象,以及脏腑与天地阴阳四时五行相通应所关联的自然界事物及其运动变化。据现存文献,最早将《黄帝内经》有关脏腑论述统之以"藏象"名称的是元代医家滑寿,其在《读素问钞》中采用"以类相从"的知识分类法,将《素问》"金匮真言论"等6篇文献进行辑录汇编,名曰"藏象",意在表述"五脏以位,六腑以配,五行攸属,职司攸分"。其后,明代张景岳在所编著《类经》中延续这一分类名称,将有关五脏、六腑、脏腑相合、五脏表里内外之应、五脏四时阴阳相属、气血津液神之化生、男女生命节律、寿夭体质差异、脏腑解剖形态、五音五味配属等涵括在内,为藏象学说知识体系的主体范畴建构奠定了重要基础。由此以降,《内经知要》《素问灵枢类纂约注》《素问悬解》《灵枢悬解》《医经原旨》《医经读》《灵枢素问节要笺注》等文献,均设有"藏象"一类,标志着藏象学说这一体系化知识范畴的相对独立性,已经成为大多数医家的共识。程士德教授在为《实用中医藏象学》作"序"中指出:"藏象学说……源于《黄帝内经》。但《内经》由于历史条件关系,它是将有关藏象学说的内容,分散记载在各有关论篇之中,本学说是通过后世各注家在分类论注整理而后名篇的。"

藏象学说知识体系是通过历代医家不断传承与发展、建构并进化而形成的,且具有极大的开放性。除了后世注家对经文的类编与衍义之外,临床实践经验的不断积累,特别是在临床问题的反馈作用下,历代医家又从病因病机、治则治法和方药创制等方面,具体深化和诠释了藏象学说的学术内涵,使得藏象学说更加有机融合于中医理论体系框架之中。

2. 科学意义　藏象学说知识体系中的知识,不仅包括藏象学说中所包含的概念、原理、命题,而且包括中医药研究人员在临床应用过程中,所总结的各种规律、法则和模式等。此外,还应包括被其他学科和专业所包含,但仍为中医学界普遍接受的知识,如古代自然科学、社会科学相关知识等。所以这里的"知识",不仅是指藏象"知识"这个狭义概念,而是广义概念。

开展藏象学说知识体系研究,首先能够把零碎、片段、分散、相对独立的基本概念、基本原理和各家论述等,从纵向时间维度进行源流梳理;其次,能够将知识点、线、面从空间维度进行系统整合,使之形成有一定内在联系的知识系统,即"体",进而从知识范畴,甚至是跨学科范畴上实现内在融通,明晰其间的关联性,发掘理论内涵,揭示应用规律,真正实现由基础理论到科研与临床能力的升华;最后,还有利于从中医药学科整体层面,深入审视和思考藏象学说的未来发展。

3. 临床价值　藏象学说从来就是中医临床实践最具特色、最为系统的理论基础。基于本项研究,有利于实现以脏腑为中心,将经络、气血津液、精神情志、形体官窍,乃至于自然与社会环境有机整合、联系起来,体现中医辨证论治的固有特色,更加符合理论联系临床的原则。在此方面,古今医家多有创见。如汉·张机《金匮要略》以"脏腑经络先后病脉证"列于篇首,作为统领全书辨证论治的总纲。金·刘完素据运气学说,揭示了脏腑的不同属性和气化特点、本气兴衰为病,以及六气相干病机特性。金元李杲以脾胃为滋养元气之源泉、精气升降之枢纽,提出"内伤脾胃,百病由生",以脾胃为中心,详论肺金、心火、肝木及肾水的各种生理病理联系。明·李中梓提出"先后天根本论",揭示了脾肾两脏与先、后天的重要关系;首倡"乙癸同源,肝肾同治",说明生理上肝血与肾精相互滋养,病理上相互影响的关系。叶天士创立胃阴学说,明确提出"脾喜刚燥,胃喜柔润"的观点,倡导甘平、甘凉濡润为主的濡养胃阴之法。如此种种,不胜枚举。

4. 研究进展　现阶段关于藏象学说知识体系研究,主要集中在藏象学说内涵研究方面。如发生学研究、基本概念和基本原理诠释研究、临床实践应用研究以及现代科学与临床实践研究等。关于藏象学说知识体系内在结构的研究,在国家级科研计划中相继得到了支持,开展了初步工作。如2005年度973计划课题"中医理论体系框架结构与内涵研究",以及2013年度973计划项目"中医理论体系框架结构研究",相继开始从知识体系建构的视角,进行藏象学说的相关研究。其他如973计划项目"'肺与大肠相表里'脏腑相关理论的应用基础研究""基于肾藏精的藏象理论基础研究""脾主运化、统血等脾藏象理论研究"等,也相继从理论研究视角,进行藏象学说相关问题研究。

5. 研究与展望　藏象学说知识体系的研究对象,不仅是藏象专门概念、原理与法则,而且将藏象学说作为中医理论体系框架中的核心结构和中医学科中的重要理论范畴,并从自然科学、生命科学及社会科学知识体系的视角来对它进行研究,所以其基本属性并不完全属于生命科学,还属于为发展生命科学服务的自然科学与社会科学。

今后,需要立足于中医理论本体和临床实践,广泛集成当代藏象学说研究成果,适当借鉴逻辑学、术语学、诠释学、科学学,及现代生命科学等多学科理论与方法,开展三个方面的研究。一是从知识体系内部具体分析和诠释各个理论范畴的起源发展、学术内涵及运用法则;二是从知识体系外部,解析内在各个范畴的形成演化、逻辑关系、层次结构;三是采用系统的思路与方法看待这一知识体系,并明确未来发展方向和趋势。

专题8　关于"肺主治节"

"肺主治节",出自《素问·灵兰秘典论》:"肺者,相傅之官,治节出焉。"是中医藏象理论的重要内容之一。

1. 研究基础　"相傅"即宰相,在古代是辅佐君主处理政务的最高官职。"治节"一词,就字面之义而言,即是"治理"和"调节"。"治"与"乱"相对,即治理有序之谓;"节",制也,犹适也,即限制无过之谓。《黄帝内经》言"心者,君主之官,神明出焉"(《素问·灵兰秘典论》),可见用"相傅"类比除强调肺功能的重要之外,说明肺辅佐的对象是心,辅佐的内容主要是"肺辅心行血"。

但在后世的医学发展中,"治节"的对象被扩大了,如明代李中梓在《内经知要·卷上·藏象》说:"肺主气,气调则脏腑诸官听其节制,无所不治,故曰治节出焉。"明代张景岳的《类经·三卷·藏象类·十二官》注曰:"肺主气,气调则荣卫脏腑无所不治,故曰治节出焉。"清·唐宗海的《血证论·第一卷·总论·脏腑病机论》曰:"肺之令,主行制节,以其居高,清肃下行,天道下际而光明,故五脏六腑,皆润利而气不亢,莫不受其制节也。"可见,对"治节"的理解实际上存在着《黄帝内经》本义和后世释义的差别。而目前所论"治节",绝太多数以后世释义之"治节"为说,均把"肺主治节"理解为"对肺的主要生理功能的高度概括",肺之所以能"治节",乃是由于肺具有"主气""朝百脉""以行营卫阴阳"之生理功能的缘故。"治节出焉"之含义,大多理解为通过肺的治理调节,促进呼吸运动、协调气血关系,维持正常的水液代谢,进而辅佐"心君"共同实现身体康泰。有学者担心,照这样的理解,难免使"治节"功能处于与临床脱节的状态,既无"治节"失常的病机证候内容,也找不到相应的针对所谓"治节"失常的治疗方药,让"肺主治节"散失了临床指导价值。

2. 科学意义　深入探讨"肺主治节"的理论本义,对于丰富中医学术思想,发展中医藏象理论,强化理论对临床的指导等都具有重要的意义。

3. 研究进展　综合历代学者们对"肺主治节"的理论阐释,归纳起来主要有以下几种观点:

一是对肺生理功能的高度概括。不少学者将"肺主治节"理解为是指肺气具有治理调节肺之呼吸及全身之气、血、津液的功能。其生理作用主要体现在以下四个方面:一是治理调节呼吸运动;二是治理调节一身之气的运动;三是治理调节血液的运行;四是治理调节津液的输布代谢。由此可见,肺主治节,是对肺的主要生理功能的高度概括。但亦有学者持反对意见,认为每一个脏腑的生理功能活动,其目的无一不在于"治理、调节"而维持内环境的稳定平衡状态,而不应独冠肺脏以"治节"之用。

二是肺能辅助协调其他脏腑。此观点以王冰、李中梓、张景岳等为代表。如明·李中梓在《内经知要·卷上·藏象》云:"肺主气,气调则脏腑诸官听其节制,无所不治,故曰治节出焉。"清·唐宗海在《血证论·第一卷·总论·脏腑病机论》中也说:"肺之令,主行制节,以其居高,清肃下行,天道下际而光明,故五脏六腑,皆润利而气不亢,莫不受其制节也。"有现代医家遵从此观点,认为肺功能关键在主气,在于对其他脏腑作用的治节。肺主治节的功能一旦统令不行或行令有误,会出现各脏腑功能紊乱或失误的病变。反之,各脏腑病变,亦通过"朝百脉"而反逆至肺,加重治节失常状态。

三是肺可调控人体生理节律。有学者认为,"治"就是宁静有序的状态,"节"指运动的节律性和周期性。提出"治节"就是"主持正常的生理节律或比例",肺主治节的生理内容包括呼吸节律、心搏节律及心率与呼吸频率之间的比例、卫气节律和寤寐节律的调控,而肺失治节就是以上生理节律的失常。

四是肺还有非呼吸性功能。有学者总结近期研究成果,认为肺在代谢方面有调节循环血量,制造、分解或灭活某些重要的化学活性物质,对血压、水和电解质等全身的代谢功能产生影响,据此论证肺助心行血、通调水道、朝百脉、主治节等功能。

还有学者综合各种观点,提出:"治节"事实上是人体气血顺畅,脏腑和谐的整体表现,通过肺气的宣发肃降调节一身气、血、津液,从而调节五脏六腑、形体官窍、经络百骸的功能,最终使机体达到一种周期和节律和谐有序的状态。

4. 临床价值　尽管医家和学者在理解上存在见仁见智的分歧,但有一个共识:"肺主治节"是强调肺与整体的统筹关系,是中医整体观念的体现。肺通过宣发、肃降的气机运动,完成"主呼吸"、"朝百脉"的基本功能,实现"主皮毛""通调水道"等生理功能及协调其他脏腑的作用。因此"治节"功能的正常与否,直接关系到气血津液的生成、运行和代谢,关系到各个脏腑经络协同作用的发挥。反之,在病理状态下,一旦肺不能主治节,就会导致整体功能的失常。如临床论治津液输布异常的疾病,提出调宣降、理肺气、通水道的常用治法。其理论基础就是肺失治节可导致津液代谢异常。同理,临床报道治疗心律失节、二便失节、月经周期紊乱、百合病等节律性失调疾病,也从"肺主治节"入手,并取得较好的疗效。据此有学者提出肺失治节、邪伤心络而致胸痹心痛病机与冠心病感染假说的内在机制有相似性,故应用肺主治节理论在预防与治疗冠心病中具有前景与优势等。除此,亦不能忽视其他脏腑的病变,通过"朝百脉"而反逆至肺,加重治节失常状态。

可见,运用"肺主治节"理论,从整体角度看待肺对全身功能的辅助协调作用,辨证指导临床治疗一些复杂的、多脏腑的系统病变,具有重要的临床指导作用。

5. 探讨与展望　"肺主治节"在肺藏象理论中是一个至关重要的理论命题,是中医学整体观念的重要体现,在临床应用中也有重要意义,值得深入的挖掘与整理。建议可从以下几个方面进行深入研究:①明确肺主治节的中医理论内涵和现代外延;②研究"肺失治节"的作用机制;③进行"肺失治节"的治法及临床切入点的研究;④进行"肺失治节"方药的研究。最终,阐明其科学内涵,发挥这一理论对临床的指导作用。

专题9　关于脾脑相关的研究

基于脾藏意主思理论,进行中医脾脑相关的理论研究,不仅丰富中医脑脏相关理论的内容,也将为中医脑病学研究提供新的思路与方法。

1. 研究基础　脾胃以膜相连,循经络脑,《灵枢·动输》曰:"胃气上注于肺,其悍气上冲头者,循咽,上走空窍,循眼系,入络脑。"体现了脾脑相关的结构基础。脾藏意主思,是脾脑相关在精神意识思维的集中体现。脾藏意,主要体现了脾化生营气,以"营"养"意",《灵枢·本神》云:"脾藏营,营舍意",《难经·三十四难》亦云:"脾藏意与智。""意"的含义主要是记忆和思维;而脾主思,《素问·阴阳应象大论》曰:"脾在志为思",《灵枢·本神》曰:"因志而存变谓之思",属思维活动,为实现某种意愿而反复研究、思考,属心主导下的精神活动的一部分。大脑主导意识、学习、思维、记忆、情绪等功能,属中医脾藏意主思范畴。可见中医在理论上认为脾与大脑是密切相关的。

2. 科学意义　中医脾脏概念的内涵,包括了以胃肠消化为主,涉及免疫、神经、内分泌、血液等多系统、多功能的综合单位。从人体巨系统的解剖构成原理,认知了脑与胃肠相关的以下规律:大脑皮质与肠壁关联;下丘脑与十二指肠关联;丘脑与胃关联;松果体与脾关联;双侧脑室与双套肠关联;后角与阑尾腔关联;第三脑室与胃十二指肠腔关联。这充分说明了大脑与消化系统有着解剖上的联系。

依据中医学对脾的功能的认识,现代生物学的研究也发现脾脑相关,脾胃与大脑之间存在双向影响及其作用机制。即胃肠道受到中枢神经系统(CNS)、自主神经系统(ANS)和肠神经系统(ENS)三个层次的神经调控。ENS接受CNS的调控,同时也具有独立的整合和处理信息的功能。这种以不同层次形成的胃肠道与中枢神经系统之间的神经—内分泌网络称为脑—肠轴。脑—肠间不仅能通过神经通路直接联系,还可以通过体液途径间接相互作用。脑—肠轴涉及复杂的神经—内分泌—免疫网络:①下丘脑—垂体—肾上腺(HPA)轴和交感—肾上腺髓质(SAM)轴是参与生理心理应激反应的主要通路。②脑肠肽是一类在脑和胃肠道具有双重分布的小分子物质,包括P物质(SP)、血管活性肠肽(VIP)、胆囊收缩素(CCK)、降钙素基因相关肽(CGRP)、一氧化氮(NO)、5-羟色胺(5-HT)等,有激素和神经递质或调质双重作用,在中枢与外周水平广泛参与胃肠道功能的调节。

3. 临床价值 临床研究发现,胃肠疾病患者往往伴有焦虑、抑郁、恐惧等症状。Dykes等对28例女性难治性特发性便秘患者进行便秘与心理因素的研究,采用标准化诊断量表评价患者的既往和近期精神心理状态,结果表明61%的患者有近期精神心理障碍,64%患者有精神心理疾病。脑病或某些疾病影响到脑时,往往会出现肠道功能的异常,如脑衰老的衰老程度与便秘呈正相关,存在明显衰老征象的老年人,大都伴有便秘症状。表明中医学脾脑相关理论具有实践依据。

目前,有中医学专家通过调理脾胃治疗癫痫、产后精神分裂、焦虑症获得很好的疗效就是明证。总之,从脾脑相关的理论角度指导临床,为脑病从脾胃论治、脾胃疾病从脑论治提供理论依据,并能为临床脑病及脾胃疾病的治疗提供新思路。

4. 研究进展 脾脑相关的物质基础研究。胃肠生理学认为中枢神经系统影响胃的分泌和运动,1897年美国的消化生理学W.B.Cannon在一次胃运动功能的实验研究中观察到情绪对胃运动的影响,首先提出大脑与胃运动联系的概念。在20世纪80年代之后,脑—肠轴成为人类认知和情感中枢与神经内分泌、肠神经系统及免疫系统联系起来的双向通路。研究者观察了将各个因素联系起来,通过外部环境不断刺激(视觉、听觉和嗅觉等)以及人类内心的思维和情感变化,对胃肠感觉、运动、分泌和炎症等发生的影响;同时内脏活动反过来作用于中枢的感觉、情绪和行为变化状况。认为脾胃与神经—内分泌—免疫系统之间存在着复杂的网络调控机制(即脑—肠轴),成为中医学脾胃与脑相关的科学依据。

"脾脑相关"理论的相关实验研究也有不少,如从脾与免疫系统关系的角度,研究益气健脾方药对脾虚状态下大鼠脑海马JAK-STAT信号通路变化的影响;还有从核因子-κB(nuclear factor-κ appaB,NF-κB)介导的炎性信号通路的角度观察健脾补土方对脑缺血/再灌注损伤大鼠的保护作用;也有学者从神经递质的角度观察健脾益智法对多发梗塞性痴呆大鼠脑组织乙酰胆碱酯酶的影响;从细胞凋亡的角度观察bcl-2和bax蛋白在脾阳虚及老年大鼠脑海马中的表达,试揭示凋亡相关蛋白与脾胃衰老的关系等研究为"脾脑相关"提供了科学的依据。

中医学认为脾胃循经络脑,为气血之源、后天之本、中十之枢,能升清降浊,通过多环节与脑发生联系,所以脾胃与脑的联系不是简单的功能定位或线性联系,而是通过多方面的、复杂的调控发生立体的联系。现代神经科学理论模式由分子到泛脑网络论转变的原因之一,是因为神经—内分泌—免疫网络对内外环境信息进行翻译、整理以及储存等的综合过程,也受到多方位的调控,中西医的研究结果不尽相同。

5. 探讨与展望 脾脑相关主要体现在脾胃与神经—内分泌—免疫系统之间存在着复杂的网络调控机制(即脑—肠轴),是脾胃与脑密切相关的中西医结合研究的最佳切入点。

然而,基于脑肠轴和神经—免疫—内分泌网络是一个极其复杂的网络,现有的研究水平和方法决定了目前的研究有很大的局限性,并且不够深入,目前主要是针对这个网络中的个别环节或者中间介质进行的研究,对网络调控中起关键作用的环节,以及如何进行调控和潜在的机制等,是值得探讨的问题。

中医学对于脑肠轴的干预作用研究较少,对其作用机制尚不十分明确,缺少有说服力的临床和实验数据,这些有待于进一步的研究。展望未来,对中医脾脑相关的理论的研究,不仅将对脾胃病与脑病的治疗提供新的思路与方法。而且随着研究技术的改进,神经信息学、分子生物学、医学工程、细胞信号转导等领域的研究逐步深入,将会给脾胃及神经系统疾病的发病机制研究带来新的发现。

专题10 关于"脾胃为枢"的研究

"枢",本义指门的转轴,是主制动的机关。《国语·周语》曰:"枢机,发动也。"王弼曰:"枢机,制动之主。"对于人体而言,脾胃是枢转与运化人体水谷、气机升降的枢纽,故脾胃为枢。

1. 研究基础 《素问·经脉别论》所言脾胃对饮食的运化,揭示了其升清降浊功能的关键作用。后世医家发挥这一理论,提出了脾胃为升降之枢的认识,并以此有效地指导了临床实践。如《订正太素脉秘诀》云:"枢机运转,可兆生死。"张太素注曰:"脾胃者,是关格,亦号枢机也。"另有以"脾土为一身之枢机""中者,上下四旁之枢机""枢机全在于胃"等为论者,明确指出了脾胃为枢的重要作用。脾胃为枢机,以升降为用。

脾胃是水谷运化的枢纽:脾主运化、主升清,将水谷运化成精微上输于心肺,进而布散周身;胃主腐熟、主降浊,将饮食物化为食糜,吸取精微,排糟粕于体外。二者,升降相因,相辅相成,完成对饮食物的运化。正如叶天士《临证指南医案》中所说:"脾宜升则健,胃宜降则和"。

脾胃是气机升降的枢纽:脾胃的升降,除体现在升清降浊、运化水谷的功能外,更体现在其对阴阳及全身脏腑气机的调节上。如章虚谷在《医门棒喝》中指出,脾胃"一升一降,实为阴阳旋转之机枢"。朱丹溪说:"脾具坤静之德,而有乾健之运,故能使心肺之阳降,肝肾之阴升,而成天地交泰矣。"《医碥》则明确指出:"脾胃居中焦,为上下升降之枢纽。"由于脾胃位于中焦,位置特殊,其气机升降正常才能完成升清降浊的生理功能。脏腑之气如肝之升发、肺之肃降、心肾之交通等,无不有赖于脾胃的升降作用,以维持五脏之间升降出入运动的协调与平衡。

2. 科学意义 1977年,Besedovsky首次提出神经内分泌免疫网络(Neuro-Endocrino-Immune Network)假说,神经系统、内分泌系统和免疫系统之间的交互信息传递机制逐渐成为研究热点,也被认为是西医学对人体整体平衡性认识的一个重要理论。NEI网络与中医平衡观念在很多地方有相似之处,使得NEI网络成为运用西医学研究中医药的一个重要途径。神经内分泌免疫(NEI)3大系统在保持平衡协调的同时,完成对内环境稳态及循环、呼吸、消化、泌尿、造血、生殖等系统的调节整合。目前已有无可辩驳的实验证明,一些细胞因子、肽类激素和神经递质以及它们的受体是神经系统、内分泌系统以及免疫系统共同使用的生物学语言。目前,有学者以功能性胃肠病为切入点,基于脑—肠轴学说,从脑肠互动的角度,推测中医学的气机可能与神经内分泌免疫网络的功能有关,研究气机紊乱与神经—内分泌—免疫网络的关系,为进一步寻求气机的本质提供理论依据。因此,脾胃为枢的研究必将对NEI网络的调控提供新的思路,将对中医学自身发展产生深远影响。

3. **临床价值**　脾胃枢转中气,使阴升阳降,成为机体内在的调衡机制,也是维持机体相对平衡的重要调节机制。脾胃属土,土具有冲和之德,构成气机升降之枢,五脏本身及五脏之间的升降,皆以脾胃之正常升降为前提,以维持各脏本身及脏与脏之间升降运动的相对平衡,防止脏气的太过与不及。在心肾则肾水上升,心火下降,水与火、精与神、阴与阳之间协调平衡;在肝肺则肝气升发,肺气肃降,气血得以上下贯通;在肺肾则气有所主,气有所纳,呼吸和利,水道通畅。达到了"气归于权衡""以平为期"的生理要求,这就是脾胃为枢的调衡作用,是维持机体相对平衡的重要调节机制。故李东垣说:"其治肝、心、肺、肾有余不足,或泻或补,惟脾胃之药为切。"就是对"脾胃为枢"是机体内在调衡机制的深刻认识与临床实践。若脾胃枢机失常,不仅表现在自身,并且常累及相关脏腑的升降运动。《四圣心源》说:"中气衰,则升降窒,肾水下寒则精病,心火上炎则神病,肝木左郁则血病,肺金右滞则气病。"可见,脾胃升降与他脏升降相互通应,调理枢机脾胃可复他脏之升降,成为治疗关键,此亦是中土之枢调衡作用的体现。正如《医碥》所说:"然则升降动静,苟失其中,虽为肝肺心肾之不职,亦即脾之不职……知各脏之病皆关乎脾,则知脾气调和,即各脏俱调和矣。"

4. **研究进展**　NEI网络研究的是人体多系统间信息的相互传递形成正负反馈,与中医的平衡观在形式上有许多相近之处,可以认为是当前中西医结合研究调衡机制最富有成效的领域之一,辨病与辨证结合,临床与实验结合,取得了很多成果。当前,不管是西医学还是中医学,对机体平衡机制的认识得到了显著提高。中医学认为,脾胃为枢是机体内在平衡的调衡机制,脾胃枢机升降正常,五脏之间升降运动就协调、平衡;若气机紊乱,升降失常,各脏之间的平衡就会被打破成为病态。几十年来,通过NEI网络进行中西医结合藏象研究取得了许多进展。西医学的神经内分泌免疫网络可以联系各组织器官,换言之,各组织器官间的协调性取决于这个网络能否正常运转。从五脏的现代研究可看出,每一脏病证的各证型均涉及多系统多指标的改变,每一脏的本质几乎均涉及神经内分泌、免疫、循环、血液、感觉等多系统、多器官、多指标的生理病理现象。

5. **探讨与展望**　NEI网络和调衡机制分别是西医和中医研究中的系统复杂性问题,基于NEI网络指标研究调衡机制在方法上还有许多需要创新和改进的地方。从脾胃为枢理论角度探讨NEI网络调衡的机制,借助现代整体医学的新模式——神经内分泌免疫网络理论,数据挖掘这种多系统多层次的指标改变有无内在联系,五脏之间通过每一系统的改变又产生哪些相互作用,它们之间有哪些交叉和区别,这为研究脾胃枢机的调衡机制提供了思路,以期阐述中医学的五脏与脾胃为枢理论的相关性及其调衡机制。虽然目前仍存在很多问题尚待解决,但是基于NEI网络指标研究调衡机制仍然极具发展前景,需要多学科参与共同研究,最有可能出现突破性进展。

专题11　对胆主决断的理解与应用

《素问·灵兰秘典论》说："胆者,中正之官,决断出焉。"决断,是指对事物作出决定和判断的能力,属于整体性的精神活动。《灵枢·本输》说："胆者,中精之府。"胆内贮藏精汁,此精汁乃肝之余气泻于胆聚合而成。物至精粹必有神,精气足而神自生。精汁养胆而化生神气,此神气即胆的决断功能。

1. 研究基础　胆主决断,参与神志活动,其具体生理功能体现在三个方面:一则肝胆相济,谋决乃成。肝与胆相表里,胆属甲木,胆附于肝,《素问·奇病论》说："肝者,中之将也,取决于胆。"谋虑属肝,决断属胆,谋而不决事不成,决而不谋事不密。谋虑和决断,相辅相成。故肝气虽强,非胆不断。二则胆心相通,助心藏神。胆助心主神明并作出决定判断,从而影响五脏六腑的功能活动。此即《素问·六节藏象论》所说："凡十一脏,取决于胆"。足少阳胆经上肝贯心,胆气通于心。胆性刚直果断,能使心主之神明有所主见与适从,从而使神、魂、魄、意、志、思、虑、智各司其职而无惧于外。故心主神明,非胆不断。三则胆主决断,助正抗邪。胆的决断功能体现在对外界某些不良的精神刺激,如大惊卒恐等的抗御能力,这种抗御作用能维持和控制人体气血的正常运行,故气以胆壮,邪不可干。此外,《灵枢·论勇》亦把肝的大小和胆的充满与否作为勇士或怯士的区分依据,体现出胆在精神情志方面的重要作用。

胆主决断,应八卦巽象、秉雷风之性,表现出勇武威猛的胆识,与精神情志活动密切相关。受西医学对胆囊消化功能认识的影响,中医基础理论教材对胆功能的认识强化了其内藏胆汁、消化水谷的作用,是有失偏颇的。

2. 科学意义　《黄帝内经》及后世中医学著作对胆主决断的生理功能、病理变化均有明确的记载和论述,并以之指导临床,疗效确切,但比较零散、不成系统。这与《黄帝内经》藏象理论体系以四时五脏阴阳观为指导,重视五脏功能有关。因此,梳理《黄帝内经》胆主决断的理论,深化后世医家对胆主决断的认识,为辨证论治胆病提供规范化的诊疗方案,促进中医胆腑理论的发展,具有重要的现实意义。

3. 临床价值　《黄帝内经》多个篇章涉及各种胆病,主要表现为决断失常,精神情志异常。如《素问·奇病论》之"胆瘅"表现为"数谋虑不决",《灵枢·胀论》之"胆胀"表现为"善太息",《灵枢·四时气》和《灵枢·邪气脏腑病形》详述邪在胆皆有"心中憺憺,恐人将捕之"等。《黄帝内经》以降,唐代的《千金方》记载了以温胆汤为代表的治疗胆郁痰扰、神志不安、虚烦不眠的数张方剂。宋代的《太平圣惠方·治心脏风虚惊悸诸方》以及《严氏济生方》均提出心胆两虚证,治以茯神汤,《医学入门》则用仁熟散。纵观胆腑理论的源流,是以《黄帝内经》为指导,以临床实践为基础,从最初的虚实辨证,逐步完善的。伴随时代的变迁,疾病谱在不断变化,当今精神情志异常病证日益增多,温胆汤的广泛应用即是明证。发掘胆主决断的理论,为临床精神情志疾病从胆论治提供理论基础,是顺势而为。

4. 研究进展　目前,中医学对胆腑理论的研究主要集中在"胆主决断"的文献整理、拓展以及临床应用方面。在"胆主决断"的理论研究方面,有医家认为"决"是"泄"义,"断"是"止"义,引为贮藏义。决断,指胆腑贮藏、排泄胆汁的生理功能。胆贮藏、排泄胆汁的功能,如水流的流泄断止一样,所以说它决断出焉,故胆主决断的作用亦体现在消化方面。有新的校释观点指出"凡十一脏取决于胆"当为"凡土脏取决于胆","十一"乃"土"字之误,即脾、胃、大小肠、三焦、膀胱等"土脏"的功能发挥依赖于胆的决通疏泄的功能,进一步佐证胆主决断乃胆之贮藏、排泄胆汁,参与消化的功能。此观点可使胆的常见病证的机理得到最直截简明的阐释,如口苦、喜呕、呕胆汁、不欲食、脘腹胀痛等常见的胆的病证。

正常情况下,人的胆量胆识显著,大脑皮层高级神经系统对外界环境、客观事物反映灵敏,心情舒畅则精力充沛,处理事务则刚正果决,直而不疑。若胆气虚乏,可出现胆气怯弱,精神、情志、思维低下异常。依据"胆主决断"的理论指导临床,治疗强迫性神经症、不寐、小儿神经精神系统疾病(包括小儿睡惊症、抽动秽语综合征、儿童欺骗行为)以及老年期痴呆、焦虑症、抑郁症等精神神经系统疾患,均取得了一定的疗效。西医学研究亦表明:在胆的阻塞性疾病中,胆汁逆而入血,胆盐在血中可抑制乙酰胆碱酯酶的活性,使血中乙酰胆碱含量上升,从而使心率减缓,而且胆囊疾病可引起交感神经兴奋,使冠状动脉痉挛,表现为"胆心综合症"。胆囊病变涉及精神神经系统的改变,属于心身疾病的范畴。

5. 探讨与展望 胆主决断,是中医学对胆功能的特有认识,其理论的产生源于总体现象的思辨,其功能涉及西医学多系统的整合。采用现代科学技术的方法对其内在机制进行研究,涉及动物模型的选择、检测指标的选择,目前国内此方面的研究一片空白,缺乏对胆主决断的生物学基础的完整定位和表征,导致实验研究的开展非常困难。

西医学研究表明,在躯体疾病期,可产生相应的情绪反应。《黄帝内经》十分重视心理因素与躯体疾病的关系。《黄帝内经》及历代文献所记载的胆病,不仅有复杂多样的躯体症状,同时伴有精神情志异常,胆病当属心身疾病范畴。心身医学既重视心理社会因素在心身疾病的发生、发展和康复中的作用,又重视生物医学的实践经验;治疗上不仅重视躯体治疗,同时重视心理治疗,体现了心身医学的整体观点,恰与中医学形神合一的理念不谋而合。能否以此为突破口,继续深入的发掘、整理和研究完善胆腑的生理、病理以及胆腑辨证施治规律。在此基础上,借鉴现代科学技术,结合生物学领域中具有整体调控思想的理论,如神经内分泌免疫网络、细胞信号转导系统等,探索胆主决断的现代生物学机制,明确其科学内涵,使之具有更为广阔的应用前景,充分发挥中医学在胆腑疾病防治方面的优势和特色,进而发展中医胆腑理论。

专题12 关于脏腑"表里相合"理论的研究

脏腑"表里相合"是中医藏象理论的重要组成部分,又称为脏腑表里相关学说。是古人在中医阴阳五行和整体观念等理论的指导下,通过长期的临床实践观察总结而成的。中医学认为,人体是一个有机整体,脏腑之间存在着阴阳表里相合的关系,并与体表组织器官密切联系,与自然界四时五行阴阳息息通应。

1. 研究基础 脏与腑相对而言,有阴阳属性的划分和表里关系的配属。脏属阴主里,腑属阳主表,二者生理上相互为用,病理上相互影响,是脏腑"表里相合"理论的核心。正如《素问·金匮真言论》所说:"言人身之脏腑中阴阳,则脏者为阴,腑者为阳。肝、心、脾、肺、肾,五脏皆为阴,胆、胃、大肠、小肠、膀胱、三焦,六腑皆为阳……此皆阴阳表里,内外雌雄,相输应也。故以应天之阴阳也。"《灵枢·本输》也说:"肺合大肠,心合小肠,肝合胆,脾合胃,肾合膀胱。"又如《素问·血气形志》说:"太阳与少阴为表里,少阳与厥阴为表里,阳明与太阴为表里。"说明经脉的相互络属是脏腑"表里相合"关系的基础,每一对脏腑之间都通过其经脉、络脉、经别等经络系统的相互联接,在生理功能上密切配合、病理变化上相互影响,从而建立起稳定协同的内在联系。

人体以五脏为中心,每一脏均与相应的体表组织器官,通过经络系统"内属于脏腑,外络于肢节"的作用联系起来,构成一脏、一腑、一体、一窍的脏腑表里系统,成为认识体表组织器官的功能活动及病理变化受脏腑支配与影响的理论基础。脏腑"表里相合"理论是中医学以整体论为基础,研究和探讨人体生命活动的独特之处。

人生活在自然界之中,人体的生理、病理时刻受着自然界的影响,与自然界构成一个整体,故脏腑"表里相合"的关系属于"四时五脏阴阳"整体观的一个重要组成部分。五脏应四时,人体又是一个以五脏为中心的有机整体,这样就形成天人内外相应的统一体。基于此,脏腑"表里相合"也必须"合"于四时阴阳。

2. 科学意义 脏腑"表里相合"关系是运用阴阳五行理论,阐明脏与腑之间、脏腑与体表组织器官之间的内在联系,及其与自然界四时五行阴阳相通应的关系。人体是一个极其复杂的有机整体,以五脏为中心,各组成部分在形态结构上密不可分,生理功能上相互为用,物质代谢上相互促进,病理变化上相互影响。五脏、六腑、形体、官窍通过经络的联系、气血的贯通、功能的配合等构成五大系统,并与自然界四时阴阳相通应。因此,脏腑"表里相合"关系是建立在一定物质基础之上的,几千年来,一直有效地指导着临床应用。阐明其科学内涵,对进一步明确揭示脏腑的生理病理规律,具有非常深远的理论和实践意义。

3. 临床价值 脏腑"表里相合"理论可以解释人体的各种生理、病理现象,指导疾病的诊断和治疗,能充分体现中医的整体观念和辨证论治的特点。人体各脏腑组织器官通过经络的作用,每一脏与相应的腑具有表里相合的关系,与相应的体表组织器官又有一定的配属联系。彼此间在结构上密切相联,功能上相互为用,人体的各项生命活动才能维持正常。表里脏腑间的相互关系,决定了它们在病理上常常相互影响,脏病可以及腑,腑病也可以及脏,甚则脏腑同病。尤其在慢性难治性疾病中,这种相互影响会更加突出。脏腑发病又可以通过经络的传导,影响到相应的体表组织器官;组织器官的病变也可以影响到内脏。临床上,常以体表器官的病理症状为依据,来诊断相应内脏的疾病,如《灵枢·本脏》所言:"视其外应,以知其内脏。"在疾病的治疗方面,又常用脏病治腑、腑病治脏、脏腑同治等治则治法,对临床具有重要的指导意义,充分体现了中医学的特色和优势。

4. 研究进展 从《黄帝内经》至近现代的多种论著,都强调了脏腑表里相合的关系,并从藏象理论、生理病理、临床应用等多角度展开论述。有学者提出脏腑"表里相合"的结构基础,系基于相表里的脏腑之间存在5种方式的经络联系:即经脉的相互属络、络脉在体表相互沟通,经别在体内相互联系,经别的六合关系及经脉在循环路径上阴阳表里相贯。还有学者认为,脏腑"表里相合"的基础,除依靠经络网络全身外,脏腑彼此之间在组织部位上直接相连和脏腑气化的息息相通也是重要依据,从而决定了一脏一腑相表里的这种特定配合关系。还有学者从天人相应的角度提出,脏腑经络表里相合取决于三阴三阳时空轴对称,是阴阳相反相成、互制互用的结果。近年,有学者重点开展了肺与大肠相表里的脏腑相关理论及其应用基础研究,系统梳理了历代文献,厘清了既往的模糊认识,还原了"肺与大肠相表里"的理论本义,科学阐述了其理论内涵,丰富和发展了中医脏腑相关理论。同时,证实了肺与大肠相表里现象,即肺与大肠在生理上相辅相成,在病理上相互传变现象的客观存在,并证实了其特异性。遵循循证医学原则,通过多中心、大样本、随机对照的临床试验研究,证实了"肺病治肠""肠病治肺"确有疗效,并提出"肺肠同治"是临床辨治肺与大肠难治性疾病的有效方法。在肯定临床疗效的基础上,进而采用多学科研究思路和方法开展基础实验研究,初步阐明了"从肠治肺""从肺治肠"的生物学机制,发现并证实了"肺与大肠相表里"理论的炎症窜扰、淋巴循环、神经肽调节、肠道微生态内在联络途径,创新发展了中医"肺与大肠相表里"的理论。

总之,在对脏腑表里关系的研究中,学者们分别从理论探讨、动物实验、临床观察等多方面进行了研究,从不同角度阐明心与小肠、肝与胆、脾与胃、肺与大肠、肾与膀胱等脏腑表里关系的理论内涵及其对临床的指导意义。以肺与大肠相表里关系的研究为例,国内外许多学者已从胚胎发育、气体排泄、神经调节、结构联系、黏膜免疫、内分泌物质影响等多角度探索了"肺""大肠"之间的联络机制,丰富和发展了"肺合大肠"理论的科学内涵,对"肺与大肠相表里"的机制有了初步的了解。

5. 探讨与展望 脏腑"表里相合"理论是中医藏象学说的重要理论之一,临床运用该理论治疗疾病,具有不可替代的优势和广阔的应用前景。但脏腑"表里相合"构成的五大功能系统,是一个具有时空观念的功能结构模型。目前的研究尚局限于文献的系统梳理及理论探讨阶段,对于其"表里相合"的内在机制还缺乏深入研究。就研究相对较多的"肺与大肠相表里"而言,实验研究多从肺肠病理表现为多,动物模型的制备大多采用机械性、创伤性方法,与人体发病的病因、病机尚有很大差距,中医证候的量化积分水平较低等。

可见,脏腑"表里相合"理论的研究,应更加重视中医临床发病的内因与外因、疾病的传变规律,初步模拟临床发病过程,探索符合中医特点的疾病、证候模型,加强临床观察,配合基础研究,利用现代科学的方法和理论,逐步阐释脏腑"表里相合"的实质内涵,不断创新发展中医藏象理论。

专题13 "君火"与"相火"的内涵与关系

对于"火"的认识,是中医理论中的一个重要内容,内涵丰富、应用广泛,然而对其概念的阐述一直是个难题,备受学者关注。因此,认识分析"君火"与"相火"的内涵与关系,对丰富和发展中医理论及指导临床实践具一定的作用和意义。

1. 研究基础 首先提出"君火"和"相火"概念的是《素问·天元纪大论》,篇中从气候特点和物候现象来描述火"明亮"与"炎热"的两种属性,在论述五运六气时将"火"一分为二,提出"君火以明,相火以位"的观点。基于天道与生命之道和谐相应的哲学观,当时医家将其用于阐述人体的生命现象与规律,认为人身亦有君相二火。宋金元时期,刘完素首先提出"心为君火,肾为相火"(《仙经》),至此,拉开了君相二火的研究序幕。由于心为"君主之官"(《素问·灵兰秘典论》),所以"君火"指心阳是专一的。"相火"为何脏之阳?则见仁见智。以辅君之谓"相"而言,除心之外其他各脏之阳皆可曰"相火",但中医理论中通常多将肝胆之阳、肾阳、三焦之阳、心包之阳称为"相火"。临证中肝肾之阳应用最广,为了区别两者,于是又将肝藏之相火称为"雷火",肾寓之相火为"龙火",或曰命门之火。清代医家喻嘉言认为:"相火居下,为原泉之温,以生养万物,故于人也,属肾而元阳蓄焉。"故肾之相火又成为人身之元阳。

历代医家对君火、相火从功能、形态、性质及隶属诸方面进行了阐述与探讨,涉及医学、哲学、社会学等各个方面,体现出中医学从天地人三才一体的整体观对生命现象的认识。

2. 科学意义　中医学对"火"的认识涉及生理、病理、诊治和药性等多个方面,其源于"火"即人身阳气之说。如张介宾所言:"火,天地之阳气也。天非此火,不能生物;人非此火,不能有生。故万物之生,皆由此阳气"(《类经·卷二·阴阳类》)。清代名医郑钦安也说:"人生立命,就是一个火字"。于是当时医家借用《黄帝内经》中的"君火"、"相火"概念,分别用以表达不同脏腑之阳,然而人体生命活动异常复杂,仅用一个"火"的概念难以概括所有脏腑之阳,对此也各抒己见。故阐发"君火"与"相火"的内涵及关系,可以提升对阴阳水火气机升降及气化理论的认识,以期丰富中医学理论并指导临床。

3. 临床价值　君火相火理论对临床具有重大的指导意义。人之所病,或外感六淫,或内伤七情,莫不由人身阳气或亢或虚,从而变生诸证。君火在心,为五脏六腑阳气之用,含禀神明,统领情志,如离照当空,使脏腑功能井然有序;肾中相火,为五脏六腑阳气之根,为坎中之火,温而不燥,蒸腾上达。病理之火常见于:心火炽盛的"壮火",宜苦寒直折其势;阴虚阳亢之"相火",宜壮水之主,以制阳光;饮食劳倦思虑伤及心脾的"阴火",治当温补中气。君火在上,相火在下,上下交通,相互感应。故临床上君相失济的病变颇为多见,涉及多个脏腑。有学者认为君相之间相互交通,需脾胃气机升降之枢纽协助,肝肺左右气机通道之斡旋。据此《伤寒论》阐述临床病变有①君火痞塞,独焰于上,而成邪火壅滞中上焦的"热痞",为大黄黄连泻心汤证;②君火痞塞,相火不应所致心热肾寒的寒热错杂,为附子泻心汤证;③心阳不足,肾水寒而不化,上凌心君的奔豚,为桂枝加桂汤证;④相火不位,水气内动,水淫则木浸,导致肝风内动,为真武汤证。《黄帝内经》君火相火理论也成为后世"心肾相交"理论的基础,为阐述心肾两脏功能失调的诊治,提出了"心肾不交"的病理概念,提升了对脏腑病机的认知。

此外,土生万物,须得火之温煦与熏蒸,相火作为肾中元阳之所在,对中焦之土,犹如釜底之薪意义重大。故而,扶阳即扶火,扶火即能成就中土生养万物之功。反之,中土虚弱,相火可乘机炎上而失位。临床见诸般火证伴随中土虚弱之象,可视情采用温补中土而敛相火之法。清·尤在泾在《静香楼医案》中谓:"中气虚寒,得冷久泻,而又火升齿衄。古人所谓胸中聚集之残火,腹内积久之沉寒也。此当温补中气,俾土厚则火自敛。四君子汤加益智仁、干姜。"由此可见,在相火失位问题上,强调对中土的治疗非常必要。

4. 研究进展　中医学对君相之火的研究以理论和临床为主。①从脏腑阴阳气机升降的角度,建立以中焦脾胃为中介作用的"心—脾—肾轴",形成君相二火交互作用的结构模式。②从身心和谐的角度研究,提出"君相互感"的心身调节模式:君火(心火、神、精神心理)通过君相互感、水火既济(神经—内分泌—免疫网络)的桥梁和纽带,与相火(脏腑功能、根于肾水、形、躯体)互相联系和影响,使人体形成身心合一的整体。③从精气神关系入手研究。肾藏精,为水火之宅,而相火即为水中之火,肾精足则相火旺,精气充足化神则君火得于裨益。并提出,君火的生物学基础主要是下丘脑的神经内分泌细胞和腺垂体激素,其功能是自主神经之高级中枢,主导着人体的功能活动。④人之情欲是君火与相火共同作用的结果。宗朱丹溪相火妄动说,有学者认为相火,是指逆乱亢奋的情欲之火。⑤从经络之气而言,所谓气归丹田,即是安位之相火。

5. 探讨与展望　从君相之火的产生基础而言,是一种纯理性化的功能概念,哲学思辨性较强,反映出中医学"重功能轻形质"的特点。无论是哪一种火,都可被看做人体气化运动中不断产生又消逝着的过程流,因而给对其实质的研究带来了一定的困难。虽然也提出了一些假说,但由于其指标选取及造模等设计上的困难,实验研究开展得很少。

进一步研究君相学说,首先需要理清其源流关系,从中理顺研究思路。君相学说产生于五运六气,应当结合天文、地理、哲学、社会学等方面开展研究,拓展思路,以期在理论方面有所突破。其次将君相二火放在人体与外界环境的开放系统中进行考察,将人体诸如命火、君火、相火、龙火、雷火、五脏之火等"火"的内涵及关系进行系统梳理,必要时建立对人体"火"研究的数据库,从理论到临床进行系统整理。进一步结合西医学及物理、化学等学科进行交叉研究,以求对其内涵有更深入的认识。

专题14　解读"五脏藏五神"

"五神"是对人的认知过程和意志过程的表述。中医学认为:"五脏藏五神",提出人的认知过程与脏腑气血密切相关,认知过程是以生理活动为基础,并对生理活动具有反作用。

1. 研究基础　《素问·宣明五气》篇云:"心藏神,肺藏魄,肝藏魂,脾藏意,肾藏志。"指出人体的五脏为藏神之脏。《灵枢·本神》进一步论述了"五神藏"与人的认知过程的关系:"随神往来者谓之魂,并精而出入者谓之魄,所以任物者谓之心,心有所忆谓之意,意之所存谓之志,因志而存变谓之思,因思而远慕谓之虑,因虑而处物谓之智。"将人的精神意识活动分为神、魄、魂、意、志五种,统一由心神支配。魄、魂、意、志均由心神所派生。"五脏藏五神"之本质并非指五脏均是思维的器官,而是说明五脏的生理活动是精神情志活动的基础。

2. 科学意义　人的生命活动可以分为心理和生理两大功能活动,它们既是各成系统,又是相互关联。心理活动是以生理功能活动为基础,同时又能对生理活动产生一定的影响。中医"五脏藏五神"理论充分体现了中医学"形神统一"的思想,将生理与心理两大功能有机整合为一体,是中医学全面而科学认识生命规律的基本方法。对"五脏藏五神"进行科学的研究与探讨,揭示"五脏藏五神"的科学内涵及外延,不仅是支撑中医心理学理论框架的核心,而且是中医情志致病的理论基础,对揭示中医藏象学说的科学内涵具有重要的意义。

3. 临床价值　五脏藏精气化生神,当五脏发生虚实盛衰的变化时,会直接影响人的情志活动,产生相应的变化。如肾藏志,脾藏意,当脾肾气虚时,除出现神疲乏力,腰酸耳鸣,纳呆便溏等脾肾虚弱症状外,患者常伴记忆力减退,思维反应迟钝等情志变化,用健脾补肾方药治疗后,上述症状可以得到改善。此外,郁病、狂病、失眠等精神情志活动异常为表现的疾病,由于临床缺少相应的躯体症状,只有运用"五神藏"理论的内涵进行辨证,方可提高临床疗效。因此,研究"五神藏"理论,对于精神疾病的辨证治疗具有其重要的指导意义。

4. 研究进展 近年对"五脏藏五神"的理论研究,主要有以下两个方面:一是深入探讨了神、魂、魄三者之间的关系:神、魂、魄均用来接受外界信息,属于人类认知活动的初级阶段。其中"神"接受外界的信息,并对其产生相应的感受和反应,为心所藏之神。"魂",相当于人类的潜意识,是在生命之初就存在的、比"任物之心"更初级的本体意识。"魄",是在生命活动尚未完全独立时已经存在,比"魂"更为初级的本体意识。从构成上来看,魂、魄之于神,具有基础性、要素性,"神"之于魂、魄具有主宰性、控制性,是高于魂、魄的精神活动。二是结合现代心理学知识对中医学认知过程进行了探讨:中医学认知过程归纳为:外界刺激的信息进入到"心",产生感觉,通过"肺魄"输送到"脾"并形成"短时贮存"。"脾意"根据判断标准确定将信息贮存"肾志"中,形成长时贮存。当然"脾意"亦可根据信息加工的需要从"肾志"提取相关信息以供参考,此过程由"肝魂"参与完成,经过"脾意"处理过的信息经过"肝魂"输送到心,向外输出,对环境刺激做出应答。

上述认知过程可分为三个阶段。第一阶段,由心神直接接受外界信息和间接接受魂、魄信息的上传,从而形成对外界事物直接的、感性的、形象的认识,并做出本能的、单纯的反应。第二个阶段,心神在不断接受各种外界信息的同时,对部分信息进行储存,从而产生"意"。"意"储存、藏蓄便形成"志",意、志的产生,可以看做思维活动的较高的层次。第三阶段,围绕意、志的内容,进一步产生思维的反复计度、权衡,进行更高层次的思维活动——思、虑、智。其中"任物"是认知的基础,"意、志"是认知的重要环节,"思、虑"是认知的核心,"智"是认知的最高境,"五神藏"是认知的重要器官。三是关于"心主神明"与"脑主神明"之争。《素问·灵兰秘典论》云:"心者,君主之官,神明出焉"。《灵枢·本神》云:"所以任物者谓之心",故"心主神明"论出自《黄帝内经》本无疑义。但近年来有人对此提出异议,认为《黄帝内经》所论为"心藏神"而非"心主神明"。

藏象学说是以五脏为中心构成的结构功能体系,由于"心主血脉",血是精神活动的主要物质基础,所以推断心具有相当于大脑的某些功能。因此"心主神明"论并非是解剖形态学上的实证,而是在心主血脉功能之上通过演绎推理而得。此外,《黄帝内经》时代的医学处于理论发展的形成阶段,概念的内涵与外延并未完全明晰,从生理而言没有心主血脉之功能,亦无所谓神明。大量的古代医案亦说明运用该理论治疗精神疾病有较好的疗效。所以古人"心主神明"的提法相对于当时的医学水平而言并无不妥。"心主神明"论是建立在中医整体观念之上,说明五脏、心、精神活动之间关系的一种学说,有其科学性与合理性,不应当轻易否定。

5. 探讨与展望 "五脏藏五神"理论是中医藏象学说的重要组成部分,目前对其研究中尚处于起步阶段,现有的研究主要存在以下问题:实验研究方面,由于认知的复杂性以及人与动物在认知方面存在着本质区别,采用模型动物研究认知问题,不仅使研究方法的难度倍增,而且研究结果的可信度也值得讨论。临床研究方面,采用纯中药治疗精神疾病多属于零散报道,缺少建立在现代流行病学和循证医学基础上较为系统、完整的临床研究报告。今后的研究,首先应当将现代流行病学及统计学的原理和方法引入中医精神疾病领域,通过严格的设计测量和评价,并从患者个体的诊治,扩大到群体特性的研究,探讨中医精神疾病的疗效及其机制。在此基础之上,综合运用现代心理学、生物学、行为学等方法,系统探讨"五脏藏五神"其科学内涵,揭示其生理学机制。

专题15 "五脏应时"说的科学内涵

1. 研究基础 在对一切事物的认识中,恩格斯说:"一切存在的基本形式是空间和时间。"人体也不例外,它也是由空间结构和时间结构两大要素组成。形体、器官、组织等属于空间结构,它反映的是机体有形可见的具体物质的结构特点;生命活动的过程、节律和周期等属于时间结构,它侧重表达生命活动在不断发展过程中无形的整体功能状态。可以说时间和空间共同表现着物质的特性,两者的正常有序对于生命的健康有着同等重要的作用。中医学理论体系侧重于对人体时间结构的认识。西方医学为代表的医学体系主要侧重对人体空间结构的认识,所以尽管中西医所研究的对象相同,但是对脏腑功能却有两种认识。"五脏应时"说是中医学从时间结构来认识脏腑本质的具体体现。它认为人体内在的脏腑生理功能、与外界时辰季节变化具有同步的相应性变化。其内容包括"肝应春""心应夏""脾应长夏""肺应秋""肾应冬"。

2. 科学意义 "五脏应时"说体现了中医学从时间结构角度认识人体脏腑功能的独特视角,它克服了西医学重视空间结构,精于分解短于整合,精于具体结构短于整体功能,注重体内环境,疏于体外大环境(社会环境、自然季节气候、宇宙星辰等)对人体影响的不足,有效地体现了中医学整体观念的特点。它从整体调节运动状态下认识生命,是不同于近代西方医学的独特之处。因此,对于"五脏应时"说的研究不但可以揭示中医学认识人体生命独特的原创性思维的科学内涵,同时对医学界全面认识人体脏腑功能也有着重要的科学意义。

3. 临床价值 在中医"五脏应时"说的科学研究中发现,许多疾病的发病都与相关脏腑的对应季节有关,比如与中医肝相关的精神分裂症、抑郁症和过敏性疾病等多在春季发病,与心相关的心梗和脑血管病多在夏季发病,与脾相关的消化道疾病多在长夏季节发病等。因此,"五脏应时"的研究也为临床探讨疾病的发病机理,进行精准的治疗提供了思路。

4. 研究进展 目前"五脏应时"说的研究除了理论层面的探讨外,更主要的是对"五脏应时"的生物学基础的研究。如对调控人体发生季节性变化的主要因素,以及人体五时五态通应五脏的生命规律形成的生物学机制的研究,都是中医"五脏应时"说研究的关键科学问题。研究发现,褪黑素的内源性合成依赖于光周期,光周期的信息,通过松果体褪黑素分泌的变化而被转换成神经内分泌变化。因此,松果体褪黑素的季节性分泌调控是目前"五脏应时"说研究探讨机体应时变化整体工作方式的一个重要桥梁。另外,由于"五脏应时"体现的是人体的整体功能状态的应时变化特点,它与现代生命科学中探讨器官整体调节的神经内分泌免疫网络以及细胞信号转导系统有着共同之处,这也为探讨"五脏应时"说关于人体应时而变的生物学机制提供了思路。目前,季节—松果体褪黑素—靶器官—神经内分泌免疫网络—细胞信号转导系统,已经成为"五脏应时"说科学内涵研究的主要研究思路和模式。

迄今,"五脏应时"说的五个方面"肝应春""心应夏""脾应长夏""肺应秋""肾应冬"

均已经开展了相关的研究工作。其中"肾应冬"的研究是时脏相应研究开展最早,也是至今研究最深入的一个。"肾应冬"的研究从与"肾主生殖"密切相关的性腺功能,与"肾主骨"相关的甲状腺功能,与"肾主纳气"相关的肾上腺功能入手,探讨了不同季节松果体对性腺轴、甲状腺轴和肾上腺轴影响的神经内分泌免疫与细胞信号转导机制。研究结果表明,中医肾的各种功能,在与自然四时相通应的过程中,与相关的内分泌轴的功能之间,在冬令时节存在着特异性同步变化规律。近年来的研究成果证实,中医五脏功能与时令季节相应而存在特异性同步变化。研究也为中医五脏内涵的认识提出了一个新的假说,即从现代意义上看,中医学的五脏是指受环境因素刺激后,激动细胞信息转导的载体——细胞信号转导系统,将信号传导于神经内分泌免疫网络和体内器官,形成一系列有规律的综合生理效应。这种综合效应经长期进化,形成了一种相对稳定的模式,具有遗传特性,而且还在不断地改变和修饰机体本身,以适应环境,它基于脏腑器官又高于脏腑器官,可以说是一种包含了有形物体的整体功能状态。

5. **探讨与展望**　目前研究的主要难点在于基于现代生物医学的研究水平,对于内在脏腑微观神经内分泌因子以及细胞信号分子变化的观测都是需要采集脏器组织才能完成的。这就使得相关研究只能在动物身上进行,而且由于取材就需要将动物处死,所以难于对研究对象进行一年四季的连续观察。此点就目前来说是对探索人体"五脏应时"科学内涵的一大局限。

鉴于现代生物医学研究的局限,以及"五脏应时"说注重整体动态观察人体的特点,随着现代科学技术的迅速发展,今后关于"五脏应时"的研究可能不止局限于生命科学的研究成果,将尽量充分利用现代科学的先进技术包括物理学和信息学的前沿科技,在无创伤的基础上对人体进行各个季节的动态连续观察,从而进一步揭示"五脏应时"说的科学内涵。

专题16　脾胃"燥湿相济"的研究

脏为阴,腑为阳。脾归五脏属阴,为太阴湿土;胃归六腑属阳,为阳明燥土。二者一阴一阳,皆属五行之土,互为表里。脾性湿,防其湿胜而喜燥,胃性燥,防其过燥而喜润。脾胃二者各随其所喜,阳明燥金之燥和太阴之湿相化相合,燥湿互相既济。

1. **研究基础**　燥湿相济,首先是脾胃脏腑生理特性与本能特性的重要体现。脾体阴而用阳,其性湿,以升为顺,喜燥而恶湿。胃体阳而用阴,性燥,以降为和,喜润而恶燥。脾易生湿,得胃阳以制之,使脾不至于湿;而胃易生燥,得以脾阴制之,使胃不至于燥。脾胃燥湿相济,理论基础是脾胃之间存在着阴阳互助,纳运相得、升降相因,相互为用的内在联系。

其次,燥湿相济是脾胃生理功能得以正常行使的前提条件。正如清·叶天士所言"太阴湿土得阳始运,阳明燥土得阴自安"。脾的生理功能在《释名·释形体》中表述为"脾,裨也,在胃下,裨助胃气,主化谷也"。其次具有"散精"之功能,如《素问·经脉别论》所述:"饮入于胃,游溢精气,上归于脾,脾气散精,上输于肺"。胃其生理功能主受纳水谷与腐熟水谷,是水谷气血之海,为百物聚集所在,故有谓"胃为之市"。胃主受纳腐熟,不仅依赖胃气的推动,亦需胃中津液的濡润。《素问·刺禁论》曰:"脾为之使,胃为之市"。由此可见脾胃共同起到转枢功效,一为"市",一为"使",脾"为胃行其津液",发挥其"使"的功能。脾胃同居中焦,脾宜升则健,胃宜降则和。胃之下降必赖脾的上承,才能降而不陷;脾之上升也因胃的沉敛,才能运化有度,否则升而无根。脾胃同为后天之本,只有燥湿相宜,方能化生不已。

2. 科学意义　迄今,有关脾胃脏腑相关的理论及临床研究,无论是传承,抑或创新已取得很多成果,"脾胃燥湿相济"特性的研究是其中一个很重要的内容。脾胃燥湿相济体现了中医"冲和"学术思想。"冲和"古通"中和"。脾胃学说认为脾胃为气血生化之源,人的生存有赖于胃气,有胃气则生,无胃气则死。安谷则昌,绝谷则亡。土具冲和之德,而为生物之本。冲和者,不燥不湿、不冷不热,乃能化生万物。湿土宜燥,燥土宜润,使归于平。若脾强而胃弱则闻谷而呕,脾无所运;若胃强脾弱则纳多不运,消谷善饥,均为失其"冲和"之性。所以调理脾胃要以"冲和"为贵,脾胃之气燥湿相济,纳运有度,升降相因,冲和协调方能健运不息,生化有源。

3. 临床价值　临床上常见燥湿不济而脾胃同病。因此"脾胃燥湿相济"学术思想常常暗含于临证理念之中。如太阴病常以阳气易亏、易湿停为其特点,如脾虚水停之泄泻、水肿、腹胀、腹满、带下、痰饮等。脾之实证,无论寒热,以湿盛为其典型病机。临证所见的太阴湿热诸证,可选茵陈蒿汤、三仁汤、栀子柏皮汤等,以祛湿除热;太阴寒湿证,可选茵陈四逆汤、平胃散等以温中助阳利湿。故有"治脾不在补,而在运其湿"之说。胃病则阴液易损、易燥,如萎缩性胃炎、便秘等。在临床根据胃喜柔润的生理特性,叶天士创立了养胃阴一法,补充了李东垣的脾胃学说,发展了脾胃理论。

燥湿相济是指导脾胃病临床治则治法与用药的重要原则。一是强调脾胃用药性味的差别,脾喜燥恶湿,临床用药应忌柔用刚,强调健脾化湿;胃喜润恶燥,应忌刚而用柔,强调凉润通降。二是脾胃病的发生常常脏病及腑、腑病及脏,多为表里同病,因此要兼顾表里相关的特性、治疗上兼顾燥湿相济、升降相因、通补兼施、寒热并治。清·吴瑭所著《温病条辨·治病法论》中提出"治中焦如衡,非平不安"的观点,治法不偏不倚,纠正阴阳水火偏盛,用药上刚柔相济、燥湿并举。清·程钟龄《医学心悟·医门八法》中将提出"和法",在脾胃疾病的治疗过程中燥湿相济也是"和法"的重要体现。

4. 研究进展　973计划《"脾主运化、统血"等脾藏象理论研究》项目研究团队发现湿气困阻脾胃引发多种疾病均与人体内水通道蛋白、胃肠动力、胃肠免疫、胃肠黏膜等的水液代谢生理功能失调及与细胞线粒体、血清5羟色胺(5-HT)等有关;也有学者研究发现湿气困脾与降钙素相关基因肽(GGRP)存在相关性。

纵观"脾胃燥湿相济"相关古今文献,其内容涉及脾与胃各自生理特性、生理功能的文献记载与源流梳理、脾胃学说的理论研究与实验研究。就实验研究而言,则偏于湿气困阻脾胃及燥热伤胃的动物模型复制及脾胃病部分科学内涵的阐释。临床研究的开展多集中于健脾燥湿法治疗湿盛困脾所致各系疾病及"保胃气、存津液"防治各种胃病的研究,亦有部分学者就"脾胃燥湿相济"的认识论、方法论和应用问题提出不同的见解。

5. 探讨与展望　抚今追昔,诠释"燥湿不济"或"燥湿相济"内涵与外延,可以是对病因、病机的诠释,也可以是对治则、治法、方药之所求,因此对脾胃燥湿相济理论的研究存在一定的难点。临床中重视"脾胃燥湿相济",复其"冲和",是强调冲和乃脾胃正常生理活动的基础,更是五脏安和之关键。以胃肠动力学、免疫学、炎症反应、分子生物学为切入点的现代科学内涵的研究而言,目前研究尚很局限。脾胃乃"后天之本",在"治未病"学术思想中地位举足轻重。进一步开展"脾胃燥湿相济"理论规范化和客观化研究,为阐明"中央土,以灌四旁"提供理论依据,并将其推广运用到其他重大疾病的中医药防治领域,从而指导临床实践。

专题17 中医气化学说的科学意义

1. 研究基础 气化是指通过气的运动而产生的各种变化。气化,在哲学层面上可以理解为说明物质形态在一定条件下的变化和转化,在自然界表现为气候的变化,在中医学领域主要可理解为精、气、血、津液等各自的新陈代谢及其相互转化,即人体内物质与能量相互转化的物质代谢的过程。

从气化思想到气化理论的形成与发展,可概括为五个阶段。①气化思想肇始于《易经》,②确立于《黄帝内经》,秦汉时期哲学意义上的气化理论业已形成,并被引入于中医学领域,用以说明物质世界和生命运动变化的总过程;③发展于隋唐和宋金元,气化含义逐渐扩展,深入到对医理的解释,医家结合临床实践,提出不同观点,刘完素创"六气兼化"之说;李东垣创脾胃元气说;朱丹溪认为"相火"为人体气化之本等理论;④完善于明清,明代提出的"水气互化""三焦气化"说后,清代许多医家对此进行了反复的论证,至清末,已有泛化的倾向,即将全身的生理功能都认为是气化的作用;⑤深化于近现代,运用气化理论指导临床,扩大了气化理论的临床应用,使其具有极强的临床应用价值。运用分子生物学的实验方法,从基因、蛋白角度去探讨其可能的致病机制和疗效机制,为揭示气化理论的科学内涵进行了有益的尝试性探索。

2. 科学意义 人体的气化活动主宰了脏腑功能活动和人体生命过程,其生理意义体现在气化作用上,表现为①人与自然相通应,人体气化状态具有时间节律特点,受气候、天体变化的影响;②脏腑之气的运动,脏腑特异之气的气化决定了脏腑各自的生理功能,推动了脏腑的功能活动;③津液代谢的调控,在津液代谢气化过程中形成了与肺、脾、肾、三焦、膀胱等脏腑相互发生作用的结果,推动了机体一系列的生理活动;④正邪交争的调节,人体正气充足,保护和维持脏腑功能正常,抗御内外邪气的能力强,则不易受邪侵犯;⑤神识灵机的反映,人体脏腑功能正常,精神意识思维活动正常,神识灵机则健旺。

"气化"是贯穿于中医学认识人体生理病理、疾病、治疗整个过程的一条重要潜在主线,积极正确的认识理解"气化理论",对于中医学理论的发展和中医临床水平的提高都有着举足轻重的意义,揭示气化理论的科学内涵也具有重要的研究价值和科学意义。

3. 研究进展 纵观历代医家对于人体气化过程中的各种变化规律,物质与能量转化中存在的微观层面的"物质"或"隐性物质流"的探讨和发现,运用现代科学技术方法可以表征的气化真正科学内涵的研究,人们了解得尚欠缺,目前主要局限于文献的系统梳理和理论探讨,以及运用该理论指导临床实践的经验总结为主。如具有代表性的唐容川在《中西医汇通医经精义》中指出:"西医剖割视验,止知其形,不知其气,以所剖割只能验死尸之形,安能见生人之气化也。"他以"气化"来概赅中医学对整个生命活动的认识。恽铁樵在《群经见智录》一书也明确提出："《内经》之五脏,非解剖的五脏,乃气化的五脏"。今人龚氏提出人体生命是气化构成的,认识人体的气化是把握人体这一全息运变动态模型的钥匙,有了这把钥匙才能真正抓住中医学认识疾病本质的思维模式,才能准确进行辨证,指导治疗和养生。方药中教授提倡并注重自稳平衡的思想,提出"权衡论",认为权衡论之自稳平衡思想不仅仅指自然、生命所具有的稳态、自调能力,实际上疾病的过程和疾病的治疗,都可以用权衡论的思想去解释和指导,权衡论的观点贯穿于疾病的发生发展和治疗预防等诸多方面。

近年来有学者引入统计力学的概念——"熵",用"气化熵"的理论说明和预测气化活动在人体生命过程中的量化关系就是一种新的设想。气化过程的量化是很难进行测定的,如果运用这种方法能对机体不同年龄段的脏腑器质损伤和功能减退或紊乱的"熵"值加以量化,即可有望把握气化活动的量化标准。还有学者试图从基因的多效性与中医理论的气化作用的相关性去探讨,任一个体的基因组里疾病基因谱的表达总受体质、年龄(即基因相互作用)与环境条件(含病源生物)而异并影响着某些基因的多效性方向,从而相同的基因谱可控制不同的表型,而这些多效性基因效应定向的过程与中医所谓的"气化"一词的含义相似。任一病理的气化基因组合虽然是变化的但在不同的病理阶段总可以表现出寒热、虚实、表里、阴阳等4类八纲之中的1项以上的属性证候;同时分别均有其对应的气化基因组合控制它们的表征,从分子生物学角度进行了有意义的尝试。目前更加深入的研究还很缺乏。

4. 临床价值　历代医家在临床实践中,运用气化理论指导临床,不断地总结临床的经验,有学者归纳气化理论提出,气化生理观、诊断观、病机观、治疗观、养生观,认为厘清和理解气化的真正内涵,可以扩大气化理论的临床应用,提高对临床实践的指导。目前在指导很多疑难杂症的治疗中,所显现的临床疗效就可见一斑。

5. 探讨与展望　许家松先生说:"气化理论形成了中医学的理论基础、特色和优势。它是中医理论的根和魂。应该说,它是在更高层次上的生命科学理论,在一定程度上体现着医学发展的方向。"此评价不失为过。然而,气化所具有的动态性、双向性、系统性的综合调节,仅从一个或几个角度同时或动态测量的难度性是相当大的,目前尚缺乏解决这一问题的科学方法。这将是一个跨越哲学、自然、医学三大领域的问题,是一个复杂巨系统问题,解决这一问题尚需多学科的联合攻关。

近年来随着现代分子生物学的不断发展,基因、蛋白、代谢组学在西医学中的广泛应用,系统生物学,生物网络的运用,现代表征技术的不断发展,大数据的运算技术,以及复杂性科学的快速发展,都将会促进中医理论研究的发展。

中医药学与现代科学技术融合,在系统论指导下进行还原分析,探索自主创新的可行之路。相信运用现代分子生物学和复杂性科学的方法,通过哲学、自然、医学三大领域多学科的合作研究,必将对气化科学内涵和其调节机制的阐明,带来新的希望和曙光。

专题18　中医卫气理论的研究

卫气理论肇源于《黄帝内经》,后世医家在临床实践中不断充实,逐渐形成了系统的卫气理论。关于卫气理论的研究目前已取得了一定的成果,但还有进一步探究的空间。

1. 研究基础　卫气源于中焦,出于下焦,经肺气宣发,运行于经脉之外,白天行于阳二十五度,夜间行于阴二十五度,周行于全身,护卫肌表,抗御外邪,为一身之藩篱,生命健康之基础,而备受医家们关注,从理论到临床多有研究。《黄帝内经》专论卫气的有《卫气行》《营卫生会》《卫气失常》《卫气》;仲景的《伤寒杂病论》依据《素问·热论》巨阳(足太阳)"为诸阳主气",邪气与卫气交争于太阳经,故"人之伤于寒也,则为病热"的观点,诊治外感热病重视卫气与足太阳膀胱经的关系,文中太阳病篇条文所占过半。温病学派宗仲景而有创见,同样重视卫气在外感热病发病与诊治中的作用,提出卫气营血辨证。在理论和临床实践中《黄帝内经》还提及诸多病证,如不寐、汗证、痹证、痈疽脓疡等,都与卫气运行失常,或营卫关系失调有关。因而《灵枢·禁服》强调"审察卫气,为百病母"。《黄帝内经》的论述,及后世医家治疗外感及相关内伤病证的经验,业已成为研究卫气理论的基础。

2. 科学意义　卫气具有护卫肌表,抗御外邪的作用,从调治卫气治疗外感病所获确切疗效的结果,说明中医学认为卫气抗邪功能失常是外感热病病机的关键,内含一定的科学道理。故深入研究卫气在外感热病发病中的作用机理,厘清治疗思路,对外感热病的治疗具有重大的科学意义和应用价值。《黄帝内经》多篇经文有卫气运行遵循天地自然规律与人体生理病理变化存在相关性的记载。说明把握卫气运行的规律,不仅可拓展临床应用范围,防治现代社会由于生活方式和生活环境改变而导致的疾病有重要的指导作用;而且也将对人体生命节律及免疫功能的研究提供路径。

3. 临床价值　《黄帝内经》运用卫气理论,分析各种病证的病机,指导临床治疗。后世医家秉承内经思想,将卫气理论的临床应用加以发扬,如伤寒六经和温病卫气营血辨证,揭示了外感热病与卫气营血的病理关系,是卫气抗邪理论的具体运用,使中医治疗外感热病具有独特的优势。对于一些内伤病证,也有很多医家从卫气失常角度加以分析,采用调和营卫、调补营卫、通行营卫的方法进行治疗,都有确切的疗效。如张仲景对黄汗、虚劳、血痹等病证的认识,确立的相应方药至今仍有临床价值。后世医家立足于益卫固表,用玉屏风散、桂枝加龙骨牡蛎汤等治疗自汗;通过疏通经络、调畅气机、协调阴阳,以半夏秫米汤、温胆汤恢复营卫的正常运行节律治疗不寐证等,都是卫气理论的临床具体运用。

4. 研究进展　文献研究方面,一般认为卫气最主要的功能是防御,表现为抗御外邪及对气候环境的适应能力。也有学者提出卫气是津液之气,卫气、津液互为一体,是肺主皮毛的媒介和途径。还有学者认为卫气从上焦肺开发出来,透发于肌表,行走于太阳经,才能实现肺主皮毛和肺主宣发的功能,卫气与肺、太阳经及皮毛之间的密切联系是卫气护卫抗邪的生理基础。外感疾病的初期,尽管伤寒和温病学说对外感六淫的认识各有偏重,但是两者都认为卫气失调是其病理基础,所以伤寒太阳病与温病卫分证实际是同一层次的病变,治疗都可从调理卫气入手。临床研究方面,流行病学调查显示风寒气候、大气污染等因素能够削弱机体卫外功能,影响机体免疫调节,增加对外感疾病的易感性。卫气抗邪功能失常,内外合邪还容易诱发诸多慢性疾病,如过敏性鼻炎、哮喘、类风湿关节炎等。采用固表强卫方药治疗,探究其疗效及作用机理是目前临床研究的主要方向。有报道应用益气固表法治疗变应性鼻炎,有效率达90%以上;黄芪注射液、玉屏风散能够提高人体呼吸道黏膜的保护性抗体,防治小儿反复呼吸道感染。

对卫气实质的研究一直是当今理论研究的重点,有学者认为卫气的实质是淋巴液和组织液、神经、免疫细胞、参与黏膜免疫的细胞分子、细胞因子等；也有学者认为卫气是广泛的神经—内分泌—免疫网络；是在中枢神经调控下各脏器生理功能整合的表现；是人体的热代谢。有学者通过动物实验用玉屏风散的反证效果建立卫气虚证动物模型。并从免疫学的不同角度探讨固表强卫方药治疗卫气虚证的疗效及作用机制。如黄芪能使大鼠呼吸系统IgA量增加，预防变态反应性疾病；卫益颗粒能明显提高卫气虚小鼠的生存时间，及对寒冷的适应能力等方面探讨卫气的实质，获得了一定的研究数据。

5. 探讨与展望 目前关于卫气的研究，相对而言比较薄弱。虽然在卫气与免疫学相关的研究上取得了一定的成果，积累了研究数据，但缺乏一些公认的客观指标，且多局限在论证方面，需进一步探讨。关于卫气运行规律的研究，报道不多，如何从此寻求切入点，探究与节律相关的一些疾病的发病机理及治疗方法，是目前卫气研究的一个方向。另外研究卫气，离不开营气，对于营卫之间关系，目前也多局限在理论阐释和临床应用方面，关于这方面的实验探讨，是卫气研究不可回避的一个内容，但也是研究的难点。

当今社会由于生存环境和生活方式的改变，导致了一些新的疾病，如空调病、倒班综合征、埃博拉病毒感染，还有一些变态反应性疾病、睡眠障碍等病情更加复杂。尽管病名、症状各异，依据中医理论究其病机不外乎卫气运行功能障碍，以及卫气亏虚，抗邪功能减弱。如果能够运用现代科技手段和方法，深入探讨卫气理论的合理内涵，灵活运用卫气理论指导临床，可望为这些疾病的治疗带来更多的机会。

专题19 中医脏腑气机的研究

气机，指气的升降出入运动。中医脏腑气机理论，重点研究人体脏腑功能活动的不同运动趋势及其脏腑之气运动失常的病理变化等问题。脏腑气机是中医学从动态角度，对脏腑特性、气化功能，以及整个人体生命活动的高度概括，是阴阳学说在脏腑之气运动方面的具体运用。

1. 研究基础 脏腑气机推动和激发着人体的各种功能活动，脏腑的升清降浊、出入交换等功能活动是气机运动的具体体现。脏腑之气的升与降、出与入，是相对的对立统一矛盾运动。每个脏腑功能活动的趋势不同，升降出入侧重不一，形成了各个脏腑不同的生理特性。如脏与腑相对而言，五脏藏精气而不泻，六腑传化物而不藏。说明五脏贮藏精气，功能活动趋势以升清和摄入为主；六腑传输化物，功能活动趋势以通降和泄出为主。从"藏""泄"的角度认识和探讨脏腑功能是中医学独特的思维模式，其理论源于对脏腑之气运动特点的认识，经过历代中医学家反复的临床实践与应用，形成了系统的最具中医学特色的藏象学说，目前已成为中医学区别于其他医学的一个基本特点。

所谓脏腑功能活动以升为主或以降为主，都是相对而言的。并不是说肝只升不降，肺只降不升，而是每个脏腑都有升降，升降中有出入，出入中又有升降。脏腑升降出入运动是同步进行的，升降出入既相互资助，又相反相成，有升与入方能降与出，有降与出方能升与入，升降出入可以体现在局部，也可以体现在整体，可以体现在某一脏、某一腑，也可以体现在脏腑之间。如：肺司呼吸，主宣发肃降，就气的升降出入运动而言，呼气是出，吸气是入；宣发是升，肃降是降。人体对饮食物的摄纳、消化、吸收、输布和排泄等过程，常以脾主升清、胃主降浊来概括。机体的水液代谢,是在肺通调水道、脾胃运化转输、肾蒸腾气化等脏腑的协同作用下完成的,依据理论结合大量临床实践的佐证,脏腑气机说得到了充实和发展。

2. 科学意义 中医学认为,脏腑气机升降出入是人体生命活动的最基本规律,备受历代医家重视。其升降出入规律体现了脏腑各自的生理特性,协调和维持着脏腑之间的密切联系,对人体各项生命活动的正常发挥起着重要的调控作用。气机升降失常是脏腑病变的基本病机之一,因此,顺应脏腑气机的升降特性,辨证立法,遣方用药,使气机升降有序有度,是中医治疗脏腑病变的一个重要原则,它有效地指导着千百年来中医的临床实践。故深入研究脏腑气机理论,不仅能深刻认识脏腑的生理功能和病理变化,对脏腑疾病辨证论治的重要性,而且还对研究和探讨脏腑理论核心的科学内涵具有重要的指导意义。

3. 临床价值 中医学在整体观和恒动观的指导下,指出气机升降出入是脏腑功能活动的基本形式,脏腑各自的特性、生理功能、病理变化;脏腑间功能活动的内在联系,均是以气机升降出入的形式体现出来的。如肝升肺降、脾升胃降、肾水上承、心火下降等。气机升降出入协调,脏腑功能活动正常;若气机升降失常,则表现出脏腑疾病的各种病理变化。因此,中医临床治疗常以顺应脏腑气机升降出入的特性,结合药物的升降浮沉,合理组方用药,使脏腑气机升降出入运动有序、协调有度为目的。可以说,脏腑气机理论贯穿于中医学生理、病理,辨证、治疗等整个医疗过程,为中医临床独特的诊治理念的创建奠定了基础,具有重要的指导意义。

4. 研究进展 脏腑气机升降理论起源于《黄帝内经》,发展于后世。历代医家都有研究,主要集中在理论阐释和临床应用两个方面。在理论研究方面,中医认为,气机升降实际上是体内物质新陈代谢的运化过程。气机升降的具体内容可包括:饮食物的摄纳与排泄、精微物质的输布与吸收、气血的清浊交换、神经的传导、激素的分泌等。气机升降运动是各脏腑、组织、器官间相互联系并维持动态平衡的基本保证。因此,气机升降的实质也就包含着脏腑、器官、组织、细胞间的多种联络通讯。这种联络通讯可能包括神经冲动传递信息;组织细胞活动所需能量的传递转化;组织细胞制造和释放某些具有调节作用的细胞信号转导物质,如激素、酶类等。在临床应用方面,用脏腑气机失调分析人体的生理、病理现象、指导辨证论治的论文较多。有学者基于"魄门亦为五脏使"的理论,研究分析了脏腑气机升降与魄门的关系。有学者认为,糖尿病是以气机失调为特征的身心疾病,由此导致血糖波动、疾病控制不良等,调畅气机是治疗取效的关键。还有学者用脏腑气机升降理论阐释航天失重现象及失重性肌萎缩的病机等。

近年来,不少学者从微观角度在对气的研究中提出,气化作用发挥着细胞水平的调节作用,气机即是人体代谢整体水平的调节。人体所谓脂浊、糖浊(脂代谢、糖代谢紊乱),可引起生化运转失常,产生气血滞留的病理状况,其发病机理都责之于气机失调,认为所有的治疗措施与手段都是在激发和提高气的调节能力,恢复气的升降出入正常运动。

5. 探讨与展望 人体是一个有机整体,五脏六腑不仅各自进行着气的升降出入运动,以完成自身的新陈代谢;而且各脏腑之间,气机的升降出入既相互为用、又相互制约,共同维持着人体的各项生命活动。由于气机运动的复杂性,中医学目前主要是从宏观和功能的角度,阐述脏腑气机升降表现于外的生理病理征象,对于从不同层面、不同代谢过程中认识脏腑气机的实质内涵和调节机制,仍是目前研究的主要难点。故应利用现代科学的方法,从多学科角度研究脏腑气机理论,按照对立统一的矛盾法则,在不打开人体"黑箱"的条件下,从整体宏观角度进行观察;又采用打开"黑箱"的方法,进行微观的科学实验,并把两种研究方法所得结果有机地结合起来,以便进一步深入认识生命活动的本质与规律。

专题20　络脉理论的研究

络脉是经脉支横别出的分支部分的统称。《灵枢·脉度》说:"经脉为里,支而横者为络,络之别者为孙。"络脉从经脉分出,逐层细分,网络全身,无处不到,形成由大络至孙络的各级分支组成的网络系统,称为络脉系统。

1. 研究基础　络脉理论源远流长,《黄帝内经》对络脉的概念、循环、生理、病理、病症、诊断及治疗等均有论述,初步形成了比较系统的络脉理论。汉代著名医家张仲景在《伤寒论》《金匮要略》中论述了部分与络脉病证相关的病证、病机、治法和方药,如鳖甲煎丸、大黄䗪虫丸、旋覆花汤等。清代著名医学家喻嘉言、叶天士、王清任、林佩琴、唐容川、张聿青等都是络脉理论的倡导者和实践者,通过自身的医疗实践发展了络脉理论;近现代著名医家张锡纯、丁甘仁、秦伯未、赵锡武、关幼波等,对络脉理论及其病证学发展做出了重要贡献。络脉理论研究已成为中医临床与理论研究的重点内容之一,对疑难病证、老年重大疾病的治疗,具有独特的学术价值。

2. 科学意义　一般认为络脉系统从经脉分出,由别络、孙络、浮络,《黄帝内经》中还有"阴络""五脏六腑之大络"等构成。可见络脉如网络遍布人体周身内外,对其分布特点、规律、生理和病理的研究,对完善中医理论意义深远。当前络病学的研究说明,不同致病因素伤及络脉,可致络脉功能障碍及结构损伤形成络病。由于络脉络属脏腑形体组织,能通达气血津液,调节经脉运行。络病成为内伤疑难杂病与外感重症中普遍存在的一种病理状态,以及众多病证发展的趋向或者归宿。吴氏《络病学》认为"在以藏象、经络、气血构成的中医学术理论体系中,'络'占据极其重要的核心学术地位。"络脉涉及脏腑、经络、组织器官,以及气血津液多个方面,对它的研究随着络病学的提出越来越受到人们的关注,具有一定的科学意义。

3. 临床价值　对络脉的概念、循行、生理、病理、病症、诊断及治疗的相关研究,自《黄帝内经》以降,指导临床卓有成就者,代有辈出。如张仲景依据络脉理论创制的鳖甲煎丸、大黄䗪虫丸、旋覆花汤等,历经两千年依然广泛被应用,其疗效突出,为后人称颂;清代名医叶天士在《临证指南医案》中倍加推崇,言:"考仲景于劳伤血痹诸法,其通络方法,每取虫蚁迅速飞走诸灵,俾飞者升,走者降,血无凝著,气可宣通,与攻积除坚,徒入脏腑者有间。"同时明确提出"初病在经,久病入络,以经主气,络主血","初为气结在经,久则血伤入络","病久、痛久则入血络","久病入络"的理论观点,系统地阐明了络脉病证的病因病机、证治方药及其用药特点和规律,提升了络脉理论对临床治疗的指导。

有学者从"三维立体网络系统"研究络脉的构成,络病的发病、病机特点、临床表现、辨证论治、治疗原则及治法方药等,形成了"络病证治"的学术理论体系,并在心脑血管病、糖尿病及其并发症、肿瘤、重症肌无力等重大疾病方面先行进行了广泛应用,取得重大进展。还有学者总结了糖尿病络脉病变特点为"络气失用"和"络血伤形",历经"络脉滞""络脉瘀""络脉闭"三个阶段,其相应的病理产物是"浊""痰""瘀",提出"澄源""清污""攻坚"三个治疗原则,灵活分期应用辛香类、藤类、虫类通络之药等。这些临床研究的成果,充分体现出络脉理论对中医临床的重要指导意义,为临床工作提供了重要识病方法和防治依据。值得深入研究。

4. 研究进展　近年来,从临床到实验为络脉理论的研究与发展提供了新的方法和途径。首先是关于络脉系统的构成、及其循行分布特点的再认识。有学者从络脉的主干线、分支、属性、以及形态等四个方面阐述络脉系统的构成,认为络脉是经脉支横别出的分支部分的统称,又称为大络。络脉的主干线大络分为二大类:①从体表络穴分出的"别络",为十四络;②从体内经脉别出的"大络",为五脏六腑之大络。二者是经脉气血营养体内外组织器官的重要通道,互为补充,缺一不可。络脉从经脉分出后,又逐层细分,形成由大络至孙络的各级分支组成的网络系统,统称为络脉系统;络脉纵横交错连成网片状,其分布有在外、在内之别,在外者称为阳络,在内者称为阴络。并提出经络系统是以络脉为核心的,在机体的空间位置呈现出外为阳络、中为经脉、内为阴络的分布规律。研究还发现络脉有气络与血络之分,认为经络系统是由气脉系统与血脉系统两大系统组成,并结合络病特点,在临床应用中创立了动脉硬化的营血辨证论治体系。其二提出络脉理论体系的建设。研究者在《络脉理论与临床》的著作中,阐述了络脉的基本概念、络脉理论的形成和发展、络脉的生理功能及流注特点、络脉病证的病机、证候特点及望诊法、络病病证的治疗原则。提出了"久病入络"以及系统建立中医络脉理论体系的学术观点。三是关于络病专项研究的设立和络病学学科的形成与发展。中医"络病学"的研究,受到了科技界的重视和关注,并纳入了国家中医药管理局中医药行业学科建设规划目录,同时创立了络病实验室,形成了稳定的络病指导血管病变的研究方向。这为络脉理论科学原理的研究和应用注入了新的活力,将有力地推动络脉理论研究的深入和提升。

5. 探讨与展望　研究认为经络是活着的人体特有的组织结构,至目前还无从揭示其实质。络脉是经络的分支,是经脉支横别出的分支部分的统称,但与经脉有很大的不同,表现出明显不同于经脉的一些特征性的变化。随着科学技术的不断发展,和科技手段的不断更新,医学科技工作者大胆地以血管和神经为参照物,从血管新生、神经修复与再生等方面开展了多层次、全方位的研究,从生物化学、分子生物学、临床影像学、病证学、经方药理学等积累了大数据与成果,络脉理论及其病证学展现了无穷魅力,促使中医学在微观领域的研究得以延伸与深化,促进中医学与多学科研究的交叉融汇,有效地指导临床难治性疾病的治疗。

目前,依据络病之研究,使络脉理论的研究逐步走向系统化科学化,对络病理论体系的建立与完善,还有待于进一步的理论挖掘和创新研究的成功。

专题21　火毒致病说的研究

"火毒"形容像火一般的毒辣无情。火毒致病具有发病急,证情重,局部红、肿、热、痛、脓、发斑、出血、溃疡等特征。"火毒致病"和西医学中多种疾病的发生均有密切的关系。

1. 研究基础　火,从词义言是一种发光发热的化学反应,是一种释放能量的现象而非一种物质。火为五行之一，泛指一类阳性、热性的事物或亢进的状态。中医学中有阳气所化的生理性之火，是生命的动力，如少火、命门火等；也有各种功能亢进出现的病理之火，如心火、肝火、肺火、胃火等；还有属于六淫的火热邪气。因此，对"火"的研究范围宽，内容多。"火毒"形容像火一般的毒辣无情。因此，火毒致病说的研究，主要涉及感受"火"邪，发病程度暴厉，还常伴有人体脏腑、经络、气血、皮肉等处的不同程度病理损害的疾病。临床可出现高热、体若燔炭、神志异常或谵语、昏迷、急剧吐泻、内外出血等现象，以及疖疽疮痈疡等局部出现红、肿、热、痛、脓、发斑等严重的感染性表现，中医学从火毒论治常常收到明显的疗效。故有必要作进一步的研究，深入挖掘中医药在治疗中的优势和特色。

2. 科学意义 对"火毒致病"理论的研究发现，中医学所述的"火""毒"均有广泛的意义，可以说，在病"火"的基础上，"毒"更是对其程度的更进一步描述。因此，它涉及对一些热病中的重症、急症和疑难杂症的认识与治疗。因此，针对"火毒致病"说的研究，不仅能够丰富火毒理论的内涵，而且也能为用中医药治疗急症提供新的方法和思路，具有重要的科学意义与应用价值。

3. 临床价值 依据"火毒"邪气的致病特点，"火毒致病"说对各科疾病的病因病机及治法均有指导作用。第一，火毒为患是疮疡发病的关键。火毒内生，经络运行不畅，气血为其凝滞，导致疮疡的发生，由此确立的治疗疮疡主张清热解毒、凉血消肿。这是"火毒致病"在中医外科学理论中的运用。第二，火毒与中风的发病有关系。《黄帝内经》有云："阳气者，大怒则形气绝，而血菀于上，使人薄厥"，内生的火热之邪，灼伤血脉，血溢脉外，形成瘀血，导致了出血性中风的发生。火热之邪又可炼液为痰，与瘀血互结，流窜经络致肢瘫、失语，扰乱神明，出现神昏、谵语等诸多中风表现。现代研究表明，贯穿中风治疗始终的中医"清火邪"治法能够纠正代谢紊乱，改善微循环，减轻脑水肿，促进血肿吸收，清除自由基，增强脑细胞缺氧耐受力，提高神经兴奋性的作用。第三，在对乙型肝炎等慢性炎症性疾病的防治中，运用火毒致病理念，加以清热解毒，疗效显著。第四，在对外感眼病的防治中，运用火毒致病可针对各种眼病的治疗。第五，有的医家还提出火毒可致癌肿，火性燔灼，易致人体固体物质腐烂，破坏人体生命物质，使人体形态结构和液态物质产生变性、坏死、异常增生恶变而产生癌瘤，由此将"火毒致病"引入到对疑难重症的治疗中。因此，运用现代科学技术和方法更进一步研究"火毒致病说"，阐明其形成机理，作用范围，不仅可以提高以上所述疾病的疗效，也可帮助探索多种疑难杂症的防治，具有十分重要的现实意义和深远的科学意义。

4. 研究进展 "毒"多由火热实邪所化生，"热极生毒"，火热是火毒致病的基础阶段。随着科学技术的发展，现代研究者试图用现代科学技术解释中医学理论。研究者经临床研究发现：烧伤、尿毒症、肝性脑病、结核病、过度疲劳和狂躁型精神病患者常伴有口干、心烦、便秘、舌红、脉数等阳热症状，而这类患者有一个共同的特点：血内中分子物质明显增多。中分子主要来源于蛋白质的降解产物和肽类激素等，一般对人体无损害，但其含量若高于正常水平，可呈现出多方面的毒性，如抑制多种酶的活性，引起糖、脂肪、蛋白质和能量代谢紊乱和障碍，这表明中分子物质可能会引起火毒病证。另一方面，现代药理学研究证实，清热解毒类中药具有明显抗炎、抗菌作用，对于火毒证具有明显的治疗作用。如庞氏恒用家传解毒汤（金银花、蒲公英各30g，天花粉10g，甘草6g），治疗眼科各种火毒证具有较好疗效。另外，清热解毒治法在急性脑出血中的运用研究都发现，火毒在此疾病形成过程中占据了不可忽视的作用,正因为如此,"火毒致病"说在这些热性急症、重症疾病的防治中越来越受到医学界的关注。

5. 探讨与展望　"火毒致病说"尚未形成完整的理论体系。近年来,中医临床各科广泛应用清热解毒等方法治疗各种难治病取得了一定的疗效,但理论发展较为缓慢,如对火毒病邪的定义、火毒证候临床表现、治则治法及其转归预后等方面都缺乏系统的认识。中医对疾病的认识是宏观的,而现代科学中一些微观的实验室检查等指标都难以全面的反映中医理论的物质基础。这也成为中医研究的难点,更是中医药研究的瓶颈。近年来系统生物学的研究方法被广泛接受,采用系统论方法研究中医的现代表征可能是火毒致病等中医研究方向。建议对"火毒致病"说研究要从以下几点来把握:①进一步加强文献的研究,对历代医家的认识论述加以归纳、分析、整理,明确"火毒致病说"的内涵与外延,明确其对疾病的形成、发展、转归与治疗方面的地位和作用;②从临床诊疗的角度,要扩大实践医疗认知,丰富该理论的实际运用范围及其在不同疾病范围的指导意义,并着力从实证基础上明确有效的治疗思路与具体方剂药物;③建立科学的动物模型,借助西医学生理病理学研究,从细胞、免疫因子等角度,探索其与西医学的结合点。其中,最关键的还是该理论自身的阐述与完善,如此才能为后续不断的推进与发展打下良好的基础。

专题22　辨识病机的研究

1. 研究基础　病机,即疾病发生、发展与变化的机制,包括病性、病位、病势、脏腑气血虚实变化及其预后等。因此,病机是中医分析证候的基础,临证遣方用药的依据。中医学历来重视对病机的分析与研究。早在《黄帝内经》成书之际,就已有所认识,如《素问·至真要大论》就提出:"审察病机,无失气宜,此之谓也。"病机所表明的是疾病发生、发展、变化的一种客观实在,医家在临证中均离不开辨识病机。历代医家医著对病机的研究,涉及理论文献和临床应用等多个方面,中医病机理论成为指导临床诊治的特色所在。近年来,应用现代生物学研究方法与技术,从病机的概念内涵、层次与要素,病机实质与发展转化及演变规律、疾病病机特点与分布规律,以及病机证候标准化等方面进行广泛研究与探讨,促进了中医病机理论的发展,提高了中医临床诊治的水平。

2. 科学意义　病机是从整体和动态中对患病机体所呈现的病理状态和变化的高度概括,它从揭示疾病发生、发展、变化及转归的本质特点和基本规律着手,从整体的角度研究分析疾病临床表现,并进行辨证、预防和治疗而不同于西方医学的疾病治疗观。因此,病机辨识是中医临床的重要内容和特色之一,依据病机的变化规律,疾病的转归,证候的演变趋势,辨别病变本质,进行诊断和治疗,这是中医理论独特的思维模式,千百年来一直沿用至今。因此,加强病机理论的研究,将成为中医理论创新的突破口,不仅可以提高临床辨证论治水平,而且对促进中医理论的不断完善具有重要意义。

3. 临床价值　病机辨识是中医临床的重要部分,在临床的地位举足轻重。《类经》曰:"夫病机为入道之门,为跬步之法",认识病机是初学者登堂入室的门径,辨识病机是临床处方遣药的依据,如《本草蒙筌》曰:"方药之应乎病机,病机之合乎方药。"此外,临床上还用是否切合病机来判断临床疗效、评价医术高低以及判断预后等。因此"辨识病机"是临床诊治时应该遵循的基本法则,掌握了病机的变化规律,才能把握疾病的转归,预测证候的演变趋势,识别证候的病变本质,从而做出正确的证候诊断,减少临床辨证的诊断失误,为论治提供依据。因此,辨识病机是辨证的核心,也是临床医生工作之首务。

4. 研究进展　对"辨识病机"的研究源远流长,主要集中在理论的梳理,临床的应用和实验的探索三个方面。一是理论的梳理方面:主要针对病机的概念和内涵认识。《黄帝内经》没有对病机做出较明确的定义,历代医家医著对病机的理解不甚一致。分析病机中"机"字之义,从木,几声。主发谓之机。本义为弓弩上的发射机关,如《素问·宝命全形论》:"伏如横弩,起如发机"。由此,对"机"常指①事物的关键,枢纽。②事物变化之所由,事物变化的原因。③事物变化的先兆,征兆。④时机,机会。⑤机密,机要。另《素问·痿论》:"阳明者五脏六腑之海,主润宗筋,宗筋主束骨而利机关也。"其意为关节。总之,基本符合《黄帝内经》中所说的病机,意为疾病病变的关键点,知道了疾病的病变关键所在,则对疾病有了最基本的认识。其次在对文献的梳理中,病机理论的层次结构和组成要素,也是研究的重点内容。有根据研究对象,把病机划分为:单证候病机,阶段病机,全程病机;有根据适用范围的大小,将病机分为基础病机和特定病机,其中基础病机又分为整体性基础病机和局部性基础病机;有的教材将病机分为五个层次,基本病机、系统病机、类病病机、病证病机、症状病机。病机由不同的病机要素组成,病机要素的不同组合便构成不同类型的病机。如《黄帝内经》病机十九条中,其病机至少包括三个因素:一是病因,如火、湿、风等;二是病位,如肝、肾、肺、脾、心、下、上等;三是病性,如寒、热等。现在多认为病机的要素有病种、病因、病位、病性、病形、病势等。再其次是对于病机与证、证候关系的研究。认为病机决定了症与证候,病机是症的内在本质,是证候的根源。

二是临床的应用方面:中医辨识病机的现代临床研究,主要是应用现代生物科学研究方法与技术,包括应用流行病学、循证医学开展病机临床研究,内容有①患者疾病病机特点与分布规律临床流行病学调查研究;②患者病机证候实质研究,如肾阳虚病机与垂体—肾上腺的关系;③患者疾病病机发展转化及演变规律研究,如温病的卫气营血病机。三是在实验的探索方面:中医辨识病机的现代实验研究,主要应用现代生物科学研究方法与技术,包括运用代谢组学、蛋白组学和基因组学开展病机研究,主要有①病机的实质研究,即病机现代物质基础,如血瘀病机与凝血与纤溶的关系,痰证与脂肪代谢关系;②病机发展转化及演变规律的研究,如温病的卫气营血病机;③病机的病因学研究,如瘀血的原因;④病机证候的标准化研究,如动物气虚血瘀证病机证候标准化研究。

5. 探讨与展望　辨识病机,无论是理论文献、临床应用还是动物实验等多方面的研究与探讨,都取得了一定的进展。尤其是近十年来,辨识病机研究的内容、方法,与前代医学相比已进入全面发展的时期。在内容上理论文献研究在不断深化,对中医病机学说的认识不断提高。在方法上,现代生物医学方法和手段的引入,在一定程度上推动了辨识中医病机理论研究的深化和提高,并且也取得了初步的结果。目前存在的问题:如病机证候动物体征不明确性和难以采集;病机证候微观特异性指标不足;临床病机证候复杂性和间杂型;现代疾病模型与中医病机证候存在差异性;病证结合动物模型应用缺乏规范性标准;临床疾病病机特点与分布规律研究缺乏多中心、大样本;辨识病机理论研究怎样与临床研究相呼应,如何积极有效地指导临床;系统有序的研究以及有效合理研究方法的不足。因此,全面深入系统梳理与总结分析,能清晰反映出中医辨识病机理论产生、发展、完善的整个过程,也是需要深入研究的问题。

专题23　内生五邪致病说的研究

内生五邪,指由于脏腑功能失调和气血津液作用失常所形成的五种综合性病机变化的总称。由于病起于内,其临床证候与外感六淫所引起的临床表现颇为相似,故依据其相似度分别以"内风""内寒""内湿""内燥""内火"名之。

1. 研究基础　外感六淫,指风、寒、暑、湿、燥、火(热)六种自然气候变化异常,或人体正气不足,导致人体发病的外邪。内生五邪,指脏腑功能失调,发病以五脏为主的一类疾病的病机,由于病发于内,症状类似于六淫致病的表现,相对而称为内生五邪。就临床病变表象而言,两者存在一定的相似性,但其实质不同,内生五邪属于内伤杂病病机,外感六淫属于外感病病因。在《素问·至真要大论》就有"诸风掉眩,皆属于肝";"诸寒收引,皆属于肾";"诸湿肿满,皆属于脾"等相关记载,此处所言之"风、寒、湿",即指与肝、脾、肾功能失调相关的病机,可见是《黄帝内经》奠定了有关内生五邪的理论基础。从病证来说,内生五邪都以虚证或虚实夹杂证为多,大多没有表证;而外感六淫多属实证,常有表证。古代医家也有将此称为"内生六气"的说法,因暑邪只有外感没有内生,内生之病机又以五脏为主,故现今统一称之为内生五邪,成为中医病机理论研究的重要内容和热点。

2. 科学意义　病机,时称病理机制,唐代王冰释为"病之机要",即疾病之关键,反映疾病的本质与一般规律。证候是机体在疾病过程中某一阶段的病理概括,故病机也是辨证论治的依据。内生五邪概念,来之于古代医家对疾病发展过程中以脏腑、气血、津液失调,所产生的类似风、寒、湿、燥、火(热)六淫外邪致病后出现的临床表现,依据整体观念以五脏为中心的归类分析。中医学认为疾病的外在表现与特定的脏腑存在相关性,针对发病原因、病理变化复杂的内伤杂病,它采用了依据临床表现从五脏与六气相关的整体角度,分析病变机理的方法。

由此可见,内生五邪作为病机,是中医学认识疾病发生、发展和变化的一个独特的方法,它使杂乱的信息条理化、直观的经验理论化,研究内生五邪对内伤杂病的辨证诊断,处方用药有着重要的意义。

3. 临床价值　内生五邪,是针对内伤疾病变化机理进行分析与归类的病机理论,内伤病发病原因复杂,病理变化多端,所以也称之为内伤杂病。内生五邪,从分析临床症状的寒、热、湿、燥、风的不同属性入手,依据与五脏生理特性的相关性,归类疾病发生与变化的规律,这为中医学临床治疗中的病证结合奠定了基础。疾病症状的变化往往与患者自身的功能状态相关,阳热亢盛状态下病变会偏热,高热状态下会出现抽搐谓之风,比如眩晕和中风均与内风密切相关等。由此可见,内生五邪理论也成为异病同治和同病异治的理论依据。综上内生五邪病机观可以启发治疗思路、丰富诊疗方法、提高临床防治水平。

4. 研究进展　有关内生五邪的研究,自《黄帝内经》以降代有发挥,是中医临床辨证论治的基础,近年来在理论梳理、临床应用以及现代微观机制等方面都有大量的研究。以对内风的研究为例,研究工作涉及古籍文献梳理、历代医家的发挥;还结合现代流行病调研手段对好发人群、证候分布特点及与环境因素的相关性,以及证候特点、诊断标准、实验室生化指标、药物干预和临床疗效做了大量的观察与研究;又运用动物模型对其病变机理、微观机制、用药规律等进行研究。研究认为内风病证与"肝"密切相关,在对传统的"肝阳化风""热极化风""阴虚生风""血虚生风""血燥生风"的研究基础上,又提出了"阳虚生风""气虚生风""瘀血生风""痰浊生风"的观点。此外,还运用现代科技手段从微观角度分析内风病证的机制,初步获得了肝阳化风证的蛋白表达谱,还有的发现源自不同疾病的肝阳化风证、阴虚生风证、血虚生风证存在着相同的蛋白表达;有的提出细胞炎症因子是联系外风与内风的重要介质或基础等观点。再如对内火的探讨,主要集中在形成因素、病证特点、君火相火命火之异常、阴火阳火的内涵、五志化火与炎症因子的相关性等。内湿、内燥、内寒,也得到一定的重视与探究。

在对内生五邪形成的研究中,学者们发现瘀血与内生五邪的形成关系密切,在相关病证中,加用活血化瘀药物,确能收到较好疗效。在探讨肿瘤的发生、发展机制中,有学者认为内生五邪是促进肿瘤生长与转移的关键因素,其中内寒是促进其发生的重要病理基础,肝郁气滞所致的内火促其发生发展,燥加速其发展,内风促使其转移,内湿是其缠绵不愈的主要原因。内生五邪还与内生之毒的形成相关,成为多种恶疾、顽疾的共同病机。有的学者采用数据挖掘技术和方法,建构内生五邪的智能证型分类,冀以为临床提供诊疗决策的优良工具,从目前临证诊断来看,此研究还需做许多工作,当下还不能完全替代医生的临床辨证。

研究说明,内生五邪病机可出现在多种病证中。由于疾病种类纷繁、疾病谱变化多端,加之内生五邪自身的抽象性、相互间的交互性、与外环境的相应性,决定其研究难度大,这也是中医病机学研究的共性问题。欲在同一时期,在多种疾病中,对一个或几个内生之邪进行临床研究较难,这是目前内生五邪研究的突出难点所在。

5. 探讨与展望　内生五邪的研究虽取得了诸多进展,但少有突破性研究成果,也存在着一定的问题。一是对古文献研究的深度和广度不够;二是对新出现或发病率呈上升之势的疾病中发生的内生五邪病机探讨不足;三是实验研究,过分追随西医学疾病模型;四是多停留在单一内生之邪的研究,对相兼致病及交互因素研究极少;五是系统化研究不多见、不够深入。因此,现有的内生五邪理论还远不能满足临床发展的需要。

科学研究的目的是为了探寻研究方法、整理继承知识、创新发展技术、提升丰富理论、揭示事物的本质与规律。对内生五邪的研究,在继承与创新的基础上,充分利用现代科技优势与信息资源,多学科交叉合作、多手段并举共用,对其概念的内涵、形成机理、发病特点、诊断要点、用药规律、治疗方案等问题的研究,要着力于揭示其本质与提高临床疗效。

专题24　中医"治未病"研究

"治未病"是中医学重要的预防思想和原则,它形成于《黄帝内经》时期,后世经过历代医家的不断充实和完善,逐步形成了"治未病"的理论体系。

1. 研究基础　"未病"的概念,最早见于《素问·四气调神大论》言:"是故圣人不治已病治未病,不治已乱治未乱,此之谓也。"历代医家在此基础上不断有所发挥。归纳历代医家的研究可知明确"未病"的内涵,是治未病研究的基础。《备急千金要方·论诊候》中有曰:"古人善为医者,上医医未病之病,中医医欲病之病,下医医已病之病,若不加以用心,于事混淆,即病者难以救亦。"中医学的治未病包含三种含义:一是防病于未然,强调摄生,预防疾病的发生;二是既病之后防其传变,强调早期诊断和早期治疗,及时控制疾病的发展演变;三是愈后防止疾病的复发。

未病先防,是指在未病之前,采取各种措施,做好预防工作,以防止疾病的发生。疾病的发生,主要关系到邪正盛衰,正气不足是疾病发生的内在因素,邪气是发病的重要条件。因此,未病先防,就必须从增强人体正气和防止病邪侵害两方面入手。

既病防变,是在疾病发生的初始阶段,应力求做到早期诊断,早期治疗,以防止疾病的发展及传变。①早期诊治:其原因就在于疾病的初期,病位较浅,病情多轻,正气未衰,病较易治,因而传变较少。如不及时诊治,病邪就有可能步步深入,使病情愈趋复杂、深重,治疗也就愈加困难了。②防止传变:是指在掌握疾病的发生发展规律及其传变途径的基础上,早期诊断与治疗以防止疾病的发展。防止传变包括阻截病传途径与先安未受邪之地两个方面。

愈后防复,是指在疾病治愈后,应当注意病后调摄,采取各种措施,防止疾病复发。疾病初愈,虽然症状消失,但此时气血未定,阴阳未平,脏腑功能尚未健旺,正气尚未复原,余邪亦可能稽留未清,稍有不慎,即有可能导致疾病复发。针对余邪未尽、正虚未复和诱因作用的疾病复发条件的主要三个方面,愈后防复亦应当从三个方面着手:一是培养正气。综合使用多种方法,如精神调摄、饮食和药物调理、针灸、体育锻炼、起居生活有规律等,以增强正气,提高机体的抗邪能力,使之逐渐恢复健康状态。二是肃清余邪。可适当使用药物祛邪,病后巩固疗效,一定做到祛邪务尽。三是慎防诱因。导致疾病复发的一个重要因素是诱因引动,所以在愈后防复中除注意祛邪务尽,扶助正气外,还应注意慎起居、节饮食、勿作劳、慎用药、怡情悦性,避免各种诱发因素。

2. 科学意义　当今的医学不仅是关于治病的科学,更应是关于健康的科学。医学的最终目的和意义就是维护人的健康。治未病主要防止疾病的发生、发展、传变、复发。医学发展的趋势已由"以治病为目的的对高科技的无限追求,转向预防疾病与损伤,维持和提高健康水平"。这一重大转变至少有三个显著特点:①由治病的医学转向保健的医学;②由关注人类疾病转向关注人类健康;③在重视科技作用的同时,更加重视人文关怀。随着医学目的和医学模式的转变,以及人们对健康提出的更高要求,治未病理念与实践得到高度重视。治未病是在中医理论指导下,研究自然环境、气候特征、人文背景等因素对健康的影响,运用中医药特有的方法和手段,达到未病先防、既病防变和愈后防复的目标。经过历代医家的不断充实和完善,治未病思想逐步形成了具有深刻内涵的理论体系,并产生了独具特色、丰富多样的技术方法。这一体系把握了预防保健的三个主要层次,也可以说是治未病的三种境界。未病先防着眼于未雨绸缪,是治未病的第一要义;既病防变着力于阻截传变,防止疾病进一步发展;愈后防复立足于扶助正气、强身健体,防止疾病复发。核心落实在"防"字上,充分体现了预防为主的思想。重在指导人们做到防患于未然,消未起之祸,治未病之疾,医之于无事之前,不追于既逝之后。随着医学模式的转变、疾病谱的变化,将中医"治未病"思想与现代预防医学模式有机结合和互补是未来医学模式转变带来的必然结果。

3. 临床价值　中医提出的"治未病",是积极的预防医学观的体现。它在养生、保健、防病、治疗、康复等健康医学与临床医学全过程中的积极意义日益突显。治未病"主动防范"的思想原则,是健康医学与临床医学"卫生(卫生,即护卫生命)"的本旨,同时对临床诊断提出了更高的要求,是为临床医疗提供低成本、高效率、少伤害、多增悦的保健医疗服务的重要措施。

4. 研究进展 近年来,对治未病的研究越来越受到重视,取得了一定的成果。一是在理论研究上,对"未病"的概念、范畴进行了界定;整理并提炼了治未病的原则和方法;将中医体质、现代"亚健康"研究作为中医治未病研究的切入点,从理论上探讨了体质、亚健康与未病的关系。二是将"治未病"的思想及理论指导亚健康的临床辨识及干预。通过亚健康的研究也丰富和发展了中医治未病的理论体系。三是在"治未病"思想指导下,结合中医体质学说的相关研究,开展了大规模的体质辨识及调整的研究工作,希冀通过调整体质与减少疾病发生的相关性探讨"治未病"的基础。四是将中医"治未病"的思想及理论指导诸多临床疾病的防治。治未病思想在临床各系统疾病的防治中应用广泛,涵盖了内科、外科、妇科等学科的数十种疾病。五是将"治未病"思想与现代健康管理结合,探索了中医健康管理的模式和方法。六是提出关于建立中医"未病学"学科的讨论。也有认为"未病学"作为一个独立的学科体系,尚存在不足,有待研究的提升。

5. 探讨与展望 中医提出"治未病"已有上千年的历史,真正受到社会关注,还是进入21世纪之后。目前对中医治未病的研究,还是以挖掘其丰富的内涵和具体的方法为主,对于系统、深入地运用有待加强。关于中医治未病的深化研究,可充分借助现代研究的方法和成果,继续深入发掘中医治未病的内涵;可在健康、亚健康、疾病不同阶段充分发挥治未病的指导作用;可将中医治未病思想与健康管理理念相结合,建立起中医的健康管理模式和具体方法。

目前对治未病的研究已经得到社会各界的关注和重视,尤其是治未病思想对中医养生的内涵、手段和方法的指导更不易忽视。在当下慢性病占主导的临床医学中,采用治未病的具体措施和方法,延缓或减少慢性病的发生和发展的作用已见端倪。可见对治未病技术和产品的开发研究,不同病种的健康干预方法技术的创新,各种治未病服务的标准化研究和标准体系的建设等,都是我们对治未病研究的内容与课题。

专题25 痰瘀相关理论的研究

痰,即痰饮。瘀,指瘀血。津停成饮,饮凝成痰;血滞成瘀。《灵枢·决气》曰:"人有精、气、津、液、血、脉,余以为一气耳","中焦受气取汁,变化而赤,是为血","腠理发泄,汗出溱溱,是为津",故古人有"痰瘀同源、同病、痰瘀同治"之说。可见痰瘀同源说是痰瘀相关理论形成的基础。

1. 研究基础 对于痰瘀相关理论形成的基础,可以追溯到《黄帝内经》的"津血同源"说,古代医家也多有研究。痰生于津,瘀本于血,两者虽在形成机制上有别,但其来源同为"一气",互为影响。故隋·巢元方《诸病源候论·痰饮病诸候》言:"诸痰者,此有血脉壅塞,饮水结聚而不消散,故成痰也",明确提出了因瘀致痰的病理现象。明·张介宾在《景岳全书·痰饮》中曰:"痰即人之津液,无非水谷之所化,此痰亦即化之物,而非不化之属也,但化得其正,则脏腑病,津液败,而血气即成痰涎"。清·唐宗海《血证论·血臌》中亦谓:"血积既久,亦能化为痰水"。医家们的论述说明,痰阻则血难行,血凝则痰难化,瘀血内阻,久必生痰,痰饮与瘀血,互为因果,参杂伤人。明·罗赤诚在《医宗粹言》中曰:"先因伤血,血逆则气滞,气滞则生痰,痰与血相聚,名曰癖血夹痰,治宜导痰消血。若素有郁痰所积,后因伤血,故血随蓄滞,与痰相聚,名曰痰挟癖血,治宜破血消痰",这里已经提及痰瘀同病须痰瘀同治的观点。朱丹溪还对痰瘀形成的致病因素做过分析,认为有外感六淫邪气、内伤七情、饮食所伤三类,这三类因素都能引起五脏脏腑功能失调,导致痰瘀形成,同时《局方发挥》也提到"痰夹瘀血,遂成窠"。然而首次系统提出"痰瘀相关"理论的医家是邓铁涛教授,其依据"精血同源"之理,融朱丹溪、王清任二家之长,创"痰瘀相关"之论,认为"痰与瘀都是津液之病变,两者异中有同"。提出两者均源于湿,痰是瘀的初期,瘀是痰的进一步发展,治瘀可益气行血,从而寓通瘀于补气之中。这不仅发展和完善了中医理论,同时也指导了临床对疾病的诊治。现在"痰瘀相关"理论被应用于多个临床医学专业领域,并取得了良好的临床疗效。

2. 科学意义　对"痰瘀相关"理论的揭示与研究,为一些复杂性难治性疾病的诊治提供了新的方法和途径,近年来该理论在临床运用中的成效可见一斑。随着相关基础科学研究的进展,病理生理学研究方法的运用,若能为"痰瘀"两者交错相杂致病,找到坚实、有力的科学依据,这不仅使得"痰瘀相关"治疗观点的应用更具有说服力,而且对多种病邪相杂,或病理产物相合所形成的难治性疾病病机的探讨,提供了研究思路。

3. 临床价值　中医学常将疑难杂症、危急重病责之于痰瘀。目前,运用痰瘀相关理论指导临床治疗的常见病有高脂血症、冠心病、缺血性中风、糖尿病、肿瘤、膝关节创伤性滑膜炎和膝关节骨性关节炎、类风湿关节炎、妇科疾病等。随着对"痰瘀相关"理论的全面深刻挖掘和拓展,其源流、发展及在临床各科疾病中的辨证施治规律,得到全面而深刻的阐明,这将使中医历代治疗痰瘀疾病的经验得到充分的发掘和整理,系统、完善的中医痰瘀证治学术体系得以逐步建立,将为疑难杂证的治疗提供新的方法。故痰瘀相关理论研究有着重要的临床意义。

4. 研究进展　从理论研究上说,对痰瘀相关现象的认识自《黄帝内经》以降,代有著述。近现代也有大量文献论及痰瘀相关的理论探讨,但结合临床诊治系统提出"痰瘀相关"理论的是当今的国医大师邓铁涛教授。其从发病学角度提出,痰、瘀二者均为病理产物。虽性质不同,但其本源均与湿邪关系密切。即当湿邪为患时可引起机体气机不畅,津液输布、转运、排泄等功能障碍,进而津液积聚,化湿为痰,浊痰凝聚,导致气血运行不畅,津液涩渗,遂发血瘀。由此,二者又同成为致病因素,痰瘀互结,痹阻经络。从临床研究上看,现代临床医学研究表明,多种难治性疾病,运用"痰瘀相关"理论辨证治疗而获效。如内科方面的精神神志性疾病、顽固性失眠、甲状腺疾病、帕金森氏病及多种难治性心脑血管病证、糖尿病及其合并症等;外科方面也从常见的脱发、乳腺病、胆结石、前列腺肥大的诊治,到结节性痒疹、局限性硬皮病、胃扭转、肿瘤、癌症术后等多种难治性疾病。研究者认为,痰结日久,攻之不消,则为老痰、顽痰,与瘀互结,久病入血,久病入络,则易发生一些怪病与疑难杂症,病情复杂,症状奇特。因此,近几年来其应用涉及多个临床学科门类的多种疾病。

在基础实验研究方面,学者们结合高血压痰瘀互结与炎症因子相关机制、气虚痰瘀证动脉粥样硬化大鼠炎症因子变化、痰瘀互结证冠心病心肌细胞凋亡及相关蛋白表达的变化,及药物反证来研究痰瘀互结证的发病机理,从而为探讨"痰瘀相关"的机理提供实验依据。

总之,近十余年来,痰瘀相关理论的研究引起了基础医学、药学、临床医学等学科的极大兴趣与关注,成为当前中医和中西医结合研究中最活跃的学术领域之一。

5. 探讨与展望 目前对痰瘀相关理论的研究,更多的是在临床。依据"痰瘀可致百病"的观点,临床研究已从发病率高、难治疗、预后差的肥胖、高血压、糖尿病、冠心病等病种,扩展到内分泌、外科、妇科、儿科等多个学科。从病证结合入手,将痰瘀相关理论融入临床治疗体系,不仅提高治疗水平,更要为难治性疾病寻找防治措施。加强基础研究与临床的结合,以患病人体为主要研究对象,辅之以动物实验,在具体研究过程中,可以方证关系为中心环节,通过痰瘀致病本质的研究,探讨有效方剂的作用机制,通过方药的现代药学研究结果,探讨研究痰瘀致病本质。融合中医、西医及现代多学科的各类方法,发展痰瘀相关理论,建立完善、系统的中医痰瘀证治学术体系。

专题26 关于"湿"的研究与辨析

"湿",有内湿与外湿之称。外湿是自然界中具有重浊、黏滞、趋下等特性而导致人体患病的外感邪气;内湿则是因脾虚运化失司,导致水湿痰浊内生的一种病理产物和病理状态。两者之间,既有区别,又有联系。从理论上对"湿"的研究除了概念成因之外,主要针对"湿"的致病特点、发病机理和诊治规律。

1. 研究基础 湿邪致病,无论内伤外感,其基本病理均属津液凝结、运行不利,且应归咎于肺通调失常、脾运化失司、肾气化不及、肝疏泄失调、三焦水道不利等脏腑功能的失调。内外"湿"所致的临床表现并无特殊区别,但可从病程长短、发病的季节性及有无明显脾虚之象等方面加以鉴别。梅雨季节、阴雨雾露、水中作业、居处潮湿或工作环境过湿,谓之外湿;因饮食不节、劳逸失度、情志不遂,导致人体正气不足、脾虚失运形成湿滞病证,谓之内湿。外感湿邪与内生湿浊虽概念及成因有别,但常相互影响。外感湿邪,每易伤脾,使脾失健运,湿浊内生,而内湿素盛之体也最易外感湿邪。临床常见的湿阻证也是内外湿相互作用的结果。无论内湿还是外湿,中医学认为与脾关系最密切,故《素问·至真要大论》云:"诸湿肿满,皆属于脾"。对湿邪致病特点、发病机理的认识也受到历代医家的关注,如《素问·生气通天论》言:"因于湿,首如裹","湿热不攘,大筋𤸴短,小筋弛长";《素问·天元正纪大论》言:"湿胜则濡泻,甚则水闭胕肿";宋·《三因极一病证方论》言"在天为雨,在地为土,在人脏为脾,故湿喜归脾,脾虚喜中湿";清·叶天士《温热论》中言:"湿胜则阳微"。在治疗方面,《黄帝内经》设有专篇专论,如《素问·汤液醪醴论》就有"开鬼门,洁净府",即发汗利小便,"微动四极",即温阳利水等治疗方法。湿为有形之质,其性重浊黏滞,还常携他邪伤人,故对"湿"的研究备受医家关注。

2. 科学意义 导致湿邪致病的原因繁多,所致疾病庞杂,凡经络、肌肉、筋骨,气行阻滞不利,均可出现湿邪瘀阻发病。因湿致病不仅内外湿相杂,还常兼夹风、寒、暑、痰、水、热、毒等因素,形成不同病性的相兼证候,如风湿、寒湿、暑湿、痰湿、水湿、湿热、湿毒,以及湿遏卫表、风湿犯头等诸多病证。又因湿邪致病症状缠绵、病程较长,且可化为痰浊,"百病皆由痰作祟",痰湿胶着,使病情更为复杂难治。因此,从微观、临床诊治等方面研究湿邪的致病机理及诊治特点,以阻止湿邪伤人,具有重要的科学研究意义和社会经济价值。

3. 临床价值　对湿邪致病机理与发病特点的研究,是临床诊治疗湿病的基础。比如在湿病的治疗中,强调上焦之湿,治肺宜辛开、苦降,复肺气宣降之权,此言湿在上焦,肺失宣降,当开源导流,宣通水道,宜配用宣散发汗除湿之品;中焦之湿,治脾宜燥湿、芳化,复脾胃运化之职,此言湿阻中焦,困阻脾胃,当运脾除湿,振奋中阳,宜配用芳香温运化湿之品;下焦之湿,治肾宜温化、淡渗,复肾命气化之常,此言湿阻下焦,肾虚水泛,当温阳利水,恢复气化之常,以利其湿,宜配用利水渗湿之品。气行则水行,气化则湿化,肝主疏泄,调畅气机,临证治湿,每需佐用疏肝之品,后世有"祛湿不理气,非其治也"的说法。湿的形成与脏腑相关,治湿须调整脏腑功能,才可杜绝湿邪停积,渗湿在于祛除已停之湿。抑或外感之湿,滞于体表,当除湿逐邪出表,宜配用散湿之品;湿重于热的湿温(热)病,以化湿为主,宜配用芳香化湿、苦温燥湿或淡渗利湿之品;湿热俱盛,则宜化湿清热之品并用;而热重于湿者,则以清热为主兼配化湿之品。《金匮要略》言:"诸水者,腰以下肿,当利小便;腰以上肿,当发汗乃愈"。可见发汗、利尿、逐水是祛湿的基本治法,但临证诊治是与湿邪所在部位和病性之不同相关。

4. 研究进展　目前湿邪致病特点的研究除临床运用之外,主要侧重于对其生物学机制的探讨。研究提出湿邪致病损伤阳气、阻遏气机的特性与机体免疫功能以及水液代谢机制相关;湿性重浊的机制与血氧分压、脂质代谢、一氧化氮以及炎性因子等水平的变化相关;湿性致病黏滞的特性与肠道微生物菌群、超氧化物歧化酶活性、T细胞平衡以及免疫功能的改变密切相关;湿性趋下的机制与机体免疫力、病原微生物的感染、机体内酶的活性以及肠道微生物的改变密切相关;湿邪所致水液代谢障碍的分子机制研究,认为可能与一些相关调控蛋白和基因异常表达有关。依据湿与脾相关的研究,发现湿邪致病常可引起以胃肠消化、吸收及运动功能障碍为主的综合症候群,表现为胃黏膜充血、水肿、糜烂或伴有出血点等炎症改变,组织学特点则以淋巴细胞、浆细胞浸润为主;光镜下可见小肠黏膜糜烂,绒毛肿胀,上皮变性、坏死、脱落等,化湿法有明显修复胃肠黏膜、改善胃肠功能等作用,其机制可能与抗氧化、调节胃肠菌群和胃肠激素、调控基因及蛋白的表达等有关。对脾虚湿盛所致的湿阻证研究,也见到水液代谢障碍、胃肠功能紊乱、肠黏膜屏障破坏和机体活性反应失衡等表现。在湿邪致病的动物模型实验方面,研究认为造模方法很难与人体湿邪致病的机制相吻合。

5. 探讨与展望　湿邪致病科学研究的难点在于动物模型的造模方法及量化指标研究,而湿邪兼夹其他病邪等复合因素的致病机制研究也较少。因此,深入探讨湿邪致病以及湿邪夹杂其他因素的致病机制,尤其是湿与痰、湿与瘀的关系研究,将成为今后湿邪研究的热点、重点和难点。如今,随着细胞信号转导、蛋白质组学、代谢组学等学科的兴起,为湿邪致病机制的进一步研究提供了条件与契机。尤其是蛋白质组学或代谢组学的研究,可以区分同种不同个体之间的表型差异,而其中"表型差异"的概念与中医"证"的差异不谋而合。如对湿邪致病的有关动物模型进行血清蛋白质组学或代谢组学等检测,寻找特征性蛋白或代谢产物,找到潜在的生物标志物,诠释相关蛋白或代谢物与生理病理变化的相对关系,揭示湿邪致病及相关证候的本质,这对于湿邪致病及相关证型的客观化研究具有十分重要的价值。

主要参考文献

1. 李约瑟. 世界科学的演变:《李约瑟文集》[M]. 沈阳: 辽宁科学技术出版社,1986.

2. 孙喜灵. 中医学人体结构理论研究[M]. 北京: 中医古籍出版社,2003.

3. 孟凯韬. 阴阳五行数学及其在中医学中的应用[J]. 上海中医药大学学报,2007,21(6): 4-9.

4. 孙喜灵. 破解中医证候数学之谜——心脾证候动态演化规律研究[M]. 北京: 人民卫生出版社,2012.

5. 谢森,韩国林,王忠茂. 浅析象思维在中医上的应用[J]. 辽宁中医杂志,2015,42(4): 726.

6. 邢玉瑞. 象思维在中医学中的应用研究述评[J]. 陕西中医学院学报,2014,37(6): 1.

7. 王琦. 关于中医原创思维模式的研究[J]. 北京中医药大学学报,2012,35(3): 160-164.

8. 刘长林. 中国象科学观: 易、道与兵、医[M]. 北京: 社会科学文献出版社,2008.

9. 郭霞珍. 对中医学藏象理论研究的思考[J]. 北京中医药大学学报,2008,(8): 512-514.

10. 程士德. 内经理论体系纲要[M]. 北京: 人民卫生出版社,1992.

11. 恽树珏. 历代中医珍本集成(二)群经见智录[M]. 上海: 上海三联书店,1990.

12. 郭霞珍,金光亮. 藏象理论研究与"时脏相应"说[J]. 中国中医基础医学杂志,1999,(12): 10-12.

13. 郭霞珍,张保春. "五脏应时"说的研究与展望[J]. 中国医药学报,2000,15(增刊): 166-167.

14. 尹冬青,论中国传统文化影响下的中医思维模式[J]. 医学与社会,2008,21(11): 12-14.

15. 王永炎,张启明. 象思维与中医辨证的相关性[J]. 自然杂志,2011,33(3): 134.

16. 王琦. 中医原创思维模式的提出与论证[J]. 中医杂志,2012,53(6): 458-460.

17. 王琦. 中医原创思维模式研究[J]. 世界中医药,2013,8(1): 1-4.

18. 张星平,陈强,刘敬标. 从肺为娇脏谈五脏的非均衡性[J]. 中华中医药杂志,2010,25(6): 827-829.

19. 张星平,范秀芳,邓宁,等. 刍议五脏阴阳属性之不对称性[J]. 中医药学报,2011,39(4): 1-3.

20. 赵心华,王庆其,李海峰. 河洛理数与《黄帝内经》[J]. 南京中医药大学学报,2011,12(4): 195.

21. 冯兴志,杨涛,何新慧. 河图洛书重视"中土"思想探析[J]. 吉林中医药,2011,31(1): 3.

22. 张建伟,李亚军. 河洛数理对中医学的影响[J]. 长春中医药大学学报,2014,30(3): 383.

23. 赵存娥. 实用中医藏象学[M]. 北京: 中医古籍出版社,2000.

24. 郭霞珍. 中医基础理论专论[M]. 北京: 人民卫生出版社,2009.

25. 陈曦,张宇鹏,于智敏,等. 关于中医理论体系框架研究的若干思考[J]. 中国中医基础医学杂志,2013,19(1): 3-5,14.

26. 严世芸,李其忠. 中医藏象辨证论治学[M]. 北京: 人民卫生出版社,2011.

27. 王琦,吴承玉. 中医藏象学[M]. 第3版. 北京: 人民卫生出版社,2012.

28. 李家民,陈慧. 肺主治节的理论内涵及临床意义[J]. 长春中医药大学学报,2014,30(6): 965-967.

29. 孙荣,孙丽霞. 新解"肺主治节"[J]. 吉林中医药,2011,31(2): 96-97.

30. 梁超,谭漪. 从肺主治节治疗节律紊乱疾病探讨[J]. 四川中医杂志,2000,18(12): 9-11.

31. 胡业建. 从肺论治津液输布异常疾病[J]. 西部中医药,2011,24(10): 31-32.

32. 叶发期. 肺主治节原意及其临床应用价值[J]. 中医研究,2010,23(6): 4-5.

33. 纪立金. 中医脾脏论[M]. 北京: 中医古籍出版社,2001.

34. 王泽文,王锡宁. 颈上人与颈下人的解剖对称性研究[J]. 科技信息,2008,25(36): 606.

35. Cannon WB. The movement of the stomach studied by means of the Rontgen rays[J]. Am. J. Physiol,1988,1: 360.

36. 张思超."脑肠相通"假说及意义[J]. 中国中医基础医学杂志,2002,8(6): 6-8.

37. 于晓艳,纪立金,林若勤,等. 健脾益智法对多发梗塞性痴呆大鼠脑组织乙酰胆碱酯酶活性的影响[J]. 浙江中医药大学学报,2010,34(6): 819-824.

38. 贺娟. 论"脾胃为人体气机运行的枢纽"的理论与实践意义[J]. 北京中医药大学学报,2010,33(4): 234-236.

39. 赵益业,邹旭,吴焕林. 从神经内分泌免疫网络理论试论中医学五脏相关理论[J]. 广州中医药大学学报,2006,23(5): 433-436.

40. 刘瑜,项红,战丽彬. 藏象本质与神经内分泌免疫网络指标相关性研究[J]. 中国中医药信息杂志,2014,21(7): 18-21.

41. 洪一梅. 补脾益气法调节神经内分泌免疫研究进展[J]. 中医药通报,2012,11(6): 63-66.

42. 钱泽南,钱会南. 脾虚证与神经-内分泌-免疫调节相关机制研究[J]. 辽宁中医杂志,2010,37(3): 401-403.

43. 张焱,回世洋. 中医五脏调控系统与神经内分泌免疫调节网络的关系[J]. 中华中医药学刊,2009,27(1): 188-189.

44. 付义,陈冰. 神经-内分泌-免疫(NEI)网络研究促进中西医交融[J]. 中华中医药学刊,2008,26(4): 821-822.

45. 成肇智. 十一脏取决于胆的质疑与勘误[J]. 上海中医药杂志,1989,(9): 40.

46. 申鸿砚."胆主决断"新识[J]. 河南中医,1988,(2): 47.

47. 朱习文.《内经》论胆主决断功能及其临床意义[J]. 湖北中医学院学报,2004,6(4): 59.

48. 郜峦,王键. 脏腑表里相合理论研究[J]. 中国中医基础医学杂志,2010,16(4): 271-273.

49. 宋媛,解基良."肺与大肠相表里"机制的现代研究进展[J]. 中国中西医结合外科杂志,2013,19(5): 605-608.

50. 杨玉英. 脏腑经络表里相合取决于三阴三阳时空轴对称[J]. 山东中医学院学报,1993,17(4): 6-8.

51. 曹正逵,文光. 试论脏腑表里关系及其临床运用[J]. 中华中医药杂志,2005,20(5): 269-271.

52. 凌宗元. 论脏腑相表里的经络基础[J]. 四川中医,2005,23(10): 3-4.

53. 陈明. 从《伤寒论》解读"君火以明,相火以位"及其临床意义[J]. 中华中医药杂志,2013,28(4): 879-883.

54. 张登本. 解读中医"火"概念的发生及其内涵[J]. 河南中医学院学报,2006,21(3): 9-11.

55. 黄靖. 试论君相二火[J]. 江苏中医药,2010,42(3): 63-65.

56. 陈懿琳. 君火相火理论的文献探讨[D]. 北京中医药大学,2011.

57. 杨磊. 相火理论的本义溯源及理论探讨[D]. 北京中医药大学,2011.

58. 贾宏晓,唐永怡,张继志. 中医"五神藏"理论的认知心理学内涵及其精神科临床应用[J]. 北京中医药大学学报,2000,23(12): 1-3.

59. 贺娟.《内经》对认知过程的解析及认知与五脏的对应关系[J]. 北京中医药大学学报2007,30(3): 153-155.

60. 杨巧芳.《黄帝内经》对认知过程的认识[J]. 长春中医药大学学报,2011,27(1): 1-2.

61. 王新陆."脑主神明"对中医理论发展的重要性[J]. 天津中医,2007,24(6): 441-444.

62. 吴颢昕. 从心脑主神明之争探讨中医学脑的功能[J]. 中华中医药杂志,2011,26(10): 2373-2375.

63. 郭霞珍. 肾应冬生理机制的研究[J]. 中国医药学报,2004,19(1): 74-76.

64. 郭霞珍.《黄帝内经》"五脏应时"说与天人相应观[J]. 中华中医药杂志,2012,27(5): 1223-1226.

65. 杨宗纯,郭霞珍. 对细胞信号转导与五脏应时研究相关性的思考[J]. 中华中医药杂志,2015,30(4):974-976.

66. 刘晓燕,郭霞珍,杨云霜,等. 骤然升温导致脑梗塞发病的血液流变学机制研究[J]. 北京中医药大学学报,2010,33(1):23-27.

67. 刘晓燕,郭霞珍,刘燕池,等. 中医"肾应冬"调控机制与褪黑素受体关系的研究. 北京中医药大学学报,2007,30(1):25-28.

68. 史楠楠,刘晓燕,袁卫玲,等."心应夏"理论与心血管系统疾病现代流行病学研究[J]. 北京中医药大学学报(中医临床版),2009,(5):34-35.

69. 马淑然,吴桐玉,刘晓燕,等. 中医"肺应秋"与褪黑素相关性的实验研究[J]. 辽宁中医杂志,2006,33(11):1512.

70. 袁卫玲,史楠楠,郭霞珍,等. 过敏性疾患季节易感性与"肝应春"理论相关性探讨[J]. 中国中医药信息杂志,2011,18(4):90-91.

71. 梁红娟,常瑞华,季新燕,等. 褪黑素与"脾应长夏"理论的关系及机理初探[J]. 中国中医基础理论杂志,2014,20(9):1226-1229.

72. 贾风新,李桂. 从脾胃的生理特点探讨消化性溃疡的组方结构[J]. 中国中医基础医学杂志,2001,1:59-61.

73. 王琳,张会珍. 从"治中焦如衡"探讨脾胃疾病的治疗[J]. 河南中医,2015,05:936-938.

74. 李晨. 脾胃学说与"冲和"思想[J]. 中医杂志,2011,8:1351-1353.

75. 吴皓萌,敖海清,徐志伟,等. 腹泻型肠易激综合征中医证候与外周敏化关系的研究[J]. 中华中医药杂志,2015,5:1371-1375.

76. 刘燕池,李晓君. 气化如何调节机体:10000个科学难题医学卷[M]. 北京:科学出版社,2011.

77. 林乔,王米渠,吴斌. 基因的多效性与中医理论的气化作用考辨[J]. 中医药学刊,2004,22(8):1416-1418.

78. 龚文波,王晖. 中医气化模型的理论基础与应用探讨[J]. 浙江中医药大学学报,2014,38(3):255-258.

79. 陈曦.《黄帝内经》气化理论研究[D]. 北京:中国中医科学院,2009.

80. 王凤仪,赵党生. 卫气、津液——肺主皮毛的媒介和途径[J]. 中医研究,2009,22(12):4-5.

81. 周东浩.《黄帝内经》卫气运行失常规律浅析[J]. 中华中医药杂志,2014,(1):43-45.

82. 顾恪波,孙桂芝."卫气"与免疫相关性研究进展[J]. 江苏中医药,2012,44(10):74-76.

83. 贾琳,王亚利,张明全. 卫气虚证大鼠模型的建立及玉屏风散的反证效果[J]. 中医杂志,2015,56(8):690-692.

84. 周晓平,杨进. 从气象医学理论探析卫气的实质[J]. 中国中医基础医学杂志,2007,13(4):259-260.

85. 白玫,金志敏,孙丽. 玉屏风散防治小儿反复呼吸道感染临床观察[J]. 中国社区医师,2008,5(9):55.

86. 方素萍,吕鑫霞,陈玉英. 卫益颗粒(玉屏风散)对小鼠冷热刺激适应能力的影响[J]. 中国实验方剂学杂志,2003,9(3):33-35.

87. 张燕,高明泽,孙玉秀,等. 用气机升降理论探讨对失重的中医学认识及失重性肌萎缩的中医病机[J]. 世界科学技术——中医药现代化,2014,16(4):749-752.

88. 于洪宇,赵娜,马建,等. 浅议代谢调节与气的内在联系[J]. 浙江中医药大学学报,2014,38(12):1382-1384.

89. 范薇,杨剑,夏丽娜,等. 基于"魄门亦为五脏使"探讨五脏气机升降与魄门的关系[J]. 成都中医药大学学报,2015,38(1):106-108.

90. 刘瑞,鲍艳举,花宝金.《黄帝内经》中气机升降理论思想的探讨[J]. 世界中医药,2014,9(3):299-301.

91. 谭方,李晓君,周蕾. 脏腑气机升降出入理论探微[J]. 北京中医药大学学报,2009,16(1): 29-31.

92. 邱幸凡. 络脉理论与临床[M]. 西安: 陕西科学技术出版社,1991.

93. 吴以岭. 络病学[M]. 北京: 中国科学技术出版社,2004.

94. 吴以岭. 脉络论[M]. 北京: 中国科学技术出版社,2010.

95. 王永炎. 关于提高脑血管疾病疗效难点的思考[J]. 中国中西医结合杂志,1997,(4): 195-196.

96. 王键. 中医基础理论[M]. 北京: 中国中医药出版社,2009.

97. 刘耀东,赵诚,孙丽萍,等. 初探"火毒"与中风关系[J]. 临床医药实践杂志,2008,1(9): 663-664.

98. 谷杰法. 火毒论[J]. 中医临床研究,2012,4(15): 45-49.

99. 王嘉麟,刘雪梅,邢佳,等. 基于火毒病机研究急性脑梗死重症大鼠皮层的核转录因子κB、c-fos蛋白表达及中药干预效应[J]. 环球中医药,2014,7(1): 6-11.

100. 艾红丽. 浅谈"火毒"与炎症的内在联系[J]. 内蒙古中医药,2011,15: 122-123.

101. 谢冠群,韩春雯,范永升. 中医"火"源流考[J]. 中华中医药杂志,2013,28(3): 591-594.

102. 卢红蓉,李海玉,孙谊. 内经中病机内涵析义[J]. 世界科学技术(中医药现代化),2009,11(1): 26-29.

103. 卢红蓉. 中医病机理论研究的现状分析[J]. 辽宁中医杂志,2008,35(1): 47-48.

104. 张华,刘平. 中医病因病机理论研究的问题与思考[J]. 中医杂志,2012,53(8): 631-633.

105. 罗健兴,吴敏,靳令经. 细胞炎症因子与外风侵袭肝风内动型抽动障碍的相关性研究[J]. 上海中医药大学学报,2014,28(2): 44-46.

106. 熊新贵,陈疆,梁清华,等. 肝阳化风证本质蛋白组学研究[J]. 中国中西医结合杂志,2011,31(7): 913-920.

107. 刘瑞,雷娜,李杰. 从"内生五邪"角度探讨肿瘤的发生、发展机制[J]. 辽宁中医杂志,2012,39(8): 1532-1535.

108. 王琦. 中医治未病解读[M]. 北京: 中国中医药出版社,2007: 33.

109. 申俊龙,马洪瑶,徐浩,等. 中医"治未病"研究述略与展望[J]. 时珍国医国药,2014,25(6): 1468-1470.

110. 龚婕宁,宋为民. 新编未病学[M]. 北京: 人民卫生出版社,2005: 53-59,279-283.

111. 倪红梅,何裕民,沈红艺,等. 亚健康与中医"治未病"[J]. 中国中西医结合杂志,2009,29(8): 750-751.

112. 倪红梅,程羽,郭盈盈,等. 治未病思想与中医健康管理模式研究探索[J]. 南京中医药大学学报,2013,14(1): 16-18.

113. 王琦. 调治亚健康状态是中医学在21世纪对人类的新贡献[J]. 北京中医药大学学报,2001,24(3): 1-4.

114. 李慧灵. 邓铁涛教授"痰瘀相关"学说临床体验[A]. 辽宁中医药大学学报. 2010,12(11): 65-66.

115. 潘桂娟,金香兰. 中医痰病学术的现代研究及其发展方向[J]. 中国医药学报,1994,9(5): 38-40.

116. 李宁,韩永刚. 痰瘀同病的相关疾病综述[J]. 中国中医药信息杂志. 2006,13(3): 103-105.

117. 李燕钰. 从痰瘀相关窠囊内结论治不孕症[J]. 新中医,2014,46(5): 6-7.

118. 闫爱国,刘建勋,李欣志,等. 瓜蒌薤白半夏汤合血府逐瘀汤组方对小型猪痰瘀互结证冠心病模型心肌细胞凋亡及相关蛋白表达的影响[J]. 中国中药杂志,2015,40(11): 2174-2179.

119. 褚田明,刘萍,章怡玮,等. 冠心康对气虚痰瘀证动脉粥样硬化大鼠炎症相关因子的影响[J]. 上海中医药大学学报,2015,29(3): 50-52.

120. 韩学杰,丁毅,王丽颖,等. 高血压病痰瘀互结与炎症因子相关的机制探讨[J]. 中华中医药杂志,2010,25(3): 361-364.

121. 于斌,邓力,张丽,等. 湿邪致病现代机理研究进展[J]. 广州中医药大学学报,2015,32(1): 174-177.

122. 陈肖霖,张诗军.湿浊转运的分子机理研究进展[J].中华中医药学刊,2013,31(1):43.

123. 韩志刚,黄学宽,刘群英,等.化湿液对湿阻证大鼠下丘脑AchE、NOS活性及NO含量的影响[J].四川动物,2008,27(6):1123-1125.

124. 薛晓倩,黄学宽,高宁,等.化湿液对湿阻证大鼠血清D-木糖及Ghrelin含量的影响[J].中国实验方剂学杂志,2011,17(12):216-219.

125. 薛晓倩,黄学宽,高宁,等.自制方化湿液对湿阻证大鼠胃黏膜的保护作用及对表皮生长因子受体表达的影响[J].第三军医大学学报,2011,33(18):1928-1931.

126. 薛晓倩,黄学宽,高宁,等.藿香正气液对湿阻证大鼠结肠黏膜水通道蛋白-4表达的影响[J].中国实验方剂学杂志,2012,18(19):165-169.

第二章　中医运气学说专论

第一节　运气学说基本内容

五运六气学说,简称运气学说,是在宏观观察的基础上,以阴阳学说和五行学说为核心,研究宇宙运动变化规律及其对自然现象特别是生物的生命现象影响的学说。它把自然气候变化和人体发病规律统一起来,从宇宙运动的节律上探讨了气候变化与人体健康、疾病发生的对应关系,因而成为中医学理论的组成部分。运气学说是《黄帝内经》天人相应理论的典型体现。

运气学说始见于唐代中期王冰补入《素问》的"七篇大论",以之为核心,经宋代刘温舒等多人的完善,逐步形成了现代所见的运气推演格局。运气学说用以预测每年气候变化和疾病流行的一般情况和特殊情况,并且为预防自然灾害、疾病以及临床诊断治疗等提供参考。

一、五运六气

五运即木运、火运、土运、金运、水运,是天体五个具有各自气候特征的运动节段;六气指风、寒、暑、湿、燥、火六种气候。因为暑和火性质相同,所以六气又可合为五气与五行相应。故曰:"天有五行御五位,以生寒暑燥湿风"(《素问·天元纪大论》)。五运与六气是天地感应、作用所产生,其运动变化,产生自然万物,并推动事物发展,故曰"神在天为风,在地为木,在天为热,在地为火,在天为湿,在地为土,在天为燥,在地为金,在天为寒,在地为水。故在天为气,在地成形,形气相感而化生万物矣"(《素问·天元纪大论》)。

二、运气学说

运气学说,由五运和六气两部分组成,研究天体日月星辰运行和天时气候变化及其对生物的影响。这一理论在整体观念的指导下,运用阴阳学说的对立互根、消长转化关系,运用五行学说的生克制化规律,以干支甲子系统进行归纳和演绎,将天地万物、四时气候、人体的生理病理,以及疾病的诊断、防治用药等,进行归纳总结。其将自然现象、生物现象、四季气候与人体发病统一起来,包含有丰富的医学气象学和时间医学的内容。

三、干支甲子

相传天干地支是黄帝时候的大挠氏所创,战国时赵国史书《世本》说:"容成造历,大桡作甲子",殷商甲骨文中已有完整的六十甲子表。

（一）十天干

天干，即甲、乙、丙、丁、戊、己、庚、辛、壬、癸，总称十天干。《汉书·食货志》颜师古注云："干，犹个也。"最早是用来纪日的。传说远古天有十日，天干即十日之名，《广雅·释天》"甲乙为干。干者，日之神"。所以天干与太阳升降有关，由于太阳的升降循环，故而万物由发生到成长，壮盛，继而衰老，传代，循环往复。综合《史记·律书》和《汉书·律历志》《说文解字》的解释，十干的含义为：甲是拆也，指嫩芽破壳甲而出；乙是轧也，指初生幼苗抽芽弯曲；丙是炳也，指形象分明，炳然著见；丁是强也，指株棵丁壮；戊是茂也，指枝叶茂盛；己是纪也，指生长成形，可以纪识；庚是更也，指收敛变化结实；辛是新也，指果实成熟，又成新形；壬是任也，指妊养生机；癸是揆也，指万物可揆度、把握。

（二）十二地支

地支，即子、丑、寅、卯、辰、巳、午、未、申、酉、戌、亥，总称十二支。支，枝也，与干对言。干支即干枝、枝干，是生物的支撑和纲纪。因而干支被用来纲领性地统计、归纳和罗列事物，具有数学意义。综合《史记·律书》和《汉书·律历志》《说文解字》的解释，十二支含义为：子是滋也，指万物孳萌于下；丑是纽也，阳气在上未降，万物厄纽未出；寅是移，引也，指万物寅然始生；卯是茂也，言万物茂也；辰是振也，阳气振动，万物生长；巳是已也，指阳气已盛；午，日中，指阳盛而阴阳交，万物盛大。未是味也，万物皆成而有滋味；申是身也，指万物的身体都已成就；酉是老也，万物之衰；戌是灭也，万物尽灭；亥是该也，万物收藏。

可见，干、支的排列顺序依据事物的过程而自始至终。古代用十二地支纪时、纪月。地支纪时是将一日均分为12个时段，分别以十二地支表示，子时为现在的23~1时，丑时为1~3时，依次相推，称为十二时辰。地支纪月是把冬至所在的月称为子月，下一个月称为丑月，依次相推。

（三）干支阴阳属性

运气学说以十天干定"运"；以十二地支定"气"。

干支各配以阴阳属性，其划分是相对的。一般说来，以天干与地支而言，则天干属阳，地支属阴。但在天干地支中，又可再分阴阳。甲、丙、戊、庚、壬为阳干；乙、丁、己、辛、癸为阴干。子、寅、辰、午、申、戌为阳支；丑、卯、巳、未、酉、亥为阴支。

（四）干支配五运与六气

天干地支各有两种五行配属方法：其一，根据五时、五方的关系来确定属性。见表附-1-1：

表附-1-1　天干地支五行配属表

五行所属干支等	木	火	土	金	水
天干	甲乙	丙丁	戊己	庚辛	壬癸
地支	寅卯	午巳	辰未戌丑	申酉	子亥
五时	春	夏	长夏	秋	冬
五方	东	南	中	西	北
十二月	一月、二月	四月、五月	三月、六月九月、十二月	七月、八月	十月、十一月

其二,根据常年气候运动规律来确定天干地支五行属性。其中天干是根据十干化运的规律确定其五行属性,地支是根据地支化气的规律确定其五行属性,见表附-1-2:

表附-1-2　天干地支五行属性表

五行属性	土	金	水	木	火
天干	甲	乙	丙	丁	戊
	己	庚	辛	壬	癸
地支	丑	卯	辰	巳	子、寅
	未	酉	戌	亥	午、申

(五)甲子周期

天干与地支的配合运用就是"甲子"。天干在上,地支在下,按着干支原有的次序,依次叠加,构成了六十个干支(或称甲子)组合,称为"六十甲子"。即甲子、乙丑……癸亥,为甲子一周。干支纪年始于何时,尚待考证。最早有文献记载者是汉武帝太初元年(公元前104年)的"甲子元首"(《汉书·律历志》)。《素问·六微旨大论》云:"天气始于甲,地气始于子,子甲相合,命曰岁立。谨候其时,气可与期。"《素问·天元纪大论》云:"天以六为节,地以五为制,周天气者,六期为一备,终地纪者,五岁为一周……五六相合,而七百二十气为一纪,凡三十岁;千四百四十气,凡六十岁而为一周,不及太过,期皆见矣。"均指出通过甲子纪年可以推演相关年份的气候、节气变化。

四、五运

木、火、土、金、水在地为五行。五行之气在天运化,形成不同特征的气候而分化出的五个时令节段,称为五运。"运",即运动、运行,指五种气候按一定时序的运转流动。木、火、土、金、水五运,不仅代表着春、夏、长夏、秋、冬五季气候的特点,也标示五个时令节段,同时也可表示不同年份的气候变化。这就是五运的基本含义。五运又有大运、主运、客运之分。

(一)大运(中运)

1. 概念　大运又称中运、岁运,即统管全年的五运之气。它反映全年的气候特征、物化特征以及发病规律等情况。大运是根据当年的年干确定的。《素问·天元纪大论》云:"甲己之岁,土运统之;乙庚之岁,金运统之;丙辛之岁,水运统之;丁壬之岁,木运统之;戊癸之岁,火运统之。"这种五行配以天干的方法,称为"十干统运",也叫"十干纪运"。

为什么甲己主土?十干对各运的分配,来源于古人长期对天象观察的基础上总结而成的"五气经天"理论。《素问·五运行大论》说:"丹天之气,经于牛女戊分;黅天之气,经于心尾己分;苍天之气,经于危室柳鬼;素天之气,经于亢氐昴毕;玄天之气,经于张翼娄胃。所谓戊己分者,奎壁角轸,则天地之门户也。夫候之所始,道之所生,不可不通也。"丹、黅、苍、素、玄是红、黄、青、白、黑五种颜色的气象。牛、女、心、尾等是指二十八宿(恒星)(图附-1-1)。

面南而立,俯视附图,就可看到二十八宿的方位,分别分布在东、南、西、北四个方位上。分布于图中的天干,标示五行在五方中的位置,即东方甲乙木,南方丙丁火,西方庚辛金,北方壬癸水。戊和己则分别位于西北方之"天门"和东南方之"地户"。牛、女二宿在北方偏东之癸位,奎、壁二宿当西方戊位,"丹天之气,经于牛女戊分",指天空中赤色的气象特征常出现在这一方位,所以戊癸主火运;心、尾二宿在东方偏北之甲位,角、轸二宿当东南方己位,"黅天之气,经于心尾己分"指天空中黄色的气象特征常出现在这一方位,所以甲己主土运;危、室二宿当北方壬位,柳、鬼二宿在南方偏西之丁位,"苍天之气,经于危室柳鬼",指天空中青色或蓝色的气象特征常出现在这一方位,所以丁壬主木运;亢、氐二宿当东方偏南之乙位,昴、毕二宿当西方偏南之庚位,"素天之气,经于亢氐昴毕",指天空中白色的气象特征常出现在这一方位,所以乙庚主金运;张、翼二宿位于南方偏东之丙位,娄、胃二宿位于西方偏北之辛位,"玄天之气,经于张翼娄胃",指天空中黑色的气象特征常出现在这一方位,所以丙辛主水运。

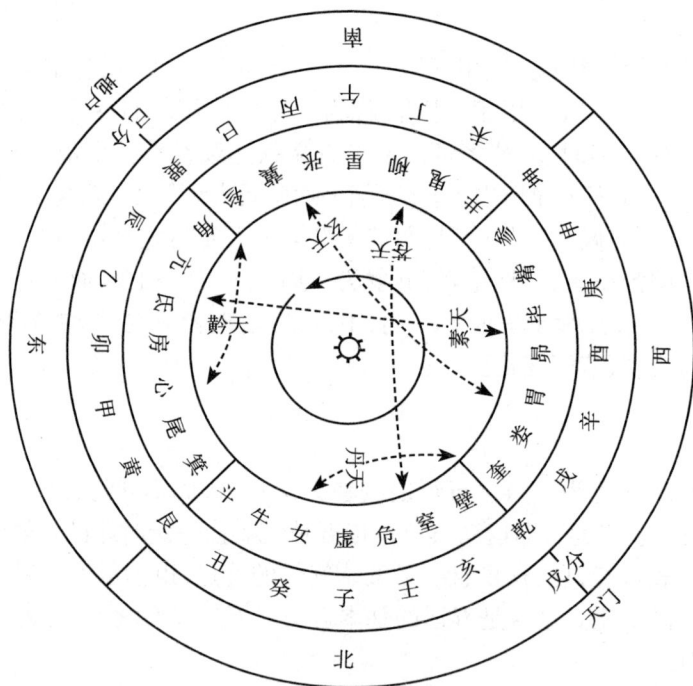

图附-1-1 五运经天图

图附-1-1中的天门、地户是根据太阳在天体的位置以及时令气候的变化命名的。当太阳的周年视运动位于奎、壁二宿,时值春分,正当由春入夏,是一年之中白昼变长的开始,此时温暖之气流行,阳气开启,万物复苏生发。当太阳的周年视运动位于角、轸二宿,时值秋分,正当由秋入冬,是一年白昼变短的开始,此时燥凉肃杀之气流行,阳气始敛,万物收藏敛伏。所以春分司启,秋分司闭,有门户之意,故将奎壁宿所在方位称为天门,将角轸宿所在的方位称为地户。看来,五气经天理论建立在天文知识和气象资料基础上,十干在统运中的配属依客观现象编排,戊、己在十干之中间,又分属阴阳,故居节气转折之处。

《素问·六元正纪大论》云:"天气不足,地气随之;地气不足,天气随之,运居其中而常先也。"天气在上,地气在下,五行之气处于天地之中,所以大运又称为"中运"。即天地间的气流,不断地上下升降运动,其中蕴含着五行之气的流转,并将其特征通过自然物候显现出来。

大运的特点是: 5年为一小周期,10年为一大周期。

2. 推算方法　天干化五运,每两干统一运。凡逢甲己之年为土运,乙庚之年为金运,丙辛之年为水运,丁壬之年为木运,戊癸之年为火运。每年由一运所主,始于木运(风气),终于水运(寒气),五年为一循环,太过与不及相间,以五行相生为序运行,即土—金—水—木—火—土。三十年为一纪,每纪每运共值六年。六十年为一周,每运共值十二年。各年之运以五行相生为序大概也主要依据多年的气象观察。

为什么十天干在化五运上和配五行上其属性上不同呢? 这是因为天干配五行是以五方、五季等关系而确定的,而天干化五运则是根据天象五气来确定的。

各年份的大运推算方法是: 求出当年的干支甲子,再依据“十干化运”的规律,立即就可得出当年的大运。例如1921年,据公式推求其年干支为丙辛,丙辛为水运,所以1921年的岁运为水运。

3. 太过与不及　大运的太过为主岁的运气旺盛而有余; 不及为主岁的运气衰少而不足。其规律是阳干为太过,阴干为不及。阳年(太过)为本气流行,阴年(不及)为克己之气流行。如戊年为火运太过,此年一般是热气偏胜; 癸年为火运不及,火不及则水来克之,故此年气候反而偏寒。余可类推。五行之气,既非太过,又非不及,谓之平气。它和太过、不及,合称为“五行三纪”。五运十干,不属于阳,便属于阴。阳为太过,阴为不及,为何又有平气呢? 因“运太过而被抑,运不及而得助也”(《类经图翼·运气》)。如戊辰阳年,火运太过,但辰年为太阳寒水司天,太过的火运被司天的寒水所抑,因而火太过的戊辰年,又一变而为平气年。余可类推。

(二)主运

1. 概念　主运,是指五运之气分别主管一年五时的气候。主运主治一年五时正常气候的变化。每运主一时,约主73日零5刻,且随季节的变化而传递有次,传递的顺序为五行相生之序,始于木运而终于水运。年年如此,固定不变。《素问·天元纪大论》:“天有五行御五位,以生寒暑燥湿风。”此即主运的气候变化特征。初运属木多风,二运属火多热,三运属土多湿,四运属金多燥,终运属水多寒。主运属各时令的正常气候变化。

2. 五音建运　五音,即角、徵、宫、商、羽五种音调。五音建运,是为了推算方便,把五音分别建立于五运十干之中,并用五音代表五运。角为木音,徵为火音,宫为土音,商为金音,羽为水音。这种五音建运的方法对于主运、客运都适用。

3. 太少相生　太,即太过、有余; 少,即不及、不足。天干化五运,阳干属太,阴干属少。五音的太少分属是: 甲己土运宫音,甲属阳土为太宫,己属阴土为少宫; 乙庚金运商音,乙属阴金为少商,庚属阳金为太商; 丙辛水运羽音,丙属阳水为太羽,辛属阴水为少羽; 丁壬木运角音,丁属阴木为少角,壬属阳木为太角; 戊癸火运徵音,戊属阳火为太徵,癸属阴火为少徵。太少相生,就是建于五运之上的五音太少,依循十干的顺序,顺次交递。主运五步太少相生共有两种规律(有数种主运五音太少推算法,其实记住此规律即可):甲乙丙丁戊年主运五步是太角、少徵、太宫、少商、太羽,己庚辛壬癸年主运五步是少角、太徵、少宫、太商、少羽。

从上述所见,主运的太过不及,五年一循环,十年一周期。各年主运相应步位之运的太过不及与该年岁运的太过不及是一致的。如戊年岁运为火运太过,即太徵用事,则该年二运火运也是太过。又如辛年岁运为水运不及,则该年终运水运也是不及。

（三）客运

1. 概念　客运反映一年五季中气候的异常变化，也是主时之运。因各季气候的异常变化年年不同，如客之往来，非恒常主时，与主运相对而言，而名客运。每年五步的任何一步，同时有一个主运和一个客运共同主持。客运与主运的相同之点是：五步之运分主一年五时，每运各主73日零5刻；都以五行相生之序，太少相生，五步推运。主运与客运的不同点在于客运随着岁运而变。

2. 推算方法　客运的推算方法，先以年干定岁运，之后以该年岁运的太过与不及来确定客运的初运及其太少，然后以五行太少相生的顺序，分作五步，行于主运之上，逐年变迁，十年一周期。如逢甲之年，岁运为阳土太宫用事，那么该年客运的初运便是太宫，二运为少商，三运为太羽，四运为少角，终运为太徵，其他年份仿此（图附-1-2）。

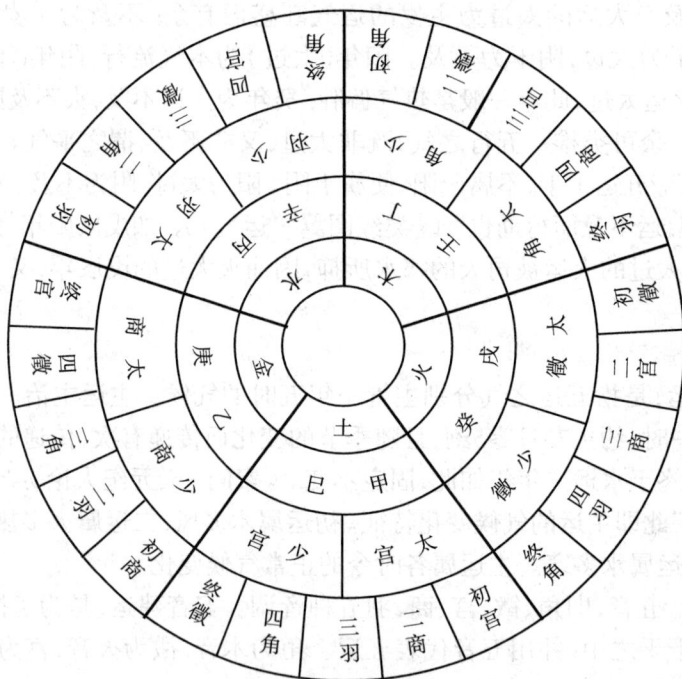

图附-1-2　五运客运图

《素问·六元正纪大论》中明确指出了六气司天之年各年份的主运客运。

以太阳司天之政为例：

壬辰壬戌年，太角初正少徵太宫少商太羽终

戊辰戊戌年，太徵少宫太商少羽终少角初

甲辰甲戌年，太宫少商太羽终太角初少徵

庚辰庚戌年，太商少羽终少角初太徵少宫

丙辰丙戌年，太羽终太角初少徵太宫少商

3. 太过与不及　客运的太过不及，以及与气候的关系，和大运的规律相一致。客运主要用来说明一年中各个季节的气候变化。如客运是木运（太、少角），即说明多风；火运（太、少徵),说明多热;土运(太,少宫),说明多湿;金运(太、少商),说明多燥;水运(太、少羽),说明多寒。

综上所述,岁运、主运、客运,三者都是运用五行学说配合天干来推求自然界气候变化和人体脏腑生理功能及病理变化规律的方法。其区别是岁运说明全年气候变化、物候变化及疾病流行情况。主运说明一年中各季节的气候变化和人体脏腑变化的一般情况。客运将岁运与主运的运行方式结合起来,以岁运做初运,五运依次影响主运,说明一年各季节气候的特殊变化,及人体脏腑随之发生的相应变化。

五、六气

(一)六气与三阴三阳

六气,指风、热、火(暑)、湿、燥、寒六种气候。《黄帝内经》七篇将一年分为六个时段来讨论气候的不同变化,每一个时段亦称为一气,每一气各主六十日又八十七刻半。六气运行分主气、客气、客主加临三种情况。主气用以测常,客气用以测变,客主加临,即是把主气和客气相结合,进一步综合分析气候变化及其影响。

六气是气候变化的本源,三阴三阳是六气产生的标象。标本相合,就是风化厥阴,热化少阴,湿化太阴,火化少阳,燥化阳明,寒化太阳。所以《素问·天元纪大论》云:"厥阴之上,风气主之;少阴之上,热气主之……是谓六元。"

(二)十二地支化气

所谓"天干纪运,地支纪气",是说地支主要用以推算并标示六气,十二支配属六气,划分为三阴三阳,并常以三阴三阳表示。正如《素问·五运行大论》所说"子午之上,少阴主之;丑未之上,太阴主之……"是说年支逢子午,则为少阴君火之气所主;年支逢丑未,则为太阴湿土之气所主。余皆类推,见表附-1-3:

表附-1-3 十二支配属六气表

十二支	子午	丑未	寅申	卯酉	辰戌	巳亥
三阴三阳	少阴	太阴	少阳	阳明	太阳	厥阴
六气	君火	湿土	相火	燥金	寒水	风木

(三)主气

1. 概念 主气,是一年六个季节的正常气候变化,因其恒居不变,故称为主时之气。每年的主气,总是初之气为风木,其气温;二之气为君火,其气热;三之气为相火,其气暑;四之气为湿土,其气湿;五之气为燥金,其气燥(凉);终之气为寒水,其气寒。按五行相生次序运行,年年如此。正如《素问·六微旨大论》云:"愿闻地理之应六节气位何如? 岐伯曰:显明之右,君火之位也。君火之右,退行一步,相火治之;复行一步,土气治之;复行一步,金气治之;复行一步,水气治之;复行一步,木气治之;复行一步,君火治之。"王冰注:"日出谓之显明。""显明"在正东偏北卯位,自东而南移,即为右行。

2. 推算方法 主气分主一年二十四节气,把一年分为六步(6个时间节段),每步主四个节气,计60天零87.5刻。从上一年十二月中的大寒节起算,经立春、雨水、惊蛰,到春分前夕,为初之气;从春分起,经过清明、谷雨、立夏,到小满前夕,为二之气;从四月的小满起,经芒种、夏至、小暑到大暑前夕,为三之气;从大暑起,经过立秋、处暑、白露到秋分前夕,为四之气;从秋分起,经过寒露、霜降、立冬,到小雪前夕,为五之气;从小雪起,经过大雪、冬至、小寒到大寒前夕,为终之气。

(四)客气

1. 概念　客气,是十二支化气的一年之气。对于每年的各时节来说,与主气相比,变更不定,非恒常主持,故称客气。根据"阴静阳动","天为阳,地为阴"的观点,固定不变的主气又称为地气,客气又称为天气。

2. 三阴三阳与客气推移次序　客气的运行也分为六步,顺序是先三阴(厥阴为一阴,在前;少阴为二阴,居中;太阴为三阴,在后),后三阳(少阳为一阳,在前;阳明为二阳,居中;太阳为三阳,在后)。客气和主气虽然都分六步运行,但两者运行的次序完全不同,客气六步因不同年份的岁支不同而变化。

3. 司天在泉与左右间气　六步运行,包括司天之气(上)、在泉之气(下),以及司天(上)的左间气、右间气,在泉(下)的左间气和右间气。

(1)司天之气:司天,就是轮值主司天气。司天之气是岁气,是岁气在天在上属阳的部分,主上半年(属阳)的气候变化。《素问·天元纪大论》云"岁半之前,天气主之"。司天的位置在六步气运的三之气位置上。各年的司天之气是凭年支纪气规律求得。即凡子午之岁,则为少阴君火司天;丑未之岁,则为太阴湿土司天;余可类推。

(2)在泉之气:在泉之气也是岁气,是岁气在地在下属阴的部分,统管下半年(属阴)的气候,其位在终之气。《素问·六元正纪大论》:"岁半以后,地气主之。"在泉之气与司天之气是相对的,即凡是一阴司天,必然是一阳在泉;二阴司天,二阳在泉;三阴司天,三阳在泉。反之亦然。

(3)间气:客气六步除司天和在泉外,其余的初之气、二之气、四之气、五之气统称"间气"。《素问·至真要大论》云:"帝曰:间气何谓?岐伯曰:司左右者,是谓间气也。帝曰:何以异之?岐伯曰:主岁者纪岁,间气者纪步也。"指出司天、在泉的左右两步之气,都叫间气,主要是用以标记客气六步的。客气六步的位置是:司天在上,在泉在下,司天、在泉的左右,即间气的位置。所谓上,在天地方位示意图上,指正南方位;所谓下,指正北方位。《黄帝内经》中,司天的左右间气(即二之气和四之气),面北而言;司地的左右间气(即初之气和五之气),面南而言。

4. 客气的气化规律　六气的运转,按纪年的岁支顺序进行,六年一周期,每年都有值年的司天、在泉和间气。客气六步排序规律是:一阴对一阳,二阴对二阳,三阴对三阳,左间对左间,右间对右间,司天对在泉,顺时针方向,三阴与三阳均按一、二、三之序排列运行。司天之气,自上而右转,下降于地;在泉之气,自下而左转,上升于天,左右旋转一周,回归到原来位置。《素问·五运行大论》:"上者右行,下者左行,左右周天,余而复会也。"(图附-1-3)

5. 客气的异常变化　上述客气的气化规律是客气司天的一般规律。但在特殊情况下,客气司天也可出现异常的变化,有如下两种:

(1)客气胜复变化:胜,偏胜之气;复,报复之气。客气的胜复,是指客气有所胜则有所复。这是气候变化在异常情况下的一般规律,是自然调节作用。若上半年发生某种太过的胜气,如热气偏胜,下半年即有与之性质相反的复气发生,如寒气来复。当然,胜复之气并非每年都有。

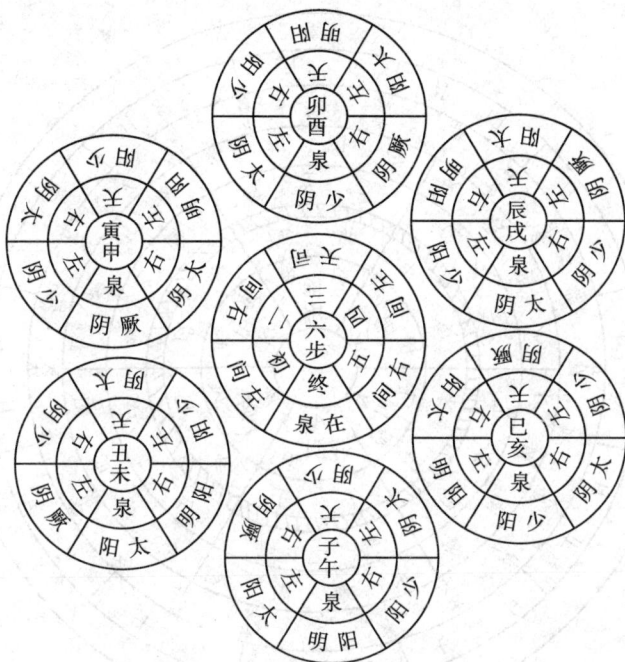

图附-1-3　司天在泉左右间气图

（2）客气不迁正，不退位："迁正"指上一年的司天左间，迁升为新一年的司天；上一年在泉的左间，迁升为新一年的在泉。所谓"不迁正"，就是指值年的司天之气不能应时而至。"不退位"，就是上一年的司天之气太过，届时不去。在这种情况下，左右四间气自然也就升降失常，客气六步规律便会因此而紊乱。

（五）客主加临

1. 概念　就是将每年轮值的客气加在固定的主气之上，称为客主加临。加，叠加。临，是会合。加临的方法是将司天之气叠加于主气的三之气上，在泉之气加临于主气的终之气上，其余的四间气分别以次递加（图附-1-4）。图示为卯酉年阳明燥金司天的客主加临情况。因为客气六步是随着纪年的岁支而变，所以只要把图中客气圈逐年向左转动一格，就是该年的客主加临图。

2. 主客相得与顺逆　客主加临，有三种情况：其一，主客之气是否相得。将客气加于主气之上，凡主客之气为相生关系，或者主客同气，便为相得。如果主客之气表现为相克关系，便为不相得。凡相得者，则气候正常，人体不易发生疾病；不相得者，则气候反常，也容易引起疾病的发生。《素问·五运行大论》云："气相得则和，不相得则病。"其二，主客之气的顺逆。凡客气胜（克）主气为顺，主气胜（克）客气则为逆。所以《素问·至真要大论》云："主胜逆，客胜从。"此为不相得之中的相对顺逆。从，即顺和的意思。因为各季节气候以主气为主为强，客气为从为弱，对主气有制约、干扰作用，若客气克主气，以弱凌强，不至于反客为主，气候变化不大；若主气克制客气，以强凌弱，失其和谐、约束，独亢为害。其三，君火与相火的加临。君为主，相为从，君火为客气加临于相火时，也称为顺；而相火为客气加临于君火时，便为逆，所谓"君位臣则顺，臣位君则逆。"其实，少阴君火为温热，少阳相火为火热，温热主时的三、四月叠加火热，显然过热；火热主时的五、六月叠加温热，只是偏亢而已。

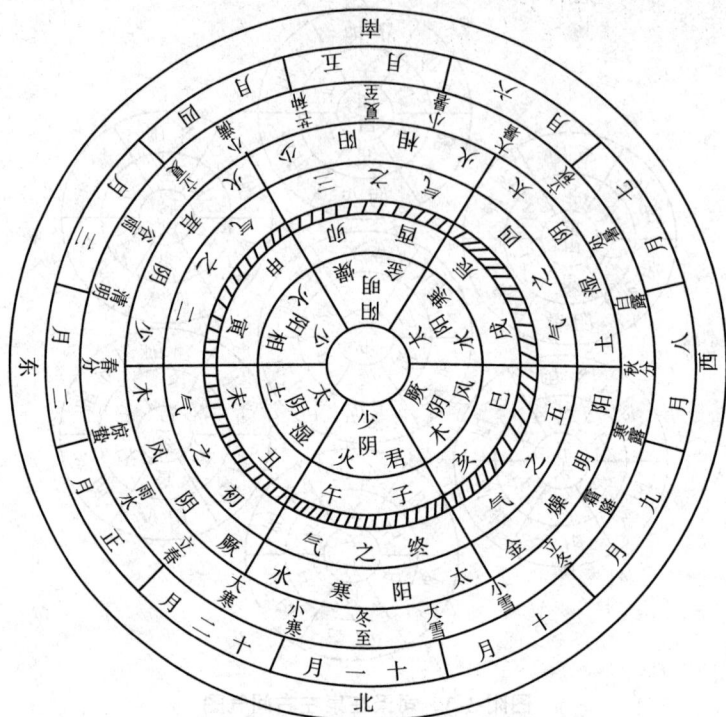

图附-1-4 客主加临图（粗框内是可以转动的）

六、运气相合

（一）运气相临的盛衰

1. 运盛气衰 运生气或者运克气称为运盛气衰。如,辛亥年的年干是辛,丙辛化水,故辛亥年的大运是水运。辛亥年的年支是亥,巳亥厥阴风木,故辛亥年的值年司天之气便是风木。因水生木,故为运生气。因此,辛亥年便是运盛气衰。

2. 气盛运衰 气生运或者气克运谓之气盛运衰。如,己亥年的年干是己,甲己化土,所以己亥年的大运是土运。年支是亥。巳亥厥阴风木,故己亥年值年司天之气便是风木。木克土,即气克运。因此,己亥年便是气盛运衰。

3. 运气盛衰的意义 分析各年运和气的盛衰,其目的是: 一者,据运气的盛衰可以推算出各年运气变化的主次。运盛气衰的年份,便以运为主,以气为次。反之,气盛运衰的年份,便以气为主,以运为次。二者,据运气盛衰可以进一步推算各年气候的复杂变化。依照五运六气、五行属性的生克关系,在六十年中可以分为五种不同类型的年份,即: 气生运为"顺化",气克运为"天刑",运生气为"小逆",运克气为"不和",运气相同则为"天符"。顺化之年,变化较为和平; 小逆及不和之年,变化较大; 天刑之年,变化剧烈; 天符之年,变化较一般年份为甚。顺化和天刑之年,属气盛运衰,故推算该年的气候变化时,以六气为主,五运作为参考。而小逆和不和之年,属运盛气衰,故以五运为主,六气作为参考。如逢天符年,是属运气相同,则两者结合使用。

（二）天符与岁会

1. 天符 天符,是指岁运之气与司天之气的五行属性相符合。《素问·天元纪大论》云:

"应天为天符。"如己丑、己未年,土运与太阴湿土之气司天同化;戊寅、戊申、戊子、戊午四年,戊为火运,若遇寅申少阳相火司天、子午少阴君火司天之年,火运与司天的暑、热之气属性相同而化合。

天符之年的推算方法:一是先求年干,据"十干化运"规律,求出该年的岁运;二是求年支,据"十二支化气"规律,求出该年的岁气,即司天之气;三是将岁运与岁气进行五行属性比较,如果二者的属性相同,那么该年即是天符之年。

2. 岁会　岁会,是指岁运与岁支的五行属性及其所示的五方正位相同,便称为岁会。《素问·六微旨大论》云:"木运临卯,火运临午,土运临四季,金运临酉,水运临子,所谓岁会,气之平也。"所谓"临",就是本运加临于本气。如丁卯年,丁为木运,卯在东方属木的正位,故称"木运临卯"。戊午年,戊为火运,午在南方属火的正位,故称"火运临午"。甲辰、甲戌、己丑、己未四年,甲、己为土运,而辰、戌、丑、未属土,分别寄旺的东南方、西南方、东北方、西北方,又恰是四季之末,故称"土运临四季"。乙酉年,乙为金运,酉为西方属金的正位,故称"金运临酉"。丙子年,丙为水运,子在北方属水的正位,故称"水运临子"。凡此八年为岁会。其中己丑、己未两年又是太乙天符年。

可见,"岁会"之年的推算方法:一是先求年干,再据"十干化运"的规律,求出该年的岁运;二是求出该年岁支,根据"东方寅卯木,南方丙丁火,西方申酉金,北方亥子水,辰戌丑未中央土"的规律,与岁运五行属性比较,相同者即是"岁会年"。

3. 同天符　凡逢阳干之年,太过的岁运之气与客气的在泉之气相和而同化者,称同天符。六十年中,甲辰、甲戌、壬寅、壬申、庚子、庚午六年属于这种情况。如甲辰、甲戌,甲为太宫用事,属土运太过,而在泉之气又是太阴湿土,于是太过的土运与湿气相合而同化。

4. 同岁会　凡逢阴干之年,不及的岁运之气与客气的在泉之气相合而同化者,称同岁会。六十年中,癸卯、癸酉、癸巳、癸亥、辛丑、辛未六年属于这种情况。辛丑、辛未年岁运为水运不及,丑、未是太阳寒水在泉,不及的岁运与在泉之气相合而同化。

5. 太乙天符　太乙天符,是指既是天符,又是岁会的年份。《素问·六微旨大论》云:"天符岁会何如? 岐伯曰: 太乙天符之会也。"在六十年中,戊午、乙酉、己丑、己未四年,均属太乙天符,太乙天符是指岁运与司天之气、岁支之气的五行属性三者相合,共同主令,即《素问·天元纪大论》所说的"三合为治"。例如戊午年,戊为火运,午为少阴君火司天,这既是岁运与司天之气同气的"天符",又是岁运与岁支同气居于南方正位的"岁会"。

在运气同化的关系中,虽有天符、岁会、同天符、同岁会、太乙天符的区别,但都是用以说明运和气相会的年份,彼此虽然没有胜复,气象变化比较单一,但却因此而造成一气偏胜独治,这样就容易给人体和其他生物造成危害。

第二节　标本中气

标本中气理论是运气学说的一部分。它属于六气理论,是阐述六气之间常见对应关系及六气所属的三阴三阳之间常见对应关系的理论体系。它不涉及五行学说和五运理论,在六气理论中自成一体,是六气观念与阴阳观念的结合,是阴阳学说的一部分。

一、标本中气的基本概念

六气理论中,主气表述六气的相生关系;客气的司天、在泉表述阴、阳自弱到强的交替顺序和盛衰对应关系;标本中气表述六气之间、三阴三阳之间的表里对应关系。表里对应的配属是对自然现象的长期观察的总结。因为这种对应关系较为符合客观实际,尤其是方便说明人体脏腑的生理、病理现象及相互联系,因而常常被宋代后医家运用和发挥,用以解释伤寒病证的六经变化。

在天之气风、热、湿、燥、寒、火,运化派生了厥阴、少阳、太阴、阳明、太阳、少阴这三阴三阳六个不同性质的时节。风化厥阴,热化少阴,湿化太阴,火化少阳,燥化阳明,寒化太阳。六气为本,三阴三阳为标,本与标是同一气候现象的不同标示或称谓,本以性质言,标以节段言,本决定标,标体现本,标、本是不能分开的。常表现为与某一对本标相关联、对应的另一本标为中气。中气一般用三阴三阳命名,但同时代表着"中见(现)之气"。例如,风气流行即处于厥阴节段,同时常兼见属于少阳节段的火气。

二、标本中气的配属规律

(一)六气与三阴三阳

六气标本中气的分配规律是:少阳以火为本,以少阳为标,以厥阴为中见之气;阳明以燥为本,以阳明为标,以太阴为中见之气;太阳以寒为本,以太阳为标,以少阴为中见之气;厥阴以风为本,以厥阴为标,以少阳为中见之气;少阴以热为本,以少阴为标,以太阳为中见之气;太阴以湿为本,以太阴为标,以阳明为中见之气。故《素问·六微旨大论》云:"少阳之上,火气治之,中见厥阴……所谓本也,本之下,中之见也;见之下,气之标也。"

总之,六气为三阴三阳之本,三阴三阳为六气之标,而与标本同时兼见者,因阴阳表里相联,如少阳厥阴为表里,故彼此互为中见之气。经文中的上、中、下是本、标、兼见的相互联系的关系表达,不当指空间位置和时间顺序。具体说来,标本中气体现了六气中风与火、寒与热、湿与燥的关联与对应和三阴三阳中厥阴与少阳、太阳与少阴、太阴与阳明的关联与对应。历代论者对本、标、中气的顺序与对应配属缘由大多语焉不详或有牵强之处。综合而言,作为本的六气的先后排列顺序主要是依据一年五季气候的客观现象来确定的;作为标的三阴三阳的排列顺序是依据其性质与某一气候的关联程度,自身阴阳性质的轻重多少程度,以及阴阳互生消长进退的关系编排的;而中气的配属则主要依据各种气候的特征及其相互关联互见性,或相反而制约,如寒与热、燥与湿;或相辅而相成,如风与火。

(二)标本中气的脏腑经络配属

人体存在气交之中,与自然相应。笔者认为,在人体脏腑经络生理与病理过程中,六气或六淫风、寒、热、燥、火(暑),无论外感还是内生,为本;本脏(腑)(包括经络)为标;表里相合的腑(脏)(包括经络)为中见。如湿气为本,足太阴脾为标,足阳明胃(燥气)为中气,其他脏腑依此类推。

明代张景岳《类经图翼·经络》所谓"脏腑经络之标本,脏腑为本居里,十二经为标居表,表里相络者为中气居中。所谓相络者,乃表里互相维络,如足太阳膀胱经络于肾,足少阴肾亦络于膀胱也"是不正确也不实用的,然而却被其后的一些医家所赞同,但各医家在具体运用中又不自觉地放弃了。还有研究者认为燥湿关系是肺与脾的关系,寒热关系是心肾关系等,这也是不妥当的。当知,手太阴肺"金"是脏腑生理的属性,阳明燥"金"是六气属性,不宜混淆。余者同此。

须注意,标本中气理论运用于人体脏腑时,气为本,脏腑为标,标、本虽仍属于联系的统一体,但脏腑是有形质的实体,不是六气所派生,所以二者有所分离,不是同一体,如本是燥(金),标是(阳明)胃,成为互相联系的两个概念。当然,从天人合一的观念出发,也可以认为脏腑就是由六气生成,是六气性质的物化结果。但六气与脏腑也不是同一体了。

三、标本中气的从化规律

(一)标本同气,皆从本化

少阳、太阴从本。因为少阳本火而标阳,太阴本湿而标阴,二者的本气和标气的阴阳属性一致,均属标本同气,故皆从本化。少阳之中,厥阴风木,木火同气,木从火化;太阴之中,阳明燥金,土金相生,燥从湿化。故少阳、太阴之中气,也就从本气之化。

(二)标本异气,从本从标

少阴、太阳从本从标:因为少阴本热而标阴,太阳本寒而标阳,二者均为标本异气,故或从本化,或从标化。少阴君火,从本化则热,从标化则寒;太阳寒水,从本化则寒,从标化则热。少阴之中,太阳寒水;太阳之中,少阴君火。同于本则异于标,同于标则异于本,中气和标之气有水火阴阳之殊,故本标中气都不同化,所以少阴、太阳或从本或从标。

(三)阳明厥阴,从乎中气

阳明、厥阴从中气。因为阳明之中,太阴湿土,燥从湿化;厥阴之中,少阳相火,木从火化。故阳明、厥阴不从标本,而从乎中气。总之,六气标本中气的从化规律为"少阳太阴从本,少阴太阳从本从标,阳明厥阴,不从标本从乎中也。故从本者,化生于本,从标本者有标本之化,从中者以中气为化也"(《素问·至真要大论》)。

意者,自然时节的运气标、本本来是统一的同一体,即同气。引入到医学理论中割裂了标、本,衍生出同气异气,或从本或从标等,显然是取了作为标的、三阴三阳名称的文字字面意思铺排说道,有失理论严谨。例如,寒为本,太阳为标,太阳就是寒水,寒水就是太阳。却说太阳热,寒水寒,从本则寒,从标则热。有生编硬套之嫌。

四、标本中气与生理

天时有六气之变,人体与自然密切相关,脏腑外应六气,六气内应脏腑,有机地互相联系为统一的整体。用标本中气理论,把人体脏腑经络分为三阴三阳,并结合脏腑功能和脏腑的表里相合关系,可用以说明人体的生理现象。例如,肝为厥阴,喜条达,属木,与风气相应,和足少阳胆相互表里,胆与热气相应。肝胆功能上相互影响、相互协调,表现出肝气和畅、胆气温煦的正常生理功能。天之六气影响人体的三阴三阳,还可以体现在人体脏腑的功能活动在四季不同的气候中,又有着一定的差异。

五、标本中气与病理

天之六气变化相移,如化非其时,不能与节气相应,就会有胜复太过不及之变。这种变化如果超过了人体功能调节限度,或由于人体的调节功能失常,不能对外界变化作出适应性调节,便感受不正之气而发病。脏腑功能失调也会产生内生六气。由于六气有太过不及之异,人体脏腑经脉阴阳又有偏实偏虚之别,所以疾病的发生是变化多端的。《素问·至真要大论》云:"百病之起,有生于本者,有生于标者,有生于中气者,有取本而得者,有取标而得者。"

如阳明受邪,阳明本燥而标阳,中气为太阴湿土,其标本异气。因金遇土则从湿化,故其病常常不从标本而从乎中,出现胃中虚冷、水谷不别、食谷欲呕、大便初硬后溏等中见阴湿之候。但是,阳明病并不一定完全按标本中气的从化规律发展,临床上以从本化燥的燥化证为主。故曰:"阳明之为病,胃家实也"(《伤寒论》)。此为病应生于中气又非完全生于中气者,说明理论运用不可拘泥。

六、标本中气与治疗

标本中气的治法,无论取标本还是取中气,只要是病之所在,就是治之所施。此以外感伤寒证治为例说明其主要治疗原则。

(一)生于本者,求之于本

如:太阴脾脏,本湿而标阴,标本同气。所以病入太阴,邪从本化,常出现中阳不振,寒湿内阻之候,故用理中丸(汤)温中散寒、健脾燥湿而治其本。如是脾阳得运,寒湿既除,中土有权,升降复常。

(二)生于标者,求之于标

如:少阴君火,本热而标阴。病入少阴,其标本有水火阴阳之别。如病邪从标化寒而为少阴寒化证,则治宜扶阳抑阴,以四逆汤回阳救逆,附子汤温经扶阳、除湿止痛,真武汤温阳化气行水等。

(三)生于中气者,求之于中气

如:太阳中见之气为少阴。太阳病外邪久羁,或汗下失宜,均可导致病从中化之候。如下后复汗,阳气大伤,阴寒内盛,而致昼日烦躁不得卧,夜而安静,不呕,不渴,无表证,身无大热,脉沉微之阳虚烦躁证,是阳虚阴盛,病在少阴。故急用干姜附子汤急救回阳。

(四)生于标本,标本兼施

如:太阳本寒而标阳,其病从本化寒,从标化热,若病既生于本,又生于标,则标本同治。如太阳伤寒,兼有里热之候的大青龙汤证。太阳表寒证是病生于本,发热烦躁为病生于标,标与本俱病,故大青龙汤用麻黄汤加石膏、姜、枣,发汗解表,清热除烦,标本兼顾,表里双解。

第三节 运气学说在中医学中的应用

一、运气与生理活动

人与自然界是一个动态变化着的整体。一年四季气候春温、夏热、秋凉、冬寒的变化,对人体的脏腑、经络、气血、阴阳均有一定的影响。人们只有顺从自然环境,及时地做出适应性调节,才能保持健康。故曰:"阴阳四时者,万物之终始也,死生之本也,逆之则灾害生,从之则苛疾不起"(《素问·四气调神大论》)。

人类长期生活在自然之中,形成了自身的生理节律,春夏阳气升发,秋冬阳气潜藏,顺应气候变化,调节脏腑功能,保持着机体内外的阴阳平衡。如人体的气血运行可因四时季节的不同而发生节律性的变化。"天温日明,则人血淖液而卫气浮……天寒日阴,则人血凝泣而卫气沉"(《素问·八正神明论》)。又如人体水液代谢也体现出运气的影响和生理的调节,"天暑衣厚则腠理开,故汗出……天寒则腠理闭,气湿不行,水下流于膀胱,则为溺与气"(《灵枢·五癃津液别》)。

二、运气与发病

五运六气的变化反常或超越常度,则不利于人的生存而导致疾病。故曰:"风气虽能生万物,亦能害万物,如水能浮舟,亦能覆舟"(《金匮要略·脏腑经络先后病脉症》)。变化不同,而病情各异。

(一)五运与发病

1. 平气之年　平气之年,气候平和,疾病很少流行,即或发病,病情也较单纯。如《素问·五常政大论》中说,"敷和之纪……其病里急支满";"升明之纪……其病胴瘛";"审平之纪……其病咳"等,仅是与岁运相通应的脏或可失调而病。

2. 岁运太过　凡阳干之年,其岁运太过。本运之气偏盛,本气流行。如《素问·气交变大论》说,"岁木太过,风气流行";"岁火太过……炎暑流行"等。易引起与之相通应的脏发病。如木运太过,肝病居多;火运太过,心病易发等。二是与之相应的所胜之脏受制而病。如土运太过,土能制水,"肾水受邪";水运太过,"邪害心火"等。但以前者为主。

3. 岁运不及　凡阴干之年,为岁运不及。不及,指五运之气衰少。其发病规律是:一则与岁运相应之脏被抑而病,如岁土不及,则脾失健运,故有飧泄、体重等症。二则所不胜之脏偏盛之病,如土运不及之年,除脾病外,还会发生"胸胁暴痛,下引少腹,善太息"(《素问·气交变大论》)等肝气偏亢之病。三则因复气偏胜而产生相应病证。如岁木不及,火气为复气,于是火热偏胜而有心火炽盛的"病寒热疮疡痱胗痈痤"之病。

(二)六气与发病

1. 主气　六气异常,就成为致病的因素,即六淫邪气,故主气理论的应用,主要针对的是外感疾病。以温病为例,春季为厥阴风木当令,故易患风温病,常见邪客肺卫和邪犯肌表两证;夏季为少阴君火及少阳相火暑热司令,多见头晕、发热、汗出、咳嗽等症。

2. 客气　客气虽分六步,但对气候影响最大者,莫过于司天之气和在泉之气,所以通常以此二者为主而论其对发病的影响。如有人对1959年杭州市客气与流行病作了相关分析,认为该年为己亥年,厥阴司天,少阳在泉。上半年多风,下半年气温偏高,夏秋之际风木渐衰,少阳相火转盛,火生土,故湿热相争,民病多湿热黄疸。该年此季,杭州"甲肝"流行。可资思考。

3. 客主加临　客主之气彼此相生,便相得而安和。如果彼此相克,便不相得而为害,气候异常而致病。由于客主加临的顺逆,也可使疾病有轻重缓急之不同。逆则病情深重,传变迅速,危害甚大;顺则病情轻浅,其势亦缓,其危亦微。

4. 运气同化　运气同化,因邪气有轻重,故发病亦有轻重缓急之不同。天符和太乙天符之年,气候专一,易形成太过之气为病;岁会之年,气候多和平,一般病情轻而病势缓。《素问·六微旨大论》云:"天符为执法,岁会为行令,太乙天符为贵人。邪之中人奈何……中执法者,其病速而危;中行令者,其病徐而持;中贵人者,其病暴而死。"

三、运气与防病

中医学在"天人相应"理论的基础上,提出"法于阴阳,和于术数"的摄生保健之道,提倡把握运气规律及其对人体的影响,调整生活和活动方式,以适应气候的变化。春三月,"夜卧早起,广步于庭,被发缓形,以使志生";夏三月,"夜卧早起,无厌于日,使志无怒……使气得泄";秋三月,"早卧早起,与鸡俱兴,使志安宁……收敛神气";冬三月,"早卧晚起,必待日光,使志若伏若匿……去寒就温,无泄皮肤"(《素问·四气调神大论》),从而达到"春夏养阳,秋冬养阴"的目的。否则,如果违反了自然规律,当春而收敛,当夏而伏匿,当秋而疏散,当冬而泄夺,必然损害健康而致发生疾病。

针对运气变化,应及时、适当用药物进行预防。《临证指南医案》载,叶天士治一长夏泄泻患者,腹鸣尿少,认为湿胜为泄,腑阳不司分利,给予导湿和中的胃苓汤。并据运气特点,指出预防方药:"拟夏秋应用方备采,天暖气蒸,南方最有中痧痞胀诸恙,未受病前,心怀疑虑,即饮芳香正气之属,毋令邪入为第一要义。藿香梗、白蔻仁、橘红、杏仁、郁金、降香、厚朴。夏至后,热胜湿蒸,气伤神倦,用东垣益气汤;若汗出口渴,兼生脉散敛液。"

四、运气与治疗

中医治疗疾病注意季节气候的变化,强调"必先岁气,无伐天和"(《素问·五常政大论》),"无失天信,无逆气宜,无翼其胜,无赞其复,是谓至治"(《素问·六元正纪大论》)。所以,"凡治病不明岁气盛衰,人气虚实,而释邪攻正,实实虚虚,医之罪也"(《医门法律·申明内经法律》)。

(一)依五行生克配用性味

在《素问》七篇大论中,较为突出的是对于运气导致的各种疾病,在治疗上重视五行生克和药物的性味配伍。如在泉之气"风淫于内,治以辛凉,佐于苦,以甘缓之,以辛散之"(《素问·至真要大论》)。辛凉之性味属金,金克木,克制风木之盛;苦味入心,心属火,火克金,即以所不胜之胜气反佐,以防辛凉太过治疗法则及用药之理,大致如此,余可类推。

此将司天之气的太过、不及的用药的规律列表如下(表附-1-4)。

表附-1-4

司天	太过				不及			
	胜气	治	佐	用药一般法则	胜气	治	佐	用药一般法则
厥阴	风	辛凉	苦甘	以甘缓之,以酸泻之	清气	酸温	甘苦	以辛平之
少阴	热	咸寒	苦甘	以酸收之	寒气		苦酸辛	以咸平之
太阴	湿	苦热	酸辛	以苦燥之,以淡泄之	热气	苦寒	苦酸	以苦平之
少阳	火	酸冷	苦甘	以酸收之,以苦发之,以酸复之	寒气	甘热	苦辛	以咸平之
阳明	燥	苦温	酸辛	以苦下之	热气	辛寒	苦甘	以酸平之
太阳	寒	辛热	甘苦	以咸泻之	热气	咸冷	苦辛	以苦平之

（二）结合运气立法遣药

唐代以后的一些医家逐渐重视运气与病症的关系，在治疗时结合发病时的运气特征拟定治法并选药组方。《元和纪用经》一书提出了临床诊治中运用运气的原则和方法，还特别指出了六气司天、在泉所宜药物，并指出随气运用药量的增减，如厥阴司天所用药物多为辛凉、甘寒和咸寒之品，主用于风火同化之年。宋代陈无择《三因极一病证方论》，还列有十组五运方剂和六组六气方剂。明代汪机《运气易览》和王肯堂《医学穷源集》均载有运用运气学说的医案。此举汪机一案："人旅寓北方，夏秋久雨，天行咳嗽、头痛，用益元散（滑石六两甘草一两），姜葱汤调服，应手效。日发数十斤。此盖甲己土运湿令，痰壅肺气上窍，但泄膀胱下窍而已，不再咳嗽例也。"

应当指出，临证立法拟方遣药，必须以患者症候表现为依据，因人、因地、因人制宜。因时即体现了对气候变化的重视。但是谨防忽略患者具体的病情而刻板地按照当时的运气机械套用固定方药。金代张子和《儒门事亲》指出"病如不是当年气，看与何年气运同，便向某年求活法，方知都在《至真》中"，强调灵活运用运气学说，对后世正确对待运气学说产生了深远的影响。

五、运气与预后

运气学说判断预后是根据受病脏腑的属性和病情，结合季节日时的干支属性，按五行生克规律推算，如属相生，则病情在相应的日期减轻或向愈。若属相克，则病情恶化或死亡。

五脏病，凡真脏脉出现后，多至其所不胜之日死。如"肝见庚辛死，心见壬癸死，脾见甲乙死，肺见丙丁死，肾见戊己死，是谓真脏脉见皆死"（《素问·平人气象论》）。庚辛属金，肝属木，金能克木，故"肝见庚辛死"。

将十二地支按五行分属，五行又与五脏相配，则一昼夜的时辰可分属五脏。然后将时支的属性与所患病的属性，按五行相克规律就可推测出死亡的大体时间。故云"一日一夜五分之，此所以占死生之早暮也"（《素问·玉机真脏论》），即病死于克己者之分位。

主要参考文献

1. 权依经. 五运六气详解与运用[M]. 兰州: 甘肃科学技术出版社,1987.

2. 任应秋. 运气学说[M]. 上海: 上海科学技术出版社,1960.

3. 徐振林. 内经五运六气学——中医时间气象医学[M]. 上海: 上海科学技术出版社,1990.

4. 黄天锡. 实用运气学说[M]. 北京: 学苑出版社,2005.

5. 田合禄,周晋香,贾跃胜,等. 五运六气临床应用大观[M]. 太原: 山西科学技术出版社,2005.

6. 杨力. 中医运气学[M]. 北京: 北京科学技术出版社,1995.

7. 王琦,王树芬,周铭心,等. 运气学说的研究与考察[M]. 北京: 知识出版社,1989.

8. 方药中,许家松. 黄帝内经素问运气七篇讲解[M]. 北京: 人民卫生出版社,1984.

9. 张登本,孙理军. "标本中气"理论在伤寒六经病辨治中的应用[J]. 陕西中医学院学报,2002,5(25): 1-3.

10. 李星.《内经》标本中气理论探微[J]. 中医药学刊,2004,22(3): 502-503.

11. 方力行,谭春雨.《内经》五运六气学说中五行理论的运用——兼析2007年运气特点及对脏腑的影响[J]. 中国中医基础医学杂志,2007,13(5): 323-325.

12. 李德新. 论标本中气[J]. 辽宁中医杂志,1983,(5): 9-11.

13. 李攻成,阎洪臣.《内经》运气学说中的标本中气理论初探[J]. 辽宁中医杂志,1989,(5): 7-10.

14. 许世瑞. 试论"六气标本中气"[J]. 云南中医学院学报,1983,(3): 4-9.

15. 顾植山. 运气学说对中医药辨治SARS的启示[J]. 中华中医药杂志,2005,20(5): 261-264.

16. 杨威,于峥,张宇鹏,刘寨华. 结合"五运六气"思考中医理论研究[J]. 中国中医基础医学杂志,2007,13 (10): 723-724.

17. 郑晓红. 运气学说的研究进展[J]. 南京中医药大学学报,2006,22(1): 64-66.

18. 顾植山. "三年化疫"说非典[J]. 中国中医基础医学杂志,2003,9(12): 1.

19. 顾植山.《内经》运气学说与疫病预测[J]. 中医药临床杂志,2004,16(1): 93.

20. 温志源,周天寒. 从运气学说看1988年传染性肝炎流行的特点及证治[J]. 上海中医药杂志,1989,(7): 14.

21. 陈友芝. 运气学说与杭州流行病[J]. 浙江中医学院学报,1991,15(2): 13.

22. 徐珊. 蒋文照教授临证运用运气学说的经验[J]. 中医教育,1994,(5): 40.

23. 刘力红,唐农,刘方. 开启中医之门——"运气学导论"[M]. 北京: 中国中医药出版社,2004: 254.